Aleitamento Materno na Era Moderna

Vencendo Desafios

Série Atualizações Pediátricas

- O dia a dia do pediatra *(2021)*
- Cuidados paliativos na prática pediátrica *(2019)*
- Dermatologia pediátrica no consultório *(2019)*
- Infectologia nas emergências pediátricas *(2019)*
- Medicina do sono *(2019)*
- Pneumologia pediátrica no consultório *(2019)*
- Puericultura passo a passo *(2019)*
- Da queixa clínica à reumatologia pediátrica *(2019)*
- Adolescência e sexualidade – visão atual *(2016)*
- Atualização em alergia e imunologia pediátrica: da evidência à prática *(2016)*
- Do pediatra ao endocrinologista pediátrico: quando encaminhar *(2016)*
- Pediatria ambulatorial: da teoria à prática *(2016)*
- A saúde mental na atenção à criança e ao adolescente: os desafios da prática pediátrica *(2016)*
- Atualizações em terapia intensiva pediátrica – 2ª edição *(2014)*
- Doenças pulmonares em pediatria: atualização clínica e terapêutica *(2014)*
- Hematologia e hemoterapia pediátrica *(2013)*
- Obesidade no paciente pediátrico: da prevenção ao tratamento *(2013)*
- Otorrinolaringologia para o pediatra – 2ª edição *(2013)*
- Odontopediatria para o pediatra *(2013)*
- Imunizações em pediatria *(2013)*
- Oncologia para o pediatra *(2012)*
- Gastroenterologia e hepatologia na prática pediátrica – 2ª edição *(2012)*
- O recém-nascido de muito baixo peso – 2ª edição *(2010)*
- Oftalmologia para o pediatra *(2010)*
- Emergências pediátricas – 2ª edição – revisada e ampliada *(2010)*
- Atualidades em doenças infecciosas – manejo e prevenção *(2009)*
- Organização de serviços em pediatria *(2008)*
- Reumatologia para o pediatra *(2008)*

> O presente livro passou por criterioso processo de revisão científica e textual pelos coordenadores, editores e produtores. No entanto, ainda assim, está exposto a erros. Caso haja dúvida, solicitamos ao leitor entrar em contato com a SPSP.

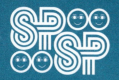

Sociedade de Pediatria de São Paulo
Departamento Científico de Aleitamento Materno

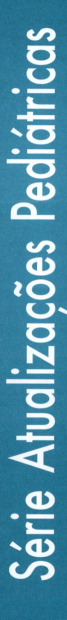

Aleitamento Materno na Era Moderna

Vencendo Desafios

Coordenador

Yechiel Moises Chencinski

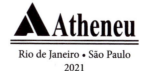

Rio de Janeiro • São Paulo
2021

Sociedade de Pediatria de São Paulo
– Diretoria de Publicações –

Diretora: Cléa Rodrigues Leone

Membros: Antonio Carlos Pastorino, Antonio de Azevedo Barros Filho, Celso Moura Rebello, Cléa Rodrigues Leone, Fabio Carmona, Gil Guerra Junior, Luis Eduardo Procopio Calliari, Marina Carvalho de Moraes Barros, Mário Cícero Falcão, Paulo Henrique Manso, Ruth Guinsburg, Sonia Regina Testa da Silva Ramos, Tamara Beres Lederer Goldberg, Tulio Konstantyner

Coordenadora Editorial: Paloma Ferraz
Assistente Editorial: Rafael Franco

EDITORA ATHENEU

São Paulo	—	Rua Maria Paula, 123 - 18º andar
		Tel.: (11) 2858-8750
		E-mail: atheneu@atheneu.com.br
Rio de Janeiro	—	Rua Bambina, 74
		Tel.: (21) 3094-1295
		E-mail: atheneu@atheneu.com.br

Produção Editorial: *Texto e Arte Serviços Editoriais*
Capa: *Equipe Atheneu*
Créditos capa: *Foto 1: Agda, mãe da Amora, nascida de 27 semanas com 3 meses e 2 dias na Unidade de Cuidados Intensivos Neonatal do Hospital das Clínicas de Ribeirão Preto. Foto 2: Raquel, mãe da Maria Eduarda Correia Rodrigues de 1 ano e 11 meses (fotógrafa: Fabiana Beracochea). Foto 3: Karina Rinaldo, mãe da Giulia de 7 anos, do Yunes de 2 anos e 6 meses e do Felipe de 4 meses.*

CIP-BRASIL. CATALOGAÇÃO NA PUBLICAÇÃO
SINDICATO NACIONAL DOS EDITORES DE LIVROS, RJ

A347

Aleitamento materno na era moderna : vencendo desafios / coordenador Yechiel Moises Chencinski. - 1. ed. - Rio de Janeiro : Atheneu, 2021.
    344 p. : il. ; 24 cm.   (Atualizações pediátricas)

Inclui bibliografia e índice
ISBN 978-65-5586-336-9

1. Amamentação. 2. Maternidade. 3. Lactantes - Cuidados e higiene. 4. Crianças - Saúde e higiene. 5. Mães e filhos. 6. Pediatria - Prática. I. Chencinski, Yechiel Moises. II. Série.

21-72667   CDD: 649.33
                          CDU: 618.63

Camila Donis Hartmann - Bibliotecária - CRB-7/6472
17/08/2021   19/08/2021

CHENCINSKI, Y.M.
Aleitamento Materno na Era Moderna – Vencendo Desafios. Sociedade de Pediatria de São Paulo – SPSP.

© *Direitos reservados à EDITORA ATHENEU – Rio de Janeiro, São Paulo, 2021.*

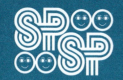

Sociedade de Pediatria de São Paulo
Departamento Científico de Aleitamento Materno

DIRETORIA EXECUTIVA 2019-2022

Presidente: *Sulim Abramovici*
1º Vice-presidente: *Renata Dejtiar Waksman*
2º Vice-presidente: *Claudio Barsanti*
Secretária-geral: *Maria Fernanda Branco de Almeida*
1º Secretário: *Ana Cristina Ribeiro Zollner*
2º Secretário: *Lilian dos Santos Rodrigues Sadeck*
1º Tesoureiro: *Mário Roberto Hirschheimer*
2º Tesoureiro: *Paulo Tadeu Falanghe*

DIRETORIA DE PUBLICAÇÕES

Diretora: *Cléa Rodrigues Leone*
Membros: *Antonio Carlos Pastorino, Antonio de Azevedo Barros Filho, Celso Moura Rebello, Cléa Rodrigues Leone, Fabio Carmona, Gil Guerra Junior, Luis Eduardo Procopio Calliari, Marina Carvalho de Moraes Barros, Mário Cícero Falcão, Paulo Henrique Manso, Ruth Guinsburg, Sonia Regina Testa da Silva Ramos, Tamara Beres Lederer Goldberg, Tulio Konstantyner*

COORDENADORA EDITORIAL

Paloma Ferraz

ASSISTENTE EDITORIAL

Rafael Franco

Coordenador

Yechiel Moises Chencinski
Presidente do Departamento Científico de Aleitamento Materno da Sociedade de Pediatria de São Paulo (SPSP) (2016-2019 e 2019-2022). Membro do Departamento Científico de Aleitamento Materno da Sociedade Brasileira de Pediatria (SBP) (2017-2019 e 2019-2022). Multiplicador de Curso Oficial do Ministério da Saúde para Equipes de Saúde da "Avaliação do Frênulo Lingual em Recém-Nascido". Editor do Blog Pediatra Orienta *da SPSP.*

Colaboradores

Ana Lúcia Ramos Barbosa Passarelli
Membro do Departamento Científico de Aleitamento Materno da Sociedade de Pediatria de São Paulo (SPSP). Médica Pediatra com Especialização pela Sociedade Brasileira de Pediatria e Associação Médica Brasileira (SBP/AMB) com Pós-Graduação em Pediatria. Coordenadora dos Programas de Saúde da Criança da Secretaria de Saúde do Município de São Vicente. Membro da "Rede Social de Amamentação da Costa da Mata Atlântica".

Ana Maria Calaça Prigenzi
Membro do Departamento Científico de Aleitamento Materno da Sociedade de Pediatria de São Paulo (SPSP). Médica Pediatra. Consultora em Lactação (International Board Certified Lactation Consultant – IBCLC) pelo International Board of Lactation Consultant Examiners (IBLCE). Coordenadora do Banco de Leite Humano de Peruíbe.

Andrea Penha Spinola Fernandes
Membro do Departamento Científico de Aleitamento Materno da Sociedade de Pediatria de São Paulo (SPSP). Coordenadora do Centro de Referência de Banco de Leite Humano da Grande São Paulo. Membro da Câmara Técnica da Rede Global de Bancos de Leite Humano (rBLH). Preceptora do Estágio de Neonatologia da Universidade da Cidade de São Paulo (Unicid).

Arianne Monteiro Melo Angelelli
Psiquiatra da Infância e da Adolescência. Docente do Instituto Gerar de Psicanálise. Colaboradora do Pro-Mulher, Programa de Saúde Mental da Mulher, do Instituto de Psiquiatria do Hospital das Clínicas da Faculdade de Medicina da Universidade de São Paulo (HCFMUSP). Mestranda do Programa de Psicologia Clínica da Pontifícia Universidade Católica (PUC) em Saúde Mental Paterna.

Daniel Jarovsky
Professor Instrutor em Pediatria da Faculdade de Ciências Médicas da Santa Casa de São Paulo (FCMSCSP). Médico Assistente do Serviço de Infectologia Pediátrica da SCSP. Secretário do Departamento Científico de Imunizações da Sociedade de Pediatria de São Paulo (SPSP).

Denise de Sousa Feliciano
Membro do Departamento Científico de Aleitamento Materno da Sociedade de Pediatria de São Paulo (SPSP) e da Sociedade Brasileira de Psicanálise de São Paulo (SBPSP). Psicóloga e Psicanalista. Doutora em Psicologia do Desenvolvimento Humano pela Universidade de São Paulo (USP).

Fernanda Gois Brandão dos Santos
Membro do Departamento Científico de Aleitamento Materno da Sociedade de Pediatria de São Paulo (SPSP). Médica Pediatra Neonatologista do Hospital Maternidade Leonor Mendes de Barros (HMLMB).

Hamilton Henrique Robledo
Membro do Departamento Científico de Aleitamento Materno da Sociedade de Pediatria de São Paulo (SPSP). Professor da Faculdade de Medicina da Universidade de Mogi das Cruzes (UMC). Coordenador do Serviço de Pediatria do Hospital São Camilo (HSC), Unidades Santana e Pompéia. Especialista em Pediatria pela Sociedade Brasileira de Pediatria, Associação Médica Brasileira e Conselho Regional de Medicina (SBP/AMB/CRM-SP).

Honorina de Almeida
Membro do Departamento Científico de Aleitamento Materno da Sociedade de Pediatria de São Paulo (SPSP). Doutorado em Pediatria do Desenvolvimento na Universidade de Friburgo, Alemanha. Especialista em Aleitamento Materno (International Board Certified Lactation Consultant – IBCLC) pelo International Board of Lactation Consultant Examiners (IBLCE).

Isis Dulce Pezzuol
Secretária do Departamento Científico de Aleitamento Materno da Sociedade de Pediatria de São Paulo (SPSP) (2019-2022). Especialista em Pediatria pelo Conselho Federal de Medicina (CFM). Especialista em Homeopatia pela Associação Médica Homeopática Brasileira (AMHB).

Joel Alves Lamounier
Professor Titular de Pediatria da Universidade Federal de Minas Gerais (UFMG) e Universidade Federal de São João del-Rei (UFSJ). Diretor de Ensino e Pesquisa da Sociedade Brasileira de Pediatria (SBP). Ex-Presidente do Departamento Científico de Aleitamento Materno da SBP.

Karina Rinaldo
Membro do Departamento Científico de Aleitamento Materno da Sociedade de Pediatria de São Paulo (SPSP). Título de Especialista em Pediatria pela Sociedade Brasileira de Pediatria (SBP). Especialização em Endocrinologia Pediátrica no Instituto da Criança do Hospital das Clínicas da Faculdade de Medicina da Universidade de São Paulo (ICr-HCFMUSP).

Keiko Miyasaki Teruya
Membro do Departamento Científico de Aleitamento Materno da Sociedade de Pediatria de São Paulo (SPSP). Consultora do Ministério da Saúde (MS) em Aleitamento Materno. Especialista em Aleitamento Materno na Wellstar San Diego Lactation Program. Codiretora do Centro da Lactação do Hospital Guilherme Álvaro/Centro Universitário Lusíada (HGA/Unilus), Santos (Centro de Referência em Capacitação para Equipes de Saúde em Aleitamento Materno do MS).

Lélia Cardamone Gouvêa
Membro do Departamento Científico de Aleitamento Materno da Sociedade de Pediatria de São Paulo (SPSP). Mestre e Doutora em Pediatria pela Universidade Federal de São Paulo (Unifesp). Título de Especialista em Nutrologia Pediátrica pela Sociedade Brasileira de Pediatria (SBP). Professora de Pediatria da Universidade de Santo Amaro (Unisa).

Ligia Vigeta
Membro do Departamento Científico de Aleitamento Materno da Sociedade de Pediatria de São Paulo (SPSP). Especialista em Pediatria pela Sociedade Brasileira de Pediatria (SBP). Especialização em Gastroenterologia Pediátrica pela Faculdade de Ciências Médicas da Santa Casa de São Paulo (FCMSCSP).

Luciano Borges Santiago
Mestre e Doutor em Pediatria pela Faculdade de Medicina de Ribeirão Preto da Universidade de São Paulo (FMRP-USP). Professor-Associado de Pediatria pela Universidade Federal do Triângulo Mineiro (UFTM) e Universidade de Uberaba (Uniube). Presidente do Departamento Científico de Aleitamento Materno da Sociedade Brasileira de Pediatria (SBP), 2010-2015 e 2019-2021.

Marcus Renato de Carvalho
Docente da Faculdade de Medicina da Universidade Federal do Rio de Janeiro (UFRJ). Editor do Portal <www.aleitamento.com>. Consultor em Amamentação (International Board Certified Lactation Consultant – IBCLC) pelo International Board of Lactation Consultant Examiners (IBLCE).

Maria Beatriz Reinert do Nascimento
Pediatra com Habilitação em Neonatologia pela Sociedade Brasileira de Pediatria (SBP). Doutora pela Faculdade de Medicina da Universidade de São Paulo (FMUSP). Professora Titular de Pediatria do Curso de Medicina da Universidade da Região de Joinville (Univille).

Maria José Guardia Mattar
Membro do Departamento Científico de Aleitamento Materno da Sociedade de Pediatria de São Paulo (SPSP). Pediatra e Neonatologista. Especialista em Ciências da Saúde. Membro da Comissão Estadual de Banco de Leite Humano da Secretaria de Estado da Saúde de São Paulo (SES-SP). Assessora da Área Técnica da Saúde da Criança e Aleitamento Materno da Secretaria Municipal de Saúde (SMS).

Maria Teresa Cera Sanches
Fonoaudióloga com Experiência Clínica e Hospitalar. Especializada em Aleitamento Materno pelo Centro de Lactação de Santos do Hospital Guilherme Álvaro (HGA). Mestrado e Doutorado pela Faculdade de Saúde Pública da Universidade de São Paulo (FSP/USP), Ambos com Tema de Aleitamento Materno. Capacitadora Oficial em "Aconselhamento em Amamentação", "Manejo Clínico em Amamentação", "Método Canguru" e "Avaliação do Frênulo Lingual em Recém-Nascido", Prestando Assessoria Técnica Fonoaudiológica para o Ministério da Saúde para Implementação do "Teste da Linguinha". Atualmente integra o Instituto de Saúde (SES/SP) e a Casa Curumim. Consultora Certificada em Lactação (International Board Certified Lactation Consultant – IBCLC) pelo International Board of Lactation Consultant Examiners (IBLCE). Colabora com Cursos de Especialização em Aleitamento Materno em São Paulo (Passo1 e NeomOdontologia).

Marisa da Matta Aprile
Membro do Departamento Científico de Aleitamento Materno da Sociedade de Pediatria de São Paulo (SPSP). Professora Afiliada da Disciplina de Pediatria da Faculdade de Medicina do ABC (FMABC). Mestre em Pediatria pela Faculdade de Medicina da Universidade de São Paulo (FMUSP). Responsável Técnica pelo Banco de Leite do Hospital Estadual Mário Covas (HEMC).

Mirela Leite Rozza
Membro do Departamento Científico de Aleitamento Materno da Sociedade de Pediatria de São Paulo (SPSP). Título de Especialista em Pediatria. Consultora de Amamentação Pós-Graduada em Virologia Médica pela University of Manchester, Reino Unido.

Mônica Aparecida Pessoto
Membro do Departamento Científico de Aleitamento Materno da Sociedade de Pediatria de São Paulo (SPSP). Professora-Doutora do Departamento de Pediatria da Faculdade de Ciências Médicas da Universidade Estadual de Campinas (Unicamp). Coordenadora do Banco de Leite Humano do Caism-Unicamp. Consultora Nacional do Método Canguru pelo Ministério da Saúde (MS).

Mônica Vilela Carceles Fráguas
Membro do Departamento Científico de Aleitamento Materno da Sociedade de Pediatria de São Paulo (SPSP). Coordenadora do Berçário Normal e do Grupo de Apoio ao Aleitamento Materno da Pro Matre Paulista. Fellow da Academy of Breastfeeding Medicine, Estados Unidos. Formação Médica e Residência em Pediatria na Faculdade de Medicina da Universidade de São Paulo (FMUSP).

Nadia Sandra Orozco Vargas
Membro do Departamento Científico de Aleitamento Materno da Sociedade de Pediatria de São Paulo (SPSP). Doutoranda em Ciências da Saúde pelo Departamento de Pediatria da Faculdade de Medicina da Universidade de São Paulo (FMUSP). Mestre em Ciências da Saúde pelo Departamento da Pediatria da FMUSP. Médica Assistente do Centro de Tratamento Intensivo Neonatal-2 do Instituto da Criança do Hospital das Clínicas (ICr-HC) da FMUSP.

Natalia Turano Monteiro
Membro do Departamento Científico de Aleitamento Materno da Sociedade de Pediatria de São Paulo (SPSP). Especialização em Enfermagem Pediátrica e Neonatologia pela Escola Paulista de Medicina da Universidade Federal de São Paulo (EPM/Unifesp). Consultora Internacional em Aleitamento pelo International Board Certified of Lactation Consultant Examiners (IBLCE). Coordenadora do Grupo de Aleitamento Materno do Hospital Israelita Albert Einstein (HIAE).

Patricia Marañon Terrivel
Médica Pediatra. Membro do Departamento Científico de Aleitamento Materno da Sociedade de Pediatria de São Paulo (SPSP). Neonatologista do Hospital Maternidade Leonor Mendes de Barros (HMLMB).

Renato de Ávila Kfouri
Pediatra Infectologista. Presidente do Departamento de Imunizações da Sociedade Brasileira de Pediatria (SBP). Diretor da Sociedade Brasileira de Imunizações (SBIm).

Roberto Gomes Chaves
Doutor em Pediatria pela Universidade Federal de Minas Gerais (UFMG). Professor Titular do Curso de Medicina da Universidade de Itaúna (UIT). Membro do Departamento Científico de Aleitamento Materno da Sociedade Mineira de Pediatria (SMP) (2019-2021).

Roberto Mario Silveira Issler
Professor-Associado de Pediatria da Faculdade de Medicina da Universidade Federal do Rio Grande do Sul (FAMED/UFRGS). Membro do Departamento Científico de Aleitamento Materno da Sociedade Brasileira de Pediatria (SBP). Membro do Conselho Diretor e Consultor com Certificação Internacional pelo International Board Certified of Lactation Consultant Examiners (IBLCE).

Rosangela Gomes dos Santos
Vice-Presidente do Departamento Científico de Aleitamento Materno da Sociedade de Pediatria de São Paulo (SPSP) (2019-2022). Médica Pediatra. Especialista em Pediatria Geral e Homeopatia. Mestre em Saúde Coletiva pela Coordenadoria de Controle de Doenças da Secretaria de Estado da Saúde de São Paulo (SES-SP). Membro do Banco de Leite Humano e Atuante no Ambulatório de Prematuros do Hospital e Maternidade Interlagos (HMI).

Valdenise Martins Laurindo Tuma Calil
Membro do Departamento Científico de Aleitamento Materno da Sociedade de Pediatria de São Paulo (SPSP). Médica Neonatologista. Assistente do Centro Neonatal do Instituto da Criança e do Adolescente do Hospital das Clínicas da Faculdade de Medicina da Universidade de São Paulo (ICr-HCFMUSP). Mestre e Doutora em Pediatria pela FMUSP. Coordenadora-Médica do Banco de Leite Humano do ICr-HCFMUSP.

Virginia Spinola Quintal

Membro do Departamento Científico de Aleitamento Materno da Sociedade de Pediatria de São Paulo (SPSP). Mestre e Doutora em Pediatria pela Faculdade de Medicina da Universidade de São Paulo (FMUSP). Neonatologista Colaboradora do Banco de Leite Humano do Hospital Universitário (HU) da USP. Docente de Medicina da Universidade Nove de Julho (Uninove).

Agradecimentos

Às mães e às crianças, protagonistas essenciais da amamentação, inspiração de nosso estudo e de nossas ações, sem as quais nada disso teria sentido.

Às famílias e rede de apoio, pelo suporte fundamental e por compartilharem suas emoções.

A todos os amigos do Departamento Científico de Aleitamento Materno da Sociedade de Pediatria de São Paulo (SPSP) e aos autores convidados, pelo carinho, pela dedicação e pelo trabalho envolvido na construção deste livro.

Aos nossos familiares, nossa principal "Rede de Apoio", pela compreensão, pelo amor, pela presença constante em nossas vidas.

À Paloma Ferraz e ao Rafael Franco do Departamento de Publicações da SPSP, pela paciência e pela ajuda em todos os momentos.

À SPSP, por acreditar neste projeto, em especial à Dra. Cléa Rodrigues Leone, Diretora do Departamento de Publicações, e ao Dr. Sulim Abramovici, Presidente da Gestão 2019-2022.

Em memória de todos os que sofreram perdas durante essa pandemia, aos profissionais dedicados e às suas famílias, aos nossos entes queridos, em especial ao meu pai, Szaltyel Chencinski. Descansem em paz.

Prefácio

Este livro é para quem vai assistir a uma mãe lactante e a sua família para que, ao final deste encontro, tanto a mãe e a família quanto você saiam felizes e, assim, realizem uma verdadeira celebração à vida.

Este livro, tal como uma composição para orquestra, se compõe de: *allegro* ou *sonata*, *andante* e *allegro vivo*. E aqui temos nosso maravilhoso maestro – Dr. Yechiel Moises Chencinski – regendo com batuta firme e muito carinhosa cada trecho deste *opus*.

Cada componente da orquestra, ao escrever o capítulo compartilhando com um ou dois membros do Departamento Científico de Aleitamento Materno da Sociedade de Pediatria de São Paulo (SPSP) de 2021, enfrentou grandes desafios: limitação de páginas, a definição do modo de abordagem dos temas, o empenho da procura de evidências atuais e a interlocução com outras áreas. Consumiu horas de pesquisa e aprendizado, demostrando aqui o amor pelo tema. Cada um procurou a melhor afinação para o seu instrumento com idas e vindas do maestro: ajuste da gramática, ortografia e outras informações complementares para que os capítulos se tornassem mais harmônicos, concisos e com evidências atualizadas.

Todo esse trabalho valeu a pena, pois resultou em um livro original sobre aleitamento materno: acessível e útil à prática diária do pediatra, que se importa em "recolocar a mãe/bebê/família como protagonistas do processo", como diz o Dr. Moises e "conclamando os pediatras para um olhar diferenciado, não só nas questões nutricionais e imunológicas da amamentação, mas, também, no que podemos representar como referência para essas famílias".

Se ainda assim restar mais alguma dúvida sobre o porquê de ler mais este livro, convidamos você, leitor, a se identificar, em cada capítulo, com a angústia, o medo, as tristezas, as incertezas, as alegrias e o contentamento que podemos vivenciar nessa caminhada que é apoiar uma mãe a amamentar seu filho.

Ao final da sua leitura espero que consiga, como eu, ter a capacidade de poder escutar, compreender, enxergar essa sinfonia com todos os seus movimentos, tão possível em cada mãe e seu bebê. E diga: "Este livro me ajudou a me tornar um(a) pediatra feliz", "Percebi, em cada assistência à mãe/filho/família, uma poesia".

Keiko Miyasaki Teruya

Membro do Departamento Científico de Aleitamento Materno da Sociedade de Pediatria de São Paulo (SPSP)

Consultora do Ministério da Saúde em Aleitamento Materno

Apresentação da Diretoria

A Diretoria de Publicações da Sociedade de Pediatria de São Paulo (SPSP), dando continuidade à *Série Atualizações Pediátricas*, apresenta o livro *Aleitamento Materno na Era Moderna – Vencendo Desafios*, elaborado pelo Departamento Científico de Aleitamento Materno.

Nesta edição, os autores abordam temas muito atuais relativos à prática do aleitamento materno em função dos desafios que a era moderna nos impõem e que se tornam cada vez mais frequentes na prática pediátrica, como: amamentação nos tempos modernos, "janelas de oportunidades" para a prática de aleitamento materno com sucesso, desafios da amamentação na maternidade e após a alta da maternidade, controvérsias na amamentação e muitos outros.

Essas informações serão muito úteis aos pediatras, em sua atenção à criança desde o nascimento, considerado o momento "de ouro" para o início e fortalecimento do aleitamento materno, e sua continuidade, em função das dificuldades que surgirão ao longo do tempo, decorrentes das condições de vida e necessidades, especialmente nos dias atuais.

Cléa Rodrigues Leone
Diretora de Publicações da Sociedade de Pediatria de São Paulo (SPSP)

A Sociedade de Pediatria de São Paulo (SPSP) tem como missão oferecer educação continuada aos pediatras por meio de cursos, jornadas, congressos e publicações científicas. Sabedores da fundamental importância de um profissional capacitado para a orientação de uma vida saudável e para prevenção de doenças, a SPSP trabalha, continuamente, para levar conhecimento atualizado à comunidade médica.

A *Série Atualizações Pediátricas* é um dos resultados desse incansável trabalho. Organizada pela Diretoria de Publicações, é elaborada pelos membros dos departamentos científicos, profissionais de elevado conhecimento médico e de destacada experiência clínica.

É com grande orgulho que apresentamos a edição de Aleitamento, trabalho desenvolvido pelo Departamento Científico de Aleitamento Materno da SPSP.

A responsabilidade assumida pelos profissionais do departamento reflete o sucesso e a credibilidade conquistados durante o desenvolvimento do tema no Brasil. Os autores reúnem talentos com forte motivação que representam a vanguarda no assunto e mantêm relacionamento e intercâmbio entre as demais especialidades.

A infância é um período em que se desenvolve grande parte das potencialidades humanas. Os distúrbios que incidem nessa época são responsáveis por graves consequências para indivíduos e comunidades. O aleitamento materno é a mais sábia estratégia natural de vínculo, afeto, proteção e nutrição para a criança e constitui a mais sensível, econômica e eficaz intervenção para a redução da morbimortalidade infantil. Amamentar é muito mais do que nutrir a criança. É um processo que envolve interação profunda entre mãe e filho, com repercussões no estado nutricional da criança, na sua fisiologia e no seu desenvolvimento cognitivo e emocional.

A SPSP, que desde a sua fundação realiza ações de incentivo ao aleitamento materno, criou a campanha "Agosto Dourado: juntos pela amamentação para proteger, promover e apoiar esse método de nutrição do bebê". O principal objetivo da campanha é sensibilizar para a importância de a amamentação ser reconhecida como fundamental no desenvolvimento infantil.

O tema "Juntos pela amamentação" visa estabelecer uma responsabilidade em conjunto em prol da questão.

Com esta publicação, saem vencedores os pediatras e, principalmente, as crianças, que podem receber excelente orientação nutricional.

Sulim Abramovici
Presidente da Sociedade de Pediatria de São Paulo (SPSP)

Apresentação do Coordenador

Amamentar exige mais que vontade.
Amamentar é um ato de resistência, de resiliência, de proteção, de consciência.
Amamentar é um ato de saúde, político, cultural, social, histórico, científico.
Amamentar é um direito da mãe e do bebê.

Mas amamentar requer proteção, promoção e apoio, sem conflitos de interesse.

O pediatra é um dos especialistas fundamentais nesse processo. Para isso, é necessário ampliar o olhar, aperfeiçoar a escuta e se informar.

Amamentar é uma ação multifatorial e requer a participação de uma equipe multiprofissional para alcançar os seus objetivos. Assim, este livro foi pensado e planejado para todos os profissionais que abordam e acompanham a saúde materno-infantil.

Além da revisão de assuntos tradicionalmente abordados, com estudos e referências das mais recentes, os autores trazem temáticas inovadoras, provocativas e motivadoras para aprimorar e incrementar os recursos dos profissionais de saúde em sua prática diária.

Nossa proposta, com esta obra, é ampla e ousada:

- Compartilhar conhecimento.
- Promover reflexão, por meio da informação atualizada, ética, sem julgamentos.
- Gerar ações que trarão a cada dupla mãe-bebê o melhor caminho possível.
- Criar condições para que a amamentação seja, de fato, a base da vida, trazendo frutos para toda a sociedade.

E que, ao final da leitura, todos os que tiverem acesso a este material sejam tocados e transformados como cada um de nós, durante a elaboração e execução desta obra, e continuará sendo, enquanto fizermos a diferença para um bebê e para uma mãe.

Yechiel Moises Chencinski
Presidente do Departamento Científico de Aleitamento Materno da Sociedade de Pediatria de São Paulo (SPSP)

Lista de siglas

A

AAP – American Academic of Pediatrics
ABGT – Associação Brasileira de Lésbicas, Gays, Bissexuais, Travestis, Transexuais e Intersexos
ABM – Academy of Breastfeeding Medicine
ABRAN – Associação Brasileira de Nutrologia
AC – Alojamento conjunto
ACOG – Colégio Americano de Ginecologia e Obstetrícia
ADCT – Ato das Disposições Constitucionais Transitórias
AEM – Alimentação enteral mínima
AM – Aleitamento materno
AME – Aleitamento materno exclusivo
ANS – Agência Nacional de Saúde Suplementar
ANVISA – Agência Nacional de Vigilância Sanitária
APICE-ON – Aprimoramento e Inovação no Cuidado e Ensino em Obstetrícia e Neonatologia
AVASUS – Ambiente Virtual de Aprendizado do Sistema Único de Saúde

B

BGBL – controle de qualidade microbiológico
BLH – banco de leite humano
BRICS – Brasil, Rússia, Índia, China e África do Sul

C

CAPS – Centros de Atenção Psicossocial
CDC – Centers of Disease Control and Prevention
CER – Centros Especializados em Reabilitação
CMV – Citomegalovírus
CLT – Consolidação das Leis do Trabalho
CPAP – Pressão positiva contínua em vias aéreas
CPI – Cárie dentária na primeira infância
CSC – Caderneta de Saúde da Criança

D

DHA – Ácido docosa-hexaenoico
DCNT – Doenças crônicas não transmissíveis
DPP – Depressão pós-parto

E

EAD – Ensino a distância
ECA – Estatuto da Criança e do Adolescente
ECT – Empresa Brasileira de Correios e Telégrafos
ENANI – Estudo Nacional de Alimentação e Nutrição Infantil
ESPGHAN – European Society for Paediatric Gastroenterology Hepatology and Nutrition

F

FI – Fórmula infantil
FIV – Fertilização *in vitro*

H

HIV – Vírus da imunodeficiência humana
HMO – Oligossacarídeos do leite humano (= OLH)
HSV – Herpes-vírus simples
HTLV-1 e 2 – Vírus-T linfotrópico humano dos tipos 1 e 2

I

IAPD – Associação internacional de Odontopediatria
IBFAN – International Baby Food Action Network/Rede Internacional em Defesa do Direito de Amamentar
IBGE – Instituto Brasileiro de Geografia e Estatística
IDEC – Instituto Brasileiro de Defesa do Consumidor
IFF – Instituto Fernandes Figueira
IHAC – Iniciativa Hospital Amigo da Criança

IMIP – Instituto Materno-Infantil de Pernambuco
INCA – Instituto Nacional de Câncer

L

LBA – Legião Brasileira de Assistência
LBPS – Lei de Benefícios da Previdência Social
LC-PUFA – Ácidos graxos poli-insaturados de cadeia longa
LGBT – Lésbicas, gays, bissexuais, travestis, transexuais e transgêneros
LH – Leite humano
LM – Leite materno
LMPT – Leite de mães de recém-nascidos pré-termos
LMT – Leite de mães de recém-nascidos a termo
LV – Leite de vaca

M

MAPA – Ministério da Agricultura, Pecuária e Abastecimento
MBP – Muito baixo peso
MEC – Ministério da Educação e Cultura
MSII – Morte súbita infantil inesperada
MS – Ministério da Saúde
MTE – Ministério do Trabalho e Emprego

N

NASPGHAN – North American Society for Pediatric Gastroenterology, Hepatology & Nutrition
NBCAL – Norma Brasileira para Comercialização de Alimentos para Lactentes
NCAL – Normas para Comercialização de Alimentos para Lactentes
NFCS – Neonatal Facial Coding System/Sistema de Codificação da Atividade Facial Neonatal
NIPS – Neonatal Infant Pain Scale
NPP – Nutrição Parenteral Prolongada

O

ODS – Objetivos do Desenvolvimento Sustentável
OIT – Organização Internacional do Trabalho
OMS – Organização Mundial de Saúde
OPAS – Organização Pan-Americana da Saúde

P

PCLH – Posto de coleta de leite humano
PCLM – Posto de coleta de leite materno

PNAD – Pesquisa Nacional por Amostra de Domicílios
PNAISC – Política Nacional de Atenção Integral à Saúde da Criança
PNAISH – Política Nacional de Atenção Integral à Saúde do Homem
PNDS – Pesquisa Nacional de Demografia e Saúde da Criança e da Mulher
PNIAM – Programa Nacional de Incentivo ao Aleitamento Materno
PPM – Parte por milhão
PRMI – Projeto de Redução da Mortalidade Infantil
PTC – Parecer Técnico-Científico

R

RBLH–BR/rede BLH–Br – Rede Brasileira de Bancos de Leite Humano
RDC – Resolução da Diretoria Colegiada
RN – Recém-nascido
RNPIG – Recém-nascido pequeno para idade gestacional
RNPT – Recém-nascido pré-termo
RNPT-T – Recém-nascido pré-termo tardio

S

SBP – Sociedade Brasileira de Pediatria
SESC – Serviço Social do Comércio
SESI – Serviço Social da Indústria
SLM – Substitutos de leite materno
SMSL – Síndrome da morte súbita do lactente (SIDS)
STF – Supremo Tribunal Federal
SUID – Morte súbita infantil inesperada (MSII)
SUS – Sistema Único de Saúde

T

TGI – Trato gastrointestinal
TRH – Terapia de reposição hormonal

U

Unicef – Fundo das Nações Unidas para a Infância
UTI – Unidade de terapia intensiva
UTIN – Unidade de terapia intensiva neonatal

W

WABA – World Alliance for Breastfeeding Action

Sumário

Seção 1. Leite materno e amamentação
Coordenadora: Mônica Aparecida Pessoto

1. Amamentação é sempre possível..3
Yechiel Moises Chencinski

2. Amamentação ao longo da história 11
Andrea Penha Spinola Fernandes
Mônica Aparecida Pessoto
Rosangela Gomes dos Santos

3. Leite materno – padrão-ouro de alimentação infantil.............................19
Maria Beatriz Reinert do Nascimento
Joel Alves Lamounier

Seção 2. "Janelas de oportunidades" para prática de aleitamento materno com sucesso
Coordenadoras: Maria José Guardia Mattar e Virginia Spinola Quintal

4. Na consulta da 32ª semana de gestação..29
Hamilton Henrique Robledo
Isis Dulce Pezzuol

5. Na sala de parto..37
Maria José Guardia Mattar
Patricia Marañon Terrivel

6. Na unidade neonatal..45
Mônica Aparecida Pessoto
Nadia Sandra Orozco Vargas
Virginia Spinola Quintal

7. Na consulta pediátrica de rotina 53
Ana Maria Calaça Prigenzi
Isis Dulce Pezzuol

8. Nos bancos de leite humano 61
Maria José Guardia Mattar
Andrea Penha Spinola Fernandes
Rosangela Gomes dos Santos

9. Na consulta com odontopediatra: da gestação à primeira infância 69
Grupo de Saúde Oral da Sociedade de Pediatria de São Paulo

SEÇÃO 3. DIFICULDADES PARA O ALEITAMENTO MATERNO
Coordenadoras: Ana Lúcia Ramos Barbosa Passarelli e Keiko Miyasaki Teruya

10. Relativas às mamas 79
Fernanda Gois Brandão dos Santos
Natalia Turano Monteiro

11. No ato de amamentar 87
Keiko Miyasaki Teruya
Hamilton Henrique Robledo

12. Artefatos: "armadilhas e ciladas" 95
Karina Rinaldo
Ligia Vigeta
Mirela Leite Rozza

13. Anquiloglossia em recém-nascidos e lactentes 103
Maria Teresa Cera Sanches
Mônica Vilela Carceles Fráguas
Yechiel Moises Chencinski

SEÇÃO 4. DESAFIOS DA AMAMENTAÇÃO – MATERNIDADE
Coordenadora: Isis Dulce Pezzuol

14. Recém-nascidos em situações especiais 113
Keiko Miyasaki Teruya
Mônica Aparecida Pessoto

15. Prematuridade 121
Valdenise Martins Laurindo Tuma Calil
Fernanda Gois Brandão dos Santos

16. Gemelaridade 129
Karina Rinaldo
Yechiel Moises Chencinski

17. Quando não dá para amamentar 135
Isis Dulce Pezzuol
Ligia Vigeta

Seção 5. Desafios da amamentação – após a alta da maternidade
Coordenadora: Lélia Cardamone Gouvêa

18. Depressão pós-parto 145
Honorina de Almeida
Denise de Sousa Feliciano
Arianne Monteiro Melo Angelelli

19. Bebê que não ganha peso 153
Lélia Cardamone Gouvêa
Virginia Spinola Quintal

20. Bebês que choram muito 161
Maria José Guardia Mattar
Keiko Miyasaki Teruya
Ana Maria Calaça Prigenzi

21. Lactogestação e amamentação em *tandem* 169
Karina Rinaldo
Yechiel Moises Chencinski

Seção 6. Doenças infectocontagiosas, vacinação e aleitamento
Coordenadoras: Ana Maria Calaça Prigenzi e Nadia Sandra Orozco Vargas

22. Doenças infectocontagiosas maternas e amamentação 179
Daniel Jarovsky

23. Vacinação, gestação e aleitamento materno 189
Renato de Ávila Kfouri

24. Mamanalgesia – manejo da dor na vacinação 195
Yechiel Moises Chencinski

Seção 7. Drogas, medicamentos e aleitamento materno
Coordenadora: Marisa da Matta Aprile

25. Medicando no aleitamento materno 203
Roberto Gomes Chaves
Luciano Borges Santiago
Joel Alves Lamounier

26. Amamentação em usuárias de drogas 209
Marisa da Matta Aprile
Mirela Leite Rozza

Seção 8. Amamentação nos tempos modernos
Coordenadoras: Rosangela Gomes dos Santos e Valdenise Martins Laurindo Tuma Calil

27. Volta ao trabalho e legislação 219
Rosangela Gomes dos Santos
Valdenise Martins Laurindo Tuma Calil

28. Amamentação na adolescência 227
Marisa da Matta Aprile
Denise de Sousa Feliciano

29. Compartilhamento de cama, amamentação e morte súbita 235
Mônica Vilela Carceles Fráguas
Yechiel Moises Chencinski

30. Desmame oportuno 243
Yechiel Moises Chencinski
Roberto Mario Silveira Issler

Seção 9. Controvérsias na amamentação
Coordenadora: Honorina de Almeida

31. Novas estruturas familiares 253
Honorina de Almeida
Yechiel Moises Chencinski

32. Lactação "adotiva" 261
Honorina de Almeida
Patricia Marañon Terrivel

33. Paternidade e paternagem 269
Denise de Sousa Feliciano
Marcus Renato de Carvalho

34. Redes sociais e grupos de mães 277
Patricia Marañon Terrivel
Yechiel Moises Chencinski

Seção 10. Apêndices
Coordenadores: Hamilton Henrique Robledo e Yechiel Moises Chencinski

Apêndice 1. Formulário de Observação da Mamada 287
Apêndice 2. Bristol Tongue Assessment Tool (BTAT) 289
Apêndice 3. HIV, doenças infectocontagiosas e amamentação 291
Apêndice 4. Calendário vacinal da lactante e da gestante 295
Apêndice 5. Classificação de risco para uso de fármacos durante
a lactação 299

Índice remissivo 311

Seção 1

Leite materno e amamentação

Coordenadora
Mônica Aparecida Pessoto

Capítulo 1

Amamentação é sempre possível

Yechiel Moises Chencinski

Amamentar é um direito da mãe e ser amamentada é um direito da criança. Mas o exercício desse direito não depende apenas da vontade e da decisão da mulher. Muitas vezes, apesar de querer, a mãe não consegue amamentar como gostaria. (Guia Alimentar para Crianças Brasileiras Menores de 2 anos, Ministério da Saúde, 2019)[1]

O Homem faz parte do reino Animalia, classe *Mammalia* (onde estão as mais de 5 mil espécies de mamíferos), ordem *Primata*, família e subfamília *Hominianae*, gênero *Homo* e espécie *Homo sapiens*.[2]

São animais que vivem preferencialmente em sociedade (também para fins de sobrevivência), adaptáveis ao seu *habitat* (terra, água e ar) e que apresentam, em seu relacionamento social, a capacidade de brincar uns com os outros (característica atribuída exclusivamente aos mamíferos), com glândulas mamárias nas fêmeas da espécie, por meio das quais os filhotes são nutridos desde seu nascimento, até que possam, por si sós, buscar seu próprio alimento (herbívoros, carnívoros e onívoros). Cada espécie recebe o leite proveniente da sua própria espécie. Apenas o Homem recebe leite de outros mamíferos como fonte de nutrientes quando não alimentado pelo leite de sua mãe.[3]

Se fôssemos levar em conta apenas a informação biológica, o título do capítulo estaria perfeitamente adequado. Desde que a mãe esteja presente, disposta e saudável, a amamentação é sempre possível.

A recomendação da Organização Mundial da Saúde (OMS), do Ministério da Saúde (MS) e da Sociedade Brasileira de Pediatria (SBP) aponta para o aleitamento materno desde a sala de parto (na 1ª hora) até os 2 anos ou mais, sendo exclusivo até o 6º mês. Entretanto, dados de pesquisas realizadas no Brasil em 1986,[4] 1996,[5] 2006[6] (pela Pesquisa Nacional de Demografia e Saúde da Criança e da Mulher – PNDS) e, recentemente, em 2019 (pelo Estudo Nacional de Alimentação e Nutrição Infantil – ENANI)[7] mostram que essa questão precisa ser mais bem avaliada. Segundo o ENANI, que analisou 14.584 crianças menores de 5 anos e, entre fevereiro de 2019 e março de 2020, de todas as regiões do Brasil, com dados prévios publicados em 2020, as taxas de aleitamento materno exclusivo em crianças menores de 6 meses está em 45,7%. Vale ressaltar o aumento significativo, considerando os PNDS anteriores (1986 – 2,9%, 1996 – 23,9%, 2006 – 37,1%), mas ainda aquém da proposta da OMS de 50% de crianças em aleitamento materno exclusivo (AME) nesse grupo de crianças (menores de 6 meses).

Assim, o fato de os seres humanos serem mamíferos e de as "fêmeas" da espécie terem condições de suprir a nutrição de suas "crias" exclusivamente até o 6º mês por meio de seu leite pode não ser suficiente para que amamentar seja sempre provável, indicando que o determinismo biológico não seja o único e, talvez, nem o principal fator envolvido no processo da amamentação.

Condições clínicas

Poucas são as condições de saúde materna ou infantil que impedem a amamentação, temporária ou definitivamente. Porém, elas existem e precisam ser acolhidas e respeitadas. É fundamental que exercitemos o aconselhamento (ver Capítulo 7).

Algumas delas são bem conhecidas e comprovadas, como HIV (vírus da imunodeficiência humana) e HTLV (vírus T-linfotrópico humano) – ver Capítulo 22. No Brasil, a recomendação é não amamentar nessas situações. Entretanto, há estudos que mostram que não são poucas as mães que optam por manter o aleitamento materno. Para tanto, foram criados protocolos e diretrizes, como o da British HIV Association,[8] que estabelece critérios para minimizar riscos, deixando claro que, apesar desses cuidados, a transmissão é possível.

Outra questão importante é o câncer de mama. Segundo estimativa mundial de 2018,[9] entre os 17 milhões de casos novos de câncer (sem contar 1 milhão de casos de câncer de pele não melanoma), o mais frequente é o de pulmão (2,1 milhões), seguido do câncer de mama (2,1 milhões – 11,6% de todos os cânceres estimados), de cólon e reto (1,8 milhão) e de próstata (1,3 milhão). Quando se aborda apenas a população de mulheres, as maiores incidências foram câncer de mama (24,2%), cólon e reto (9,5%), pulmão (8,4%) e colo do útero (6,6%), independentemente do Índice de Desenvolvimento Humano (IDH), sendo a maior taxa de mortalidade por câncer entre as mulheres (627 mil em 2018 – cerca de 15% de todas as mortes por câncer entre mulheres).

De acordo com o Instituto Nacional de Câncer (Inca),[10] o câncer de mama ocupa o segundo lugar entre os casos novos no Brasil (66.280 por ano entre 2020 e 2022), com risco estimado de 61,61 casos novos a cada 100 mil mulheres, em todas as regiões do país, atrás apenas do câncer de pele não melanoma (93.170 casos). Em 2017, foram registrados 16.724 óbitos por câncer de mama feminino, o equivalente a um risco de 16,16 por 100 mil.

Estimativas sugerem que amamentar diminui em 22% o risco de câncer de mama, em comparação às mulheres que nunca amamentaram. Vários estudos apontam para essa redução em mulheres que amamentaram, em um efeito dose-resposta: taxas de 7% a menos se o período total foi menor que 6 meses, de 9% se a amamentação teve a duração de 6 a 12 meses e de 26% nas que amamentaram por mais de 12 meses.[11] Além disso, a cada ano que a mulher amamenta, mesmo que não consecutivamente, o risco de câncer de mama cai 4,6%, com efeito cumulativo.[12]

Entre as mulheres que foram submetidas a cirurgia por câncer de mama, a amamentação por pelo menos 6 meses demonstra proteção contra risco de morte até três vezes maior, evitando cerca de 19.464 mortes anuais. Se o aleitamento materno fosse por pelo menos 12 meses nos países desenvolvidos e de 24 meses nos de média e baixa renda, mais 22.216 óbitos por ano, pela doença, poderiam ser evitados.[12]

Porém, os tratamentos quimioterápicos e radioterápicos internos (braquiterapia), após o diagnóstico, mesmo que precoce, e as medicações e substâncias utilizadas para a remissão e a prevenção de recidivas (tamoxifeno), contraindicam a amamentação.[13-15] Nos casos de apenas uma mama afetada, de uso de radioterapia externa na região do tórax (por câncer de mama ou outro processo proliferativo), existe a possibilidade de manutenção e estímulo da amamentação, com cuidados, apoio e acolhimento da equipe que acompanha cada mulher. A radioterapia torna a pele da zona irradiada mais sensível e delicada, o que leva alguns autores a desaconselharem a amamentação na mama irradiada durante o tratamento.

Muitas situações trazem indicação de suspensão temporária da amamentação, enquanto persistirem os fatores capazes de colocar em risco a saúde do lactente. Entre essas, vale lembrar a vacinação de febre amarela em mulheres que amamentam bebês com até 6 meses de idade. Nesses casos, a amamentação deve ser suspensa por 10 dias (ver Capítulo 23) e retomada a seguir.

Outra situação comum, que pode interferir na continuidade do aleitamento materno, é estar em tratamento medicamentoso. Na maioria dos casos, a amamentação pode ser mantida sem riscos para o lactente (ver Capítulo 25), mesmo em uso, por exemplo, de antibióticos ou antidepressivos. Os profissionais de saúde prescritores devem conhecer as restrições de cada substância prescrita por meio das referências obtidas em literatura e, atualmente, em *sites* de referência pela internet (e-lactancia, LactMed, Hale etc.).[13-15] Se houver riscos, o profissional poderá substitui-los por um fármaco mais seguro para ser usado durante a amamentação. Se absolutamente necessário e se não houver substituição possível, o aleitamento materno poderá ser suspenso temporariamente, durante o tratamento.

A amamentação deve ser contraindicada para mães que sejam usuárias regulares de drogas ilícitas (maconha, cocaína, *crack*, anfetamina, *ecstasy* e outras). Se o uso for eventual, cada caso deverá ser analisado individualmente. O uso de álcool e tabaco requer uma análise conjunta entre os profissionais e as mães para prospecção e prevenção de danos ao lactente (ver Capítulo 26).

Em situações, como infecções, exames com radiofármacos, anestesias, entre outras, recomenda-se suspender o aleitamento materno temporariamente, sempre sob a orientação de profissionais de saúde. O tempo sem amamentação varia de acordo com cada situação. A mulher precisa ser orientada sobre como proceder para manter a produção de leite durante o período em que ela não pode amamentar. Se possível e programável, a extração e o armazenamento adequados do leite materno (12 horas na geladeira e até 15 dias congelado) para oferecer ao lactente durante o período da suspensão devem ser recomendados e orientados. Mesmo sem a possibilidade de armazenamento, em casos em que a suspensão é temporária, pode-se estimular a produção do leite materno pela extração (manual ou bombas), mantendo-se os horários habituais das mamadas.

Além das causas maternas, há situações em que os recém-nascidos podem ter dificuldade ou impossibilidade de serem amamentados. O "Novembro Roxo", no Brasil, é um mês dedicado à sensibilização quanto às questões da prematuridade (parto antes das 37 semanas). O relatório "*Survive and thrive: transforming care for every small and sick newborn*",[16] da OMS e do Fundo de Emergência Internacional das Nações Unidas para a Infância (Unicef), aponta para uma taxa de 30 milhões de partos prematuros ou baixo peso por ano. No Brasil, a taxa de partos prematuros (340 mil por ano) chega a 12% do total de partos (acima da taxa mundial de 10%), o que nos coloca na 10ª posição do *ranking* mundial.

De acordo com a idade gestacional ao nascer, com as subcategorias de prematuridade (extremo, muito, moderado e tardio) e o peso (extremo baixo peso, muito baixo, baixo), os recém-nascidos podem apresentar dificuldades na sucção e na obtenção do leite materno para sua melhor chance de sobrevida. A prematuridade é uma das principais causas de mortalidade infantil neonatal. Esse quadro pode ser revertido com assistência pré e perinatal adequadas de acesso mais facilitado para toda a população de gestantes e puérperas (ver Capítulo 16).

Alguns lactentes apresentam alterações metabólicas (galactosemia, fenilcetonúria etc.) que impossibilitam o aleitamento materno conforme preconizado pela OMS e pela SBP.

É fundamental que o pediatra esteja familiarizado e preparado para todos esses desafios. Somente assim poderá proporcionar as melhores condições clínicas para cada díade mãe-bebê e influenciar positivamente nas estatísticas de aleitamento materno no Brasil.

Legislação e política

Nos últimos 50 anos, a mulher teve ganhos importantes no que diz respeito à proteção da amamentação. Apesar dessa evolução, grande parte dessas mulheres não recebe esse apoio legal de modo satisfatório para que consigam seguir as recomendações básicas de aleitamento materno da OMS. A licença-maternidade e o salário-maternidade evoluíram, porém ainda não abrangem talvez a maior parte das mães trabalhadoras no Brasil.

Desde 1943, quando foi introduzida na Consolidação das Leis do Trabalho (CLT), a licença-maternidade de 84 dias (4 semanas antes até 8 semanas após o parto), paga pelo empregador, as mulheres sofriam restrição considerável no mercado de trabalho. A partir de 1974, com o movimento mundial pela Organização Internacional do Trabalho (OIT), a licença-maternidade passou a ser paga pela Previdência Social, mas ainda sem a garantia de emprego, somente para as seguradas empregadas.[17]

A Constituição Federal de 1988 trouxe avanços consideráveis. A consolidação em 120 dias da licença-maternidade remunerada (podendo iniciar 28 dias antes do parto), com estabilidade para todas as gestantes, seguradas, empregadas (urbana e rural), trabalhadora avulsa e empregada doméstica (ver Capítulo 27).

Segundo dados da "Pesquisa Nacional por Amostra de Domicílios (PNAD)", do Instituto Brasileiro de Geografia e Estatística (IBGE), em 2019, 20 estados apresentaram taxa de emprego informal recorde no Brasil e 11 deles atingiam mais de 50% dos trabalhadores. Entre os desempregados (pessoas maiores de 14 anos, caracterizadas como força de trabalho), com taxa de 11,9% no final de 2019, a maioria era de mulheres (13,1%) e negros (13,5%).[18] As mulheres com empregos do setor informal, em sua grande maioria, precisam retornar às suas atividades laborais em um tempo curto, muitas vezes tendo apenas 1 a 2 semanas para estarem em casa com seus recém-nascidos em tempo integral. Mesmo que queiram, não conseguem manter o aleitamento materno exclusivo, e a introdução de substitutos do leite materno e da mamadeira tornam-se as grandes responsáveis pelo desmame precoce.

Questões culturais também influenciam as taxas de amamentação. Em março de 2012, uma mãe foi impedida de amamentar seu bebê no Espaço Cultural Itaú em São Paulo. Em maio do mesmo ano, 50 mães se mobilizaram e promoveram um "protesto pacífico" de amamentação coletiva no mesmo local, que ficou conhecido, desde então, como "Mamaço", acolhido pela própria instituição. Essas manifestações se repetiram em muitas situações pelo país, promovendo uma movimentação política para criação de leis que protegessem as mães que quisessem amamentar em público, mas, mesmo assim, esse tipo de situação se repete pelo país.

A partir de 2014, o estado de Santa Catarina aprovou lei que prevê multa a quem constranger e proibir uma mãe que esteja amamentando em estabelecimentos comerciais (além de bares, restaurantes, casas de espetáculos e similares), seguido por São Paulo e pelo Rio de Janeiro (2015).

É interessante notar que, no cenário político brasileiro, nas eleições proporcionais (vereador, deputado estadual e deputado federal), a legislação eleitoral (art. 10, § 3º, da Lei das

Eleições) determina que, pelo menos, 30% das candidaturas efetivamente lançadas por um partido político sejam destinadas ao gênero oposto ao da maioria, o que não garante os 30% da presença entre os eleitos.

Para exemplificar, seguem alguns dados antes das eleições de 2020. No Senado Federal, entre os 81 representantes, 12,34% são mulheres. Na Câmara dos Deputados, são 15% de mulheres (513 representantes). Entre os 27 governadores, há apenas uma mulher (no Rio Grande do Norte). Nas 5.750 prefeituras municipais, em 2018 foram eleitas 11,58% de mulheres. E, na Câmara Municipal da cidade de São Paulo, entre os 55 vereadores, 18,18% são mulheres.

Assim, apesar de o tema amamentação envolver, principalmente, a díade mãe-bebê, a representatividade da elaboração e aprovação das leis é, em sua esmagadora maioria, composta por homens.

Educação e cultura

A pandemia da COVID-19 trouxe muitas reflexões e novos desafios. A informação ética, simples, que resulta em ação é fundamental. Aprendemos e reforçamos a importância da lavagem de mãos (já tão divulgada na época das epidemias de *influenza*), do uso de máscaras e do distanciamento social. O trabalho de casa (*home office*) e o ensino a distância (EAD e *homeschooling*), mesmo não sendo o ideal, mostraram outras possibilidades – de modo um pouco diferente, isso é educação.

E, entre as novidades com relação à COVID-19, sem sabermos ainda exatamente as razões que levaram a isso, observamos que as crianças adoecem menos, apresentam sintomas mais leves e recuperação mais rápida e transmitem menos a doença. Mas, além disso, conseguimos transmitir valores e informações também a elas, com sucesso. Uma das recomendações iniciais no Brasil foi o uso de máscaras acima de 2 anos de idade (a OMS recomenda acima de 5 anos), lavagem de mãos com água e sabão por pelo menos 20 segundos e uso de álcool em gel (quando a lavagem não é possível).

Ao transportar esse mesmo raciocínio para o aleitamento materno, ainda não conseguimos atingir as crianças e os adolescentes com valores e informações éticas e simples. Ao contrário, a nossa cultura no país é a do desmame. Não existem brinquedos ou literatura focada e direcionada para crianças que favoreçam a amamentação. As bonecas que choram são todas "consoladas" por chupetas e mamadeiras. As músicas infantis não fazem alusão ao aleitamento. A literatura não é dedicada à amamentação. Embora haja uma movimentação nas redes sociais para uma transformação nesse sentido, ela ainda é pontual. Somos mamíferos. Quando isso é ensinado para uma criança?

Existe uma imensa lacuna a ser preenchida no ensino do aleitamento materno e na mudança da cultura da amamentação, desde a pré-escola até o ensino superior, não apenas na área médica, mas também em todo o ensino da área de saúde materno-infantil. Todos podem se beneficiar de informações sobre o aleitamento materno e será com a mudança da cultura, de geração em geração, que teremos chances de normalizar a amamentação como prática de padrão-ouro da nutrição infantil, além de todos os benefícios que o leite materno pode trazer à saúde do lactente e da mãe, por sua composição (ver Capítulos 3, 22 e 23).

O pediatra também tem sua responsabilidade nessa transformação. A consulta da 32ª semana de gestação (ver Capítulo 4) e as avaliações de puericultura (ver Capítulo 7) são fundamentais como janelas de oportunidade de informação capazes de promover uma mudança da cultura, com incentivo à amamentação e alertas a respeito de armadilhas que podem dificultar e até mesmo impedir a prática saudável do aleitamento materno (ver Capítulos 10 e 12).

Publicidade e *marketing*

A taxa mundial de aleitamento materno está, segundo dados recentes, em torno de 39%. A OMS estabeleceu proposta para que, até 2025, haja pelo menos 50% de crianças em aleitamento materno exclusivo até o 6º mês.[19]

Para isso, foram estabelecidas quatro estratégias de ação em ordem de importância:[20]

1. **Limitar o *marketing* de substitutos do leite materno:** reforçar o monitoramento, a legislação e a execução relacionados com o Código Internacional de Comercialização de Substitutos de Leite Materno.
2. **Apoiar a licença-maternidade remunerada:** empoderar mulheres a amamentar exclusivamente. Promulgar seis meses de licença-maternidade obrigatória e políticas que incentivam mulheres a amamentar no ambiente de trabalho e em público.
3. **Fortalecer sistemas de saúde:** propiciar instalações hospitalares e de saúde baseadas na capacidade de apoiar a amamentação exclusiva. Expandir e institucionalizar as iniciativas do Hospital Amigo da Criança em sistemas de saúde.
4. **Apoiar mães:** sugerir estratégias baseadas na comunidade para apoiar aconselhamento sobre amamentação exclusiva a gestantes e lactantes. Ainda, promover o aconselhamento individual e em grupo para melhorar as taxas atuais de amamentação, incluindo a implementação de campanhas de comunicação adaptadas ao contexto local.

O Brasil tem um conjunto de regulamentações, de reconhecimento mundial, sobre a promoção comercial e a rotulagem de alimentos e produtos destinados a recém-nascidos e a crianças de até 3 anos – a Norma Brasileira para Comercialização de Alimentos para Lactentes (NBCAL),[20] cujo objetivo consiste em assegurar o *marketing* e o uso apropriado desses produtos de modo que não haja interferência na prática do aleitamento materno. Além disso, muitos órgãos (governamentais e não governamentais) fiscalizam e regulam essa publicidade [Agência Nacional de Vigilância Sanitária (Anvisa), Instituto Brasileiro de Defesa do Consumidor (IDEC), Rede Internacional de Ação sobre Alimentos para Bebês (IBFAN), Instituto Alana, entre outros] e buscam o devido cumprimento dessa legislação.

Um estudo recente publicado no *The Lancet* aponta para ações das indústrias de substitutos de leite materno em países como Canadá, Índia, Itália, Paquistão, Filipinas e Reino Unido, violando as leis nacionais e o Código da OMS, por meio de doações de leite em pó e outros alimentos a comunidades nessas localidades, durante o período da pandemia da COVID-19.[21] Essas recomendações prejudicam a amamentação e, portanto, aumentam o risco de morte infantil. A Baby Milk Action e a International Baby Food Action Network documentaram inúmeras violações ao Código e às leis associadas à COVID-19.

Retomando o tema do capítulo, "Amamentação é sempre possível", conclui-se que esse não é um questionamento com uma resposta simples ou única. É necessário abordar e analisar com maior profundidade. O que podemos dizer, com certeza, é que amamentar representa uma decisão desejada, que deveria ser informada e tomada sempre pela mãe envolvida.

É imprescindível que essa informação seja atualizada, com comprovação científica, baseada em evidências, transmitida de maneira irrestrita, com linguagem simples, compreensível e sem provocar qualquer dúvida ou incerteza a respeito de sua veracidade.

Profissionais de saúde em todas as áreas – especialmente, pediatras, que interagem com as famílias desde a gestação, o parto, a primeira infância até a adolescência – que têm como lema o aconselhamento (escuta ativa, empatia, sem julgamentos), devem, assim, acolher e apoiar as decisões informadas de todas as mães, conscientes do seu papel nos cuidados da saúde materno-infantil.

Os desafios são muitos e exigem ações amplas, complexas, com a integração de abordagens clínicas, mas também de políticas de saúde nas esferas socioeconômico-culturais.

Referências bibliográficas

1. Brasil. Ministério da Saúde. Secretaria de Atenção Primária à Saúde. Departamento de Promoção da Saúde. Guia alimentar para crianças brasileiras menores de 2 anos/Ministério da Saúde, Secretaria de Atenção Primária à Saúde, Departamento de Promoção da Saúde. Brasília: Ministério da Saúde; 2019.
2. Santos VS. Classificação biológica. Disponível em: https://brasilescola.uol.com.br/biologia/classificacao-biologica.htm. Acesso em: 2 nov. 2020.
3. Aprile M. Taxonomia – Como funciona o sistema de classificação dos seres vivos; 2012. Disponível em https://educacao.uol.com.br/disciplinas/biologia/taxonomia-como-funciona-o-sistema-de-classificacao-dos-seres-vivos.htm. Acesso em: 2 nov. 2020.
4. Arruda JM, Rutenberg N, Morris L, Ferraz EA. Pesquisa Nacional sobre Saúde Materno-Infantil e Planejamento Familiar (PNSMIPF). Brasil, 1986. Rio de Janeiro: BEMFAM; 1987. Disponível em: https://dhsprogram.com/pubs/pdf/FR4/FR4.pdf. Acesso em: 27 out. 2020.
5. Sociedade Civil Bem Estar Familiar no Brasil; Macro International; Institute for Resource Development. Demographic, and Health Surveys. Brasil: Pesquisa Nacional sobre Demografia e Saúde – 1996. Rio de Janeiro; 1997 Disponível em: https://dhsprogram.com/pubs/pdf/FR77/FR77.pdf. Acesso em: 27 out. 2020.
6. Brasil. Ministério da Saúde. Pesquisa Nacional de Demografia e Saúde da Criança e da Mulher (PNDS – 2006): dimensões do processo reprodutivo e da saúde da criança/Ministério da Saúde, Centro Brasileiro de Análise e Planejamento. Brasília: Ministério da Saúde; 2009. 300 p.: il. – (Série G. Estatística e Informação em Saúde). p. 196-209. (Série G. Estatística e Informação em Saúde). Disponível em: http://bvsms.saude.gov.br/bvs/publicacoes/pnds_crianca_mulher.pdf. Acesso em: 27 out. 2020.
7. Universidade Federal do Rio de Janeiro (UFRJ). Estudo Nacional de Alimentação e Nutrição Infantil (ENANI-2019): Resultados preliminares – Indicadores de aleitamento materno no Brasil. Rio de Janeiro: UFRJ; 2020. Disponível em: https://enani.nutricao.ufrj.br/index.php/relatorios/. Acesso em: 27 out. 2020.
8. British HIV Association. British HIV Association Guidelines for the Management of HIV in Pregnancy and Postpartum 2018 (2019 Interim Update). British HIV Association; 2019. Disponível em: https://www.bhiva.org/file/5bfd30be95deb/BHIVA-guidelines-for-the-management-of-HIV-in-pregnancy.pdf. Acesso em: 2 nov. 2020.
9. Ferlay BF, Soerjomataram J, Siegel I, Torre LA. Global cancer statistics 2018: GLOBOCAN estimates of incidence and mortality worldwide for 36 cancers in 185 countries. A Cancer J Clin. 2018; 68:394-424.
10. Instituto Nacional de Câncer José Alencar Gomes da Silva. Estimativa 2020: incidência de câncer no Brasil/Instituto Nacional de Câncer José Alencar Gomes da Silva. Rio de Janeiro: INCA, 2019. Disponível em: https://www.inca.gov.br/sites/ufu.sti.inca.local/files/media/document/estimativa-2020-incidencia-de-cancer-no-brasil.pdf. Acesso em: 2 nov. 2020.
11. Chowdhury R, Sinha B, Sankar MJ, Taneja S, Bhandari N, Rollins N, et al. Breastfeeding and maternal health outcomes: a systematic review and meta-analysis. Acta Paediatr. 2015 Dec; 104(Suppl. 467):96-113.
12. Victora CG, Bahl R, Barros AJ, França GV, Horton S, Krasevec J, et al. Breastfeeding in the 21st century: epidemiology, mechanisms, and lifelong effect. Lancet. 2016 Jan 30; 387(10017):475-90.

13. e-lactancia.org [homepage na internet]. APILAM: Asociación para la promoción e investigación científica y cultural de la lactancia materna; 2002. Disponível em: http://e-lactancia.org. Acesso em: 31 out. 2020.
14. LactMed. A Toxnet Database. Drugs and Lactation Database (LactMed). Bethesda (MD): National Library of Medicine (US); 2006. Disponível em: https://www.ncbi.nlm.nih.gov/books/NBK501922/. Acesso em: 31 out. 2020.
15. Hale TW. Medication's and Mothers Milk 2020. Springer Publishing Company: New York [online]. Disponível em: https://www.halesmeds.com/. Aceso em: 31 out. 2020.
16. World Health Organization (WHO). Survive and thrive: transforming care for every small and sick newborn. 2018. Disponível em: https://www.who.int/maternal_child_adolescent/documents/care-small-sick-newborns-survive-thrive/en/. Acesso em: 2 nov. 2020.
17. Câmara dos Deputados. Reportagem Especial – Especial Licença-Maternidade 2 – Evolução das leis e costumes sobre licença-maternidade no Brasil. Disponível em: https://www.camara.leg.br/radio/programas/293878-especial-licenca-maternidade-2-evolucao-das-leis-e-costumes-sobre-licenca-maternidade-no-brasil-0602. Acesso em: 2 nov. 2020.
18. Instituto Brasileiro de Geografia e Estatística (IBGE). Pesquisa Nacional por Amostra de Domicílios Contínua. Disponível em: https://static.poder360.com.br/2020/02/pnad-continua-4t2019.pdf. Acesso em: 2 nov. 2020.
19. World Health Organization, Unicef. Global Nutrition Targets 2025: Breastfeeding policy brief. WHO/NMH/NHD/14.7. Disponível em: https://www.who.int/nutrition/publications/globaltargets2025_policybrief_breastfeeding/en/. Acesso em: 2 nov. 2020.
20. Brasil. Lei n. 11.265, de 3 de janeiro de 2006. Regulamenta a comercialização de alimentos para lactentes e crianças de primeira infância e também a de produtos de puericultura correlatos. Brasília: Diário Oficial da União; 2006. Disponível em: https://www.planalto.gov.br/ccivil_03/_ato2004-2006/2006/lei/l11265.htm. Acesso em: 2 nov. 2020.
21. van Tulleken C, Wright C, Brown A, McCoy D, Costello A. Marketing of breastmilk substitutes during the COVID-19 pandemic. Lancet. 2020; 396(10259):e58.

Capítulo 2

Amamentação ao longo da história

Andrea Penha Spinola Fernandes
Mônica Aparecida Pessoto
Rosangela Gomes dos Santos

O leite materno acompanhou o homem, como bom companheiro e amigo, por toda a sua trajetória desde os primórdios da vida humana, sustentando-o enquanto atravessava catástrofes, crises e guerras, suportando, acolhendo, alimentando e fazendo crescer seus filhos.
(Dr. Luiz Alberto Mussa Tavares)

Desde a Antiguidade, a alimentação dos lactentes por suas mães tem sofrido inúmeras influências políticas e sociais, mutáveis conforme a época e os costumes. Desde então, são inúmeras as tentativas para a substituição do leite materno, desde leite de animais *in natura*,[1] as amas de leite,[1] as fórmulas infantis[1] até o leite fornecido pelo Banco de Leite Humano (BLH).

Todas as espécies de animais considerados mamíferos têm a amamentação no seu ciclo de reprodução, sem a qual o homem não teria sobrevivido até os dias atuais. Por meio de adaptações evolutivas, nossa história, como espécie, é codificada no leite materno.

Entre os povos primitivos, os homens caçavam e as mulheres plantavam, mostrando que elas, no início, viviam para "cuidar" da família. Acredita-se que os agricultores da Idade da Pedra criavam seus filhos do mesmo modo que os primatas superiores, ou seja, amamentando-os sob demanda por vários anos.[2]

Conta-se que, nas sociedades caçadoras tradicionais, o bebê dormia no chão ao lado da mãe.[1] A criança mamava sempre que tinha fome e a amamentação não era prejudicada, o que favorecia a livre demanda.[2]

Para muitos povos da Antiguidade, a amamentação tinha importância crucial e as deusas da maternidade são apresentadas com os seios nus, o que pode ser observado em várias esculturas desse período.

Diversos registros encontrados ao longo da história mostram que, há muitos séculos, tenta-se substituir o leite da própria mãe por leite de animais.[1] Talvez, os problemas de tentar conseguir um substituto adequado para a alimentação infantil seja tão antigo quanto a história das civilizações.[3]

A mitologia grega conta a história de Rômulo e Remo, que foram amamentados por uma loba, e de Zeus, que sobreviveu bebendo leite de cabra.

Hipócrates acreditava que o feto aprendeu a chupar no útero, o que explicava a passagem de mecônio e a presença do reflexo de sucção no nascimento, assim como várias civilizações apontavam o uso de líquidos, como vinho diluído, mel e substâncias açucaradas, logo após o nascimento.[2]

Inúmeros utensílios de formas, materiais e tamanhos diferentes são observados, ainda hoje, nas escavações do Egito, tendo sido encontrados alguns no Museu do Cairo. Eram utilizados para administrar leite de outros animais para crianças não amamentadas, dando início à origem do uso do que, no futuro, seria chamado de mamadeira.[1,4,5]

Desde os primórdios da história, quando o leite humano era a única chance de sobrevida para as crianças, o homem vem buscando soluções alternativas para responder à demanda de mulheres que, por opção, necessidade ou imposição, deixam de amamentar seus filhos.[1]

O filho de Zeus foi amamentado por uma mortal chamada Alcmena. Zeus colocou seu filho, Heracles, para sugar o peito de Hera, sua esposa, acreditando que daria a ele qualidades divinas. Quando Hera acordou e percebeu que tinha um bebê desconhecido em seu peito, ela o empurrou e o leite jorrando tornou-se a Via Láctea.[1]

A seleção das amas de leite, de acordo com as civilizações, seguia várias regras. Em Atenas, dos séculos V e IV a.C., os aristocratas preferiam amas de leite de Esparta, acreditando que sua disciplina estrita e bem-estar seriam transferidos para a criança pela ingestão de leite. Elas deveriam ter entre 25 e 35 anos, seios desnudos, desenvolvidos e recém-parido crianças do sexo masculino, além de evitar alimentos salgados e picantes.[1]

Ao mesmo tempo que as amas de leite eram requisitadas em algumas culturas, em outras seu leite era considerado nocivo para as crianças.[3] As amas de leite estarão presentes por vários séculos como opção para a sobrevivência de crianças que, infelizmente, não podem ser amamentadas por suas próprias mães.

Durante a Idade Média, a sociedade considerou a infância um momento especial de fragilidade e vulnerabilidade.[1,6] Acreditava-se que o leite tinha propriedades mágicas e que poderia transmitir características físicas e psicológicas da mulher. Essa crença levou a objeções à contratação de mulheres como amas de leite e, mais uma vez, a amamentação foi considerada um dever sagrado.[1,6]

No século XVI, Thomas Muffett (1553-1604) considerava que o leite materno poderia ter efeito medicinal, pois, além de ser benéfico para a criança, trazia benefícios para adultos doentes, homens e mulheres.[7]

Em uma publicação de 1577, Omnibonus Ferrarius enfatizou que a mãe era a melhor opção para a alimentação infantil, sendo a ama de leite a segunda melhor, se a mãe estivesse doente e não pudesse amamentar. O autor temia que o bebê pudesse gostar mais da ama de leite que o amamentava do que da própria mãe.[1,6,7]

Durante o Renascimento, na Europa, houve uma valorização do aleitamento materno (AM), o que se refletiu também na arte – "*sucklerLady*" ("*Maria Lactans*") e "*sucklerEve*", retratadas nas igrejas e em áreas públicas, sugeriam respeito a esse aspecto da maternidade. "*Maria Lactans*" foi uma característica dominante nas pinturas da Virgem Maria desde o primeiro século até o Renascimento.[1]

Apesar das recomendações, a ama de leite permaneceu como uma profissão popular, bem remunerada e altamente organizada durante o período renascentista. Era uma escolha primordial para muitas mulheres pobres. Na época, uma prática comum entre mulheres jovens, solteiras ou casadas era ter um filho e, depois, se livrar dele antes de procurar emprego como ama de leite.[6] Assim, na França, amas de leite eram registradas em uma agência municipal de emprego, e leis foram desenvolvidas e aplicadas para regular seu emprego.[6]

De 1500 a 1700, as mulheres inglesas saudáveis não amamentavam seus filhos. Embora o AM fosse reconhecido como um regulador de nova gravidez, essas mulheres prefeririam dar à luz de 12 a 20 bebês do que amamentá-los.[3] Elas acreditavam que a amamentação espoliava seus corpos[3,6,8] e as tornavam velhas antes do tempo. Dessa maneira, o desmame era iniciado precocemente, sendo utilizados, em substituição, cereais ou massas oferecidas em colher.[2]

As esposas de comerciantes, advogados e médicos também não amamentavam porque era mais barato empregar uma ama de leite a contratar uma mulher para cuidar do negócio do marido ou cuidar da casa em seu lugar.[6]

No século XVIII, o envio das crianças para casa de amas de leite se estendeu por todas as camadas da sociedade urbana. Nesse período, houve um aumento crescente de mortes infantis associadas às doenças adquiridas pelas amas de leite.[1,3] Como suas doenças contaminavam as crianças, muitas dessas amas, com receio de que estivessem "repassando afeto" aos bebês, passaram a oferecer leite de vaca em pequenos chifres furados (precursores das mamadeiras) porque se acreditava "que, sugando o leite, sugava-se também o caráter e as paixões de quem os amamentava".[3] Ainda, esse procedimento passaria a acarretar importantes riscos à saúde das crianças, pois, além da oferta em um recipiente não estéril, as mulheres misturavam água ao leite, sem considerar o risco de contaminação dessa água.[3]

Em meados do século XVIII, Jacque Rousseau (1712-1778) se opôs à figura da ama de leite com a popularidade simultânea e crescente da amamentação associada a um declínio significativo da mortalidade infantil.[1] Durante a Revolução Francesa, enfatizou-se mais uma vez o valor da amamentação pela mãe natural.[1] No final do século XVIII, na Europa, o dilema mãe *versus* ama de leite foi ultrapassado por uma nova controvérsia: mamadeira *versus* peito.[1]

Nessa época, estavam disponíveis quatro métodos de alimentação infantil: amamentação pela mãe, por ama de leite, com leite animal e com *pap* e *panada*. O *pap* consistia em água quente e farinha ou pão encharcado em água ou leite e ovo, e *panada* eram cereais cozidos em caldo. Ambos eram dados como suplemento para bebês alimentados com leite animal.[1]

Do final do século XVIII até o século XIX, a prática da ama de leite passou de famílias ricas para famílias de baixa renda.[6,9] Com o início da Revolução Industrial, famílias inteiras se mudaram da zona rural para as mais urbanas. O aumento do custo de vida e os maus salários forçaram muitas mulheres a procurarem emprego e contribuírem financeiramente para sua família, o que tornou praticamente impossível para muitas mães amamentarem e cuidarem de seus filhos.[6,9]

Durante esse período, quando a alimentação artificial se tornou mais ou menos a regra, evidenciou-se a evolução no campo das mamadeiras. O perigo de usar esses recipientes foi associado à sua natureza anti-higiênica, com alimentação excessiva e induzida. Foi somente no século XIX, quando da fabricação de recipientes de vidro pela primeira vez, que a moderna mamadeira evoluiu. Isso foi de grande importância, pois a limpeza se tornou mais fácil e a higiene melhorou significativamente.[1,6]

No Brasil, existem relatos dos séculos XVI e XVII, imprecisos e contraditórios, ao tratar dos antigos Tupinambás. As indígenas tinham a cultura de amamentar seus filhos até mais de 2 anos.[10] Mesmo que tivessem que trabalhar nas roças, não largavam seus filhos: carregavam as crianças nas costas ou encaixavam-nas nos quadris.[3,9] Do mesmo modo que os animais, as indígenas nutriam e defendiam seus filhos de todos os perigos. Se soubessem que o bebê tinha mamado em outra mulher, não sossegavam enquanto a criança não colocasse para fora todo o leite estranho.[3]

A chegada dos portugueses ao Brasil embutiu uma conotação negativa à amamentação, atribuindo os valores de ação instintiva, primitiva e não digna da mulher civilizada ou de uma dama ao AM. Inicialmente delegado às indígenas, o papel das amas logo foi incumbido às escravas negras, surgindo uma nova figura social importante no Brasil escravista: a "mãe preta de aluguel".[3,10]

A importância atribuída a esse novo ator social assumiu tamanha proporção que alguns senhores de escravos chegaram a admitir que criar negras para alugar como amas era mais rentável que plantar café. Essa nova versão de aleitamento mercenário, impregnada de uma estratégia mercantilista, foi exercida no Brasil em um momento histórico muito anterior à chegada dos leites industrializados.[10]

Nos séculos XVIII, XIX e XX, os avanços na química e na preservação dos alimentos contribuíram para o aumento da substituição do AM por fórmulas, que foram fortemente anunciadas e consideradas uma alternativa segura.[6] A primeira fórmula infantil comercializável foi desenvolvida por Leibig, tornando-se rapidamente popular na Europa. Leibig não ousava desafiar a ideia prevalente de que o leite materno fosse "o melhor alimento para os lactentes", mas afirmava que havia conseguido combinar ingredientes de modo a produzir uma "farinha" que, adicionada ao leite, gerava um alimento "idêntico" ao leite materno. O surgimento de inúmeras imitações não tardou em chegar, e alguns médicos passaram a advertir que seu uso era preferível à escolha de uma ama de leite.[11]

O século XX é marcado por um grande número de eventos que alteraram a história, como duas guerras mundiais, a Guerra Fria – dividindo o mundo em dois grandes blocos –, inovações tecnológicas (p. ex., automóvel, lâmpada, energia elétrica, transporte, internet, mídias sociais), alterações climáticas, desenvolvimento da ciência, expansão e difusão do saber promovendo interação entre pessoas, povos, países e culturas.

No início do século XX, a corrente higienista tinha se expandido pela Europa e chegava ao Brasil, favorecendo a importância da natureza, da fisiologia humana e as relações com o meio ambiente – a riqueza de um país estava na saúde de seu povo, tornando o AM um ato louvável, importante para o crescimento do indivíduo.[12] Essa linha de pensamento, que emergiu no final do século XIX, prevalece até os anos de 1950, trazendo um discurso sobre o equilíbrio das dimensões do indivíduo, do ponto de vista físico, intelectual e moral. A criança passa a não ser vista como o fardo que ela representava no passado, mas como a força de produção. Os pequenos transformavam-se em um investimento importante para o Estado, e seria tolice deste e da família negligenciar os cuidados infantis. A saúde da criança constituiu, nas palavras de Foucault, o "imperativo de uma nova relação entre pais e filhos, mais amplamente uma nova economia intrafamiliar".[12]

Apesar desse conhecimento dos meios acadêmicos, o AM estava em declínio nas primeiras décadas do século XX, quando começava a comercialização do leite em pó adaptado para bebês. Sem dúvida, naquela época e ainda hoje, esse foi um grande avanço científico para a alimentação de crianças que não podiam ser amamentadas por algum impedimento, por óbito materno ou por doença específica. No entanto, à medida que esse alimento destinado aos bebês tinha seu consumo expandido de forma indiscriminada, a indústria alimentícia encontrava ali uma grande oportunidade para aumentar seus lucros e obter vantagem.[12]

Na Primeira Guerra Mundial, enquanto os homens marchavam nos campos, as mulheres foram trabalhar nas fábricas para suprir desde alimentos, roupas, gêneros de primeira necessidade até armamentos. A indústria alimentícia evoluiu, e as comidas enlatadas já eram conhecidas desde o século XIX com os estudos de Nicholas François Appert e a abertura da primeira fábrica de enlatados em Massy, nos arredores de Paris (1804).[13] Em 1870, Louis Pasteur trouxe luz ao processo que ficou conhecido como pasteurização.[13] Concomitantemente, Gail Borden, em 1856, descobriu método para produzir leite condensado, criando, finalmente, uma alternativa de um leite estéril e passível de conservação.[2] Em um mundo sem refrigerador, este constituiu um avanço inegável da ciência. Em 1878, a Nestlé inicia a produção de leite condensado enlatado. Ainda no século XIX, surgiu a mamadeira de vidro, e o bico de borracha foi patenteado em 1845 por Pratt nos Estados Unidos.[2]

O uso do leite condensado na alimentação de lactentes se expandiu, porém era de conhecimento da medicina o fato de que o baixo teor de gordura do leite usado para sua produção provocava problemas no desenvolvimento da criança. Afinal, em 1911 é proposta por Coutts a colocação de uma advertência "IMPRÓPRIO PARA CRIANÇAS" em todos os rótulos de leites condensados desnatados, fato que persiste até hoje na Grã-Bretanha.[2] Essa advertência, no início do século, era colocada em letras pequenas, persistindo nas latas em letras grandes: *"for INFANTS and INVALIDS"* – para bebês e inválidos.[2]

Em 1920, vegetais peneirados passaram a ser introduzidos no final do 1º ano, tubérculos com 18 meses e outros alimentos somente após os 2 anos.[11] Na década de 1950, frutas e vegetais eram prescritos a partir dos 4 meses, e, na década seguinte, 83% das crianças de 1 mês atendidas no distrito de Colúmbia já recebiam algum alimento mais consistente.[11] Em uma pesquisa realizada em Los Angeles (1976), Hollen observou que um terço dos médicos indicavam a introdução de sólidos nas primeiras 6 semanas e quase dois terços antes dos 3 meses.[11] Ao mesmo tempo, o leite animal passou a ser introduzido cada vez mais precocemente, e a prevalência da amamentação diminuiu ainda mais entre 1930 e 1970.[11] Muitas vezes, o uso de fórmulas industrializadas ficava restrito a poucos meses pelo alto custo, em comparação ao leite de vaca. Nos Estados Unidos, na década de 1940, as fórmulas caseiras eram preparadas misturando-se leite evaporado ou de vaca pasteurizado com água e xarope de milho ou sacarose. O raquitismo e o escorbuto não eram mais temidos, pois qualquer leite processado era fortificado com vitamina D, e as crianças recebiam suco para garantir uma fonte de vitamina C. Os médicos consideravam que o emprego de fórmula era tão seguro e satisfatório quanto a amamentação. Desde o início do século, laboratórios investiram no desenvolvimento de leites modificados.[11] Existiam tantas opções no mercado que mesmo os médicos tinham dificuldade de escolher a fórmula mais adequada para determinada criança. As indústrias, diante da necessidade de lucro e da queda da natalidade por ocasião da Segunda Guerra, iniciaram a "perversa" promoção de substitutos do leite materno.[11] Em resposta às campanhas, as vendas cresceram após a guerra com o *baby boom*. Entre 1950 e 1960, predominavam no mercado fórmulas similares ao leite evaporado, mas com adição de vitaminas, e outras com baixo teor de proteínas e adição de óleos vegetais, vitaminas e minerais.[11]

As altas taxas de mortalidade de crianças em todo mundo e, em especial, nos países em desenvolvimento fizeram surgir um movimento em prol do retorno à prática da amamentação. A partir de então, muitas ações de incentivo ao AM foram elaboradas e respaldadas por políticas públicas como uma das principais estratégias de combate à morbimortalidade infantil.[14]

Na década de 1980, os casos de HIV aparecem e aumentam; surge a primeira criança com diagnóstico de HIV por transmissão vertical (contaminação da criança na gestação ou no parto) e, em seguida, a confirmação da presença do vírus no leite materno.[9] Apenas em 1995, o Ministério da Saúde do Brasil (por meio da Portaria SAS n. 97 de 1995) regulamentou as questões relativas ao AM e HIV/Aids, que, entre outras, contraindica a amamentação nos casos de mãe infectada pelo HIV/Aids e contraindica o aleitamento cruzado.[9]

A Organização Mundial da Saúde (OMS) e o Fundo das Nações Unidas para a Infância (Unicef) recomendaram a criação de normas éticas para a comercialização de substitutos do leite materno, o que resultou na aprovação, em 1981, do *Código Internacional de Comercialização de Substitutos do Leite Materno* pela Assembleia Mundial de Saúde.[14,15]

No Brasil, foi instituído nesse mesmo ano o Programa Nacional de Incentivo ao Aleitamento Materno (PNIAM), com destaque no âmbito internacional pela diversidade de ações visando à promoção, à proteção e o apoio ao AM.[14] Esse programa propôs ainda a implantação do alojamento conjunto nas maternidades, o início da amamentação imediatamente após o nascimento, a não oferta de água e leite artificial nas maternidades, a criação de leis sobre creches no local de trabalho da mulher e o aumento do tempo da licença-maternidade.[14] Em 1982, foi publicada portaria regularizando e tornando obrigatório o alojamento conjunto nas unidades hospitalares públicas. Em 1985, por meio de portaria, foram regulamentados a instalação e o funcionamento das bases para a discussão da Política Nacional de Promoção, Proteção e Apoio ao Aleitamento Materno, dos Bancos de Leite Humano e, em 1988, o país adaptou o Código Internacional de Comercialização de Substitutos do Leite Materno às necessidades brasileiras, instituindo Normas para Comercialização de Alimentos para Lactentes (NCAL) com a Resolução n. 5, do Conselho Nacional de Saúde.[14,15]

A Constituição Brasileira, promulgada em 1988, regulamentou o direito da mulher trabalhadora a 120 dias de licença-maternidade e o direito do pai a 5 dias de licença-paternidade, e, às mulheres privadas de liberdade, assegurou o direito de permanecer com seus filhos durante o período de amamentação.[14]

Em 1989, a OMS e o Unicef lançaram a *Declaração Conjunta sobre o Papel dos Serviços de Saúde e Maternidades*, na qual definiram os "Dez Passos para o Sucesso do Aleitamento Materno".[14]

No início da década de 1990, foi elaborada a *Declaração de Inoccenti*, documento internacional contendo um conjunto de metas para a prática da amamentação exclusiva até os 4 a 6 meses de vida, e complementada com alimentação saudável até o 2º ano de vida ou mais.[14] Em 1991, foi lançada a Iniciativa Hospital Amigo da Criança (IHAC), com o objetivo de resgatar o direito da mulher de amamentar, mediante mudanças nas rotinas das maternidades; o Brasil foi um dos 12 primeiros países a adotá-la.[14] A IHAC funciona como um processo de acreditação; mundialmente, para que um hospital seja credenciado como "Amigo da Criança" deve cumprir os "Dez Passos para o Sucesso do Aleitamento Materno" e não aceitar doação de substitutos do leite materno. No mesmo ano, a World Alliance for Breastfeeding Action (WABA), criada em 1991, lançou a Semana Mundial de Amamentação, que se caracteriza como uma ação de mobilização social de grande relevância.[14] E, no Brasil, a NCAL passava por sua primeira revisão, melhorando aspectos de rotulagem e assumindo a denominação Norma Brasileira para Comercialização de Alimentos para Lactentes (NBCAL).[14,15] A aprovação da NBCAL, em 1992, representou um marco importante para a história do AM no Brasil, pois se constituiu instrumento legal para regulamentar a promoção comercial e o uso apropriado dos alimentos que estão à venda como substitutos ou complementos do leite materno, bem como de bicos, chupetas e mamadeiras.[14,15] Ainda na década de 1990, o governo brasileiro lançou o Projeto de Redução da Mortalidade Infantil (PRMI), que tinha como objetivos a melhoria de saúde e a redução das mortes de crianças por meio da intensificação de diversos programas já existentes, entre os quais as ações de promoção, proteção e apoio ao AM, além de ter criado a Rede Brasileira de Bancos de Leite Humano (RBLH-BR) no âmbito do Centro de Referência Nacional da Fundação Oswaldo Cruz.[14] Nos anos seguintes, continuaram as ações anteriormente implantadas, às quais se seguiram outras estratégias que, direta ou indiretamente, têm incentivado o AM por meio do Ministério da Saúde, como o Programa de Humanização no Pré-natal, Parto e Nascimento e o Método Canguru, modelo de assistência perinatal voltado para o cuidado humanizado do recém-nascido de baixo peso.[14] Assim como a Semana Mundial da Amamentação, outras ações de mobilização social surgiram na década de 2000, como: o Dia Nacional de Doação de Leite Humano, criado como forma de incentivar a doação em todo o país; o projeto "Carteiro Amigo", uma parceria com a Empresa Brasileira de Correios e Telégrafos (ECT); e o projeto "Bombeiros da Vida", que conta com a colaboração do Corpo de Bombeiros na coleta de leite humano domiciliar.[14]

Em 2006, foi instituído o Comitê Nacional de Aleitamento Materno do Ministério da Saúde, que tem como objetivo assessorar e apoiar a implementação das ações de promoção, proteção e apoio ao AM.[14] Nesse mesmo ano, obteve-se outro avanço na NBCAL, com a publicação da Lei

n. 11.265/2006, que regulamenta a comercialização de alimentos para lactentes e crianças de primeira infância e, também, de produtos de puericultura e correlatos, ampliando seu escopo para alimentos de crianças até o 3º ano de vida.[14,15]

No âmbito da Atenção Básica, diversas atividades de incentivo e apoio ao AM foram implementadas, como a Iniciativa Unidade Básica Amiga da Amamentação.[14] Além disso, no Brasil, verificou-se ao longo do tempo a implementação de algumas ações comunitárias de apoio à amamentação, por grupos não governamentais, como a Pastoral da Criança e as Amigas do Peito.[14] Porém, foi em 2008 que o Ministério da Saúde adotou uma política voltada à promoção da amamentação na Atenção Básica com a criação da Rede Amamenta Brasil, apoiada nos princípios da educação crítico-reflexiva, voltada para a revisão e o matriciamento dos processos de trabalho interdisciplinar nas Unidades Básicas de Saúde, com o objetivo de auxiliar a elevação da prevalência do AM.[14]

A política pública em prol do AM levou o Brasil a aumentar as taxas de amamentação e, consequentemente, redução da mortalidade infantil.

O Brasil assinou o compromisso na Organização das Nações Unidas (ONU) com o Objetivos do Desenvolvimento do Milênio, na agenda 2000 a 2015, porém, em 2010, já havia superado a estimativa para 2015 com relação à redução da mortalidade infantil. Com a Agenda 2030 para os Objetivos do Desenvolvimento Sustentável (ODS), a proteção, a promoção e o apoio à amamentação são essenciais para o cumprimento de muitas das metas dos ODS.

A amamentação é claramente relevante, não apenas pelos benefícios à saúde materna e infantil, mas também reduzindo doenças não transmissíveis, como câncer de mama e diabetes, bem como sobrepeso e obesidade. O efeito da amamentação sobre a inteligência e no capital humano pode ajudar a diminuir a desigualdade entre ricos e pobres e, assim, reduzir também a distância entre os povos, colaborando com a sustentabilidade do planeta.[16]

Desse modo, na atualidade, diante de todas as evidências científicas, o AM alcançou o reconhecimento merecido como a melhor fonte de nutrição infantil e o método mais seguro de alimentação infantil.

Referências bibliográficas

1. Papastavrou M, Genitsaridi SM, Komodiki E, Paliatsou S, Midw R, et al. Breastfeeding in the Course of History. J Pediatr Neonatal Care. 2015; 2(6):00096.
2. Rea MF. Substitutos do Leite Materno: passado e presente. Rev Saúde Pública (São Paulo). 1990; 24(3):241-9.
3. Bosi MLM, Machado MT. Amamentação: um resgate histórico. Cadernos ESP. Escola de Saúde Pública do Ceará. 2005 jul-dez; 1(1).
4. Ichisato SMT, Shimo AKKT. Revisitando o desmame precoce através de recortes da história. Rev Latino-Am Enfermagem. 2002; 10(4):578-85.
5. Dunne J, Rebay-Salisbury K, Salisbury RB, Frisch A, Walton-Doyle C, Evershed RP. Milk of ruminants in ceramic baby bottles from prehistoric child graves. Nature. 2019; 574:246-8.
6. Stevens EE, Patrick TE, Pickler R. A history of infant feeding. J Perinat Educ. 2009 Spring; 18(2):32-9.
7. Wickes IG. A history of infant feeding. I. Primitive peoples; ancient works; Renaissance writers. Arch Dis Child. 1953 Apr; 28(138):151-8.
8. Wickes IG. A history of infant feeding. II. Seventeenth and eighteenth centuries. Arch Dis Child. 1953 Jun; 28(139):232-40.

9. Barbieri CLA, Couto MT. As amas de leite e a regulamentação biomédica do aleitamento cruzado: contribuições da socioantropolologia e da história. Cad Hist Ciênc. 2012 jun.; 8(1):61-76.
10. Almeida JAG, Novak FR. Amamentação: um híbrido natureza-cultura. J Pediatr (Rio J). 2004; 80(5 Supl.):S119-25.
11. Castilho SD, Barros Filho AA. The history of infant nutrition. J Pediatr (Rio J). 2010 may-jun; 86(3):179-88.
12. Gomes JMF, Carvalho MCVS, Ferreira FR, Vargas EP. Amamentação no Brasil: discurso científico, programas e políticas no século XX. In: Prado SD, Amparo-Santos L, Silva LF, Arnaiz MG, Bosi MLM (orgs.). Estudos socioculturais em alimentação e saúde: saberes em rede. [online]. Sabor Metrópole Séries, vol. 5. Rio de Janeiro: EDUERJ, 2016. p. 475-91. Disponível em: http://books.scielo.org/id/37nz2/epub/prado-9788575114568.epub. Acesso em: 25 abr. 2021.
13. Bernal CR. Ciencia e ingeniería de alimentos: el cambio en la historia. Revista de la Universidad de La Salle. 2002; 33:81-91.
14. Brasil. Ministério da Saúde. Secretaria de Atenção à Saúde. Departamento de Ações Programáticas Estratégicas. Bases para a discussão da Política Nacional de Promoção, Proteção e Apoio ao Aleitamento Materno/Ministério da Saúde, Secretaria de Atenção à Saúde, Departamento de Ações Programáticas Estratégicas. Brasília: Ministério da Saúde; 2017. 68 p.: il.
15. Brasil. Ministério da Saúde. Secretaria de Atenção à Saúde. Departamento de Ações Programáticas Estratégicas. A legislação e o marketing de produtos que interferem na amamentação: um guia para o profissional de saúde/Ministério da Saúde, Secretaria de Atenção à Saúde, Departamento de Ações Programáticas Estratégicas. Brasília: Ministério da Saúde; 2016.
16. Victora CG, Bahl R, Barros AJ, França GV, Horton S, Krasevec J, et al.; Lancet Breastfeeding Series Group. Breastfeeding in the 21st century: epidemiology, mechanisms, and lifelong effect. Lancet. 2016 Jan 30; 387(10017):475-90.

Capítulo 3

Leite materno – padrão-ouro de alimentação infantil

Maria Beatriz Reinert do Nascimento
Joel Alves Lamounier

> Uma criança mamando no peito de sua mãe não está simplesmente recebendo um alimento, está envolvida em um diálogo biológico, dinâmico e bidirecional. É um processo que inclui aspectos físicos, bioquímicos, hormonais e psicossociais, e que foi projetado para a transferência de nutrientes, bem como para a construção de vínculo psicossocial duradouro entre mãe e filho. (Tonse N. K. Raju)

No 5º dia de vida, Otávio foi trazido para a primeira consulta com o pediatra. Sua mãe está tentando amamentar de maneira exclusiva, mas o marido e a sogra insistem em oferecer outro leite. Eles argumentam que não faz diferença se o bebê é alimentado com leite materno ou fórmula infantil, desde que esteja recebendo nutrição suficiente. O que você precisa saber para ajudar essa família a tomar uma decisão informada e consciente no que diz respeito à alimentação de Otávio?

Introdução

O leite humano (LH) preenche as necessidades nutricionais da criança, com sua composição mudando dinamicamente para satisfazer às peculiaridades do crescimento durante a infância, além de conter inúmeros componentes bioativos que desempenham um papel crucial na maturação e na homeostase do sistema imunológico, influenciando muitos processos fisiológicos.[1]

Componentes nutricionais do leite humano

A lactação progride por meio de três períodos bem identificados – o estágio de colostro, de leite de transição e de leite maduro –, sendo este constituído de 87% a 88% de água, com osmolaridade de 286 mOsm/L e produzido em uma razão média de 750 a 800 mL/dia.[2] As variações nos constituintes nutricionais do LH dependem da idade gestacional, do estágio da lactação, do horário do dia, do período da mamada, do volume de leite produzido, da dieta, da saúde materna, bem como de aspectos individuais de cada nutriz e de outros fatores ambientais, inclusive os relacionados com o processamento do leite, como a pasteurização e a estocagem.[1,3,4]

O resultado da metanálise de Gidrewicz e Fenton[3] fornece estimativas úteis da variação do teor de energia, proteína, lactose, gordura, cálcio e fósforo, conforme o resumido da Tabela 3.1.

Tabela 3.1 – Composição básica do colostro e do leite maduro a termo e prematuro, de acordo com a média (± 2 desvios-padrões) das concentrações

Composição	A termo		Prematuro	
	Colostro (1 a 7 dias)	Leite maduro (> 14 dias)	Colostro (1 a 7 dias)	Leite maduro (> 14 dias)
Energia (kcal/100 mL)	60 (44-77)	66 (48-85)	60 (45-75)	77 (61-92)
Lactose (g/100 mL)	5,9 (4,4-8,0)	6,7 (5,3-8,1)	5,7 (3,7-8,5)	6,0 (5-7)
Oligossacarídeos (g/100 mL)	1,9 (1,1-2,7)	1,6 (1,0-2,2)	2,1 (1,3-2,9)	1,7 (1,1-2,3)
Proteínas (g/100 mL)	1,8 (0,4-3,2)	1,2 (0,8-1,6)	2,2 (0,3-4,1)	1,4 (0,6-2,2)
Lipídeos (g/100 mL)	2,2 (0,7-3,7)	3,3 (1,6-5,1)	2,6 (0,5-4,7)	3,5 (1,6-5,5)
Cálcio (mg/100 mL)	26 (16-36)	27 (18-36)	26 (9-43)	25 (13-36)
Fósforo (mg/100 mL)	12 (6-18)	16 (10-22)	11 (1-22)	14 (8-20)

Fonte: Adaptada de Gidrewicz e Fenton, 2014.[3]

Macronutrientes

Proteínas

A matéria nitrogenada do LH é composta por 75% de proteínas e 25% de nitrogênio não proteico. Os principais constituintes da fração não proteica são aminoácidos livres, peptídeos, creatinina, creatina, nucleotídeos, carnitina, ureia, amônia e ácido úrico. As proteínas proporcionam 6% a 7% das necessidades diárias de energia, com concentração maior no colostro e no leite da mãe do prematuro do que no leite maduro. Um teor proteico mais baixo que o encontrado no leite de vaca é vantajoso, pois o alto consumo de proteínas na infância tem sido associado ao aumento da secreção de insulina e fator de crescimento tipo insulina 1 (IGF-1), que pode determinar ganho de peso excessivo, com impacto negativo para a saúde futura. As proteínas do LH incluem proteínas do soro, caseínas e mucinas, sendo a relação proteína do soro/caseína de 60/40, o que resulta na formação de coalho gástrico mais delicado, reduzindo o tempo de esvaziamento do estômago e facilitando a digestão. A caseína, com função nutricional, tem a propriedade de formar micelas estáveis com cálcio e fósforo, favorecendo a absorção desses minerais, além de fornecer aminoácidos essenciais. As proteínas do soro são principalmente a alfalactalbumina (importante para a síntese de lactose), a lipase bile-estimulada e os fatores de proteção, como lactoferrina, lisozima e imunoglobulinas, entre outros.[1,2] A composição de aminoácidos do LH é perfeitamente adequada tanto para a maturação cerebral – envolvendo em particular, creatinina, betaína, leucina, isoleucina e valina – quanto para a produção de energia no recém-nascido, relacionada com a presença de alanina, glutamato, metionina e creatinina. Carnitina, glutamina e taurina também estão presentes, atuando, respectivamente, no catabolismo de ácidos graxos de cadeia longa, no crescimento do epitélio intestinal e no desenvolvimento da retina.[5]

Carboidratos

A lactose, cuja concentração está relacionada com o volume de leite e a osmolaridade, é o componente sólido mais abundante no leite materno, fornecendo 30% a 40% da energia e facilitando a absorção do cálcio. É metabolizada em galactose e glicose, importantes, respectivamente, para o rápido crescimento cerebral e como fonte de energia.[2] Outro aspecto relevante é a presença de açúcares complexos, como oligossacarídeos, que atingem o cólon em forma quase intacta, por sua digestão limitada para exercer função prebiótica e de proteção contra doenças. Também estão incluídos nesse grupo os elementos glicoconjugados, como glicosaminoglicanos, glicoproteínas, glicopeptídeos e glicolipídeos.[2,5]

Lipídeos

A gordura, segundo maior macronutriente do LH, constitui a principal fonte energética para o lactente ao proporcionar cerca de 50% de suas necessidades diárias, variando amplamente em quantidade e qualidade. O teor lipídico sofre variação circadiana, sendo mais elevado à noite e no leite maduro que no colostro, e aumenta gradualmente do início para o fim de uma mesma mamada, na dependência do volume de leite na mama.[1,2,4] Apresentando-se na forma de glóbulos envoltos por uma membrana glicolipoproteica, mais de 95% dos lipídeos são triglicerídeos, sendo ainda encontradas pequenas quantidades de fosfolipídeos, colesterol, diglicerídeos, monoglicerídeos, glicolipídeos e ácidos graxos essenciais – ácido linolênico e linoleico. Estes últimos são precursores do ácido docosa-hexaenoico (DHA – série ômega-3) e do ácido araquidônico (série ômega-6), conhecidos como ácidos graxos poli-insaturados de cadeia longa (LC-PUFA), que atuam no desenvolvimento cerebral e da retina e na resposta inflamatória.[2] A dieta materna influencia a composição de ácidos graxos, especialmente os níveis lácteos de LC-PUFA. Quando é rica em peixes marinhos, está relacionada com maiores concentrações de DHA, e, se abundante em gordura saturada ou trans, pode causar ganho de peso excessivo no lactente.[2,4]

Micronutrientes

Vitaminas

As vitaminas hidrossolúveis, com exceção da vitamina C e da vitamina B12, estão em maior concentração no leite maduro do que no colostro. A ingestão dietética de tiamina, riboflavina, niacina, colina, vitaminas C, B6 e B12 é determinante para níveis adequados no LH, destacando-se a colina, particularmente importante durante o rápido crescimento no período perinatal e na redução do risco de doenças cardiovasculares, e a vitamina B12, que está diminuída no leite de mães submetidas a dietas veganas, o que torna imperiosa a sua suplementação a nutrizes nesse caso.[1,5]

Entre as vitaminas lipossolúveis, os teores de vitaminas A e E são maiores no colostro do que no leite maduro, e, no caso da primeira, dependem dos estoques maternos. Como o conteúdo pode ser insuficiente para os lactentes exclusivamente amamentados, está recomendada uma dose intramuscular de vitamina K após o nascimento, além de 400 UI diárias de vitamina D via oral.[1,2,5]

Minerais

Apesar de os elementos minerais serem necessários em quantidades diminutas, eles têm papel decisivo em muitas vias metabólicas. Com exceção do iodo e do selênio, os níveis lácteos de macroelementos (cálcio, fósforo, sódio, potássio, cloro e magnésio) e outros elementos-traço (ferro, zinco, flúor, cobre e manganês) não parecem ser influenciados pela dieta materna. Em geral, a maioria dos minerais é abundante no colostro e diminui com o evoluir da lactação.[2,5]

Fatores bioativos do leite humano

A ampla gama de componentes do LH, incluindo a presença de compostos bioativos, torna-o incomparável a qualquer substituto alimentar promovido pela indústria até o momento. Muitos desses fatores são espécie-específicos e parecem atuar de maneira sinérgica entre si e com os outros elementos nutricionais; assim, a simples adição de qualquer um deles, de forma isolada, às fórmulas infantis pode não garantir os mesmos efeitos benéficos ao crescimento, ao desenvolvimento e à defesa do lactente.[6]

É no compartimento proteico que residem muitos desses elementos. Embora a principal função da alfalactalbumina seja nutricional, ao ser parcialmente digerida, seus peptídeos passam a ser bioativos, com atividades bactericida e imunoestimulante, protegendo o lactente de infecções e promovendo a maturação do trato digestório.[2,6] Durante a digestão da betacaseína, formam-se peptídeos fosforilados, que facilitam a solubilidade e a biodisponibilidade de cálcio e zinco, além de poderem atuar como ligantes dos receptores opioides, interferindo na motilidade digestiva e resultando em efeito analgésico. A kappa-caseína contribui para manter estáveis as micelas de caseína, além de ter funções bifidogênicas e evitar a adesão de patógenos.[6]

A principal imunoglobulina do LH é a IgA secretória, cujos teores são mais altos no colostro e no leite prematuro, e impede a adesão de microrganismos na superfície intestinal, neutraliza toxinas e vírus e tem efeito anti-inflamatório potente. Fornece proteção ao lactente pelo sistema enterobroncomamário, assegurando que haja uma resposta direta de produção e transferência de anticorpos específicos para o leite a partir da exposição da nutriz aos antígenos de seu meio ambiente. A IgM é a segunda em quantidade no LH e é encontrada na forma de IgM secretória. Já a IgG, predominante no leite maduro, desempenha um papel anti-inflamatório por ligação direta, opsonização e aglutinação de patógenos.[7,8]

A lactoferrina tem ampla atividade antimicrobiana pela privação de ferro que impõe aos microrganismos e por seu efeito tóxico direto contra bactérias, vírus e fungos. Ainda, apresenta habilidade de regular o sistema imune do lactente e de limitar as respostas imunológicas excessivas, bloqueando citocinas inflamatórias. É importante, também, para absorção de ferro do LH. Muitas de suas funções decorrem da presença da lactoferricina, um peptídeo oriundo de sua degradação.[6,7] A lisozima, enzima responsável pela degradação de componentes da parede celular de bactérias Gram-positivas, em conjunto com a lactoferrina, tem poder bactericida contra Gram-negativas e parece, também, exercer atividade antiviral.[7] A enzima lactoperoxidase reage com o íon tiocianato na presença de peróxido de hidrogênio e forma substâncias antimicrobianas, com ação eficaz no combate a microrganismos patogênicos.[6,7] Juntas, IgA secretória, lactoferrina, lisozima e lactoperoxidase criam um ambiente bacteriostático, controlando o crescimento bacteriano e removendo microrganismos do intestino infantil sem inflamação, ajudando a formar um microbioma mais saudável.[6,7]

A lactaderina é uma glicoproteína da membrana do glóbulo de gordura do LH, que desempenha um papel fundamental na neutralização viral, especialmente do rotavírus, na angiogênese e na estimulação do sistema imunológico.[6] A osteopontina está envolvida em processos fisiológicos protetores, que incluem o desenvolvimento da barreira intestinal e a modulação da inflamação, pelo seu efeito sobre o fator de crescimento transformador beta 1 (TGF-β1) e citocinas pró-inflamatórias.[6] As defensinas, mais abundantes no colostro, apresentam efeito antibacteriano e exercem influência sobre a microbiota intestinal.[1] A proteína CD14 é fundamental para a manutenção da homeostase intestinal do neonato e a proteção de manifestações alérgicas.[7,9]

A haptocorrina, ou proteína ligante de vitamina B12, penetra nas células intestinais pela borda em escova, e, como está ligada à vitamina B12, facilita a sua absorção. Também limita o crescimento bacteriano por ter atividade antimicrobiana.[6] Ao ser ativada no duodeno, a lipase estimulada por sais biliares determina a hidrólise de triglicerídeos de cadeia curta e longa, compensando a limitada capacidade das enzimas pancreáticas na digestão das gorduras no início da vida, além de proteger contra infecções virais.[6] Entre os componentes da membrana celular dos glóbulos de gordura, existem as mucinas, glicoproteínas que parecem contribuir para moldar o sistema imunológico.[6]

Os exossomos, microvesículas membranosas secretadas no LH, são compostos por proteínas que envolvem pequenas moléculas de RNA, chamadas de microRNA, e garantem que este sobreviva à passagem no estômago e seja absorvido para regular a resposta imunológica, o equilíbrio de fluidos corporais, a sede e o apetite, bem como o desenvolvimento neural.[2]

O terceiro componente mais abundante no LH, depois da lactose e da gordura, é um grupo de açúcares estruturalmente complexos chamados oligossacarídeos (HMO), presentes em maior quantidade no colostro. Cerca de 200 dessas estruturas já foram descritas e têm composição variada entre as nutrizes, na dependência do estágio da lactação, do estado de saúde e da etnia. Agem como prebióticos, enquanto fornecem substratos metabólicos para promover o crescimento de bactérias benéficas ao intestino infantil, como as bifidobactérias e os lactobacilos. Como não são prontamente digeridos no estômago, a maior parte é fermentada por bifidobactérias no intestino grosso. Os produtos da fermentação são os ácidos acético, butírico e propiônico, relacionados, respectivamente, com a redução do pH intestinal, com a inibição do crescimento de bactérias patogênicas e com a fonte de energia para os enterócitos. Evitam a adesão de patógenos às superfícies mucosas, estimulam a maturação intestinal, influenciam o desenvolvimento imunológico, modulam as respostas das células intestinais e diminuem o risco de enterocolite necrosante e infecção por rotavírus. Além disso, são fonte de ácido siálico, um carboidrato essencial ao desenvolvimento cerebral.[2,8]

Alguns elementos gordurosos do LH também exercem atividade biológica, além da função nutricional. Acredita-se que componentes lipídicos da membrana do glóbulo de gordura do LH, como esfingomielina, fosfatidilcolina, fosfatidilserina, entre outros, possam ter efeitos benéficos na programação de longo prazo do sistema imunológico e nas funções cognitivas.[6] Após a hidrólise dos triglicerídeos, a ação detergente exercida pelos ácidos graxos livres e monoglicerídeos determina a lise de vírus e protozoários.[7] Os LC-PUFA da série ômega-3 inibem a indução de genes inflamatórios e promovem a proliferação de bactérias comensais, modulando a resposta inflamatória.[8]

O LH é capaz de neutralizar a ação de radicais livres produzidos no metabolismo celular pela presença de diferentes compostos com propriedade antioxidante – exógenos, derivados da dieta da nutriz (polifenóis, carotenoides e vitaminas), e endógenos, como os antioxidantes enzimáticos (catalase e superóxido dismutase) e a melatonina, o principal hormônio envolvido nos ritmos circadianos, presente em concentrações significativamente mais altas no LH durante a noite, com possível papel na regulação do sono do lactente.[9] Existem também antiproteases, como a alfa-1-antitripsina, que eliminam patógenos sem desencadear reações inflamatórias.[8]

Os fatores de crescimento, mais abundantes no colostro, promovem maturação e garantem integridade ao trato digestório neonatal. O fator de crescimento epidérmico (EGF) ajuda a preservar a função de barreira intestinal, a melhorar o transporte de nutrientes e a aumentar a atividade enzimática intestinal, exercendo efeito anti-inflamatório. Ainda, estão presentes o IGF-1, o fator de crescimento endotelial vascular, o fator de crescimento neuronal e o fator de crescimento hepático.[7-9]

No LH, são também encontrados hormônios reguladores do apetite, secretados pelo tecido adiposo e originados na mama ou advindos da circulação materna, como leptina, adiponectina e grelina, que estão envolvidos no ganho de peso, no controle da ingestão alimentar e do balanço energético, determinando efeitos de longo prazo na programação metabólica. Sua presença está relacionada com a obesidade materna e com o ganho de peso infantil. Essa pode ser a razão de os lactentes amamentados terem, em geral, boa resposta de saciedade, com melhor chance de regular a ingestão de leite ou o apetite durante a infância, do que os alimentados com mamadeira.[8,9]

Muitas citocinas não inflamatórias, que atuam na mediação e regulação da imunidade, hematopoese e inflamação, estão presentes no LH: interleucina (IL) 10, com papel decisivo na homeostase intestinal do neonato; o TGF-β, importante na promoção da tolerância oral e no reparo da mucosa intestinal; e a IL-7, com efeito no desenvolvimento do timo e dos linfócitos T. Em menor proporção, citocinas inflamatórias, incluindo fator de necrose tumoral (TNF-α), interferon gama (IFN-γ), IL-1b, IL-6, IL-8, também são encontradas no LH.[7-9]

Células no leite humano

A composição celular no LH é dinâmica e bastante diversa, com células derivadas do sangue e da mama, além de células de origem bacteriana. A proporção dos diferentes tipos de células pode ser alterada por diversos fatores, como a saúde materno-infantil, a idade gestacional e, especialmente, o estágio da lactação. O leite maduro contém mais células epiteliais, e o colostro, imunes.[9]

Os leucócitos vivos, originários da circulação materna, apresentam-se em número mais elevado durante o início da lactação e no leite da mãe do prematuro. São encontrados monócitos, macrófagos (40% a 50%), neutrófilos (40% a 50%), linfócitos T e B (5% a 10%), que sobrevivem à passagem pelo trato gastrintestinal, fornecem imunidade ativa, promovem desenvolvimento intestinal e maturação imunológica do lactente, além de provavelmente protegerem a glândula mamária contra infecções.[7,9]

O LH maduro é uma fonte rica em células-tronco, muito semelhantes às embrionárias humanas, com características pluripotentes, que podem permanecer viáveis ao chegar no intestino infantil e serem transportadas via circulação sistêmica para locais distantes, integrando-se a muitos tecidos e diferenciando-se em células maduras, além de poder interagir com outros componentes do leite para conferir imunidade ao lactente.[9]

Microbioma do leite humano

A microbiota intestinal, que corresponde ao conjunto de microrganismos que habitam o intestino humano, é um componente fundamental do que significa ser humano. É curioso pensar, mas nós, humanos, somos, em grande parte, micróbios. A riqueza e a diversidade do microbioma intestinal, ou seja, todos os genes que a microbiota contém, são extremamente importantes para a saúde de um indivíduo.[10,11] Uma alteração dessa homeostase, com predomínio de membros nocivos das comunidades microbianas sobre os benéficos, também conhecida como disbiose, pode afetar a suscetibilidade a uma série de doenças crônicas não transmissíveis do adulto, como obesidade, diabetes, doença cardiovascular, além de asma, doença inflamatória intestinal, alergia, psoríase e doenças neuropsiquiátricas.[11]

A infância é um momento particularmente crítico para o estabelecimento de uma colonização intestinal saudável.[10,12] Há descrição da presença de bactérias na placenta, no líquido amniótico, nas membranas fetais, no sangue do cordão umbilical e no mecônio. Desse modo, o contato com os microrganismos maternos começaria no útero, já que os componentes da microbiota oral ou intestinal podem ser transportados pela corrente sanguínea da mãe para o feto. Um inóculo maciço de bactérias maternas ocorre durante o nascimento. No parto normal, a colonização se dá a partir da exposição a secreções vaginais, ricas em *Lactobacillus* spp., e a material fecal, e, no caso de cesarianas, por microrganismos da pele e do ambiente, como os dos gêneros *Staphylococcus, Corynebacterium* e *Propionibacterium*. Após o nascimento, o contato pele a pele precoce assegura a continuação da transferência de bactérias maternas para o recém-nascido.[12,13]

Uma microbiota estável e pouco diversa é característica do 1º ano de vida, e sua mudança depende de fatores genéticos, da exposição ambiental e, especialmente, do tipo de leite recebido e da introdução de alimentos complementares.[10] Lactentes amamentados têm uma microbiota mais variada do que bebês alimentados com fórmula infantil, com predominância dos gêneros *Bifidobacterium* e *Lactobacillus*. O uso de antibióticos no período perinatal pode perturbar esse delicado ambiente, determinando redução da população intestinal do gênero *Bifidobacterium*. O estabelecimento de uma microbiota de composição semelhante à de um adulto somente será totalmente atingido por volta dos 3 anos de idade.[12]

O leite materno e as glândulas mamárias foram sempre considerados estéreis em condições fisiológicas, e a presença de microrganismos nesses locais era tradicionalmente considerada sinal de infecção ou contaminação. Com o surgimento de métodos moleculares de investigação de alta tecnologia, que permitiram a identificação dos microrganismos por meio de seus perfis genéticos, foi confirmado que o LH contém uma rica variedade não só de bactérias probióticas comensais, mas também de vírus, arqueias e fungos.[11]

Ao contrário do esperado, as bactérias mais abundantes no LH, mesmo quando produzidas por mulheres saudáveis, são dos gêneros *Streptococcus* e *Staphylococcus*, além de *Propionibacterium*, sendo os gêneros *Bifidobacterium*, *Veillonella*, *Rothia* e *Lactobacillus* também identificados, ainda que em menor proporção. Embora as bactérias do gênero *Bifidobacterium* sejam comensais importantes e típicas da microbiota intestinal de lactentes amamentados e as mais bem estudadas em termos de utilização de oligossacarídeos, constituem apenas uma pequena fração dos elementos bacterianos no LH, o que merece reflexão adicional. Novas evidências sugerem que as práticas modernas de alimentação infantil, com duração reduzida da amamentação e uso de fórmulas lácteas, o abuso de antibióticos e o aumento dos partos cesarianos ao longo de várias gerações podem promover perda da transmissão intergeracional dessas bactérias.[11,13]

A exata fonte da microbiota do LH ainda é incerta. Além da flora residente local, os microrganismos podem acessar o tecido glandular da mama também pela via oromamária e enteromamária – quando há transferência microbiana a partir da cavidade oral e do trato gastrintestinal materno – e por inoculação retrógrada – pelo fluxo reverso de leite da cavidade oral infantil ou pela pele da mãe para os ductos mamários. Outra possível fonte externa de microrganismos seria decorrente dos equipamentos utilizados tanto para a coleta quanto para a oferta láctea, como as bombas tira-leite e mamadeiras.[13]

Cada mulher produz, portanto, um leite com impressões digitais microbianas únicas, que são relativamente estáveis ao longo do tempo e, aparentemente, refletem uma combinação de fatores genéticos, culturais, ambientais e nutricionais, variando com o estilo de vida e o ambiente social e geográfico da nutriz.[11,13]

Entre as causas que influenciam a composição do microbioma do LH, são descritos paridade, via de parto e até mesmo o índice de massa corporal (IMC) materno, pois é sabido que a dieta e a obesidade modificam a colonização intestinal da mulher. Além disso, há diferenças de acordo com o sexo do lactente amamentado, por provável desigualdade na microbiota da cavidade oral. Vale destacar que as diversas práticas de amamentação também podem resultar em uma disparidade na colonização, e aleitar diretamente ao peito se diferencia de oferecer leite humano ordenhado em termos microbiológicos, já que no leite de nutrizes usuárias de ordenhadeiras mecânicas foram encontradas algumas bactérias oportunistas ambientais dos gêneros *Stenotrophomonas, Pseudomonadaceae* e *Enterobacteriaceae*, além da diminuição da concentração de *Bifidobacterium*.[10,13]

Conclusão

As recentes evidências científicas a respeito da composição do LH confirmam que ele é único em sua capacidade de atender às necessidades nutricionais e proteger a criança durante os estágios iniciais da vida. Vantagem óbvia é que ele não é apenas um alimento: trata-se de um sistema bioativo complexo, que, além de conter a já destacada combinação perfeita de macro e micronutrientes, hormônios, fatores de crescimento e proteção, representa uma fonte rica em prebióticos e fornece continuamente bactérias viáveis e benéficas ao intestino infantil.

Referências bibliográficas

1. Ballard O, Morrow AL. Human milk composition: nutrients and bioactive factors. Pediatr Clin North Am. 2013; 60(1):49-74.
2. Kim SY, Yi DY. Components of human breast milk: from macronutrient to microbiome and microRNA. Clin Exp Pediatr. 2020; 63(8):301-9.
3. Gidrewicz DA, Fenton TR. A systematic review and meta-analysis of the nutrient content of preterm and term breast milk. BMC Pediatr. 2014; 14:216.
4. Pham Q, Patel P, Baban B, Yu J, Bhatia J. Factors affecting the composition of expressed fresh human milk. Breastfeed Med. 2020; 15(9):551-8.
5. Dror DK, Allen LH. Overview of Nutrients in Human Milk. Adv Nutr. 2018; 9(suppl. 1):278S-294S.
6. Demmelmair H, Prell C, Timby N, Lönnerdal B. Benefits of lactoferrin, osteopontin and milk fat globule membranes for infants. Nutrients. 2017; 9(8):817.
7. Palmeira P, Carneiro-Sampaio M. Immunology of breast milk. Rev Assoc Med Bras. 2016; 62(6):584-93.
8. Thai JD, Gregory KE. Bioactive factors in human breast milk attenuate intestinal inflammation during early life. Nutrients. 2020; 12(2):581.
9. Gila-Diaz A, Arribas SM, Algara A, Martín-Cabrejas MA, López de Pablo ÁL, Sáenz de Pipaón M, Ramiro-Cortijo D. A review of bioactive factors in human breastmilk: a focus on prematurity. Nutrients. 2019; 11(6):1307.
10. Fehr K, Moossavi S, Sbihi H, Boutin RCT, Bode L, Robertson B, et al. Breastmilk feeding practices are associated with the co-occurrence of bacteria in mothers' milk and the infant gut: the CHILD Cohort Study. Cell Host Microbe. 2020; 28(2):285-97.
11. Stinson LF, Sindi ASM, Cheema AS, Lai CT, Mühlhäusler BS, Wlodek ME, et al. The human milk microbiome: Who, what, when, where, why, and how? Nutr Rev. 2020.
12. Avelar Rodriguez D, Peña Vélez R, Toro Monjaraz EM, Mayans JR, Ryan PM. The gut microbiota: A clinically impactful factor in patient health and disease. SN Compr Clin Med. 2019; 1:88-99 .
13. Demmelmair H, Jiménez E, Collado MC, Salminen S, McGuire MK. Maternal and perinatal factors associated with the human milk microbiome. Curr Dev Nutr. 2020; 4(4).

Seção 2

"Janelas de oportunidades" para prática de aleitamento materno com sucesso

Coordenadoras
Maria José Guardia Mattar
Virginia Spinola Quintal

Capítulo 4

Na consulta da 32ª semana de gestação

Hamilton Henrique Robledo
Isis Dulce Pezzuol

Renda-se como eu me rendi. Mergulhe no que você não conhece como eu mergulhei. Não se preocupe em entender, viver ultrapassa qualquer entendimento. (Clarice Lispector)

R.T.P., 32 anos, casada há 5 anos, gestação planejada. Foram realizadas oito consultas no pré-natal. Exames laboratoriais e de imagem normais. Já havia tomado três doses de vacina hepatite B, uma dose de influenza sazonal. Conversando com amigas, considerou que seria importante conhecer, antes do nascimento, o futuro pediatra. Tentou em dois consultórios que a orientaram a agendar a consulta depois que o bebê nascesse. Procurou um terceiro, agendando, então, a consulta, com 35 semanas de gestação.

Introdução

O aprimoramento do arsenal propedêutico e o evoluir de métodos bioquímicos e medicina diagnóstica trouxeram aos profissionais, aos serviços de saúde e aos pacientes melhores parâmetros de acompanhamento. No entanto, a progressiva valorização dos exames complementares, em detrimento dos recursos clínicos, vem comprometendo o relacionamento médico-paciente, fato que pode ser evidenciado na prática diária. Nas duas últimas décadas, a medicina preventiva vem pedindo espaço em um rápido processo evolutivo, na tentativa de resgatar essa relação.

A assistência pré-natal é o campo da medicina preventiva que analisa a mulher em um período especial de sua vida.[1] O acompanhamento por uma equipe obstétrica sensível e atenta e, em um segundo momento, pelo pediatra, utilizando aconselhamento e acolhimento, trazem a família para uma agradável zona de conforto. Ansiedade, temores, angústias, expectativas e incertezas ficam sob o olhar atento desse grupo de apoio. O obstetra torna-se um parceiro que anda passo a passo com a família, desenvolvendo uma relação de confiança e cumplicidade. Com a proximidade do nascimento, surge a possibilidade da busca por um pediatra. Para a família, sempre é uma escolha difícil, ainda mais se for definida após a alta da maternidade.

Visita pediátrica pré-natal

A consulta com o pediatra a partir da 32ª semana de gestação dá segurança aos pais, pois eles terão, assim, a quem recorrer para sanar dúvidas e buscar orientações. O pediatra é um profissional de grande relevância nesse contexto, já que acompanhará a família por muito tempo, atuando além do ponto de vista saúde-doença.

O conhecimento sobre puericultura permite que as famílias não mais se contentem com consultas "para pesar e medir" ou avaliações feitas em "15 minutos". As redes sociais e a velocidade das informações trazem maior esclarecimento às mães, aumentando seu nível de exigência em relação aos profissionais que as assistem (ver Capítulo 34). No entanto, embora as discussões em redes sociais e grupo de mães tragam experiências pessoais válidas e muitos depoimentos, não são aplicáveis a todos os casos, cabendo, então, ao pediatra desfazer mitos e sanar as dúvidas.

Atualmente, a consulta pediátrica no pré-natal é uma realidade e uma necessidade, para instrumentalizar os pediatras, obstetras e, acima de tudo, as famílias.[2]

A inserção do pediatra no pré-natal (3º trimestre), a assistência ao recém-nascido (RN) na sala de parto e no alojamento conjunto e a consulta na 1ª semana de vida representam um esforço para diminuir a morbimortalidade infantil.[3] Porém, alguns fatores ainda são responsáveis por uma baixa adesão a esse procedimento: o reduzido encaminhamento pelo obstetra, o desconhecimento da gestante sobre a importância e a possibilidade dessa consulta, a divulgação insuficiente da rotina no Sistema Único de Saúde (SUS) e o empenho insuficiente por parte dos próprios pediatras para normalizar esse procedimento.

Desde 1984, existe uma recomendação para realização dessa consulta no 3º trimestre de gestação, especialmente no 8º ou no 9º mês. Sua importância foi reconhecida pela Agência Nacional de Saúde Suplementar (ANS) e, por meio do Parecer Técnico n. 06/GEAS/GGRAS/DIPRO/2019, incluiu o procedimento pediátrico "atendimento ambulatorial em puericultura" no rol de consultas, passando a fazer parte da cobertura assistencial mínima obrigatória.[4]

> Nos últimos 25 anos, a maior rapidez na veiculação da informação resultou no aumento da dependência dos pais em relação aos serviços profissionais de suporte aos cuidados com o filho. Isso não significa que os adultos perderam a capacidade de assumir a responsabilidade de criar seus filhos. Muito diferente disso, vem do desejo de criar filhos mais aptos para um mundo globalizado. Mudanças sociais, famílias menores e mais distantes de seus núcleos parentais exigem que profissionais mais aptos sejam agregados para a construção de um grupo de apoio. (Penholati et al., 2014)[5]

Assim, a consulta pré-natal não pode ser padronizada, pois famílias distintas, de constituições e bases culturais próprias podem exigir condutas mais específicas e personalizadas.

O pediatra é um profissional procurado pelas famílias, desenvolvendo um vínculo construído com competência e confiança. Nos dias atuais, é esperado mais do que um profissional estritamente técnico e pragmático. O acolhimento desse momento pode ser uma oportunidade para a abertura de um canal de escuta e troca com a família da criança que está por vir. A intervenção precoce é capaz de fortalecer vínculos e impactar favoravelmente medidas preventivas para toda a vida da criança.

É importante que o pediatra esteja preparado, tenha conhecimento e esteja atualizado a respeito dos muitos assuntos que podem ser temas dessa consulta, mesmo que nem todos sejam abordados, ou pela limitação de tempo ou pelo não interesse demonstrado pela família. Vale lembrar que a intenção não é dar uma aula para os pais sobre tudo o que pode acontecer na vida de seu bebê, desde a gestação até a adolescência, mas sim, principalmente, acolher a família e esclarecer as principais questões e dúvidas que a afligem.

Ao utilizar habilidades para aumentar a confiança e dar apoio da técnica de aconselhamento,[6] oferecer ajuda prática e dar poucas informações, selecionando aquelas relevantes, esse encontro será muito mais acolhedor e significativo, tanto para o profissional quanto para os pais.

Durante essa consulta, são abordados assuntos como estrutura e história médica familiar (pais consanguíneos, gestações prévias, distúrbios genéticos), dinâmica familiar, escolaridade, experiências pregressas com crianças, doenças maternas e sua influência na gestação, síndromes genéticas que necessitem de apoio e encaminhamento para serviços especializados, exames laboratoriais e a vacinação da gestante[7] (ver Capítulos 22 e 23) e programação do parto. Esclarecimentos sobre os tipos de nascer, dificuldades iniciais na maternidade, amamentação, chegada ao lar, segurança e comportamento do bebê também merecem um tempo nessa visita.

O Brasil tem registrado um aumento expressivo dos casos de coqueluche. Em 2011, foram confirmados 2.258 casos, e, em 2012, foram 4.453, o que representa 97% de aumento, com 74 óbitos em crianças abaixo de 6 meses, conforme dados do Ministério da Saúde (MS). Em novembro de 2017, o Ministério da Saúde passou a recomendar a vacina tríplice bacteriana acelular do tipo adulto (difteria, tétano e coqueluche), a partir da 20ª semana de gestação[8] até 45 dias pós-parto.[9] Ela deve ser repetida em todas as gestações, estendendo, assim, a proteção ao concepto.[8,9]

A Organização Mundial da Saúde (OMS) orienta que essa vacinação deve ser estendida a todos os contactantes do bebê – mãe, pai, avós, irmãos e demais pessoas –, um processo conhecido como "Efeito Casulo" ou "Estratégia Cocoon".[2]

A consulta pediátrica no pré-natal é recomendada para todas as famílias. No entanto, alguns grupos merecem atenção especial, como gestantes sem parceiro, primigestas, mães adolescentes, primigesta idosa, gestantes com patologias obstétricas (descolamento prematuro de placenta, placenta prévia, distocias), situações que possam aumentar os riscos para prematuridade, gestantes com doenças crônicas, gestantes em uso de drogas e medicamentos (ver Capítulos 25 e 26). Essa consulta visa a atender aos anseios da gestante e de seus familiares. É interessante, se possível, a presença de quem partilhará dos cuidados com o bebê (companheiro, companheira, avós etc.). Ainda, as técnicas de aconselhamento, as habilidades para desenvolver confiança e apoio, escuta e empatia, sem julgamentos compõem parte do "instrumental necessário" para esse atendimento (ver Capítulo 11).

É fundamental ser receptivo com a família, principalmente a mãe, a protagonista da consulta, com escuta ativa e atenta e verdadeiro interesse em sua fala, em seus sentimentos e emoções. Ao pediatra, cabe a responsabilidade de ouvir e esclarecer. O limite de sua ação é determinado pela família, que define e determina como criará os filhos e compartilha parte de seu planejamento com decisões informadas.

Orientações em relação ao parto

O parto bem-sucedido e bem orientado influencia positivamente o binômio mãe-bebê para a vida toda. As vantagens do parto a termo, sempre que possível via vaginal, e sua relação com o desenvolvimento de uma microbiota favorável podem ser abordadas e esclarecidas.[10]

Ainda que intercorrências, muitas vezes inesperadas, possam ocorrer, é necessário estar atento e prevenido. Assim, as diretrizes do Ministério da Saúde preconizam:

> Presença de profissional médico (preferencialmente pediatra ou neonatologista) ou profissional de enfermagem (preferencialmente enfermeiro obstetra ou neonatal), capacitado em reanimação neonatal em sala de parto é não só um direito das parturientes, como também um fator de proteção para o concepto. (Ministério da Saúde, 2014)[11]

Ações e orientações oportunas têm por objetivo elevar o binômio mãe-bebê ao protagonismo no parto, desde o contato pele a pele e a *Golden Hour*, fatores fundamentais nesse caminho[12] (ver Capítulo 5), até o crescimento e o desenvolvimento saudáveis do lactente.

Assim como é programado e definido em um plano de parto,[13] a gestante pode informar a equipe que a atende sobre sua intenção em amamentar exclusivamente seu bebê na maternidade e que, exceto em casos de urgência médica, ela seja consultada antes de qualquer procedimento que coloque em risco seu desejo. Assim, um plano de amamentação, como descrito em protocolo proposto para a comunidade LGBT+, publicado no *Breastfeeding Medicine*,[14] pode ser usado como referência.

A alimentação da gestante deve ser equilibrada, sem restrições preventivas, pois o bebê, enquanto intraútero, depende integralmente do que a mãe consome. Não há estudos robustos que comprovem que a suspensão de qualquer tipo de alimento saudável possa trazer benefícios à saúde do lactente.

Evidências científicas demonstram que os primeiros 1.000 dias (da concepção até os 2 anos) são de fundamental importância como preditores de saúde em longo prazo, aspecto fundamental para a vida do indivíduo e da sociedade. Durante essa consulta, o pediatra pode reforçar informações sobre a importância de hábitos alimentares saudáveis, além do aleitamento materno, para suprir as necessidades nutricionais do bebê.

Não se pode perder a chance de esclarecer sobre a importância de manter o leite materno exclusivo até os 6 meses e, a partir de então, associado à dieta complementar, até os 2 anos ou mais, conforme recomendações da OMS, MS e Sociedade Brasileira de Pediatria (SBP).

As intervenções positivas realizadas nessa fase promovem benefícios para a vida inteira, ainda mais quando associadas a um ambiente acolhedor e a laços familiares estabelecidos.[15]

Maternidade-paternidade

Tornar-se mãe/pai é uma questão biológica cercada de muita expectativa. O pediatra pode auxiliar a família nessa transição, incorporando habilidades necessárias ao cuidado, tarefa complexa e relevante. Enquanto está na maternidade, a mãe tem amparo e certo conforto; ao chegar em casa, pais sem uma base de conhecimentos adequada podem sofrer por sua inexperiência.

Segundo os conceitos da exterogestação,[16] a gestação não termina dentro do útero. O nascimento acontece para que o cérebro consiga atingir um tamanho máximo que permita a passagem do bebê pela bacia e pelo canal de parto. Isso não significa um final de desenvolvimento. De acordo com Montagu,[16] o cérebro do RN pesa cerca de 300 a 350 g, dobrando seu tamanho nos primeiros 3 meses, triplicando no 1º ano e chegando quase ao tamanho do adulto aos 3 anos (1.300 g) – "todos os bebês humanos nascem prematuros".

Assim, o reconhecimento do conceito de exterogestação é fundamental para o bom desenvolvimento cerebral do lactente, e o colo, a amamentação e as respostas de acolhimento tornam-se essenciais na formação da arquitetura cerebral e das sinapses, trazendo um impacto positivo por meio de suas vivências na sua capacidade futura para o aprendizado, o comportamento e as emoções.

Entre todos os momentos de intervenção, essa consulta se configura como mais uma janela de oportunidade para incentivo ao aleitamento, um dos temas que mais promovem ansiedade, interferências e palpites. A nutriz é questionada em todas suas decisões pela sociedade, por sua família e por ela mesma, já que, sem dúvida, pretende ser a "melhor mãe do mundo". Pode caber ao pediatra o apoio para que ela adeque suas expectativas e seja a "melhor mãe possível". A mãe "empoderada" se fortalece e se capacita a tomar suas decisões. Afinal, é dela o protagonismo da amamentação.

Se surgir interesse dos familiares a respeito da fisiologia da lactação, dos principais hormônios envolvidos, volume e composição do leite materno e colostro, essa pode ser uma oportunidade extra para esclarecimentos. O leite materno é um alimento vivo, cuja composição muda de acordo com as necessidades do lactente nas diferentes fases de sua vida, sendo fundamental na prevenção de doenças crônicas não transmissíveis (DCNT) e da obesidade.[15,17,18]

A produção de leite é um processo fisiológico, para o qual as mulheres têm capacidade. Medo, angústia, despreparo e falta de apoio são motivos para ceder às pressões no sentido de introdução de fórmulas lácteas, que podem resultar em um desmame precoce. A fórmula infantil tem suas indicações médicas e deve ser receitada apenas em situações em que o aleitamento materno seja contraindicado (definitiva ou temporariamente) ou pela intenção da mãe em não amamentar.

Amamentar não deve causar dor. A mamada deverá ser acompanhada, do começo ao fim, pelo pediatra ou outro profissional capacitado e habilitado. Assim, é possível identificar alterações anatômicas, como anquiloglossia (ver Capítulo 13) e da função e dinâmica da mamada, que podem ser orientadas pela observação e pelo manejo adequados.

O pediatra pode abordar e esclarecer alguns palpites inadequados que as mães escutam de familiares, amigas ou das redes sociais, como: o bebê deve ser amamentado a cada 3 horas (*bebês mamam em livre demanda*), bebês não podem dormir no colo aconchegados aos pais (*com o calor do corpo se desenvolvem melhor, sentem-se mais seguros*), ficar muito tempo no colo deixa o bebê mal-acostumado (*colo cria segurança*), entre outros. Assuntos como o choro do RN, um dos grandes desafios dessa fase, as cólicas e o funcionamento intestinal irregular, até o desenvolvimento de uma microbiota própria, são relevantes.

> A ação mais importante para o bebê é mantê-lo junto da sua mãe imediatamente após o nascimento para que ele, ao sair do padrão de vida uterina, possa sentir na sua pele que está com sua mãe e sentir esse vínculo. Consideramos que é um direito do bebê estar com sua mãe imediatamente após o nascimento. Pensando na saúde do bebê, da mulher, da comunidade e de todos nós, não podemos, de forma alguma, por qualquer motivo, separar um bebê e uma mulher que estejam em boas condições de saúde e que queira o contato pele a pele. (Widström et al. 2019)[12]

A proposta é manter o bebê aninhado com a mãe na recuperação e, se isso não for possível, o pai ou a companheira poderão fazer o contato pele a pele. Após o parto, se não houver intercorrências, mãe e bebê devem seguir para o alojamento conjunto. Esse contato íntimo é o que o bebê conhece e assim se manteve por todo o período de vida intrauterina.

As DCNT são responsáveis por grandes índices de morbimortalidade entre os indivíduos de 30 a 70 anos, cuja gênese está na infância. Sabe-se que os primeiros 1.000 dias de vida (gestação e primeiros 2 anos de vida pós-natal) são de extrema importância para a saúde da criança, pois constituem o período no qual se abrem janelas críticas de oportunidades com impacto mensurável e duradouro em seu crescimento e desenvolvimento. É preciso alertar sobre os riscos da fórmula e de outros substitutos do leite materno no desencadear de doenças crônicas.[19,20]

Filhos são constantes fontes de alegria e renovação. Cabe aos pais auxiliarem esse novo membro da família a se desenvolver dentro de seu potencial. Amamentar é muito importante, mas não é simples e pode não ser uma tarefa fácil. A mãe precisa de um grupo de apoio próximo. Insegurança, receio de errar e a falta de uma rede de apoio podem provocar transtornos físicos e emocionais. E acolhimento, compreensão, empoderamento e, em casos extremos, medicação podem ajudar no quadro (ver Capítulo 18).

A consulta da 32ª semana de gestação é uma realidade e uma janela de oportunidade para um primeiro contato dos pais com o profissional que compartilhará e será referência no cuidado da criança que está por vir. É importante que ele esteja preparado para receber a família, tanto do ponto de vista de informações quanto de acolhimento. Para isso, habilidades de aconselhamento são desejáveis e devem ser usadas na consulta, com escuta ativa e empatia, sem julgamentos, criando, desse modo, uma ótima chance para abordar a amamentação.

Referências bibliográficas

1. Peixoto, S. Manual de assistência pré-natal. 2. ed. São Paulo: Federação Brasileira das Associações de Ginecologia e Obstetrícia (Febrasgo); 2014. Disponível em: http://www.abenforj.com.br/site/arquivos/manuais/304_Manual_Pre_natal_25SET.pdf. Acesso em: 20 nov. 2020.
2. França NPS. A consulta pediátrica pré-natal: um guia para antecipar condutas preventivas. Rio de Janeiro: Atheneu; 2018.
3. Sociedade Brasileira de Pediatria. Departamento Científico de Pediatria Ambulatorial. Documento Científico [online]. Consulta pediátrica pré-natal. Rio de Janeiro: SBP; 2020. Disponível em: https://www.sbp.com.br/fileadmin/user_upload/_22375c-ManOrient_-_ConsultaPediatrica_PreNatal.pdf. Acesso em: 5 dez. 2020.
4. Brasil. Parecer Técnico n. 06/GEAS/GGRAS/DIPRO/2019. Cobertura: Atendimento Ambulatorial em Puericultura. Agência Nacional de Saúde Suplementar. 17 maio 2019. Disponível em: http://www.ans.gov.br/images/stories/parecer_tecnico/uploads/parecer_tecnico/_parecer_2019_06.pdf. Acesso em: 5 dez. 2020.
5. Penholati RRM, Boroni JD, Carvalho EAA. Consulta pediátrica pré-natal. Rev Med M Gerais. 2014; 24(2):254-61.
6. Bueno LG, Teruya KM. Aconselhamento em amamentação e sua prática. J Pediatr (Rio J). 2004 Nov; 80(5 Suppl):S126-30.
7. Sociedade Brasileira de Imunizações. Calendário de vacinação SBIm Gestante – 2019/2020. Disponível em: https://sbim.org.br/images/calen-darios/calend-sbim-gestante.pdf. Acesso em: 31 jul. 2019.
8. Kfouri R de Á, Martins C, Lajos G, Giamberardino H, Cunha J, Pereira L, et al. Imunização na gestação, pré-concepção e puerpério [Internet]. Sociedade Brasileira de Pediatria; 2020. Disponível em: https://sbim.org.br/images/files/notas-tecnicas/22771e-dt-imunizao-gestaao-pre-concepao-e-puerperio.pdf. Acesso em: 31 jul. 2019.
9. Brasil. Ministério da Saúde. Calendário de Nacional de Vacinação: gestantes [Internet]. Brasília (DF): Ministério da Saúde; 2020. Disponível em: https://antigo.saude.gov.br/saude-de-a-z/vacinacao/calendario-vacinacao#gestante. Acesso em: 21 dez. 2020.
10. Ramos IIC, Duarte RTD, Brandt KG, Martinez MB, Taddei CR. Breastfeeding increases microbial community resilience. J Pediatr (Rio J) [Internet]. 2018 June; 94(3):258-67. Disponível em: http://www.scielo.br/scielo.php?script=sci_arttext&pid=S0021-75572018000300258&lng=en. Acesso em: 14 dez. 2020.

11. Brasil. Ministério da Saúde. Portaria n. 371, de 7 de maio de 2014. Institui diretrizes para a organização da atenção integral e humanizada ao recém-nascido (RN) no Sistema Único de Saúde (SUS). Disponível em: https://bvsms.saude.gov.br/bvs/saudelegis/sas/2014/prt0371_07_05_2014.htm. Acesso em: 14 dez. 2020.
12. Widström AM, Brimdyr K, Svensson K, Cadwell K, Nissen E. Skin-to-skin contact the first hour after birth, underlying implications and clinical practice. Acta Paediatr. 2019 Jul; 108(7):1192-204.
13. Sociedade Beneficente Israelita Brasileira Albert Einstein. Nota técnica para organização da rede de atenção à saúde com foco na atenção primária à saúde e na atenção ambulatorial especializada – Saúde da Mulher na Gestação, Parto e Puerpério/Sociedade Beneficente Israelita Brasileira Albert Einstein. São Paulo: Hospital Israelita Albert Einstein/Ministério da Saúde; 2019. Disponível em: https://atencaobasica.saude.rs.gov.br/upload/arquivos/202001/03091259-nt-gestante-planificasus.pdf. Acesso em: 14 dez. 2020.
14. Ferri RL, Rosen-Carole CB, Jackson J, Carreno-Rijo E, Greenberg KB; Academy of Breastfeeding Medicine. ABM Clinical Protocol #33: lactation care for lesbian, gay, bisexual, transgender, queer, questioning, plus patients. Breastfeed Med. 2020 May; 15(5):284-93.
15. da Cunha AJ, Leite AJ, de Almeida IS. The pediatrician's role in the first thousand days of the child: the pursuit of healthy nutrition and development. J Pediatr (Rio J). 2015; 91:S44-51.
16. Montagu A. Neonatal and infant immaturity in man. JAMA. 1961 Oct 7; 178:56-7.
17. Moreno Villares JM, Collado MC, Larqué E, Leis Trabazo R, Saenz de Pipaón M, Moreno Aznar LA. Los primeros 1000 días: una oportunidad para reducir la carga de las enfermedades no transmisibles. Nutr Hosp. 2019 Mar 7; 36(1):218-32.
18. Victora CG (org.). Epidemiologia da desigualdade: Quatro décadas de coortes de nascimento. Rio de Janeiro: Fiocruz; 2019. p. 159-72.
19. WHO/Unicef. Baby-friendly Hospital Initiative training course for maternity staff: Trainer's guide. Geneva: World Health Organization and the United Nations Children's Fund (Unicef); 2020. Disponível em: https://apps.who.int/iris/bitstream/handle/10665/333676/9789240008892-eng.pdf. Acesso em: 14 dez. 2020.
20. Brasil. Lei n. 11.265, de 3 de janeiro de 2006. Regulamenta a comercialização de alimentos para lactentes e crianças de primeira infância e também a de produtos de puericultura correlatos. Brasília: Diário Oficial da União. 4 jan. 2006; Seção 1:1-3. Disponível em: http://www.planalto.gov.br/ccivil_03/_ato2004-2006/2006/lei/l11265.htm. Acesso em: 14 dez. 2020.

Capítulo 5

Na sala de parto

Maria José Guardia Mattar
Patricia Marañon Terrivel

> Quando crianças a termo são colocadas pele a pele com suas mães, no seu abdome, tórax em seus braços, elas muito raramente choram durante os primeiros noventa minutos de vida. (Klaus e Klaus)

Antonia, 39 anos, chegou ao consultório da pediatra com 32 semanas de gestação para consulta de pré-natal. Além de querer saber como se preparar para os primeiros dias de maternidade, gostaria de uma pediatra para acompanhar seu parto, pois já havia passado por dois abortos e uma cesariana. E, quando seu primeiro filho nasceu, logo após o parto, o levaram diretamente para ser examinado e pesado e, depois, para o berçário, devido à hipotermia, sem ter sido mostrado a ela. Teve também muita dificuldade com a amamentação nos primeiros dias, com desmame aos 15 dias.

A pediatra explicou sobre a importância do contato pele a pele que, além de aumentar o vínculo, protege o bebê em relação à hipotermia, coloniza o recém-nascido (RN) com a microbiota materna e aumenta as chances de sucesso na amamentação.

Algumas semanas depois, em maio de 2019, no segundo parto cesariana, foi realizado o clampeamento oportuno, o RN foi colocado sobre o colo da mãe embaixo do campo cirúrgico e com 10 minutos de vida já começou a mamar. Uma hora após o nascimento, foi levado ao berço aquecido, examinado e pesado. O RN não teve hipotermia como o irmão, não precisou ser levado ao berçário e ficou com a mãe o tempo todo.

Antonia amamentou sua filha Giulie até 1 ano e meio e não teve problemas com o aleitamento desde o começo. Ela sempre comenta com amigas e familiares:

> As pessoas dizem que, quando o parto é por cesariana, a mãe não pode colocar seu filho em seus braços logo ao nascer. Ainda bem que procurei a pediatra na consulta pré-natal. Ela me explicou tudo e disse que estaria comigo e que iria colocar minha filha nos meus

braços assim que nascesse. E foi assim, depois de dois abortos e um parto cesárea, que só vi meu filho no berçário, pude pegar a Giulie em meus braços quando ela saiu diretamente da minha barriga. Assim estabelecemos nosso vínculo naquele primeiro minuto de vida dela e graças a isso consegui amamentar por tanto tempo conforme queria.

Histórico

Há mais de três décadas, a Organização Mundial da Saúde (OMS) e o Fundo de Emergência Internacional das Nações Unidas para a Infância (UNICEF) se preocupam com a promoção, a proteção e o apoio ao aleitamento materno (AM), papel fundamental dos serviços materno--infantis, e muitas normas e práticas de cuidados às mães e aos RN são medidas promissoras para aumentar a prevalência e a duração da amamentação.[1]

Em 1991, a Iniciativa Hospital Amigo da Criança (IHAC) foi lançada nos países-membros da Organização das Nações Unidas (ONU) para assegurar a prática do AM e a prevenção do desmame precoce hospitalar. O Brasil foi um dos 12 países escolhidos para implantar essa iniciativa. Entre os dez passos para o sucesso do AM recomendados pela IHAC, destaca-se o quarto, que "consiste em colocar os bebês em contato pele a pele com suas mães imediatamente após o parto, por no mínimo 1 hora, encorajando-as a reconhecer quando seus bebês estão prontos para serem amamentados".

Trata-se de uma prática essencial para a promoção e o incentivo ao AM.[1,2] Em 24 de junho de 2011, foi publicada a Portaria n. 1.459, instituindo a Rede Cegonha no âmbito do Sistema Único de Saúde (SUS), com os objetivos de promover a implementação de um novo modelo de atenção à saúde da mulher e da criança com foco na atenção ao seu parto, nascimento, crescimento e desenvolvimento; organizar a Rede de Atenção à Saúde Materna e Infantil para que esta garanta acesso, acolhimento e resolutividade; e reduzir a mortalidade materno-infantil com ênfase no componente neonatal. Um dos itens do monitoramento foi o contato pele a pele precoce para todas as maternidades pertencentes à rede.[3]

O Ministério da Saúde, em 22 de maio de 2014, publicou a Portaria n. 1.153, que redefiniu os critérios de habilitação da IHAC como estratégia de promoção, proteção e apoio ao AM e à saúde integral. Nessa época, também publicou a Portaria n. 371, em 7 de maio de 2014, instituindo diretrizes para a organização da atenção integral e humanizada ao RN no SUS. Nela, o art. 4º recomenda para RN a termo, com respiração e tônus normais, os seguintes procedimentos:

> Assegurar o contato pele a pele imediato e contínuo, colocando o RN sobre o abdome ou tórax da mãe de acordo com sua vontade, de bruços e cobri-lo com uma coberta seca e aquecida, verificar a temperatura do ambiente que deverá estar em torno de 26 graus, para evitar a perda de calor; proceder ao clampeamento oportuno do cordão umbilical, após cessadas suas pulsações (aproximadamente de 1 a 3 minutos), exceto em casos de mães isoimunizadas, HIV ou HTLV- positivas, quando o clampeamento deve ser imediato; estimular o aleitamento materno na 1ª hora de vida, exceto em casos de mães HIV ou HTLV-positivas, postergando os procedimentos de rotina do recém-nascido nessa 1ª hora de vida. Entende-se como procedimentos de rotina: exame físico, pesagem e outras medidas antropométricas, profilaxia da oftalmia neonatal, vitamina K e vacinação, entre outros. (Ministério da Saúde, 2014)[4,5]

Ao longo dos anos, foram publicadas diversas políticas baseadas nas evidências referentes aos cuidados materno-infantis, como a Política Nacional de Atenção Integral à Saúde da Criança (PNAISC),[6] em 2015, cujo segundo eixo estratégico é o AM e a alimentação complementar, contexto no qual uma das ações de implementação é a IHAC; o programa Aprimoramento e Inovação no Cuidado e Ensino em Obstetrícia e Neonatologia (APICE-ON),[7] em 2017, que é uma estratégia de indução e articulação de ações para promover a qualificação de serviços, com foco em hospitais com atividades de ensino, tornando-os referência nas melhores práticas de atenção, cuidado ao parto e nascimento, com incorporação de modelos como o clampeamento oportuno do cordão umbilical, contato pele a pele e amamentação na 1ª hora garantidos, pontos estes que também foram recomendados no documento científico da Sociedade Brasileira de Pediatria (SBP), "Nascimento Seguro", em abril de 2018.[8]

Em 2016, a OMS convocou um grupo de desenvolvimento de diretrizes para redigir o documento: "Protegendo, promovendo e apoiando a amamentação em instituições que prestam serviços de maternidade e de recém-nascidos", divulgado em 2017. Após ampla consulta e a incorporação de contribuições e sugestões ao documento, sua revisão final foi publicada em 2018, contendo a última versão dos dez passos da IHAC, sendo o quarto passo discutido como: "Facilitar o contato pele a pele imediato e ininterrupto e apoiar as mães a iniciar a amamentação o quanto antes após o nascimento".[9]

Contato pele a pele/*golden hour*

Nas primeiras horas após o nascimento, a maioria dos RN saudáveis se move instintivamente até o seio da mãe e inicia a amamentação por conta própria. As pesquisas demonstraram que o contato pele a pele evoca no bebê comportamentos neurológicos ou reflexos que o levarão a iniciar um processo único de busca ativa do seio, garantindo a satisfação das suas necessidades biológicas básicas.

Existe uma intervenção simples, fácil, barata, imediata, eficaz e geralmente muito gratificante para os pais, capaz de influenciar positivamente o início precoce e o estabelecimento da amamentação: o contato pele a pele, conforme descrito a seguir.

Os nove estágios do contato pele a pele[10]

- Estágio 1 – o choro do parto: ocorre assim que o bebê nasce, quando seus pulmões se expandem pela primeira vez.
- Estágio 2 – relaxamento: ao nascer, e após um choro inicial característico, o RN colocado no peito da mãe entra em um estágio de relaxamento, necessário para se "recuperar" do nascimento. Durante esse estágio, o RN não exibe nenhum movimento da boca e as suas mãos estão relaxadas.
- Estágio 3 – despertar: depois de alguns minutos de relaxamento, o bebê pouco a pouco despertará ao mundo, com pequenos movimentos da cabeça, abrindo os olhos, mexendo a boca e os ombros.
- Estágio 4 – atividade: durante esse estágio, o RN começa a fazer movimentos crescentes da boca e sucção enquanto o reflexo de busca começa a se tornar mais óbvio.
- Estágio 5 – descanso: ao longo dessa caminhada, o bebê poderá descansar a qualquer momento entre os períodos de atividade. Às vezes, isso pode ser confundido com o fato de ele não ter energia o suficiente para conseguir chegar ao seio e se alimentar, quando, na verdade, precisa desses descansos ao longo da busca.
- Estágio 6 – rastejo: à medida que o nível de atividade do bebê aumenta, ele começa a mexer as pernas, talvez levantar os joelhos e se mover ou rastejar em direção ao seio. Essa "caminhada" pode também acontecer através de pulos ou com o bebê se deixando escorregar.
- Estágio 7 – familiarização: uma vez que o RN encontra o seio, ele se familiariza com o corpo de sua mãe e com seus seios, tocando-os e massageando-os. Esse período de familiarização pode durar um bom tempo e é preciso, e, por isso, o RN não deve ser apressado. Às vezes, é tentador ajudar o bebê a pegar o seio nesse momento, mas é importante ter paciência para promover essa busca ativa, pois ela representa uma etapa única no despertar do bebê.

- Estágio 8 – sucção: finalmente, o bebê pegará o seio por conta própria e começará a sugar. Essa primeira experiência com a aprendizagem da amamentação geralmente acontece por volta do final da 1ª hora ou 1ª hora e meia de vida. Se a mãe passou por analgesia/anestesia durante o trabalho de parto, pode levar mais tempo em contato pele a pele para o bebê completar os estágios e começar a sugar.
- Estágio 9 – sono: uma vez que o bebê tenha mamado por um bom período, ele soltará o seio, e, muitas vezes, tanto a mãe quanto o bebê acabarão caindo em um sono gostoso e profundo. O bebê geralmente adormecerá entre 1 hora e meia e 2 horas após o nascimento.

O fenômeno do rastreamento da mama (*breast crawl*), que beneficia mães e RN, está associado aos órgãos dos sentidos e ao sistema nervoso central, motor e neuroendócrino, todos direta ou indiretamente ajudando o bebê a se movimentar, facilitando sua sobrevida no novo mundo. Com o olfato, a visão e o tato aproveitando a fase de alerta, e com os movimentos orofaciais, ele estabelece a preensão do complexo mamilo-areolar e inicia a sucção.

Todo RN em boas condições, quando colocado sobre o abdome materno logo após o nascimento, tem a habilidade de encontrar por si próprio a mama e decidir quando iniciar a primeira mamada. Esse movimento de rastejar pode demorar até 10 minutos, a primeira mamada poderá ocorrer dentro de 30 a 60 minutos e as sucções são efetivas, em média, por 20 minutos.

O início precoce da amamentação é fundamental para a sobrevivência do RN e para o sucesso da amamentação em longo prazo. Quando há atraso da primeira mamada, consequências fatais podem ocorrer. De acordo com uma metanálise de quatro países incluindo 130 mil RN amamentados, foi observado que aqueles que iniciaram a mamada entre 2 e 23 horas de vida tiveram risco 33% maior de morrer do que aqueles que iniciaram na 1ª hora. Entre os RN que iniciaram a mamada 24 horas ou mais após o nascimento, o risco foi duas vezes maior.[11]

Em 2017, de acordo com a OMS e o Unicef, 78 milhões de bebês não iniciaram a amamentação na 1ª hora de vida. Nos países mais desenvolvidos, essa taxa chega aos 21%, enquanto nos países subdesenvolvidos é de apenas 4%. Esse intervalo significa que 2,6 milhões de crianças nos países desenvolvidos perdem os benefícios da amamentação.[11]

Por isso, a OMS e o Unicef recomendam que os bebês não sejam afastados das mães depois do nascimento (infelizmente, uma prática ainda comum), que seja realizado o contato pele a pele entre mãe e bebê logo ao nascimento e mantido durante a internação, e que os profissionais envolvidos, desde a sala de parto até a alta hospitalar, orientem e resolvam os problemas de amamentação.[11]

Vantagens do contato pele a pele

O contato pele a pele é definido como a prática de colocar bebês em contato direto com suas mães ou outros cuidadores com a pele ventral do bebê de frente e tocando a pele ventral da mãe/cuidador (peito a tórax). O bebê normalmente está nu ou vestido apenas com uma fralda para maximizar o contato, e a díade é coberta com cobertores preaquecidos, deixando a cabeça do bebê exposta.

O contato pele a pele constitui um método que oferece estabilidade fisiológica para RN e benefícios para as mães, logo após o nascimento, como estabilização da temperatura corporal do RN, com prevenção da hipotermia,[12,13] diminuição do choro e estabilidade cardiorrespiratória, especialmente em RN prematuros tardios,[14] diminuindo a dor quando abraçados por mães e pais (orienta-se a aplicação da vitamina K e da vacina da hepatite durante a amamentação do bebê).[15,16]

Em bebês prematuros, o contato pele a pele demonstrou resultar em melhor maturação autonômica e neurocomportamental, desenvolvimento cerebral, estabilidade cardiorrespiratória e adaptação gastrintestinal, padrões de sono mais repousantes, menos choro e melhor crescimento.[16]

O contato pele a pele também beneficia as mães. Imediatamente após o nascimento, o estresse (a preocupação da mãe em relação ao RN quando ela o vê em seu colo) e a hemorragia pós-parto diminuem. Em um estudo randomizado que analisou a relação entre contato pele a pele, depressão e estresse materno, tanto os escores de depressão quanto as concentrações de cortisol salivar foram menores durante o 1º mês entre mães pós-parto que forneceram o contato em comparação àquelas que não o fizeram.[17]

Embora a colonização bacteriana comece quando o feto está na parte inferior do útero, a microbiota intestinal do bebê é consolidada após o nascimento. O estabelecimento de uma microbiota intestinal estável geralmente acompanha duas grandes transições na infância. A primeira ocorre logo após o nascimento, durante a lactação e o contato pele a pele, e resulta no domínio da microbiota intestinal por *Bifidobacterium*.[18] A definição precoce da microbiota intestinal é afetada por vários fatores, como modo de parto (parto cesariana *versus* parto vaginal), leite materno *versus* alimentação com fórmula, uso de antibióticos, momento da introdução de alimentos sólidos e interrupção da alimentação com leite. Além disso, a colonização bacteriana intestinal tem efeitos profundos no desenvolvimento e na fisiologia do sistema imunológico do hospedeiro no início da vida e afeta a saúde e a doença na vida adulta. O microbioma da primeira infância está relacionado com a capacidade de exercer influência na saúde e no desenvolvimento humano em longo prazo.[18]

Considerações finais

O contato pele a pele, desde a década de 1990, mostra ser uma medida fundamental para a estabilização cardiorrespiratória, a manutenção da temperatura corporal do RN, a colonização com a flora materna para estabelecer o microbioma, além de favorecer a primeira mamada na *golden hour*. Essas medidas simples estão relacionadas com o sucesso e o prolongamento do AM.

Passo a passo do contato pele a pele (parto vaginal e cesariana)

1. Nascimento (Figura 5.1).
2. Secar e estimular para a primeira respiração/choro e avaliar o RN.
3. Se o RN estiver estável, colocar pele a pele com o cordão conectado (com opção de cordão de leite). Prender o cordão 1 a 3 minutos ou após o parto da placenta e reavaliar o RN para permitir a transição circulatória fisiológica.
4. Continuar a secar o RN inteiro, exceto as mãos, para permitir que o bebê sugue as mãos banhadas em líquido amniótico (que tem cheiro e gosto semelhantes ao do colostro), o que facilita o enraizamento e a primeira mamada.
5. Cobrir a cabeça com gorro (opcional) e colocar cobertores preaquecidos para cobrir o corpo do RN no peito da mãe, deixando o rosto exposto.
6. Avaliar as pontuações de Apgar em 1 e 5 minutos.
7. Substituir os cobertores molhados e a touca por cobertores quentes e secos e outra touca.
8. Auxiliar e apoiar a amamentação.

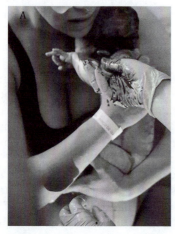
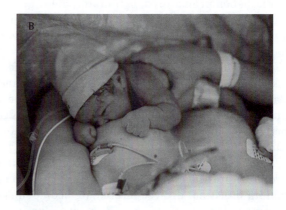

Figura 5.1 – *A. Parto vaginal. B. Parto cesariana.*
Fonte: Arquivo pessoal da Dra. Patricia Marañon Terrivel.

Componentes do posicionamento seguro para o RN no contato pele a pele

1. O rosto do bebê pode ser visto.
2. A cabeça do bebê está na posição de "cheirar".
3. O nariz e a boca do bebê não estão cobertos.
4. A cabeça do bebê está virada de lado.
5. O pescoço do bebê está reto, não dobrado.
6. Ombros e peito do bebê próximos ao rosto da mãe.
7. As pernas do bebê estão flexionadas.
8. As costas do bebê estão cobertas com cobertores.
9. A díade mãe-bebê é monitorada continuamente pela equipe no ambiente de parto e regularmente na unidade pós-parto.
10. Quando a mãe quiser dormir, o bebê deverá ser colocado no berço ou com outra pessoa de apoio que esteja acordada e alerta.

A 1ª hora após o nascimento é um período sensível e uma experiência preciosa, tanto para o bebê quanto para a mãe.

O contato pele a pele é uma prática importante, baseada em evidências, que faz parte das políticas de saúde e que deve ser incentivado e protegido pelos profissionais que atendem a díade mãe-RN durante todo o processo do parto.

O contato pele a pele precoce, o clampeamento oportuno de cordão e a amamentação na 1ª hora de vida são práticas integradas à mãe e ao RN que salvam vidas.

Referências bibliográficas

1. Brasil. Ministério da Saúde. Secretaria de Atenção à Saúde. Departamento de Ações Programáticas Estratégicas. Bases para a discussão da Política Nacional de Promoção, Proteção e Apoio ao Aleitamento Materno. Brasília: MS; 2017.
2. Lamounier JA, Chaves RG, Rego MAS, Bouzada MCF. Iniciativa Hospital Amigo da Criança: 25 anos de experiência no Brasil. Rev Paul Pediatr. 2019; 37(4) [Epub].

3. Brasil. Ministério da Saúde. Portaria n. 1.459, de 24 de junho de 2011. Institui, no âmbito do Sistema Único de Saúde – SUS – a Rede Cegonha. Diário Oficial da União, Poder Executivo. Brasília: MS; 27 jun. 2011. p. 109. Disponível em: http://bvsms.saude.gov.br/bvs/saudelegis/gm/2011/prt1459_24_06_2011.html. Acesso em: 9 jul. 2020.
4. Brasil. Ministério da Saúde. Portaria n. 1.153, de 22 de maio de 2014. Redefine os critérios de habilitação da iniciativa hospital amigo da criança, como estratégia de promoção, proteção e apoio ao aleitamento materno e à saúde integral da criança e da mulher, no âmbito do Sistema Único de Saúde. Brasília; MS; 2014. Disponível em: http://bvsms.saude.gov.br/bvs/saudelegis/gm/2014. Acesso em: 9 jul. 2020.
5. Brasil. Ministério da Saúde. Portaria n. 371, de 7 de maio de 2014. Institui diretrizes para a organização da atenção integral e humanizada ao recém-nascido no Sistema Único de Saúde. Brasília; MS; 2014. Disponível em: http://bvsms.saude.gov.br/bvs/saudelegis/gm/2014. Acesso em: 9 jul. 2020.
6. Brasil. Ministério da Saúde. Portaria n. 1.130, de 5 de agosto de 2015. Institui a Política Nacional de Atenção Integral à Saúde da Criança (PNAISC) no âmbito do Sistema Único de Saúde (SUS). Brasília: Diário Oficial da União, Poder Executivo; 6 ago. 2015. p. 37. Disponível em: http://www.poderesaude.com.br/novosite/images/publicacoes_06.08.2015-I.pdf. Acesso em: 9 jul. 2020
7. Brasil. Ministério da Saúde. Secretaria de Atenção à Saúde. Departamento de Ações Programáticas Estratégicas. Coordenação Geral de Saúde das Mulheres – DAPES/SAS/MS pode ser acessada, na íntegra, na Biblioteca Virtual em Saúde do Ministério da Saúde. Revista APICE-ON. 2017.
8. Sociedade Brasileira de Pediatria. Departamento Científico de Neonatologia. Documento Científico [on-line]. Nascimento seguro. São Paulo: SBP; 2018. Disponível em: https://www.sbp.com.br/fileadmin/user_upload/Neonatologia_-_20880b-DC_-_Nascimento_seguro__003_.pdf. Acesso em: 20 set. 2020.
9. WHO. Implementation guidance: protecting, promoting and supporting breastfeeding in facilities providing maternity and newborn services – the revised Baby-friendly Hospital Initiative. Geneva: World Health Organization; 2018.
10. Widström AM, Brimdyr K, Svensson K, Cadwell K, Nissen E. Skin-to-skin contact the first hour after birth, underlying implications and clinical practice. Acta Paediatr. 2019 Jul; 108(7):1192-204.
11. Unicef, WHO. Capture the moment – early initiation of breastfeeding: The best start for every newborn. New York: Unicef; 2018
12. Nimbalkar SM, Patel VK, Patel DV, Nimbalkar AS, Sethi A, Phatak A. Efeito do contato pele a pele precoce após parto normal na incidência de hipotermia em neonatos com mais de 1.800 g: ensaio de controle randomizado. J Perinatol. 2014; 34(5):364-8.
13. Moore ER, Anderson GC. Ensaio controlado randomizado de contato pele a pele precoce mãe bebê e estado de amamentação. J Saúde Feminina de Obstetrícia. 2007; 52(2):116-25.
14. Moore ER, Anderson GC, Bergman N, Dowswell. Contato pele a pele precoce para mães e seus bebês recém-nascidos saudáveis. Cochrane Database Syst Rev. 2012; 5.
15. Johnston C, Campbell-Yeo M, Fernandes A, Inglis D, Streiner D, Zee R. Cuidados pele a pele para dor durante o procedimento em neonatos. Cochrane Database Syst Rev. 2014.
16. Castral TC, Warnock F, Leite AM, Haas VJ, Scochi CG. Os efeitos do contato pele a pele durante a dor aguda em recém-nascidos prematuros. Eur J Pain. 2008; 12(4):464-71.
17. Mörelius E, Örtenstrand A, Theodorsson E, Frostell A. Um ensaio randomizado de contato pele a pele contínuo após o nascimento prematuro e os efeitos sobre o cortisol salivar, estresse parental, depressão e amamentação. Early Hum Dev. 2015; 91(1):63-70.
18. Stiemsma LT, Michels KB. The role of the microbiome in the developmental origins of health and disease. Pediatrics April. 2018; 141(4).

Capítulo 6

Na unidade neonatal

Mônica Aparecida Pessoto
Nadia Sandra Orozco Vargas
Virginia Spinola Quintal

> Ser mãe de prematuro é ser pega pela surpresa e o despreparo.
> É tirar leite na máquina. É ver o leite entrando pela sonda.
> E torcer pela quantidade aumentar todo dia.
> Lutadoras, perseverantes, resilientes, frágeis, mas com uma força absurda.
> Assim são as mães dos bebês que nascem antes.
> (Autora desconhecida)

T.N.S., nascido com 30 semanas, mãe de 25 anos, primigesta, pré-natal com seis consultas, exames e sorologias normais, apresentou doença hipertensiva específica da gestação. Evoluiu para parto cesariano devido à bolsa rota por 20 horas e pré-eclâmpsia. Recém-nascido (RN) do sexo masculino, peso ao nascer de 1.200 g e Apgar 6/8/9. Necessitou de manobras de reanimação ao nascimento com recuperação rápida. Encaminhado à unidade de terapia intensiva neonatal (UTIN), foi colocado em suporte ventilatório (CPAP) sem sinais de síndrome do desconforto respiratório. A princípio, ficou em jejum, recebeu nutrição parenteral prolongada (NPP) e antibioticoterapia, por meio de cateterização percutânea. Evoluiu com estabilidade clínica, sendo no 3º dia de vida iniciada a dieta enteral. Como sua mãe não estava presente na UTI, foi optado por ofertar fórmula láctea, volume de 1 mL por sonda orogástrica de 3/3 horas. A dieta foi bem tolerada no início, com aumento do volume até o 6º dia de vida, quando apresentou piora clínica. Feito diagnóstico de enterocolite necrosante, sua radiografia de abdome mostrou pneumoperitônio, sendo submetido à laparotomia exploradora, por uma perfuração intestinal. Voltou a ficar em jejum, receber NPP e antibióticos. Somente com 21 dias de vida foi possível a reintrodução da dieta, dessa vez com LM exclusivo. A mãe foi encaminhada ao Banco de Leite Humano (BLH), onde seu leite foi coletado e encaminhado para a UTI para ser ofertado por gavagem. Essa dieta foi muito bem tolerada, sendo possível atingir em poucos dias a dieta enteral plena, com suspensão da NPP. Do ponto de vista hemodinâmico, não precisou de medicações vasoativas, foi extubado logo após a cirurgia, e, com 26 dias de vida, transferido para a unidade de cuidados neonatais intermediários, onde se deu continuidade à realização do método canguru e à transição da dieta da sonda ao peito. Seguiu com o LM, recebeu todo o suporte da fonoaudióloga e de toda a equipe multidisciplinar com o objetivo de alta em curto prazo.

Unidade de terapia intensiva neonatal

O leite materno (LM) é reconhecido como o melhor alimento para a criança. Os benefícios do leite humano e os riscos de não o receber foram bem estudados e são universalmente reconhecidos,[1] inclusive para RN prematuros internados nas unidades neonatais.[2,3] Para essas crianças, os principais benefícios do LM são menor risco de enterocolite necrosante, de retinopatia da prematuridade e melhor desenvolvimento cognitivo. O LM não apenas transfere imunidade, mas também modula a trajetória e o desenvolvimento do sistema imunológico, seleciona o microbioma intestinal e, em consequência, propicia menor risco de infecção.[2,3]

Entretanto, apesar de todos esses benefícios, os RN que necessitam de cuidados especiais, como os pré-termos, os de muito baixo peso ao nascer, os com cardiopatia, pneumopatia, alterações neurológicas ou com malformações congênitas têm maior risco de não receber o LM durante a internação e na alta hospitalar.[2,4]

Desse modo, é necessário que os serviços de neonatologia, juntamente com os BLH, tenham protocolos e diretrizes direcionados para o sucesso da amamentação, com uma equipe multiprofissional especialmente treinada e empenhada nas questões do aleitamento materno (AM) para prematuros e outros RN em situações especiais.[2,3,5]

A amamentação tem início muito antes de a criança ter condições de sugar diretamente no peito. O processo se inicia no acolhimento da família dentro da UTIN, estabelecendo estratégias que facilitem a presença da mãe junto ao RN, o início precoce do contato pele a pele, a participação da mãe nos cuidados com o neonato, a extração do seu leite e a alimentação da criança com esse leite. Essas ações auxiliam no fortalecimento do vínculo mãe-filho, na segurança dos cuidados com a criança, contribuindo com o estabelecimento e o progresso para o AM.[2,3]

Os pais relacionam muitos fatores capazes de facilitar ou dificultar a amamentação na unidade neonatal.

Os fatores que podem contribuir para que algumas mães enfrentem dificuldades ou se sintam desencorajadas a amamentar, comprometendo intensamente a produção láctea, incluem: internação com separação prolongada de seu filho; ansiedade relacionada com a condição clínica da criança; desconhecimento sobre as vantagens e o manejo do AM nos RN de risco; falta de motivação e de informação sobre a lactação; inabilidade na extração do leite; falta de apoio familiar; problemas socioeconômicos; problemas de saúde e atitudes negativas da equipe de saúde com relação ao processo de aleitamento.[2,3,5]

As condições que mais favorecem o aleitamento são as informações claras e objetivas sobre os benefícios do LM e as técnicas de extração láctea, o reforço contínuo e positivo sobre a motivação materna e a padronização das rotinas da unidade neonatal vinculadas com as necessidades dos pais.[5]

As estratégias empregadas nesses casos compreendem orientações à mãe, já nas primeiras horas após o parto, a respeito da importância do AM, técnicas para extração láctea, armazenamento e transporte do LM.[2,3]

Atitudes como propiciar um ambiente tranquilo, agradável e silencioso, saber ouvir e esclarecer as dúvidas e expectativas maternas, explicar todos os procedimentos e as dificuldades, oferecer livre acesso à unidade neonatal, o cuidar e o toque, e permitir o contato pele a pele são essenciais para que a mãe fique menos ansiosa, mais tranquila, participativa e preparada para manter a lactação e iniciar a amamentação.[3]

Para ajudar a mãe na amamentação, é importante auxiliá-la a manter a lactação e a evitar a involução do tecido mamário durante o período em que a criança está impossibilitada de mamar ao seio.[2]

Para isso, é necessário estimular as mamas e extrair frequentemente o leite, ação que deve começar o mais precocemente possível. O atraso no início da expressão mamária e a inibição da ejeção de leite em decorrência da ansiedade e preocupação com o RN podem determinar insuficiência láctea.[2] Recomenda-se que a extração seja iniciada nas primeiras 6 horas após o parto, de preferência logo na primeira hora. Esse início precoce determina lactação mais efetiva e prolongada.[6] De preferência, a frequência da retirada do leite deve ser similar ao número de mamadas diárias de um RN a termo, no mínimo seis vezes ao dia, com o objetivo de estimular a liberação de prolactina e permitir a produção prolongada de quantidade de LM.[2,3] Nos primeiros dias pós-parto, deve ser realizada por 10 a 15 minutos em cada mama e, após a apojadura, mantida até os 2 minutos seguintes à extração das últimas gotas de leite, o que pode determinar um tempo total de expressão de 20 a 30 minutos.[2,6] O método de extração deve ser aquele a que a mãe melhor se adaptar, para garantir o adequado esvaziamento da mama. Pode ser feita por extração manual ou com auxílio de bomba de extração.[3,6-8]

Considera-se que uma produção de leite de 500 mL/dia ou 3.500 mL/semana seja uma meta adequada para preencher as necessidades nutricionais do RN por ocasião da alta da unidade neonatal.[2]

Todo leite extraído deve ter garantido um controle rígido de qualidade para que seja um produto seguro do ponto de vista microbiológico e adequado do ponto de vista nutricional.[8] Para tanto, é necessário seguir todas as normas sanitárias na extração, no armazenamento, no processamento e na distribuição do LM.[8] O leite cru, se mantido refrigerado, pode ser administrado em até 12 horas, e o pasteurizado por até 6 meses.[8] Nas situações de produção láctea insuficiente por parte da mãe, pode ser necessária a complementação alimentar com leite humano pasteurizado de doadora, selecionado pela equipe do banco de leite.[8]

Para uma lactação mais efetiva, é importante que a mãe esteja relaxada, tranquila, que possa realizar a extração láctea à beira do leito e o contato pele a pele.[3,7,9] A possibilidade dos cuidados do método canguru, com a garantia do contato pele a pele por maior tempo possível, também está associada à maior produção láctea e a maiores taxas de AM na alta hospitalar e por tempo prolongado.[9]

A permanência da mãe no hospital é importante para acompanhar o filho na fase crítica da internação na unidade neonatal e, sempre que se detectar que a mãe está ausente, fragilizada ou com dificuldade de interação com a criança, é essencial o apoio da equipe e, se necessário, o seguimento psicológico para que ela se fortaleça e volte a ter condições de se dedicar aos cuidados com o neonato e com a extração láctea.[3]

Outra prática importante é a da imunoterapia orofaríngea de colostro, também conhecida como colostroterapia. Além do potencial efeito na imunidade do RN, tem a vantagem de melhorar as taxas de AM na alta hospitalar. Esse efeito provavelmente decorre do envolvimento materno, do fortalecimento da interação mãe-filho e do comprometimento em fornecer o colostro para a criança, mesmo em um momento de manuseio mínimo.[10]

Unidade de cuidados intermediários: convencional e canguru

A linha de cuidado neonatal, preconizada pela Portaria n. 930/2012, estabelece o cuidado humanizado progressivo neonatal conforme a complexidade, desde a UTIN até a unidade de cuidados intermediários convencional (UCINco) e a unidade de cuidados intermediários canguru (UCINca).

Os neonatos elegíveis para essas unidades são aqueles que saíram da fase crítica, ou seja, os que já foram extubados e que recebem apenas oxigênio inalatório ou por meio de cateter nasal, com estabilidade hemodinâmica, completando esquemas de antibioticoterapia e, sob o ponto de vista nutricional, com boa tolerabilidade da dieta via enteral e, preferencialmente, com LM.[11]

Na UCIN, serão realizados o desmame total de oxigênio e a finalização da transição da nutrição parenteral para a enteral plena. Nesse contexto, alguns cuidados são necessários, ou seja, o monitoramento da oximetria de pulso e a observação da tolerância alimentar e de ganho de peso. Neonatos com evolução favorável terão aumentos progressivos do volume de leite ofertado e poderão iniciar a transição da alimentação via sonda para a via oral, e ao seio materno, chegando à tão sonhada amamentação exclusiva na alta hospitalar.[12]

O cuidado neonatal deve priorizar a importância da oferta do LM da própria mãe para o sucesso da evolução clínica e o desfecho final de um neonato que foi muito grave e, atualmente, encontra-se em vias de alta hospitalar.[11]

O método canguru é um tipo de assistência neonatal que implica colocar o prematuro em contato pele a pele com os pais. Criado em Bogotá, na Colômbia, surgiu em resposta à busca de uma solução para a superlotação das unidades neonatais. Estudos subsequentes apontaram que a presença contínua da mãe junto ao bebê, além de garantir calor e LM, trazia inúmeras vantagens, como a promoção do vínculo indispensável para a qualidade de vida e sobrevivência do neonato após a alta.[3,9]

O método faz parte da assistência neonatal humanizada, lançada em 1999, e está centrado no cuidado de como devem ser o manuseio do bebê, a atenção às necessidades individuais, os cuidados com luz, som, dor, o acolhimento à família e o acompanhamento ambulatorial após a alta do paciente. Reforça a importância dos cuidados maternos para a recuperação dos neonatos reduzindo, consequentemente, a morbimortalidade neonatal e melhorando a qualidade de vida dos neonatos de baixo peso, prematuros e/ou gravemente enfermos.[3]

Os estudos destacam também a importância do contato pele a pele do RN com os pais. Ao ser colocado diretamente sobre o tórax materno, terá um melhor desenvolvimento, enquanto a separação prolongada e a demora em receber o leite da própria mãe podem constituir fatores de risco para atraso no desenvolvimento e sequelas neurológicas.[3]

Os RN pré-termo são extremamente frágeis e vulneráveis aos agravos da saúde, considerando a imaturidade dos sistemas, o que favorece a entrada dos microrganismos patogênicos que podem causar disfunção na sua adaptação corporal ao ambiente externo. Nesse sentido, o AM é um fator de proteção de agravos nessa faixa etária, devendo ser ofertado desde as primeiras horas de vida, ainda na UTIN, na forma de colostro, que oferece os componentes necessários para a manutenção da vida do neonato.[2,3,10]

O aleitamento tem um papel muito importante no desenvolvimento neonatal e no estabelecimento da microbiota intestinal. Nesse contexto, a administração orofaríngea do LM auxilia na maturação do trato gastrintestinal e protege o neonato contra as infecções. O uso de LM exclusivo propicia o crescimento de *Bifidobacterias* protetoras no trato gastrintestinal do neonato.[10]

Na UCIN, a mãe deve continuar a extrair o leite com atenção às boas normas de assepsia, armazenamento em refrigeração, fracionamento e manuseio, para posterior administração por gavagem. Assim que possível, o neonato pode iniciar a transição da alimentação da gavagem para a alimentação ao seio com acompanhamento constante de uma equipe multidisciplinar capacitada em AM em situações especiais.[3]

Entretanto, alguns RN podem apresentar disfunções orais, exigindo alguns dias de prática para desenvolver um padrão mais organizado da sucção/deglutição. A disfunção oral pode alterar as condições da pega e da retirada do leite pelo neonato em fase de aprendizagem, resultando em uma mamada insatisfatória. Nesses casos, idealmente, são importantes a avaliação e o seguimento por um fonoaudiólogo, que poderá desenvolver um programa individualizado de intervenção oral e acompanhamento da mãe/bebê conjuntamente ao atendimento pediátrico, com orientações para resolução dos problemas específicos de cada caso.[3] Durante a permanência do neonato nessa unidade, é fundamental a atuação da equipe multidisciplinar, envolvendo os profissionais das equipes médica, de enfermagem, do BLH, fisioterapia, fonoaudiologia, terapia ocupacional, nutrição e serviço social.[3]

Alojamento conjunto

O conceito dos primeiros 1.000 dias surge com as evidências apresentadas na Série *Lancet* de 2008 ao identificar esse período, que começa após a concepção, como uma janela de oportunidades para melhorar a saúde dos indivíduos. Assim, Victora *et al.*, baseados em evidências científicas, propõem estratégias de saúde pública para intervenções altamente efetivas para a redução da desnutrição e favorecimento da saúde da mãe e da criança.[13]

Idealmente, mãe e RN devem permanecer juntos após o parto. Na 1ª hora após o parto, o estado de consciência da mãe e do RN favorece a interação entre eles. Nesse período, portanto, o profissional de saúde deve favorecer ao máximo o contato íntimo, pele a pele, entre ambos evitando procedimentos desnecessários ou que não sejam urgentes (ver Capítulo 5). Assim, após a finalização dos procedimentos de sala de parto, a mãe e o RN devem ir para um local dentro da maternidade que permita a eles ficarem juntos 24 horas por dia até a alta hospitalar. Para isso, foi implantado o sistema de alojamento conjunto nas maternidades.[11]

Desde a década de 1970, o alojamento conjunto (AC) tem sido valorizado e recomendado no mundo inteiro pelas inúmeras vantagens que oferece para a mãe, para a criança, para a família e para a própria instituição. Entre elas, destaca-se o efeito benéfico sobre a prática da amamentação: descida do leite mais rápida, melhor atitude em relação ao AM, tempo mais prolongado de amamentação.[14]

O atendimento oferecido favorece a tranquilidade para as mães que se sentem inseguras quanto ao atendimento prestado aos seus filhos quando não estão ao seu lado. A ansiedade pode inibir a produção de ocitocina, importante para a liberação do LM, enquanto a presença do RN e seu choro costumam estimular o reflexo de ejeção do leite. Desse modo, o AC favorece o estabelecimento efetivo do AM com o apoio, a promoção e a proteção, de acordo com as necessidades da mulher e do RN, respeitando as características individuais.[15]

Outra vantagem do sistema de AC é a amamentação sob livre demanda, também chamada de alimentação guiada pelo bebê, ou seja, a frequência e a duração das mamadas são determinadas pelas necessidades e pelos sinais do bebê. A livre demanda proporciona melhor aproveitamento do colostro, desenvolvimento mais rápido da produção de leite, ganho mais rápido de peso, menos icterícia neonatal, menos ingurgitamento mamário, maior duração do AM e melhor controle e autorregulação, pois os RN aprendem a reconhecer seus sinais de fome e saciedade, com prevenção da obesidade.[16]

Durante a permanência no AC, é fundamental que os pais recebam todo o suporte da equipe de profissionais de saúde e esclareçam suas dúvidas. O médico pediatra e o obstetra são profissionais capazes de agir decisivamente em favor da amamentação, dependendo de sua formação e da maneira como a promovem, protegem e apoiam junto às lactantes. É fundamental que o médico tenha um excelente embasamento teórico-prático do tema, competência clínica e habilidades de aconselhamento, a fim de conseguir estabelecer um bom vínculo com a nutriz.

As principais dificuldades, em geral, ocorrem por erros de técnica de amamentação, que compreende posicionamentos adequados tanto do corpo da mãe quanto do RN, que facilitam o contato adequado da boca da criança em relação ao mamilo e à aréola, para que haja uma boa pega e sucção eficaz, com esvaziamento e sem ferimentos à mama. A dinâmica de sucção e extração do LM, quando se dá de forma correta, facilita o esvaziamento da mama e resulta na produção adequada do LM.[17] No AC, é imprescindível o monitoramento da primeira mamada (do início ao final) por uma pessoa capacitada, que a observe e avalie os sinais de que a amamentação vai bem e suas possíveis dificuldades.[17] Nesse ponto, vale ressaltar a importância da avaliação da língua do RN a fim de detectar uma possível anquiloglossia (ver Capítulo 13).

Outro desafio reside no uso indiscriminado da fórmula láctea como suplementação ao LM no AC. Entre os passos da Iniciativa Hospital Amigo da Criança (IHAC), destaca-se o sexto: "Não dar ao RN nenhum outro alimento ou bebida além do LM, a não ser que tenha indicação clínica". Essa recomendação refere-se ao uso de alimentação suplementar apenas em situações especiais, como no caso de RN nascido com menos de 1.500 g, ou com menos de 32 semanas de idade gestacional, RN com risco de hipoglicemia em virtude de adaptação metabólica comprometida ou demanda aumentada de glicose, como são os pré-termos, pequenos para idade gestacional ou que tenham experimentado significativo estresse com hipóxia intraparto, aqueles que estão doentes e cujas mães são diabéticas, e se sua glicemia não melhorou com a amamentação.[18] É importante consultar o documento da Organização Mundial da Saúde sobre as razões médicas aceitáveis para o uso de substitutos do LM.[18]

A hipoglicemia é o distúrbio metabólico mais comum no período neonatal. E, embora a triagem de RN de risco e o manejo dos baixos níveis de glicose no sangue nas primeiras horas de vida sejam questões frequentes no cuidado do RN, ainda falta uma definição clara de hipoglicemia neonatal.[19] As observações mostraram que RN saudáveis experimentam hipoglicemia transitória como parte da adaptação normal à vida extrauterina, com um declínio nas concentrações de glicose no sangue para valores abaixo de 30 mg/dL nas primeiras 2 horas de vida. Concentrações extremamente baixas de glicose no sangue podem causar apneia, irritabilidade, letargia, convulsões e danos cerebrais; e a hipoglicemia prolongada ou sintomática pode se correlacionar com déficits de desenvolvimento neurológico.[19] No entanto, a significância em longo prazo dos níveis de glicose transitoriamente baixos e assintomáticos ainda não está bem estabelecida. Faltam evidências para apoiar um valor numérico de glicemia que esteja associado a lesão cerebral ou a alterações no desenvolvimento neurológico.[19]

As diretrizes mais recentes da American Academy of Pediatrics (AAP) e da Pediatric Endocrine Society (PES) recomendam o rastreamento de RN de termo e pré-termo tardio que apresentam sintomas de hipoglicemia, e RN assintomáticos, mas com fator de risco para hipoglicemia nas primeiras 24 a 48 horas de vida.[19] De acordo com as diretrizes da PES, os RN incapazes de manter valores de glicose no sangue pré-prandial > 50 mg/dL nas primeiras 48 horas de vida ou > 60 mg/dL depois disso estão em risco de hipoglicemia persistente e requerem exames complementares antes da alta para casa.[19]

Embora as estratégias se concentrem nas concentrações-alvo de glicose, o objetivo final do manejo consiste em reduzir o risco de lesão cerebral e déficits de neurodesenvolvimento de longo prazo. O início precoce da amamentação é crucial para todos os RN, sendo recomendado na 1ª hora de vida.[14] Para RN assintomáticos, com risco de hipoglicemia neonatal, a AAP recomenda iniciar a alimentação na 1ª hora de vida e realizar a triagem inicial de glicose 30 minutos após a primeira alimentação.[19] A AAP recomenda níveis objetivos de glicose no sangue iguais ou superiores a 45 mg/dL antes das alimentações de rotina e intervenção para glicose no sangue < 40 mg/dL nas primeiras 4 horas de vida e < 45 mg/dL em 4 a 24 horas de vida.[19] A melhor intervenção para hipoglicemia assintomática é aumentar a frequência de alimentação.[19]

Recentemente, a Academy of Breastfeeding Medicine (ABM) publicou recomendações para a prevenção dos distúrbios da glicemia neonatal, incluindo as rotinas que favoreçam o AM, como contato pele a pele precoce, auxílio na pega correta, estimulação da frequência das mamadas em intervalos de 1 hora e meia a 2 horas nas primeiras 24 horas, LM extraído e oferecido após o seio (principalmente em RN prematuros) e leite humano de doadora pasteurizado, oferecidos preferencialmente por meio de um dispositivo de translactação. Será muito importante checar a glicemia antes das mamadas subsequentes até um valor aceitável e estável (> 40 mg/dL) e oferecer cuidados à puérpera e suporte buscando minimizar o estresse emocional e físico.[20]

Outra situação que demanda atenção especial é a perda ponderal dos RN em AC (ver Capítulo 6). É fundamental analisar a evolução do peso conforme o tipo de parto e os dias de vida com as tabelas ou construir a curva desse RN pelo nomograma disponível em <www.newbornweight.org>.

O uso da fórmula láctea nas situações relatadas não deve ser rotina nos serviços, pois a introdução precoce da fórmula, além de induzir ao desmame precoce, poderá favorecer a predisposição à alergia alimentar. A conscientização e a capacitação da equipe e a existência de um BLH terão influência positiva no sucesso desses neonatos, a fim de conseguirem o AM exclusivo.

O sucesso do AM começa na UTI. Os esforços não serão poucos, mas o êxito final é extremamente compensador para a criança, seus pais e toda a família.

Referências bibliográficas

1. Victora CG, Bahl R, Barros AJ, França GV, Horton S, Krasevec J et al.; Lancet Breastfeeding Series Group. Breastfeeding in the 21st century: epidemiology, mechanisms, and lifelong effect. Lancet. 2016 Jan 30; 387(10017):475-90.
2. Nascimento MB, Issler H. Aleitamento materno em prematuros: manejo clínico hospitalar. J Pediatr (Rio J). 2004; 80(5 Suppl.):s163-s172.
3. Brasil. Ministério da Saúde. Secretaria de Atenção à Saúde. Departamento de Ações Programáticas Estratégicas. Atenção humanizada ao recém-nascido: Método Canguru: manual técnico/Ministério da Saúde, Secretaria de Atenção à Saúde, Departamento de Ações Programáticas Estratégicas. 3. ed. Brasília: Ministério da Saúde; 2017.
4. Davanzo R, Monasta L, Ronfani L, Brovedani P, Demarini S; Breastfeeding in Neonatal Intensive Care Unit Study Group. Breastfeeding at NICU discharge: a multicenter Italian study. J Hum Lact. 2013 Aug; 29(3):374-80.
5. Alves E, Magano R, Amorim M, Nogueira C, Silva S. Factors influencing parent reports of facilitators and barriers to human milk supply in neonatal intensive care units. J Hum Lact. 2016 Nov; 32(4):695-703. Epub 2016 Sep 26. Erratum in: J Hum Lact. 2018 Feb;34(1):196.
6. Parker LA, Sullivan S, Krueger C, Mueller M. Association of timing of initiation of breastmilk expression on milk volume and timing of lactogenesis stage II among mothers of very low-birth-weight infants. Breastfeed Med. 2015 Mar; 10(2):84-91. Epub 2015 Feb 6.
7. Becker GE, Cooney F, Smith HA. Methods of milk expression for lactating women. Cochrane Database Syst Rev. 2011 Dec 7;(12):CD006170. Update in: Cochrane Database Syst Rev. 2015;2:CD006170.
8. Brasil. Ministério da Saúde. Fiocruz. Instituto Nacional de Saúde da Mulher, da Criança e do Adolescente Fernandes Figueira. Centro de Referência Nacional para Bancos de Leite Humano. Rede Brasileira de Bancos de Leite Humano (rBLH-BR). Normas técnicas e Manuais. Disponível em:https://rblh.fiocruz.br/normas-tecnicas-e-manuais. Acesso em: 12 out. 2020.
9. Conde-Agudelo A, Díaz-Rossello JL. Kangaroo mother care to reduce morbidity and mortality in low birthweight infants. Cochrane Database of Systematic Reviews. 2016; 8:CD002771.
10. Snyder R, Herdt A, Mejias-Cepeda N, Ladino J, Crowley K, Levy P. A provisão precoce de colostro orofaríngeo leva a amamentações de LM sustentadas em bebês prematuros. Pediatr Neonatol. 2017 Dez; 58(6):534-40. Epub 2017 Maio 10. 28550982.

11. Brasil. Ministério da Saúde. Secretaria de Atenção à Saúde. Departamento de Ações Programáticas Estratégicas. Atenção à saúde do recém-nascido: guia para os profissionais de saúde/Ministério da Saúde, Secretaria de Atenção à Saúde, Departamento de Ações Programáticas Estratégicas. 2. ed. atual. Brasília: Ministério da Saúde; 2014.
12. Medeiros AMC, Oliveira ARM, Fernandes AM, Geysler ASG, Aquino JPS, Rubinick ML, et al. Caracterização da técnica de transição da alimentação por sonda enteral para seio materno em recém-nascidos prematuros. J Soc Bras Fonoaudiol. 2011 Mar; 23(1):57-65.
13. Victora CG, Adair L, Fall C, Hallal PC, Martorell P, Richter L, Sachdev HS; Maternal and Child Undernutrition Study Group. Maternal and child undernutrition: consequences for adult health and human capital. Lancet. 2008 Jan 26; 371(9.609):340-57.
14. World Health Organization. Evidence for the ten steps to successful breast-feeding. Geneva; 1998. Disponível em: http://www.who.int/nutrition/publications/infantfeeding/evidence_ten_step_eng.pdf. Acesso em: 12 out. 2020.
15. Brasil. Ministério da Saúde. Portaria n. 2.068, 21 de outubro de 2016. Diretrizes da atenção integral e humanizada à mulher e ao recém-nascido no Alojamento Conjunto. Brasília; 2016.
16. Brasil. Ministério da Saúde. Secretaria de Atenção à Saúde. Departamento de Atenção Básica. Saúde da criança: aleitamento materno e alimentação complementar/Ministério da Saúde, Secretaria de Atenção à Saúde, Departamento de Atenção Básica. 2. ed. Cadernos de Atenção Básica; n. 23. Brasília: Ministério da Saúde; 2015.
17. Santiago LB, Santiago FGB. Aleitamento materno: técnica, dificuldades e desafios. Residência Pediátrica. 2014; 4(3)(Supl. 1):S23-S30.
18. Organização Mundial de Saúde. Razões médicas aceitáveis para o uso de substitutos do LM. Atualização. Genebra: World Health Organization; 2009. Disponível em: https://apps.who.int/iris/bitstream/handle/10665/69938/WHO_FCH_CAH_09.01_por.pdf. Acesso em: 12 out. 2020.
19. Abramowski A, Ward R, Hamdan AH. Neonatal Hypoglycemia. [Updated 2020 Sep 9]. In: StatPearls [Internet]. Treasure Island (FL): StatPearls Publishing; 2020 Jan. Disponível em: https://www.ncbi.nlm.nih.gov/books/NBK537105/. Acesso em: 12 out. 2020.
20. Kellams A, Harrel C, Omage S, Gregory C, Rosen-Carole C. ABM Clinical Protocol #3: Supplementary Feedings in the Healthy Term Breastfed Neonate, Revised 2017. Breastfeed Med. 2017 May; 12:188-98.

Capítulo 7

Na consulta pediátrica de rotina

Ana Maria Calaça Prigenzi
Isis Dulce Pezzuol

> Quando te vi amei-te já muito antes,
> Tornei a achar-te quando te encontrei.
> Nasci para ti antes de haver o mundo.
> (Fernando Pessoa)

- LO: 55 dias de vida, do sexo feminino.
- QD: dificuldade para mamar.
- HO: 37 anos, primigesta, gravidez não planejada. Relacionamento não estável. Tem um negócio próprio e deixou tudo organizado para ficar com a bebê até 4 meses. Realizou oito consultas de pré-natal, exames e sorologia dentro dos padrões de normalidade, vacinação correta.

Parto cesariana agendado. Idade gestacional (IG): 39 semanas. Apgar: 6-8; Peso: 2.900 g. Apresentou desconforto respiratório ao nascimento e cianose; encaminhada para a unidade de terapia intensiva neonatal (UTIN); contato pele a pele por 3 minutos. Permaneceu 12 horas na UTIN, com oxigênio por cateter; teve hipoglicemia (50 mg/dL) injustificada, sendo ofertada fórmula. Ao seio, sempre sonolenta, com dificuldade para sugar. Alta em 3 dias. Peso de alta: 2.720 g, com prescrição de vitamina D 400 UI e, se necessário, oferecer fórmula de partida. Orientação para consulta com pediatra em 7 dias.

Introdução

Entre os objetivos da puericultura, estão o acolhimento do binômio mãe-bebê, a assistência a todas as crianças de modo integral, a vigilância do crescimento e o monitoramento dos fatores de risco ao nascer e evolutivos.

Os pais têm a oportunidade de influenciar o desenvolvimento dos filhos e ajudá-los a se tornarem adultos mais saudáveis. Isso começa na concepção e segue por 1.000 dias na vida da criança, desde 270 dias de gestação mais os 730 dias dos 2 primeiros anos de vida. É um período de janelas de oportunidades que vão interferir na vida adulta, pois os órgãos estão em formação, os ossos estão se alongando, os músculos se fortalecendo e o cérebro ganhando volume (atinge 70% do tamanho final no segundo ano).[1]

O estímulo ao aleitamento materno exclusivo (AME), em livre demanda deverá ser apoiado e orientado, desde a sala de parto até o 6º mês de vida. A seguir, o aleitamento é complementado com a introdução da alimentação da família até os 2 anos. Esse esquema nutricional e a garantia da aplicação das vacinas do esquema básico de imunização reforçam o atendimento de qualidade, principalmente nos primeiros 1.000 dias de vida.

Após a alta da maternidade, a família é orientada a uma primeira avaliação, entre o 5º e o 7º dias de vida, com o pediatra, se possível, já escolhido antes do nascimento do bebê, em visita ao profissional a partir da 32ª semana de gestação (ver Capítulo 4). As consultas de puericultura deverão acontecer com a seguinte frequência: 1ª semana, 1, 2, 4, 6, 9 e 12 meses (no 1º ano de vida), e, depois, 18, 24, 30, 36, 42 e 48 meses. A partir dos 5 aos 19 anos, essa avaliação será anual. Essa periodicidade é recomendada para crianças hígidas e deve ser reavaliada caso ocorram situações especiais, ou de acordo com a orientação do pediatra.[2]

Ao se pactuar com os pais o calendário de consultas, deve-se sempre levar em consideração o contexto familiar, as necessidades individuais, as vulnerabilidades e a resiliência. Não existem estudos bem delineados que avaliem o impacto e o número ideal de consultas para crianças assintomáticas (e talvez nunca existam), devido a uma limitação ética, pois não se pode privar as crianças de ações preventivas já consagradas em busca de evidências. Recomendam-se consultas de revisão de saúde conforme a frequência e o conteúdo apresentados a seguir.[3]

Na primeira consulta de rotina com o pediatra, é importante que os pais tragam todos os documentos referentes à gestação, incluindo os exames laboratoriais (sorologias) e a carteira de vacinação. Na anamnese, é interessante se informar sobre dados da gestação atual e anteriores, se foram programadas ou não, se ocorreram abortamentos, quantas consultas de pré-natal foram realizadas, se houve uso de medicamentos ou drogas ilícitas e álcool (ver Capítulos 25 e 26), questionar como foi a escolha do tipo de parto (partos com data marcada aumentam o risco de prematuridade tardia).[4,5] Sobre o parto e o puerpério, indagar sobre a ocorrência de complicações, como foi o nascimento do bebê, se houve o clampeamento oportuno de cordão, o contato pele a pele, a mamada na 1ª hora (*golden hour*) e informações sobre dados antropométricos e de vitalidade (boletim de Apgar). É importante avaliar os exames de triagem neonatal realizados: triagem biológica (teste do pezinho), teste do olhinho, triagem auditiva, triagem cardiológica e o teste da linguinha, para diagnóstico de anquiloglossia (ver Capítulo 13).[6]

Primeiras vacinas

Deverão ser aplicadas preferencialmente na maternidade, mas, se isso não ocorreu, orientar a vacinação o mais brevemente possível com as vacinas BCG e hepatite B. Não esquecer a indicação da estratégia casulo para familiares e cuidadores. A Organização Mundial da Saúde (OMS) orienta que a vacinação, principalmente para prevenção de doenças infectocontagiosas, deve ser estendida a todos os contactantes do bebê, como mãe, pai, avós, irmãos e demais pessoas. Esse processo de bloqueio é conhecido como "efeito casulo" ou "estratégia Cocoon", recomendada pelo Advisory Committee on Immunization Practices (ACIP) desde 2006.[7]

A consulta pediátrica, sobretudo a primeira visita após o nascimento, pode ser considerada uma "janela de oportunidades" para o reforço do aleitamento, utilizando as habilidades de comunicação de aconselhamento. **Aconselhamento não é "dar conselhos"**,[8] mas deve ser entendido como "um processo de escuta ativa", individualizado e centrado no binômio mãe-bebê, estabelecendo uma relação de confiança, visando ao resgate de recursos internos para que a mãe tenha a possibilidade de reconhecer-se como responsável por sua própria saúde e transformação.

O que devemos observar

- Com relação à mãe: quem é esta mãe que nos procura, quais são suas expectativas, mitos e crenças, e o que espera em relação à amamentação.
- Condições maternas: física e emocional.
- Como é sua experiência familiar.
- Suporte emocional e social, como é sua condição social.
- Quem é sua rede de apoio, se existe uma família a quem recorrer.
- Orientar e informar a mãe sobre o *marketing* abusivo de substitutos de leite materno (LM).[9]

No processo de aconselhamento, procura-se estimular a autonomia e, desse modo, auxiliar a mãe a adquirir aptidão para resolver seus próprios problemas; no caso em questão, assumir o protagonismo do aleitamento. Essa ação é composta por três elementos: apoio emocional, apoio educativo e avaliação de riscos, favorecendo a reflexão sobre valores e a tomada de atitudes e condutas diante do tema que se desejar abordar.[8]

Nesse processo, o que se observa é que um dos aspectos mais importantes para aconselhar em amamentação consiste em escutar atentamente a mãe, os demais membros da família e compreender profundamente como eles se sentem. Além disso, é fundamental desenvolver a autoconfiança dos pais e oferecer apoio.

Com isso, fica claro que o sucesso da amamentação não é resultado apenas da opção da mulher, mesmo ela sendo a protagonista do processo, mas sim uma responsabilidade coletiva e social, em que a prevalência e a duração do aleitamento são influenciadas por fatores, como as intenções da mulher, a condição de saúde da mãe e da criança, o trabalho materno, o apoio familiar, os profissionais de saúde envolvidos, as questões culturais e, inclusive, coabitar com o companheiro.

Nesse universo, conta-se com um roteiro que norteia o uso das habilidades do aconselhamento.[8] Primeiro, deve-se ouvir atentamente a família, suas dúvidas e temores. Acolher essa família é o princípio de um bom relacionamento médico-paciente e, assim, mantê-la segura e empoderada. A primeira consulta após o nascimento é de imensa importância para solidificar conceitos a respeito de amamentação, da importância da avaliação do desenvolvimento neuropsicomotor (DNPM) e da segurança física e alimentar. O cansaço, a dúvida sobre o volume de leite produzido, a ausência de uma rede de apoio, o pouco esclarecimento sobre a produção do LM e a fisiologia da amamentação podem levar a mãe a usar chupetas, mamadeiras e fórmulas lácteas. Orientar todos sobre o risco da oferta precoce de substitutos lácteos,[9] explicando que a introdução precoce de fórmula infantil, substituindo as primeiras mamadas, pode causar o chamado "efeito bola de neve", que favorece o desmame: mãe acha que tem pouco leite ⇒ oferece uma mamadeira para complementar a mamada ⇒ o bebê fica saciado, dorme e o estômago dilata ⇒ o bebê pula uma mamada ⇒ mãe deixa de produzir leite pela falta de estímulo.

Isso tudo é essencial para conhecer a história da mãe, do seu bebê, da família e entender o contexto em que vivem, o que faz toda a diferença para o sucesso da amamentação e para a saúde e a qualidade de vida do bebê de maneira integral.[10]

Dentro das habilidades de aconselhamento, o pediatra busca fazer perguntas abertas, que criem identificação e proximidade com a mãe, rompendo barreiras e procurando uma linguagem sem julgamentos. Utiliza-se a comunicação não verbal útil, demonstrando empatia, elogiando os progressos com o bebê e, assim, a conversa ganha um tom informal, deixando a mãe à vontade e estabelecendo uma relação de confiança com o profissional.

Diferentemente de outros mamíferos, o bebê humano nasce completamente dependente de sua mãe. Para nascer mais apto, precisaria permanecer mais 100 dias intraútero, o que impossibilitaria sua passagem pela pelve materna. Isso é base da teoria da exterogestação (ver Capítulo 4).

O bebê bem cuidado, com suas necessidades básicas (nutricionais, sanitárias e de saúde) supridas, terá um crescimento com impacto não somente na sua família, como também em toda uma nação. O acesso à informação de qualidade vem aumentar suas oportunidades futuras, processo que se inicia ainda intraútero. Nas consultas de puericultura, orientações são dadas à família para que o bebê tenha pleno desenvolvimento de sua arquitetura cerebral. O recém-nascido (RN) é limitado em suas funções. Após um curto espaço de tempo ele sorri, senta-se, anda e fala. Esse processo ocorre por consolidação de sinapses e torna-se definitivo pela repetição. Atender ao bebê todas as vezes em que ele solicita, sem "deixá-lo chorar para aprender", amamentar em livre demanda, colo e aconchego favorecem a neuroplasticidade. Em seu 1º ano de vida, o bebê ganha 300 g de massa cerebral, triplica seu peso e aumenta 50% (25 cm) seu comprimento em relação ao seu nascimento. O LM tem efeito positivo no agregar neurônios.[10] Estudos demonstram que o AME e prolongado aumenta em 3 a 4 pontos o QI, graças a substâncias presentes no LM e a maior estimulação que a criança recebe ao se sentir segura com sua mãe.[11]

O AM deverá ser incentivado e orientado como exclusivo e em livre demanda até o 6º mês de vida e, após essa idade, associado à alimentação complementar adequada até os 2 anos ou mais, conforme recomendações da OMS, do Ministério da Saúde e da Sociedade Brasileira de Pediatria (SBP).

Amamentar não deve doer. Pode haver certa sensibilidade, mas não dor. O manejo adequado do aleitamento de modo geral consegue resolver incômodos durante o ato de amamentar. Algumas situações podem exigir a complementação das mamadas, com o próprio leite extraído da mãe, ou, em situações especiais, com fórmulas infantis. Nesse caso, recomenda-se evitar o uso de mamadeiras, para que não ocorra confusão de bicos. Entre essas situações, pode-se citar as descritas a seguir.

Relativas ao bebê

Prematuridade, sucção débil, doenças neurológicas ou sindrômicas.

Relativas à mãe

Descida tardia de leite pós-parto, uso de medicamentos ou drogas incompatíveis com a amamentação, mães adotivas ou homoafetivas (após tentativas de relactação[12] sem sucesso).

Nenhuma avaliação pediátrica de lactentes, especialmente em AM, deveria passar sem a observação completa de uma mamada desde a maternidade até as consultas de puericultura. As principais dificuldades no AM, em geral, ocorrem por erros de técnica. Vale lembrar que a técnica correta é compreendida como uma série de condições gerais e de posicionamentos do corpo da mãe e do bebê, que facilitam o contato adequado da boca do bebê em relação ao mamilo e à aréola, para que, ao final, ocorra uma boa pega e sucção eficaz, com esvaziamento suficiente do seio, sem ferimentos à mama. A dinâmica de sucção e extração do LM, quando se dá de maneira correta, facilita a mamada e resulta em uma produção láctea adequada.

Já uma técnica inapropriada de amamentação contribui para várias dificuldades, como ferimentos e infecções mamilares, mastite, diminuição da produção láctea e consequente ganho de peso inadequado do bebê.

Para uma análise mais objetiva e para facilitar aos profissionais de saúde uma observação mais adequada da técnica de AM, foi desenvolvido um formulário de observação da mamada pela OMS, descrito no Apêndice 1, no qual são destacadas atitudes e posições corretas e incorretas que podem ou não favorecer uma boa amamentação. Portanto, é mandatório que a mamada seja acompanhada pelo pediatra na primeira consulta de puericultura – esse é um momento oportuno para reafirmar aos pais os cuidados necessários para manter a saúde de seu bebê.

A adaptação da família ao RN, o choro, por vezes de difícil solução, a amamentação em livre demanda, a perda fisiológica ou a demora de ganho de peso, a prevenção de doenças e de acidentes, os cuidados com o coto umbilical e o esclarecimento de outras dúvidas devem ser abordados nessa consulta.

Coto umbilical

Deve ser limpo em todas as trocas com álcool 70%, e discretos sangramentos são habituais até 10 dias após a queda. Odor e secreção devem ser comunicados. Recomenda-se manter a higienização até que a cicatriz passe pela fase de epitelização, além de manter o umbigo descoberto da fralda até a completa cicatrização.

Banho

Preferir ambientes fechados, banheira ou ofurô, temperatura da água entre 36 e 38°C, sabonete neutro, sem perfume. O bebê mama e pode urinar e evacuar muitas vezes ao dia. Não é recomendado o uso de talco ou perfume de odor forte.

Troca de fraldas

Os bebês devem ter a região do períneo higienizada em todas as trocas de fraldas. Não é obrigatório, mas existindo a opção de uma pomada hidratante, lembrar que a quantidade a ser aplicada é a suficiente para ver a pele, com a função de hidratar, e não de ocluir. Demora na troca de fraldas ou excesso de pomada podem provocar a chamada "dermatite de fraldas".

Choro

Deve ser percebido como uma forma de comunicação do bebê, não significando, necessariamente, sinal de sofrimento. Mesmo assim, é uma das causas que geram intenso estresse na família. Ajudar os pais a manter a calma nessa situação, orientar colo e aconchego ou levar o bebê ao seio da mãe costumam resolver a questão (ver Capítulo 20). Falar suavemente, enrolar o bebê em um tecido macio, com cuidado para não superaquecer e uma massagem suave de relaxamento (shantala) ou banho de imersão (ofurô) podem ser orientados.

Cólicas

Geralmente, iniciam-se após a 2ª semana de vida e se encerram por volta dos 4 aos 5 meses. A cólica do lactente segue a "regra dos três":[13] inquietação e irritabilidade por pelo menos 3 horas por dia, em pelo menos 3 dias da semana e com duração de pelo menos 3 semanas, desaparecendo, em média, aos 3 meses de vida. Considerada habitual, não existe um medicamento realmente eficaz para essa condição (ver Capítulo 20). É comum em lactentes, mas ocasiona sofrimento ao bebê e muita dor, interferindo na qualidade de vida da família.

Posição para dormir

A mais segura para o bebê ficar é mantê-lo em decúbito dorsal. Tirar do berço qualquer objeto que possa cobrir o rosto do bebê, pelo risco da síndrome da morte súbita; assim, cobertor, lençol ou travesseiro não devem ficar no berço. Pensando em segurança, existe uma recomendação de deixar o bebê dormir próximo aos pais até os 6 meses de idade: coleito ou "moisés" próximo à mãe. Cama compartilhada é um tema controverso, porém sabe-se que grande parte das mães, por exaustão, acaba realizando essa prática (ver Capítulo 29). Na consulta, informar a mãe sobre os riscos. Não se trata de proibir, já que o esclarecimento é a melhor conduta.[14]

Sono

Segundo dados publicados em tabelas de referência,[15] de 0 a 3 meses, o sono médio é de 14 a 17 horas, incluindo as sonecas, não sendo recomendável abaixo de 11 ou acima de 19 horas ao dia. Entre 4 e 11 meses, a expectativa média é de 12 a 15 horas, incluindo as sonecas, sendo motivo de atenção períodos menores que 10 horas e maiores que 18 horas. Conforme a criança cresce, o período de vigília progressivamente se consolida, tornando-se mais longo e com o seu predomínio durante o dia.

A variabilidade individual do sono é ampla e dependente de fatores internos e externos (hábitos familiares, meio ambiente, sons, luz, entre outros). A amamentação está incluída nessa dinâmica e, muitas vezes, por desconhecimento ou expectativas infundadas, a falta ou irregularidade de sono chega a influenciar o aleitamento, podendo levar ao desmame precoce. Um estudo recente (2018),[16] que pesquisou a relação entre o sono contínuo da criança durante a noite (intervalo de 6 ou 8 horas), aos 6 e 12 meses, e sua relação com o humor materno ou seu desenvolvimento aos 3 anos, demonstrou não haver nenhuma diferença significativa. Porém, o mais importante está relacionado com os dados da pesquisa:
- Quando se analisou o período de 6 horas seguidas de sono – 37,6% dos bebês aos 6 meses e 27,9% dos bebês aos 12 meses ainda não dormiam a noite toda.
- Quando se analisou o período de 8 horas seguidas de sono – 57% dos bebês aos 6 meses e 43,4% dos bebês aos 12 meses ainda não dormiam a noite toda.

No entanto, dormir durante a noite foi associado a uma taxa muito menor de duração da amamentação.

Visitas

O sistema imune do bebê é imaturo ao nascimento e depende muito da imunidade e da condição de saúde da mãe. O bebê que está em AM recebe da mãe, pelo colostro, anticorpos para a sua proteção. Por isso, o colostro é conhecido como a primeira vacina. O nascimento do bebê é sempre uma festa para a família, mas, assim como todos nós, ele merece ser respeitado em seus limites. A recente pandemia de COVID-19 tem trazido à tona questões simples e eficazes, como a importância da lavagem das mãos e a proteção das vias respiratórias na respiração. O mesmo cuidado deve ser tomado em relação a um RN. O bebê deve ser cuidado pelos pais evitando a exposição desnecessária a patógenos. As visitas devem ser combinadas e autorizadas pelos pais, quando se sentirem mais seguros e adaptados a essa nova rotina.

Medidas antropométricas

A cada consulta, deve-se aferir e anotar: peso, comprimento/estatura, perímetro cefálico (PC), torácico (PT) e abdominal (PA).

A maior preocupação dos pais se refere à evolução de peso de seus filhos. Assim, é importante orientá-los sobre o crescimento global da criança, utilizando, para acompanhamento, as curvas presentes nas Cadernetas de Saúde da Criança (CSC – menino e menina), tanto para RN a termo (RNT) quanto para RN pré-termo (RNPT) ou RN pequenos para idade gestacional (RNPIG).[2] Além disso, sendo preenchida em todas as consultas, o acompanhamento e o desenvolvimento da criança e a detecção precoce de anomalias se tornam mais ágeis. Ainda estão incluídas na CSC informações referentes à prevenção de acidentes e a outros programas do Ministério da Saúde, como suplementação de ferro e vitamina A, Programa Nacional de Imunizações (PNI), o incentivo ao AME por 6 meses, alimentação complementar e saudável.[2]

Atualmente, existem aplicativos da OMS (Anthro – para crianças até 5 anos de idade; Anthro Plus – para crianças acima de 5 anos), que também podem ser acessados, facilitando esse acompanhamento para o pediatra.[17] Bebês nascidos com idades gestacionais de 32, 34, 36 e 38 semanas evoluem de formas distintas, em associação às intercorrências maternas, podendo, também, ser acompanhados pelas curvas de Intergrowth para prematuros.[18,19]

Esse cuidado é importante para explicar aos pais e mantê-los tranquilos, principalmente quando comparam o bebê aos irmãos ou a outras crianças. É preciso lembrar que cada criança é única.

Na primeira consulta de rotina, define-se a saúde física, emocional e mental da criança, por isso considera-se essa janela tão ampla de oportunidades, tão essencial para assistir essa criança de maneira integral, reforçando a importância do AM.

Referências bibliográficas

1. Governo do Estado de São Paulo. Secretaria de Estado da Saúde de São Paulo. Linha de Cuidado da Criança. Manual de Acompanhamento da Criança – Volume 3. Disponível em: http://saudeemacao.saude.sp.gov.br/crianca-3/puericultura. Acesso em: 1 dez. 2020.
2. Brasil. Ministério da Saúde. Secretaria de Atenção Primária à Saúde. Departamento de Ações Programáticas Estratégicas. Coordenação de Saúde da Criança e Aleitamento Materno. Caderneta da criança (menino/menina): passaporte da cidadania. 2. ed. Brasília, DF; 2020. 110 p. il.
3. Brasil. Ministério da Saúde. Secretaria de Atenção à Saúde. Departamento de Atenção Básica. Saúde da criança: crescimento e desenvolvimento. 2012. 272 p.: il. – Cadernos de Atenção Básica, n. 33. Disponível em: https://bvsms.saude.gov.br/bvs/publicacoes/saude_crianca_crescimento_desenvolvimento.pdf. Acesso em: 1 dez. 2020.
4. Sociedade Brasileira de Pediatria. Departamento Científico de Neonatologia. Documento Científico [on-line]. Prevenção da prematuridade – uma intervenção da gestão e da assistência. São Paulo: SBP; 2017. Disponível em: https://www.sbp.com.br/fileadmin/user_upload/20399b-DocCient_-_Prevencao_da_prematuridade.pdf. Acesso em: 28 dez. 2020.
5. Mattar MJG, Calil VMLT, Aprile MM, Quintal VS. Sociedade de Pediatria de São Paulo [internet]. Aleitamento materno e prematuridade. Publicado em 06/09/2011. Disponível em: https://www.spsp.org.br/2011/09/15/aleitamento_materno_e_prematuridade. Acesso em: 29 dez. 2020.
6. Brasil. Lei n. 13.002, de 20 de junho de 2014. Protocolo de Avaliação do Frênulo da Língua em Bebês. Brasília: Diário Oficial da União, 23 jun 2014; P.4 Edição Extra.

7. Centers for Disease Control and Prevention. Preventing tetanus, diphtheria, and pertussis among adolescents: use of tetanus toxoid, reduced diphtheria toxoid and acellular pertussis vaccines: recommendations of the Advisory Committee on Immunization Practices (ACIP). MMWR. 2006; 55. Disponível em: https://stacks.cdc.gov/view/cdc/6752. Acesso em: 1 dez. 2020.
8. Bueno LG, Teruya KM. Aconselhamento em amamentação e sua prática [The practice of breastfeeding counseling]. J Pediatr (Rio J). 2004 Nov; 80(5 Suppl.):S126-30.
9. Brasil. Lei n. 11.265, de 3 de janeiro de 2006. Regulamenta a comercialização de alimentos para lactentes e crianças de primeira infância e também a de produtos de puericultura correlatos. Brasília: Diário Oficial União; 4 jan. 2006. Seção 1:1-3.
10. Centers for Disease Control and Prevention. National Center on Birth Defects and Developmental Disabilities, Early Brain Development and Health Page last reviewed: March 5, 2020. Disponível em: https://www.cdc.gov/ncbddd/. Acesso em: 1 dez. 2020.
11. Victora CG, Horta BL, Loret de Mola C, Quevedo L, Pinheiro RT, Gigante DP, et al. Association between breastfeeding and intelligence, educational attainment, and income at 30 years of age: a prospective birth cohort study from Brazil. Lancet Glob Health. 2015 Apr; 3(4):e199-205.
12. Cazorla-Ortiz G, Galbany-Estragués P, Obregón-Gutiérrez N, Goberna-Tricas J. Understanding the Challenges of Induction of Lactation and Relactation for Non-Gestating Spanish Mothers. J Hum Lact Off J Int Lact Consult Assoc. 2020; 36(3):528-36.
13. Wessel MA, Cobb JC, Jackson EB, Harris GS, Detwiler AC. Paroxysmal fussing in infancy, sometimes called colic. Pediatrics. 1954 Nov; 14(5):421-35. Disponível em: https://pediatrics.aappublications.org/content/14/5/421. Acesso em: 1 dez. 2020.
14. Sociedade Brasileira de Pediatria. Departamento Científico de Aleitamento Materno. Documento Científico [on-line]. Síndrome da Morte Súbita do Lactente. SBP; 2018. Disponível em: https://www.sbp.com.br/fileadmin/user_upload/20226d-DocCient_-_Sindrome_Morte_Subita_do_Lactente.pdfRevista Paulista de Pediatria 2010;28(2):221-6. Acesso em: 5 dez. 2020.
15. Hirshkowitz M, Whiton K, Albert SM, Alessi C, Bruni O, DonCarlos L, et al. National Sleep Foundation's updated sleep duration recommendations: final report. Sleep Health. 2015 Dec; 1(4):233-43.
16. Pennestri MH, Laganière C, Bouvette-Turcot A-A, Pokhvisneva I, Steiner M, Meaney MJ, et al. Uninterrupted infant sleep, development, and maternal mood. Pediatrics. 2018 Dec; 142(6):e20174330.
17. Sociedade Brasileira de Pediatria. Departamento Científico de Nutrologia. Documento Científico [on-line]. Avaliação do crescimento infantil – Entendendo o WHO Anthro e o WHO Anthro Plus. São Paulo: SBP; 2019. Disponível em: https://www.sbp.com.br/fileadmin/user_upload/22066E-GPA_-_Avaliacao_Crescimento_Infantil.pdf. Acesso em: 18 dez. 2020.
18. The International Fetal and Newborn Growth Standards for the 21st Century [internet]. Standards and Tools. Disponível em: https://intergrowth21.tghn.org/. Acesso em: 29 dez. 2020.
19. Barros FC, Papageorghiou AT, Victora CG, et al.; International Fetal and Newborn Growth Consortium for the 21st Century. The distribution of clinical phenotypes of preterm birth syndrome: implications for prevention. JAMA Pediatr. 2015 Mar; 169(3):220-9.

Capítulo 8

Nos bancos de leite humano

Maria José Guardia Mattar
Andrea Penha Spinola Fernandes
Rosangela Gomes dos Santos

> A amamentação, além de ser biologicamente determinada, é socioculturalmente condicionada.
> (João Aprígio Guerra de Almeida)

Débora com 33 semanas, entrou em trabalho de parto, permaneceu internada por 1 semana, recebeu 1 ciclo de corticosteroide, deu à luz a dois bebês do sexo feminino, prematuros, de parto cesariano. Maria Clara, 1ª gemelar: Apgar 1': 7; 5': 9, peso: 1.730 g, comprimento: 42 cm, perímetro cefálico (PC): 31 cm; Maria Inês, 2ª gemelar: Apgar 1': 6; 5': 8, peso: 1.480 g, comprimento: 41 cm, PC: 31 cm. Ambas apresentaram síndrome do desconforto respiratório, permaneceram em CPAP por 48 horas e, posteriormente, evoluíram com apneia, icterícia e anemia. A colostroterapia e a nutrição de ambas foram iniciadas na admissão na unidade de terapia neonatal. A primeira gemelar atingiu dieta plena no final da 1ª semana de vida. Fez uso de leite materno (LM) e leite humano (LH) pasteurizado. Recebeu alta em aleitamento materno exclusivo com 31 dias de vida, peso de 2.345 g e estatura de 46 cm. A segunda gemelar iniciou a nutrição parenteral (NPP), colostroterapia e nutrição trófica. Permaneceu recebendo NPP por 10 dias. Durante a internação, foi alimentada com LM e LH pasteurizado. Recebeu alta com sua irmã, em aleitamento materno exclusivo, pesando 1.930 g. Débora permanecia no hospital cerca de 14 horas por dia. Ia ao banco de leite humano (BLH) para fazer o esvaziamento completo das suas mamas e era apoiada e estimulada pela equipe. Quando iniciaram a nutrição enteral, logo conheceram o leite da mãe como o primeiro e único alimento. Iniciaram a sucção ao seio, o que estimulou muito a produção. Débora extraía seu leite para as mamadas noturnas. Tiveram alta em aleitamento materno exclusivo, e Débora ficou insegura, embora tenha recebido apoio da família, da equipe do BHL e do pediatra. Sua produção em casa aumentou, chegando até a iniciar a doação para um BLH. Amamentou exclusivamente até o 6º mês, complementando com outros alimentos até os 3 anos de idade. Fica feliz em saber que ajudou outras crianças prematuras e hoje é uma incentivadora da amamentação.

Histórico dos bancos de leite humano no Brasil

O LH é um alimento fresco, vivo e com muitas propriedades. Algumas vezes, em situações especiais, fornecer o leite da própria mãe não é possível, quando se recorre a uma fonte secundária – o leite de BLH –, evitando, assim, a introdução de fórmulas infantis.[1]

O primeiro BLH no Brasil foi implantado em 1943 no Instituto Nacional de Puericultura, atualmente Instituto Fernandes Figueira (IFF), com o objetivo de funcionar como "pronto-socorro dietético", voltado ao atendimento de situações especiais nas quais as fórmulas lácteas não apresentavam respostas adequadas. Entre 1943 e 1985, o maior problema era a busca de um programa eficaz que estimulasse a coleta de LH. Entretanto, o que ocorreu com a grande maioria dos bancos de leite foi o desestímulo à prática da amamentação, já que, em troca de sua doação, as mulheres recebiam benefícios, o que nos dias atuais é proibido.[1,2]

Desde 1981, com a criação do Programa Nacional de Incentivo ao Aleitamento Materno (PNIAM), os BLH passaram a funcionar também como Centros de Apoio à Lactação. Com o "novo modelo", o BLH foi transformado em uma unidade a serviço da amamentação, com suas ações assistenciais objetivando a promoção do aleitamento materno, passando a ser uma importante estratégia de política governamental em prol da amamentação.[1,2]

Em maio de 1988, o Brasil, com a publicação da Portaria n. 322, passou a regulamentar a instalação e o funcionamento dos BLH no território nacional.[1-3]

Com a ampliação dos BLH, essa norma foi revisada e pactuada em conjunto com a Agência Nacional de Vigilância Sanitária (Anvisa), sendo, desde então, a Resolução RDC n. 171, de 4 de setembro de 2006, a responsável pelos requisitos para instalação e funcionamento de BLH e de posto de coleta de LH (PCLH) em todo o território nacional.[1-3]

Com o extenso avanço do trabalho dos BLH, em 1998, foi criada a Rede Brasileira de BLH (rBLH-Brasil), que se expandiu para o restante da América Latina em 2005, Ibero-América em 2008 e os países africanos de língua portuguesa em 2013. No final de 2019, os países que compõem o BRICS se interessaram por essa tecnologia. Em 2020, já eram mais de 30 países desenvolvendo a tecnologia brasileira no processamento e no controle de qualidade do LH.[3]

Além do prêmio Sasakawa recebido em 2011, em 9 de fevereiro de 2020, a Organização Mundial da Saúde (OMS) conferiu o Prêmio Dr. Lee Jong-Wook de Saúde Pública ao pesquisador brasileiro João Aprígio Guerra de Almeida pelo trabalho à frente da rBLH-Brasil por sua contribuição na redução da mortalidade infantil.[1,3]

Em dezembro de 2020, 443 unidades em funcionamento estavam cadastradas na rede, sendo 223 BLH e 220 PCLH, distribuídas em 27 estados da federação e no Distrito Federal, sendo São Paulo o estado em que se encontra o maior número de bancos (57 BLH em funcionamento e 45 PCLH), além de dois centros de referência, todos funcionando com licença sanitária atualizada, emitida pelo órgão de vigilância sanitária competente, observando as normas legais.

Apoio às puérperas e às nutrizes em relação ao manejo da lactação

O BLH tem como atividade principal a promoção, a proteção e o incentivo à amamentação para puérperas e lactantes, além de orientação preventiva e curativa de problemas mamários visando ao prolongamento do período de amamentação, como também à indução da lactação nos casos de diminuição ou ausência de leite materno para o seu próprio filho. Muitas puérperas e nutrizes necessitam de ajuda nos primeiros dias/meses da lactação e procuram o BLH para esse apoio.[4,5]

A equipe do BLH deve estar preparada para o acolhimento, utilizando as habilidades de aconselhamento. Diante de uma mãe com dificuldades, é importante fazer a avaliação das mamas (ver Capítulo 10) e da mamada, seguindo o formulário de observação da OMS (ver Capítulo 11), além do frênulo lingual (ver Capítulo 13). Durante uma mamada completa, ao identificar alguma dificuldade, deve-se corrigi-la imediatamente.

Salienta-se sempre que o aleitamento materno deverá ser sob livre demanda e, para tal, é importante que a mãe saiba reconhecer os sinais de fome do recém-nascido (RN)/lactente e tenha sido orientada sobre a capacidade gástrica e o aspecto do leite ao longo da mamada (ver Capítulo 11).

Outro motivo de procura do BLH é a volta da nutriz ao trabalho e as orientações para a manutenção da amamentação (ver Capítulo 27).

Atualmente, pela composição das novas famílias, a equipe do BLH tem enfrentado outras demandas ainda pouco estudadas (ver Capítulos 31 e 32).

Manutenção da lactação das puérperas separadas dos seus filhos

Quando há separação mãe-filho, por internação da mãe ou do RN, tornam-se fundamentais o estabelecimento e a manutenção da lactação. Deve-se oferecer às puérperas e às nutrizes, além das informações sobre a importância da amamentação e da extração de leite das mamas, o acolhimento, o apoio emocional e a ajuda prática para capacitá-la na remoção eficaz do leite das mamas. Os principais passos para uma lactação eficaz consistem em iniciar a extração do leite nas primeiras 4 a 6 horas após o parto, na frequência mínima de 6 a 8 vezes ao dia, com duração de 10 a 15 minutos em cada mama, associada às manobras de relaxamento e, se possível, o contato pele a pele.

Extração do leite materno

Toda extração de leite deverá ser antecedida de massagem das mamas, com movimentos circulares iniciando com dois dedos na aréola e, em seguida, na mama com a mão espalmada.

Os métodos de extração disponíveis são o manual e o mecânico (bomba manual ou elétrica). As bombas manuais são as de menor custo e de maior disponibilidade. Os modelos com regulagem da pressão (elétricas) tornam a extração mais confortável e com menor risco de trauma porque são totalmente automáticas e reguláveis. Segundo Pessoto, em 2009, são as elétricas a de melhor escolha para as mães que necessitam manter a lactação por tempo prolongado, pois conseguem melhor esvaziamento da mama e, portanto, maiores volume e produção de leite.[6]

A equipe do BLH, PCLH ou PCLM deverá passar todas as orientações sobre os cuidados de paramentação, higienização das mãos, técnica de extração do leite, descarte dos primeiros jatos e rotulagem do frasco conforme o manual de normas técnicas da Rede BLH-Br.[5-7]

Outra maneira de ajudar a manutenção da produção láctea materna consiste na extração na proximidade do bebê, particularmente durante ou imediatamente após o método canguru, que promove uma retirada de maiores volumes de leite.

Em 2018, foi publicada a Nota Técnica 47, da Rede Global de Bancos de LH (NT 47.18), na qual está preconizado o uso de LM cru exclusivo em ambiente neonatal. Essa normatização também colabora com a prática da manutenção do aleitamento da mãe do prematuro, com extração à beira do leito obedecendo às normas higiênicas sanitárias estabelecidas pela RDC n.

171/2006, e auxilia os serviços neonatais no uso de leite da própria mãe para os prematuros, mesmo não contando com BLH ou PCLH.[3-5,7]

Quem pode doar?

Doadoras são puérperas/nutrizes sadias que apresentam secreção láctea superior às exigências de seus filhos e que se dispõem a doar o excedente por livre e espontânea vontade. Por essa doação não recebem nenhuma forma de remuneração e são submetidas à anamnese e exame físico. Serão consideradas inaptas para doação, conforme a RDC n. 171/2006, a critério médico, as nutrizes que forem portadoras de condições infectocontagiosas, que façam uso de medicação que contraindique a amamentação, fumem mais de 10 cigarros/dias, façam uso de bebidas alcoólicas ou, ainda, que se encontrem em risco nutricional.[4,5] A seleção de doadoras, ou seja, a avaliação quanto à sua aptidão à doação é feita pelo médico responsável pelo BLH. Além disso, ele deve avaliar se o leite coletado e o liberado para utilização em unidade de terapia intensiva neonatal (UTIN) estão sendo manuseados dentro das normas da RDC n. 171/2006.

Em tempos de pandemia por COVID-19, as puérperas doentes ou contactantes não poderão doar. As nutrizes assintomáticas que foram aprovadas pela seleção poderão se tornar doadoras, pois a pasteurização inativa o SARS-CoV2.[8] Em virtude do rigor de funcionamento, já existente antes da pandemia, os bancos de LH não sofreram diminuição das doações.

Coleta e transporte

- Doação: durante a visita domiciliar, a equipe de enfermagem deve orientar quanto aos procedimentos necessários para coleta, estocagem no domicílio e posterior controle de qualidade, indicando à doadora sobre a necessidade da coleta de amostra de sangue para realização dos exames exigidos na doação.
- Coleta domiciliar: as mulheres devem evitar retirar o seu leite em ambiente contaminado, como banheiro ou locais onde se encontram animais domésticos.[5]
- Extração manual: iniciar com a massagem das mamas, seguida de uma leve inclinação do corpo para a frente e começar a extração colocando o dedo polegar no limite superior e o indicador no limite inferior da aréola, pressionando o peito em direção ao tórax. Aproximar a ponta dos dedos polegar e indicador, pressionando de forma intermitente os reservatórios de leite. Esses movimentos devem ser firmes, do tipo apertar e soltar, mas não provocar dor; caso ela ocorra, rever a técnica. Desprezar os primeiros jatos. Não preencher toda a capacidade do frasco, deixando sempre um espaço de 2 a 3 cm abaixo da borda do recipiente. Alternar as mamas, repetindo a massagem e o ciclo várias vezes. Identificar o frasco com o nome da doadora e a data da coleta. Levar imediatamente para congelar o leite coletado.[5,9]
- Extração mecânica: verificar as instruções do fabricante da bomba para limpeza dos componentes a fim de garantir a qualidade do produto. Iniciar a coleta após a massagem das mamas.
- Armazenamento: manter o frasco bem vedado no local do armazenamento para evitar que absorva odores e outros voláteis indesejados. O leite não deve permanecer em temperatura ambiente. O mais indicado é refrigerar assim que possível exceto se for utilizado imediatamente. Há evidências de que o armazenamento do LH é seguro, desde que as normas de extração e estocagem sejam rigorosamente seguidas, ou seja: evitar conversas durante a extração; usar máscara para cobrir boca e nariz; prender os cabelos com touca ou lenço; lavar as mãos e antebraços com água e sabão. Retirar anéis, aliança, pulseiras e relógios para reduzir o risco de contaminação bacteriana.

Lavar as mamas apenas com água antes da extração e no banho diário; usar luva, caso a extração não seja feita pela própria nutriz; estar sentada de forma confortável e manter os ombros relaxados.[5,9]
- Conservação: a estocagem é considerada um conjunto de atividades e requisitos para obter uma adequada conservação do LH extraído. O recipiente escolhido deve ser um frasco de vidro (tipo pirex) com tampa de plástico. Os sacos de polipropileno não são considerados ideais pelo risco de contaminação bacteriana do leite armazenado por perfuração do plástico e pela dificuldade no descongelamento.[10] O LH retirado cru e pasteurizado devem ser estocados sob congelamento. Os compartimentos da porta do *freezer* ou refrigerador não são locais recomendados para o estoque devido à variação da temperatura. O LH deve ser avaliado quanto à presença de sujidades, cheiros estranhos e cor avermelhada ou amarronzada. Se existirem, ele deve ser desprezado.[4,5,9]
  - LH cru: conservar 12 horas na geladeira e 15 dias no *freezer*.
  - LH pasteurizado: conservar por até 6 meses no *freezer*.
- Transporte do leite: o transporte da casa da doadora para o BLH, é feito em caixas isotérmicas (PVC) contendo gelo reciclável, para manutenção da cadeia de frio (temperatura < −3°C). A duração do trajeto não deve ultrapassar 6 horas, e o retorno precisa se dar a qualquer momento se for verificada qualquer alteração de temperatura nas caixas conforme recomendações da Anvisa.[3-5] Não é permitido o uso de gelo comum no transporte do LH congelado.
- Utilização: existem várias maneiras de descongelar o LH. É possível utilizar o banho-maria com fogo desligado. O leite materno não deve ser fervido nem aquecido em micro-ondas, pois esses processos promovem uma grande perda dos seus componentes. Após o aquecimento, agitar suavemente o frasco para homogeneizar o componente líquido e sólido do LH. Oferecer de preferência em copo ou xícara previamente fervida por 15 minutos. O leite descongelado deve permanecer em geladeira até o momento do seu consumo, por no máximo 24 horas, quando apenas o volume a ser ofertado ao bebê será aquecido, para evitar desperdício. Cabe ao pediatra determinar o volume de leite necessário para cada criança.[4,5,9]

Tecnologia de alimentos

Todo LH doado e estocado por no máximo 15 dias será submetido ao processamento e aos controles de qualidade: físico-químico e microbiológico.

Controles de qualidade físico-químicos

O controle sanitário do LH ordenhado (LHO) inclui análise da cor, sujidade, *flavor* e a determinação da acidez Dornic.[4,5]

Com relação à sujidade, o leite que contenha corpo estranho estará impróprio para o consumo e deve ser desprezado.

Flavor é uma característica organoléptica com o aroma original do LH ordenhado. A presença de alterações, *off-flavor*, é decorrente da contaminação microbiana secundária, tornando o leite impróprio para o consumo.[4,5]

A acidez Dornic é a acidez do LH titulável e expressa em graus Dornic. O LH recém-extraído oscila de 1,0 a 4,0 graus Dornic, mas os valores aceitáveis para consumo são até 8,0 graus Dornic. À medida que o microrganismo encontra um meio favorável para a sua multiplicação, ocorre a produção de ácido láctico e, com isso, a elevação da acidez. Acidez maior ou igual a 8,0 graus Dornic desqualifica o produto para consumo. Um dos critérios para liberação do leite para o prematuro é um valor menor ou igual a 4,0 graus Dornic, por favorecer a absorção da caseína, cálcio e fósforo.[4,5]

O cremátocrito é a técnica que permite determinar o conteúdo energético do LH ordenhado. Analisar a quantidade de calorias totais de cada frasco é de fundamental importância para adequar as necessidades calóricas de cada receptor de acordo com sua fase de desenvolvimento.[4,5]

Todo LH doado, colhido sem supervisão da equipe do BLH, é submetido à pasteurização conforme o estabelecido pela rBLH-Brasil. Esse processo visa à inativação de 100% dos microrganismos patogênicos e 99,9% da flora saprófita. Consiste em submeter o leite cru, coletado e estocado de maneira adequada a uma temperatura de 62,5°C por 30 minutos após o tempo de pré-aquecimento. Passados 30 minutos, é submetido ao resfriamento rápido, diminuindo perdas dos fatores de proteção termossensíveis. A seguir, o leite pasteurizado é submetido à coleta de amostra para controle de qualidade microbiológica (BGBL),[5] o único exame realizado após a pasteurização do leite. Exige cuidados especiais na coleta da amostra, no transporte e na manipulação do produto no laboratório. Seu resultado positivo indica a presença de coliformes e torna o leite impróprio para consumo, devendo ser desprezado.[4,5]

Como fazer a prescrição do LH pasteurizado respeitando as características e necessidades do receptor?

Para avaliar como nutrir o recém-nascido com LH pasteurizado (LHP), é preciso conhecer as especificidades da prematuridade (ver Capítulo 15).

Segundo a RDC n. 171/2006, os critérios de prioridade para distribuição de leite são RN prematuro ou de baixo peso que não suga, RN infectado (especialmente com enteroinfecção), RN em nutrição trófica, RN portador de imunodeficiência, RN portador de alergia a proteínas heterólogas e, em casos excepcionais, a critério médico.[4]

A American Academy of Pediatrics (AAP), a European Society for Paediatric Gastroenterology Hepatology and Nutrition (ESPGHAN) e a North American Society for Pediatric Gastroenterology, Hepatology & Nutrition (NASPGHAN) recomendam que todos os bebês prematuros recebam leite materno. Se o LM não estiver disponível ou for contraindicado, deve-se usar LH pasteurizado. Independentemente da idade gestacional ao nascimento, o primeiro leite a ser ofertado ao RN deve ser o colostro. Caso não haja colostro no BLH, é utilizado o leite hipocalórico (conteúdo inferior a 500 kcal/L), com baixo teor de gordura, mas rico em fatores de proteção, que colaborarão para a redução do risco de infecção e na maturação do trato gastrintestinal. Este também será o leite de escolha nos casos de nutrição trófica precoce (ver Capítulo 15). O monitoramento de rotina dos resíduos gástricos pode aumentar o risco de episódios de interrupção da alimentação e o tempo necessário para atingir a alimentação enteral completa.[10-13]

Como fazer a escolha do leite?

A equipe do BLH deve manter-se próxima dos profissionais da Unidade Neonatal, bem como da equipe de nutrição.

Nutrição trófica precoce

- 1º leite da própria mãe cru ou pasteurizado.
- 2º colostro pasteurizado.
- 3º leite pasteurizado de mãe de prematuro.
- 4º leite de BLH de mãe de RN pequeno para idade gestacional.
- 5º leite de baixo valor calórico de mãe de RN de termo (abaixo de 500 kcal/L).[11]

Nutrição enteral

Utiliza-se crematócrito entre 500 e 700 kcal/L. Ao atingir a dieta enteral plena, aumenta-se a oferta de calorias para > 700 kcal/L.

Além da dosagem das calorias proteicas e não proteicas, é realizada a acidez Dornic de cada frasco de leite, cujo processo foi comentado anteriormente.[12] As proteínas presentes em maiores quantidades no soro do leite são as imunoglobulinas, a alfalactoalbumina, a lactoferrina, a soroalbumina e a lactoperoxidase. A caseína é formada por várias subunidades (alfa, beta, kappa) e forma micelas de cálcio (Ca) e fósforo (P). A acidez Dornic do LHP inferior a 4 favorece a ligação do Ca e P à caseína e, consequentemente, a incorporação celular, aumentando a biodisponibilidade desses íons. Grande parte dos RN prematuros, por não terem recebido os estoques de Ca e P do 3º trimestre gestacional, nasce com deficiência desses íons, com risco de evoluir com a doença metabólica óssea da prematuridade.[13] O uso de LHP com acidez baixa reduzirá o risco dessa patologia.[4,5,12-15]

Para avaliar se a estratégia alimentar está surtindo os efeitos desejados, o RN deve ser avaliado e seus dados antropométricos colocados em curvas de crescimento apropriadas – Intergrowth-21st (ver Capítulo 15).

Recentemente, em Ribeirão Preto/SP, foi desenvolvido um aditivo à base de LH que pode ser o ideal para a nutrição dos RN de muito baixo peso ao nascer (MBP).[16] Tratou-se de uma pesquisa do BLH do Hospital das Clínicas da Faculdade de Medicina de Ribeirão Preto (HC-FMRP-USP), que elaborou um concentrado liofilizado de LH para ser acrescido ao LH do BLH, para alimentação de prematuros de MBP.[16] O concentrado traz benefícios para o RN, principalmente pela preservação dos nutrientes próprios do LH, entretanto, segundo Camelo Jr. *et al.*, são resultados preliminares e ainda requerem mais estudos clínicos.[16]

Segundo a Rede Cegonha, através da Portaria 930, toda unidade neonatal deve possuir um BLH ou PCLH, garantindo, assim, o uso de LH pasteurizado na ausência do leite da própria mãe.

Considerações finais

A Rede Global de BLH congrega mais de 30 países que desenvolvem seus trabalhos com o LH, baseados na tecnologia brasileira.

Para que os estoques sejam mantidos e se consiga suprir toda a demanda das unidades neonatais, há necessidade de orientação e motivação para as puérperas e nutrizes que produzam leite excedente nos primeiros meses da lactação, a fim de que possam se tornar doadoras. Para tal, devem fazer contato com um BLH mais próximo de sua residência pelo *site* <www.rblh.fiocruz.br>.

O BLH dispõe de um programa rigoroso no controle de qualidade do produto, na distribuição com segurança e no serviço prestado à comunidade.[3,5]

Referências bibliográficas

1. Almeida JAG. Amamentação: um híbrido natureza cultura. Rio de Janeiro: Fiocruz; 1999.
2. Brasil. Ministério da Saúde. Secretaria de Atenção à Saúde. Departamento de Ações Programáticas Estratégicas. Bases para a discussão da Política Nacional de Promoção, Proteção e Apoio ao Aleitamento Materno/Ministério da Saúde, Secretaria de Atenção à Saúde, Departamento de Ações Programáticas Estratégicas. Brasília: Ministério da Saúde; 2017.

3. Brasil. Fundação Oswaldo Cruz. Disponível em: http://www.rblh.fiocruz.br. Acesso em: 2 out. 2020.
4. Brasil. Ministério da Saúde. Agência Nacional de Vigilância Sanitária. Resolução RDC n. 171, de 04 de setembro de 2006. Dispõe sobre o Regulamento Técnico para o funcionamento de Bancos de LH. Brasília: Diário Oficial da União; Poder Executivo, de 05 de setembro de 2006. Disponível em: http://www.rblh.fiocruz.br. Acesso em: 10 set. 2020.
5. Brasil. Agência Nacional de Vigilância Sanitária. Banco de LH: funcionamento, prevenção e controle de riscos. Brasília: Anvisa; 2008.
6. Pessoto MA, Marba STM. Avaliação da lactação em mães de recém-nascido pré-termo com peso de nascimento inferior a 1.250 gramas segundo diferentes métodos de ordenha: manual, com bomba manual ou com bomba elétrica. [Tese de doutorado]. Campinas: Universidade Estadual de Campinas; 2009. 219p. Disponível em: http://repositorio.unicamp.br/jspui/handle/REPOSIP/312048. Acesso em: 10 set. 2020.
7. Brasil. Ministério da Saúde. Rede BLH-Br. Procedimentos Técnicos para Ordenha, Manipulação e Administração do LH Cru Exclusivo da Mãe para o próprio filho em Ambiente Neonatal, publicada em 26 de maio de 2017. Atualizada em 2018. Disponível em: http://www.rblh.fiocruz.br. Acesso em: 10 set. 2020.
8. Unger S, Christie-Holmes N, Guvenc F, Budylowski P, Mubareka S, Gray-Owen SD, et al. Holder pasteurization of donated human milk is effective in inactivating SARS-CoV-2. CMAJ. 2020 Aug 4;192(31):E 871-E874. Epub 2020 Jul 9.
9. Brasil. Ministério da Saúde. Secretaria de Atenção Primária a Saúde, Departamento de Promoção da Saúde, Guia Alimentar para Crianças Brasileiras menores de 2 anos. Brasília: MS; 2019. p. 54-61.
10. Eglash A, Simon L, and The Academy of Breastfeeding Medicine. ABM Clinical Protocol #8: Human Milk Storage Information for Home Use for Full-Term Infants, Revised 2017. Breastfeed Med. 2017; 12(7):390-5.
11. Aprile M, Feferbaum R. Banco de LH. São Paulo: Atheneu; 2011. p. 113-23.
12. Quintal VS. Avaliação da mineralização óssea em recém-nascidos pré-termo e termo adequados para a idade gestacional, alimentados com LH. [Tese Doutorado em Pediatria]. São Paulo: Faculdade de Medicina da Universidade de São Paulo; 2009.
13. Abiramalatha T, Thanigainathan S, Ninan B. Routine monitoring of gastric residual for prevention of necrotising enterocolitis in preterm infants. Cochrane Database Syst Rev. 2019 Jul 9; 7(7):CD012937.
14. Modes LC. Técnicas de alimentação de bebês em condições especiais. In: Aprile MM, Ferferbaum R (eds.). Banco de LH. São Paulo: Atheneu; 2011. p. 129-36.
15. Oliveira MM, Aragon DC, Bonfim VS, Trevilato TMB, Alves LG, Heck AR, et al. Desenvolvimento de um concentrado de LH com liofilizado de LH para alimentação de bebês prematuros de muito baixo peso ao nascer: um estudo experimental pré-clínico. Publicado: 20 de fevereiro de 2019.
16. Camelo Jr JS, Achcar MC, Carnevale-Silva A, Mussi MM, Carmona F, Aragón DC, et al. Project LioNeo: nutrition of very low birth weight newborns using a concentrate with human milk lyophilisate – Phase 1 study for safety and tolerability depart. Pediatrics – Ribeirão Preto Medical School – University of São Paulo – Brazil. Am J Perinatol. 2020; 37(S02):S89-S100.

Capítulo 9

Na consulta com odontopediatra: da gestação à primeira infância

Grupo de Saúde Oral da Sociedade de Pediatria de São Paulo

A saúde oral apresenta uma relação direta e extremamente importante com a saúde geral e a qualidade de vida da criança. De modo ideal, a promoção de saúde oral deveria ser orientada no início dos 1.000 dias, permitindo que a criança cresça e se desenvolva em um ambiente no qual as atitudes e as ações visem ao bem-estar e à saúde geral do indivíduo, ao longo de toda a sua vida. O momento da gestação surge como uma janela de oportunidades para apresentar conceitos e orientações para as famílias, além de possibilitar a criação de um vínculo com o odontopediatra. O estímulo e apoio ao aleitamento materno (AM) representa um forte pilar desse período. Ao longo deste capítulo, serão abordados vários pontos da interface entre o AM e a saúde oral, desde a gestação até os primeiros anos de vida.

Aspectos relevantes a serem considerados durante a gestação

Há algum tempo, o conceito de pré-natal odontológico vem sendo reforçado por entidades associadas à saúde da mulher e da criança. A consulta odontológica durante a gestação visa à promoção e manutenção da saúde oral da própria gestante, bem como de um momento ímpar na vida da mulher a fim de motivá-la ao AM, receber orientações preventivas para a promoção de saúde oral do seu filho, salientando ações de higiene oral e alimentação.[1-3]

Salienta-se, também, a importância de desmistificar a consulta odontológica durante a gestação. Havendo necessidade de intervenção, esta deve ser realizada, uma vez que adiar o tratamento pode ser um fator prejudicial para a gestante e o bebê.[3]

Atualmente, reconhece-se que a disseminação sistêmica de bactérias periodontopatogênicas e citocinas inflamatórias é capaz de aumentar as chances de complicações obstétricas, como prematuridade, baixo peso ao nascimento e pré-eclâmpsia.[3,4]

Nesse conceito amplo de promoção de saúde, destaca-se a importância de a "primeira consulta odontológica da criança" ser realizada ainda durante o período gestacional. A conscientização do núcleo familiar em relação aos cuidados com a alimentação da gestante e do bebê e os cuidados orais desde o nascimento são ações importantes para a prevenção da cárie da primeira infância.[2,3] Ao longo deste capítulo, os cuidados específicos com bebê serão abordados.

A dieta materna durante a gestação e a lactação influenciam precocemente a aceitação alimentar da criança. Desde a vida intrauterina, o feto é exposto aos diferentes sabores e odores do líquido amniótico, associados à dieta materna, e ele aprende a identificar essas características por meio do paladar e do olfato a partir do final do 2º trimestre da gestação. Após o nascimento, tais experiências sensoriais criam condições para adaptação do bebê aos futuros sabores, favorecendo a aceitação da alimentação complementar.[5]

A promoção da amamentação durante a primeira infância deveria ser alvo de esforços na atenção primária, por meio de programas que garantam uma dieta saudável e variada às gestantes e aos lactantes.[2,5]

Benefícios do aleitamento materno para a saúde oral

Além dos inúmeros benefícios já amplamente reconhecidos do AM para o lactente e sua mãe descritos neste livro, destacamos a seguir aqueles associados à saúde oral:
- Favorece o vínculo mãe-bebê, o que facilita a instalação de ações para promoção de saúde, como higiene oral e de dieta.
- Estimula o crescimento e desenvolvimento facial.
- Estimula funções essenciais, como respiração nasal, deglutição, mastigação e fala.
- Favorece o crescimento da mandíbula, corrigindo o retrognatismo mandibular, que é fisiológico ao nascimento.
- Diminui a possibilidade de hábitos orais não nutritivos, como uso de chupeta e sucção de polegar.
- Favorece a aceitação de novos alimentos.
- Diminui a possibilidade de ocorrência de defeitos de esmalte.
- Diminui a possibilidade de deglutição atípica.[6,7]

Os movimentos realizados pelo lactente durante o AM ocorrem de maneira sinérgica e exigem coordenação muscular e das funções de sucção, deglutição e respiração, de extrema importância para o desenvolvimento do sistema estomatognático. A postura de lábios e língua durante a mamada impede a passagem de ar pelo fechamento hermético da boca, promovendo a respiração nasal e uma coordenação motora complexa que é respirar pelo nariz, sugar, transportar o leite e deglutir, por meio da integração, da maturação e da coordenação de todos os sistemas envolvidos.[6-8]

O AM promove um exercício vigoroso de vários grupos musculares e demais estruturas do complexo craniofacial, como a articulação temporomandibular, preparando o lactente para a futura mastigação e favorecendo a instalação de oclusão adequada na dentição decídua.[6,7]

Impacto da prematuridade no desenvolvimento orofacial

Os recém-nascidos (RN) prematuros necessitam de atenção especial para a estabilização e o desenvolvimento final extraútero com abordagem multiprofissional. À medida que a sobrevida dessas crianças aumenta, a importância do seu acompanhamento ao longo da vida também cresce.[9]

A prematuridade aumenta o risco para o desenvolvimento de defeitos de esmalte na dentição decídua e permanente, favorecendo a instalação da doença cárie. Esses defeitos podem ser originados por fatores sistêmicos (infecções e distúrbios metabólicos, nutricionais e bioquímicos) e/ou locais (trauma mecânico durante a laringoscopia e intubação endotraqueal para ventilação mecânica).[9]

Primeira consulta com odontopediatra

Odontopediatra é o profissional com conhecimento acadêmico, abordagem psicológica e protocolos de ações clínicas odontológicas preventivas, interceptativas e curativas com o propósito de contribuir para a promoção da saúde oral infantil.

A primeira visita ao odontopediatra deveria ser ainda no período da gestação, momento no qual a futura mãe está receptiva a estabelecer novos hábitos e conhecimentos, conforme mencionado anteriormente.[3]

O desenvolvimento de ações multiprofissional e transdisciplinar requer a compreensão científica do médico pediatra e da equipe de saúde que lida com a primeira infância, sobre a importância dos cuidados orais e da orientação a respeito da primeira visita ao odontopediatra, fomentando fortalecer seu papel no êxito da saúde oral infantil.[2,10]

Caso essa visita não seja possível durante a gestação, preconiza-se que, ao irromper o primeiro dente decíduo no lactente ou até o 1º ano de vida, a família seja aconselhada a respeito.[3,10]

Atendimento odontológico ao recém-nascido

O AM exclusivo é considerado pelos odontopediatras o estímulo ideal para o crescimento e o desenvolvimento harmônico da boca e da face, bem como de suas funções, como a respiração nasal, a sucção e a deglutição.[6,7]

Entretanto, alterações genéticas, congênitas ou adquiridas podem afetar a cavidade oral do RN, dificultando ou impedindo a realização dessas funções orais e do AM. Pressupõe-se que, quanto mais grave for a repercussão nas estruturas morfológicas e nas funções orais, maior o comprometimento do crescimento e do desenvolvimento do complexo craniofacial, recomendando-se monitoramento profissional precoce.[11]

O exame orofacial neonatal pode ser realizado na maternidade, na unidade de terapia neonatal ou no seguimento ambulatorial clínico após a alta hospitalar. O profissional deve seguir um protocolo com condutas não invasivas, toque suave, delicado, preciso e com mínimo de manipulação oral, observando as possíveis reações individuais, com o propósito de acolher e oferecer conforto e segurança, evitando riscos, desconforto e estresse ao neonato. Deve-se transcorrer com interação multiprofissional por meio de uma criteriosa anamnese e um minucioso exame global do neonato, com ênfase na avaliação da cabeça, do pescoço e da face. O exame clínico consiste na avaliação de todas as estruturas da cavidade oral, como palato, língua, assoalho bucal, bridas, frênulos (labial e lingual), região de glândulas sublingual, submandibulares e parótidas, além das características anatômicas e da oclusão dos rodetes gengivais.[12]

A avaliação funcional orofacial requer uma interação interdisciplinar para um diagnóstico mais aprimorado. Observam-se as funções de sucção, deglutição e respiração. O sincronismo e os movimentos orofaciais também requerem um olhar criterioso, verificando os movimentos de musculatura orofacial, incluindo-se língua e lábios em três momentos distintos: repouso, sucção e deglutição.[12]

Esse contato com a família proporciona um momento importante para o aconselhamento educativo e encorajamento à realização de ações de promoção da saúde oral que favoreçam o bem-estar e a qualidade de vida infantil.

Nesse período, algumas situações capazes de comprometer fortemente o AM, como a anquiloglossia, a presença de dentes natais e/ou neonatais e os torcicolos congênitos, podem ser diagnosticadas e tratadas adequadamente.

Os dentes natais (presentes ao nascimento) e os neonatais (que surgem dentro do período do 1º mês de vida) podem ou não apresentar características distintas dos dentes da série normal, como hipoplasia do esmalte dentário (alteração estrutural), coloração diferente ou serem cônicos.[13]

Normalmente, os incisivos centrais inferiores, os primeiros dentes a surgirem na cavidade oral, e a erupção dentária prematura são capazes de causar traumas no mamilo materno e ulcerações no ventre da língua do RN (doença de Riga-Fede), causando dor e desconforto durante a amamentação e impactando negativamente no AM.[13]

Alguns fatores estão associados a possíveis causas da irrupção dental prematura, como a hereditariedade e os fatores genéticos associados a síndromes. A prevalência é baixa, podendo ocorrer também com outros dentes.[13]

A avaliação e o diagnóstico são fundamentais para a proposta de tratamento para esses casos a fim de identificar se o dente irrompido é supranumerário ou se pertence à série normal da dentição decídua. As medidas terapêuticas incluem remoção do dente, nos casos de mobilidade grave, ou, quando o dente for da série normal e estiver com boa implantação no osso alveolar, arredondamento da borda incisal do dente, para não causar ulceração no seio materno ou apenas o acompanhamento do caso.[13]

A anquiloglossia compreende outro fator físico constatado na cavidade oral do RN e que pode interferir negativamente na amamentação, pois diminui a habilidade do lactente de fazer uma pega e sucção adequadas, dificultando o esvaziamento da mama e podendo provocar dor, fissuras, inflamações e infecções durante a amamentação. O diagnóstico deve ser realizado com a participação de uma equipe multiprofissional constituída por pediatra, odontopediatra e fonoaudiólogo, para que, pela avaliação de cada profissional em suas respectivas áreas de atuação, consigam oferecer a conduta mais adequada para cada caso de modo individual (ver Capítulo 13).

Segundo o Ministério da Saúde do Brasil, a conduta diante de um RN com diagnostico de anquiloglossia deve sempre levar em consideração se essa condição interfere ou não na amamentação. Desse modo, reitera-se a importância da avaliação da mamada, proposta pelo Fundo de Emergência Internacional das Nações Unidas para a Infância (Unicef), como procedimento rotineiro a ser realizado pelos profissionais de saúde que atendem o binômio mãe-RN.[14] Após a constatação da real interferência da anquiloglossia no AM, a frenotomia lingual pode estar indicada.

Ao nascimento, de acordo com o tipo de parto e de posturas intraútero, alterações da anatomia craniofacial presentes poderão provocar assimetrias cranianas, repercutindo na cavidade oral por oclusopatias. Uma das alterações mais comumente observadas são os torcicolos congênitos e as plagiocefalias posicionais.[15] Atenção deve ser dada aos lactentes que apresentam preferência de lado na amamentação, pois isso pode constituir um fator de identificação de presença de torcicolo congênito; o lado da tensão muscular é o preferido para a amamentação.[16]

Atendimento odontológico ao lactente e à criança

Essa avaliação visa conhecer os aspectos relevantes da saúde e dos hábitos de alimentação e higiene oral da criança e dos familiares, favorecendo a evolução natural das funções orais da sucção, da deglutição, da mastigação, da fala e das ações que permitem à criança sorrir, chorar, beijar, cantar e se expressar socialmente, assim como prevenir doenças orais e o desenvolvimento de uma oclusão dentária com harmonia orofacial. Todavia, as ações odontológicas educativas e preventivas demandam cuidados profissionais com motivação e comprometimento dos familiares, uma vez que a instalação ou mudança de hábitos repercutem na rotina doméstica. Esse monitoramento e acompanhamento devem ser seguidos ao longo de toda infância e adolescência, visto que se trata de um processo altamente dinâmico.[17] As orientações adequadas, em momento oportuno, proporcionam qualidade de vida e bem-estar.

Alimentação de transição

A mastigação é uma função alimentar e constitui a primeira etapa do processo digestivo dos mamíferos. Ela é precedida da sucção e tem um papel essencial na formação do comportamento alimentar do ser humano. Sua evolução é refinada ao longo da primeira infância e depende da adequação entre a anatomia oral, a motricidade e a evolução das texturas dos alimentos oferecidos desde a infância.[7]

As características dos alimentos são detectadas por todos os sentidos (visão, tato, olfato, paladar e audição). A identificação oral do alimento se dá desde seu contato com os lábios, seguida da mastigação, da deglutição e da sensação residual na boca e na garganta. A boca promove a identificação das características do alimento e analisa a modificação das texturas, exercendo ampla influência no número de ciclos mastigatórios e no tempo de preparo do bolo para a deglutição.[18]

A mastigação começa a ser ensinada e estimulada aos 6 meses de vida, com a introdução da alimentação complementar de diferentes consistências, em paralelo à amamentação, constituindo um período de grande aprendizado para o lactente. Nessa idade, os dentes estão próximos às gengivas, enrijecendo-as e capacitando-as a auxiliar na trituração dos alimentos.

O estímulo gradual para as diferentes texturas também exerce um papel muito importante para o desenvolvimento dos arcos dentários. Os estímulos motores e de trabalho muscular que as texturas mais fibrosas e consistentes desempenham no estabelecimento do padrão mastigatório podem estimular o crescimento transversal dos maxilares, o que é favorável para melhores posicionamento dentário e oclusão. Com a erupção dos dentes, maior coordenação e força muscular para a mastigação, a criança vai se tornando cada vez mais apta a mastigar alimentos mais sólidos. As diferentes texturas dos alimentos afetam o desempenho da mastigação em todas as idades.[19]

É essencial que o profissional de saúde oriente a introdução complementar adequada, associando conceitos de neurofisiologia da mastigação, textura dos alimentos e tempo de processamento na cavidade oral. Ele deve estar apto a investigar, identificar e orientar alimentação complementar, destacando o modo de preparo e oferta alimentar, visando ao desenvolvimento de uma boa mastigação e suas repercussões na oclusão e saúde geral da criança.

Prevenção da cárie dentária: higiene oral e controle do consumo de açúcar

Recentemente, a International Association of Paediatric Dentistry (IAPD) formulou um conceito atualizado sobre a doença cárie em crianças de pouca idade e medidas preventivas. Definiram a doença cárie dentária na primeira infância (CPI) como a presença de uma ou mais superfícies cariadas (cavitada ou não cavitada), perdidas ou restauradas (em decorrência da doença cárie) em qualquer dente decíduo de uma criança com menos de 6 anos de idade. Entre as ações essenciais para reduzir a prevalência e o impacto da CPI, a IAPD e a Organização Mundial da Saúde (OMS) destacam alguns pontos importantes:

1. Conscientizar pais/cuidadores, dentistas, técnicos em saúde bucal, médicos, enfermeiras, profissionais da saúde e outros grupos interessados sobre CPI.
2. Limitar o consumo de açúcar em alimentos e bebidas e evitar açúcares livres para crianças com menos de 2 anos de idade.
3. Escovar os dentes de todas as crianças duas vezes por dia com pasta fluoretada (ao menos 1.000 partes por milhão – ppm) usando uma quantidade adequada de dentifrício.
4. Prover orientações preventivas no 1º ano de vida por um profissional da saúde ou agente comunitário de saúde (em conjunto com programas já existentes, por exemplo, como em campanhas de vacinação) e, idealmente, referir para um dentista a manutenção e os cuidados preventivos.[1,2]

Além das medidas educativas e das orientações preventivas a profissionais de saúde, a IAPD e a OMS enfatizam duas ações básicas para a prevenção e o controle da doença cárie: higiene oral e controle do consumo de açúcar.[1,2]

O consumo de açúcares tem importância crítica na cárie dentária, tanto para sua instalação quanto modulando outros fatores, como o biofilme dentário. Atualmente, reconhecem-se dois fatores que potencializam o papel das práticas alimentares na cárie dentária em crianças e que, portanto, devem ser abordadas e serem foco de intervenções visando à promoção da saúde oral: a idade da introdução do açúcar e a frequência de consumo.[2,3,20]

A Associação Brasileira de Odontopediatria orienta as seguintes abordagens em relação às práticas alimentares, visando diminuir o risco para a ocorrência de cárie dentária em crianças:
1. AM exclusivo até o 6º mês de vida; no caso de crianças maiores que 12 meses e que apresentam alta frequência de AM, reduzir a frequência para três vezes ao dia e não substituir o AM por fórmulas.
2. Introdução do açúcar somente após o 2º ano de vida, permitindo que a criança reconheça os sabores naturais dos alimentos.
3. Manter intervalos entre as refeições.
4. Evitar sucos, refrigerantes ou outros líquidos doces ou adoçados.[20]

Para lactentes edêntulos (sem dente) e em AM, não há necessidade de limpeza da cavidade oral.

A instalação do hábito adequado de higiene oral exige constância e paciência por parte dos responsáveis e cuidadores da criança. Dar o exemplo, escovando os próprios dentes na presença dos filhos e mostrando que a escovação dos dentes é algo tão rotineiro como um banho e que faz parte da higiene corporal diária, ainda representa a melhor forma de educar.

A rotina diária da higiene oral utilizando escova e dentifrício fluoretado deve ter início com o aparecimento do primeiro dente de leite na boca do lactente, independentemente do alimento a ser oferecido.[1-3,20]

Idealmente, a escova deve ter cerdas macias e o tamanho da cabeça adequado ao tamanho da boca do bebê ou da criança. A pasta de dentes infantil deve conter flúor em concentração a partir de 1.000 ppm na sua composição, respeitando as seguintes orientações: para os lactentes é recomendado colocar na escova a quantidade equivalente até um grão de arroz cru (0,1 g), uma vez que não sabem cuspir; e, para as crianças que já sabem cuspir, a quantidade equivalente até um grão de ervilha (0,3 g). O uso de fio dental está indicado para os lactentes e as crianças com dentes em contato proximal (dentes bem juntos).[2,3,20]

Referências bibliográficas

1. Tinanoff N, Baez RJ, Diaz Guillory C, Donly KJ, Feldens CA, McGrath C, et al. Early childhood caries epidemiology, aetiology, risk assessment, societal burden, management, education, and policy: Global perspective. Int J Paediatr Dent. 2019 May; 29(3):238-48.
2. WHO. Ending childhood dental caries: implementation manual. 2019. Disponível em: https://apps.who.int/iris/handle/10665/330643. Acesso em: 12 out. 2020.
3. Associação Brasileira de Odontopediatria. Da gestação ao primeiro ano de vida. In: Diretrizes para procedimentos clínicos em Odontopediatria. 3. ed. São Paulo: Santos; 2020. p. 1-24.
4. Manrique-Corredor EJ, Orozco-Beltran D, Lopez-Pineda A, Quesada JA, Gil-Guillen VF, Carratala-Munuera C. Maternal periodontitis and preterm birth: Systematic review and meta-analysis. Community Dent Oral Epidemiol. 2019 Jun;47(3):243-251. Epub 2019 Feb 27.
5. Ventura AK. Does breastfeeding shape food preferences? Links to Obesity. Ann Nutr Metab. 2017; 70(Suppl. 3):8-15. Epub 2017 Sep 14.
6. Fraiz FC, Gouvea LC, Ferreira SLM. Aleitamento materno – benefícios para a saúde bucal. In: Sociedade Brasileira de Pediatria. Burns DAR (org.). Tratado de pediatria. Barueri: Manole; 2017. p. 2344-7.
7. Roulet PLC; Sarni ROS, Schalka MMS. Alimentação, saúde bucal e função mastigatória. In: Sociedade Brasileira de Pediatria. Burns DAR (org.) Tratado de pediatria. 4. ed. Barueri: Manole; 2017. p. 2348-55.
8. Valério KD, de Araujo CMT, Coutinho SB. Influência da disfunção oral do neonato a termo sobre o início da lactação. Rev CEFAC. 2010; 12(3). Epub 28-maio-2010.
9. Takaoka LAMV, Kopelman BI, Goulart AL. Atenção a saúde bucal do bebê prematuro. In: Burns DAR (org.); Sociedade Brasileira de Pediatria. Tratado de pediatria. 2017. Barueri: Manole; 2017. p. 2395-2401.
10. Duane B, McGovern E, Ní Chaollaí A, FitzGerald K. First tooth, first visit, zero cavities: a review of the evidence as it applies to Ireland. J Ir Dent Assoc. 2017 Apr;63(2):105-11.
11. de Oliveira AJ, Duarte DA, Diniz MB. Oral anomalies in newborns: an observational cross-sectional study. J Dent Child (Chic). 2019 May 15; 86(2):75-80.
12. Ruiz DR, Diniz EMA, Krebs VLJ, Carvalho WB. Orofacial characteristics of the very low-birth-weight preterm infants [published online ahead of print, 2020 Feb 19]. J Pediatr (Rio J). 2020; S0021-7557(19)30594-7.
13. Moura LFAD, Moura MS, Lima MDM, Lima CCB, Dantas-Neta NB, Lopes TSP. Natal and neonatal teeth: a review of 23 cases. J Dent Child. 2015; 81(2):107-11.
14. Brasil. Ministério da Saúde. Secretaria de Atenção à Saúde. Departamento de Ações Programáticas Estratégicas. Coordenação Geral de Saúde da Criança e Aleitamento Materno. Nota Técnica n. 11/2021 – COCAM/CGCIVI/DAPES/SAPS/MS – Avaliação do frênulo lingual do recém-nascido.
15. Kluba S, Robkopf F, Kraut W, Peters JP, Calgeer B, Reinert S, Krimmel M. Malocclusion in the primary dentition in children with and without deformational plagiocephaly. Clin Oral Investig. 2016 Dec;20(9):2395-2401. Epub 2016 Jan 22.
16. Genna CW. Breastfeeding infants with congenital torticollis. J Hum Lact. 2015 May; 31(2):216-20. Epub 2015 Jan 23.
17. Brecher EA, Lewis CW. Infant oral health. Pediatr Clin North Am. 2018 Oct; 65(5):909-21.
18. Le Révérend BJ, Edelson LR, Loret C. Anatomical, functional, physiological and behavioural aspects of the development of mastication in early childhood. Br J Nutr. 2014 Feb; 111(3):403-14.

19. Simione M, Loret C, Le Révérend B, Richburg B, Del Valle M, Adler M, et al. Differing structural properties of foods affect the development of mandibular control and muscle coordination in infants and young children. J Physiol Behav. 2018 Mar 15; 186:62-72.
20. Associação Brasileira de Odontopediatria. Prevenção e controle da cárie dentária. In: Diretrizes para procedimentos clínicos em Odontopediatria. 3. ed. São Paulo: Santos; 2020. p. 76-124.

Seção 3

Dificuldades para o aleitamento materno

Coordenadoras
Ana Lúcia Ramos Barbosa Passarelli
Keiko Miyasaki Teruya

Capítulo 10

Relativas às mamas

**Fernanda Gois Brandão dos Santos
Natalia Turano Monteiro**

"Porque nada é mais natural do que amamentar."

Ana Carolina procura atendimento pediátrico com seu filho Rafael de 1 mês e 15 dias e relata que ele está sendo mantido em aleitamento materno exclusivo. Porém, nos últimos 5 dias, vem apresentando dor mamilar bilateral inicialmente menos intensa, em fisgada, que ocorria apenas durante o período de sucção. Há 2 dias, a dor ficou mais intensa, latejante, persistindo mesmo após o término da mamada. Relata que, conforme orientação recebida em atendimentos anteriores, a pega e o posicionamento durante a mamada estavam adequados. Percebeu, também, que a pele das regiões areolar e mamilar está mais avermelhada e pruriginosa.

Está aflita, pois, além da dor durante a amamentação, seu filho está com uma assadura perineal importante, apesar do uso de creme preventivo de assaduras e da troca frequente de fraldas, e com "sapinho" na boca.

Introdução

O processo de amamentação, embora de aparente simplicidade e automatismo fisiológico singular, é uma experiência que envolve uma série de fatores maternos e outros relacionados com o recém-nascido, exigindo um complexo conjunto de condições interacionais no contexto social em que o binômio está inserido.[1]

Existem inúmeros fatores que podem colaborar negativamente para o desmame precoce, como conhecimento insuficiente da população em geral e de profissionais de saúde sobre o tema, falta de uma rede de apoio adequada ao binômio e intercorrências mamárias.

Classificação dos mamilos

É importante saber que existem diferentes formas de classificar os mamilos, entre elas a que os categoriza em: protusos, semiprotusos, pseudoinvertidos e invertidos.[2] No entanto, o formato pouco interfere na amamentação, já que o bebê precisa abocanhar a aréola, e não o mamilo.[3] Dificilmente, mamilos semiprotusos, pseudoinvertidos ou invertidos impossibilitam a amamentação, sendo necessário, na maioria das vezes, apenas um ajuste de técnica de amamentação.

Dor e amamentação

A dor persistente dos mamilos é um dos motivos mais comuns relacionados com a interrupção precoce do aleitamento materno exclusivo. Trata-se da queixa principal de 36% das mães que procuram serviços de apoio ao aleitamento materno. O quadro álgico durante a amamentação também pode ter outras implicações, como sofrimento psíquico e interferência na atividade geral, humor, sono e vínculo do binômio.[4]

As causas de dor para amamentar são multifatoriais na maioria das vezes, podendo ocorrer sequencialmente. A pega e o posicionamento inadequados durante a amamentação representam a causa mais comum de dor (cerca de 90% dos casos). Outras causas também frequentes são traumas mamilares, anquiloglossia infantil, mamilos planos ou invertidos, infecções, fenômeno de Raynaud, ação da sucção infantil que causa atrito do mamilo e anomalia palatal infantil.[4]

A oferta insuficiente de leite pode ser um efeito secundário da dor do mamilo como resultado da inibição do reflexo de ejeção do leite em decorrência da dor ou da remoção ineficaz do leite, como com um bebê com anquiloglossia ou fissura palatina.[4]

A abordagem no pré-natal sobre aleitamento materno, o ajuste precoce do manejo da amamentação, a oferta em livre demanda, a avaliação do frênulo lingual antes da alta, a orientação de extração de leite remanescente, a não utilização de bicos artificiais e o acompanhamento mais assíduo da amamentação nas primeiras semanas de vida são importantes para minimizar as intercorrências e, com isso, reduzir a incidência de dor e o desmame prematuro.

Lesões mamilares

A lesão mamilar é causa comum para o abandono do aleitamento materno, por ocasionar dor e desconforto às puérperas.

Além da dor causada e do risco de desmame, o trauma mamilar está associado à depressão e à ansiedade materna, podendo constituir um fator determinante para ocorrência de mastite puerperal.[5]

São causas relacionadas: posição/pega inadequada na amamentação; ingurgitamento mamário, aréola rígida e não protátil; alterações anatômicas do mamilo, mamilo invertido, pseudoinvertido; disfunções orais do bebê, anquiloglossia; uso de bicos artificiais que causam confusão na amamentação; retirada inadequada do bebê durante a mamada; e utilização inadequada de cremes e pomadas nas mamas.

Os estudos classificam as lesões mamilares como eritema, equimose, marcas brancas, amarelas ou escuras, hematoma, edema, bolha, vesícula, fissura (Figura 10.1), rachadura, erosão, escoriação, ulceração, abrasão, crostas e descamação.[6]

O tratamento deverá consistir em correção da técnica da amamentação, mudança de posição de mamada, aplicação de leite materno nos mamilos após as mamadas, não utilização de protetores e intermediários e evitar o contato dos mamilos feridos com o sutiã. Para evitar dor muito intensa, podem ser usados analgésicos com orientação médica. O uso de protetores de silicone reduz o volume de leite obtido em 22% e dificulta o retorno à sucção direta na mama.[7]

A identificação precoce das lesões mamilares e seu pronto tratamento, a verificação de possíveis fatores de risco associados a essa ocorrência e a implementação de medidas assistenciais e educativas, durante a internação e pós-alta, são primordiais para a prevenção das lesões mamilares e do desmame precoce.

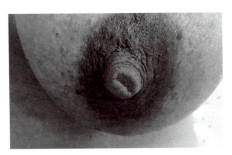

Figura 10.1 – *Fissura mamilar.*
Fonte: Acervo da Dra. Mirela Leite Rozza.

Ingurgitamento mamário

Resulta de falhas no mecanismo de autorregulação das mamas e ocorre com mais frequência em primíparas, geralmente 3 a 5 dias após o parto.

Pode ser classificado como fisiológico, quando o ingurgitamento é discreto, representando o preparo da mama para a produção de leite (apojadura) e não requer intervenção; e como ingurgitamento patológico, quando a distensão tecidual é excessiva, causando grande desconforto, às vezes acompanhado de febre e mal-estar. A mama encontra-se aumentada de tamanho, dolorosa, com áreas difusas avermelhadas, edemaciadas e brilhantes. Os mamilos ficam achatados, dificultando a pega do bebê e o leite, muitas vezes, não flui com facilidade. Costuma ocorrer com mais frequência em torno do 3º ao 5º dia após o parto e geralmente está associado a um dos seguintes fatores: início tardio da amamentação, restrição da duração e da frequência das mamadas, uso de suplementos e sucção ineficaz do bebê.[8] O ingurgitamento pode ficar restrito à aréola (areolar), ao corpo da mama (periférico) ou acometer ambos. Quando há ingurgitamento areolar, a criança pode ter dificuldade na pega, sem esvaziar adequadamente a mama, com mais dor e piora do quadro.[8]

O tratamento consiste em: extração areolar do leite para facilitar a pega adequada; mamadas frequentes em livre demanda – utilizada para realizar o esvaziamento das mamas –; uso de sutiã de alças largas para manter as mamas firmes e sustentadas; massagens nas mamas, utilizadas para promover a fluidificação do leite e facilitar a drenagem; extração do leite das mamas, caso continuem cheias e desconfortáveis após a amamentação.

Nos casos mais intensos, além das medidas anteriormente citadas, sugerir repouso à nutriz e, se necessário, o uso de analgésicos e anti-inflamatório.[7]

Mastite

Trata-se de um processo inflamatório de um ou mais segmentos da mama, geralmente unilateral, que pode progredir ou não para uma infecção bacteriana. Ocorre mais comumente na 2ª e na 3ª semana após o parto, mas pode se dar em qualquer período da amamentação. A estase do leite representa o evento inicial, com aumento da pressão intraductal, que promove o achatamento das células alveolares e a formação de espaços entre as células. Por aí passam alguns componentes do plasma para o leite e deste para o tecido intersticial da mama, causando uma resposta inflamatória. O leite acumulado, a resposta inflamatória e o dano tecidual resultante favorecem a instalação da infecção, comumente por *Staphylococcus* (*aureus* e *albus*) e, ocasionalmente, por *Escherichia coli* e *Streptococcus* (α, β e *não hemolítico*), sendo as lesões mamilares, na maioria das vezes, a porta de entrada da bactéria. Qualquer fator que favoreça a estagnação do leite materno predispõe ao aparecimento de mastite, e a fadiga materna é tida como um facilitador para a instalação dessa condição.[9]

Os sinais e sintomas (Figura 10.2) incluem dor, rubor localizado, calor ao toque, endurecimento do local afetado, mal-estar geral (febre, calafrios, cefaleia, náuseas, vômitos, mialgia). Vale ressaltar que, em mulheres de pele preta ou retinta, o rubor é de muito difícil interpretação e visualização, valorizando, assim, a importância da anmnese e dos outros sinais envolvidos.

O tratamento consiste em repouso, manutenção da amamentação sob livre demanda, massagear a mama antes da mamada, caso apresente nódulos endurecidos, extração do leite da mama, se continuar cheia e desconfortável após a amamentação, ingestão de líquidos e uso de sutiã de alças largas para manter as mamas firmes e sustentadas. No caso de terapia medicamentosa avaliada individualmente, pode ser necessário o uso de anti-inflamatórios não esteroidais e antimicrobianos.[9]

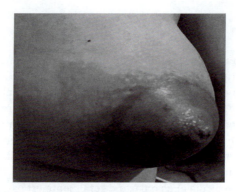

Figura 10.2 – *Mastite.*
Fonte: Acervo da Dra. Natalia Turano Monteiro.

Abscesso mamário

O abscesso mamário (Figura 10.3), em geral, é causado por mastite não tratada ou com tratamento tardio ou ineficaz. Ocorre em 5% a 10% das mulheres com mastite. O não esvaziamento adequado da mama afetada costuma ocorrer quando a amamentação naquela mama é interrompida, favorecendo a formação do abscesso, que pode ser identificado à palpação pela sensação de flutuação, embora nem sempre seja possível confirmar ou excluir a sua presença apenas pelo exame clínico. A ultrassonografia é capaz de confirmar a condição, além de indicar o melhor local para incisão ou aspiração, quando necessário.[8]

O tratamento consiste em esvaziamento local por aspiração ou por drenagem cirúrgica, caso no qual pode se fazer necessário o uso de dreno. A manutenção da amamentação na mama afetada é importante. Se houver necessidade de interrupção temporária, retirar o leite a cada 3 horas, continuar a amamentação na mama sadia e retornar assim que a mama acometida melhorar.[10]

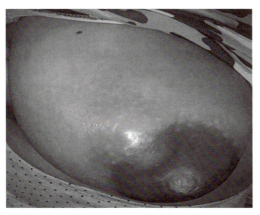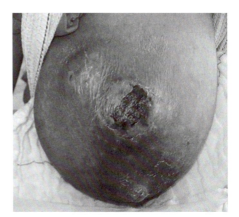

Figura 10.3 – *Abscesso mamário.*
Fonte: Acervo da Dra. Rosangela G. Santos.

Galactocele

Lesão benigna da mama, a galactocele é definida como uma coleção cística de conteúdo lácteo (Figura 10.4), revestida por epitélio cúbico achatado. Ocorre geralmente no final da gestação ou durante o período de lactação. Pode ser única ou múltipla, unilateral ou bilateral. A obstrução de um dos ductos lactíferos, idiopática ou por acúmulo e estase de leite, provoca o bloqueio da excreção láctea desse ducto e, consequentemente, a formação do cisto de retenção. Além da lactação, a passagem transplacentária de prolactina, o uso de contraceptivos orais e lesões da mama que resultam em obstrução ductal local ou generalizadas, como cirurgia de mama, podem criar os fatores necessários para o desenvolvimento de galactocele.[11]

Quanto ao tratamento, pode ser realizada aspiração para evitar a cirurgia, mas recidivas podem ocorrer. Sua remoção poderá ser feita com anestesia local e sem a suspensão da amamentação.[7]

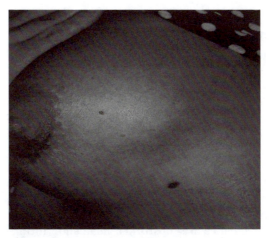

Figura 10.4 – *Galactocele.*
Fonte: Acervo da Dra. Natalia Turano Monteiro.

Candidíase

A infecção da mama por *Candida albicans* no puerpério é bastante comum. A infecção pode ser superficial ou atingir os ductos lactíferos e costuma ocorrer na presença de mamilos úmidos e com lesão. Candidíase vaginal, uso de antibióticos, contraceptivos orais e esteroides, uso de chupeta contaminada, absorventes para seio, placas de hidrogel, protetor de silicone e conchas mamárias aumentam o risco de candidíase mamária. Com frequência, é a criança quem transmite o fungo, mesmo sendo assintomática.[8]

São sinais e sintomas (Figura 10.5): pele do mamilo e aréola fina, brilhante, avermelhada e, por vezes, descamativa; prurido, ardência, dor em agulhadas e queimação durante e após as mamadas podem estar presentes. Vale ressaltar que, em mulheres de pele preta ou retinta, o rubor é de muito difícil interpretação e visualização, valorizando, assim, a importância da anmnese e dos outros sinais envolvidos.

O tratamento inclui higienização das mãos, evitar o uso de absorventes ou acessórios de amamentação, manter as mamas arejadas e trocar o sutiã diariamente. Utilizar medicação antifúngica, se prescrita pelo médico. Se o bebê apresentar sintomas como placas esbranquiçadas na cavidade oral, ambos deverão ser avaliados e tratados ao mesmo tempo.[10]

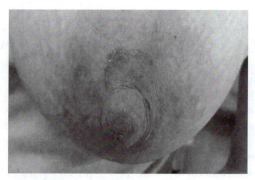

Figura 10.5 – *Candidíase mamária.*
Fonte: Acervo da Dra. Rosangela G. Santos.

Obstrução de ductos lactíferos

O bloqueio de ductos lactíferos ocorre quando o leite produzido em determinada área da mama, por alguma razão, não é drenado adequadamente, o que pode acontecer quando a amamentação é infrequente ou quando a extração do leite não é eficiente. Pode ser causado também por pressão local em uma área, por exemplo, um sutiã muito apertado, ou como consequência do uso de cremes nos mamilos, obstruindo os poros de saída do leite. Geralmente, a mulher com bloqueio de ductos lactíferos apresenta nódulos localizados, sensíveis e dolorosos, acompanhados de dor, vermelhidão e calor na área envolvida (Figura 10.6). Em geral, a febre não faz parte do quadro clínico. Às vezes, essa condição está associada a um pequeno, quase imperceptível, ponto branco na ponta do mamilo, que pode ser muito doloroso durante as mamadas.[9]

O tratamento consiste em verificar a pega correta e o posicionamento adequado, massagear a mama afetada enquanto o bebê suga, fazer um rodízio nas posições da mamada, com o queixo do bebê direcionado para a área obstruída, amamentar inclinando-se sobre o bebê para que a gravidade possa ajudar na desobstrução do ducto bloqueado, utilizar roupas confortáveis, evitar uso de sutiã apertado e extrair o leite das mamas, caso o bebê não consiga esvaziá-las.[11]

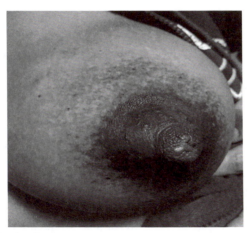

Figura 10.6 – *Obstrução de ducto.*
Fonte: Acervo da Dra. Mirela Leite Rozza.

Fenômeno de Raynaud

Caracteriza-se por um vasoespasmo recorrente nas extremidades do corpo em resposta ao frio ou ao estresse emocional. Manifesta-se clinicamente com dor intensa, parestesias e alteração da coloração da pele, afetando mais os dedos das mãos e dos pés.

O fenômeno de Raynaud no mamilo é uma causa subestimada de dor e desmame precoce.[12] Está relacionado com a exposição ao frio, compressão anormal do mamilo pela boca do bebê ou traumatismo mamilar importante, mas nem sempre os fatores desencadeantes podem ser identificados.[10]

A anamnese e o exame físico são essenciais para o diagnóstico do fenômeno de Raynaud mamilar. A informação que confirma a existência de um tratamento antifúngico prévio, completo e sem sucesso é valiosa, aumentando a probabilidade do diagnóstico.[13]

O tratamento abrange evitar temperaturas frias e usar técnicas para manter mamas e mamilos aquecidos. Para a pega do bebê muito compressiva, recomendam-se exercícios orais que promoverão o relaxamento da mandíbula e o bom posicionamento da língua (fonoaudiólogo). Recomenda-se evitar substâncias vasoconstritoras, como a cafeína e a nicotina.

A prescrição de antagonista dos canais de cálcio, para casos que não respondem ao tratamento conservador, é de orientação médica. O tratamento pode durar de 2 semanas até o fim do período de amamentação.[7]

Hipogalactia

A maioria das mulheres tem condições fisiológicas de manter produção láctea para atender à demanda do seu filho. Entretanto, a queixa de "pouco leite" é recorrente e um argumento frequentemente utilizado como justificativa para introduzir complementos que podem culminar no desmame precoce.

Em muitas situações, essa é uma percepção confusa da mãe, alimentada pela insegurança quanto à sua capacidade de nutrir plenamente seu filho, pelo desconhecimento do comportamento normal de um bebê – costuma mamar com frequência – e por opiniões negativas de pessoas próximas, reforçando esse sentimento de incapacidade. A mãe inicia a complementação que, por sua vez, leva o bebê a sugar menos o peito e, consequentemente, à diminuição da produção láctea.[8]

O erro de pega representa a causa mais frequente do esvaziamento mamário inadequado, ainda que outros fatores estejam associados: horários rígidos, ausência de mamadas noturnas, ingurgitamento mamário, uso de bicos artificiais, qualquer problema que faça o recém-nascido não ter uma sucção efetiva, problemas anatômicos da mama (mamilos invertidos, planos ou muito grandes), doenças maternas, distúrbios emocionais, uso de medicamentos que diminuam a lactação e cirurgia mamária prévia. Portanto, sempre que houver queixa de "baixa produção", a anamnese detalhada e a observação da mamada completa devem ser realizadas para diagnosticar e solucionar tais problemas.[8]

Como a produção láctea não pode ser mensurada diretamente, a avaliação da ingesta de leite materno é feita de maneira indireta pela observação do comportamento do bebê – se fica saciado após as mamadas ou se continua choroso – presença de diurese frequente, evacuação, ganho de peso e comprimento adequados.[8]

Nos casos em que a hipogalactia for confirmada, o tratamento incialmente deve se basear no ajuste da causa-base (correção de pega, oferta mais frequente do seio materno, oferta das duas mamas na mesma mamada, dieta balanceada, adequação da ingestão de líquidos, descanso). Em alguns casos específicos, quando as medidas iniciais não funcionam, pode ser necessário medicar, de acordo com a avaliação pediátrica.

Referências bibliográficas

1. Silva IA. O significado de amamentar segundo a perspectiva da mulher. In: Encontro Paulista de Aleitamento Materno. 7. ed. São Paulo: Unifesp; 1997. p. 45-8.
2. Vinha VH. O livro da amamentação. São Paulo: CLR Balieiro; 1999.
3. Rede Global de Bancos de Leite Humano. Questões de amamentação durante a gestação. Disponível em: https://rblh.fiocruz.br/durante-gestacao. Acesso em: 27 jan. 2021.
4. Kent JC, Ashton E, Hardwick CM, Rowan MK, Chia ES, Fairclough KA, et al. Nipple pain in breastfeeding mothers: incidence, causes and treatments. Int J Environ Res Public Health. 2015 Sep 29; 12(10):12247.
5. Cunha AMS, Martins VE, Lourdes ML, Paschoini MC, Parreira BDM, Ruiz MT. Prevalência de traumas mamilares e fatores relacionados em puérperas assistidas em um hospital de ensino. Escola Anna Nery. 2019; 23(4). Epub July 29, 2019.
6. Cervellini MP, Gamba MA, Coca KP, Abrão ACFV. Lesões mamilares decorrentes da amamentação: um novo olhar novo para um problema conhecido. Rev Esc Enferm USP. 2014; 48(2):346-56.
7. Rego JD. Aleitamento materno. 3. ed. São Paulo: Atheneu; 2015.
8. Giugliani ERJ. Problemas comuns na lactação e seu manejo. J Pediatria (Rio de Janeiro). 2014; 80(5 suppl.).
9. Brasil. Ministério da Saúde. Saúde da criança. Aleitamento materno e alimentação complementar. 2. ed. Cadernos de Atenção Básica, n. 23. Brasília: MS; 2019.
10. Carvalho MR, Gomes CF. Amamentação: bases científicas. 4. ed. Rio de Janeiro: Guanabara Koogan; 2017.
11. Canadian Breastfeeding Foundation. Blocked Ducts. Disponível em: https://www.canadianbreastfeedingfoundation.org/basics/blocked_ducts.shtml. Acesso em: 15 dez. 2020.
12. Holanda AR, Gonçalves AKS, Medeiros RD, Oliveira AMG, Maranhao TMO. Achados ultrassonográficos das alterações fisiológicas e doenças mamárias mais frequentes durante a gravidez e lactação. Radiol Bras. 2016 nov./dez.; 49(6):389-96.
13. Anderson JE, Held N, Wright K. Raynaud's phenomenon of the nipple: a treatable cause of painful breastfeeding. Pediatrics. 2004 Apr.; 113(4):e360-4.

Capítulo 11

No ato de amamentar

Keiko Miyasaki Teruya
Hamilton Henrique Robledo

As dificuldades são como as montanhas.
Elas só se aplainam quando avançamos sobre elas.
(Provérbio japonês)

Carolina chega à consulta com queixa de que seu bebê tem pouco ganho de peso: "Acho que tenho pouco leite".
- Pré-natal: 25 anos, primigesta, gestação planejada, 10 consultas sem intercorrências.
- Parto: cesariana por distocia. Guilherme – peso: 2.830 g; comprimento: 49 cm; perímetro cefálico (PC): 34 cm; Apgar: 7/8; idade gestacional (IG): 38,6 semanas. Logo depois, apresentou gemência, desconforto respiratório e glicemia de 48. Por esse motivo, recebeu 30 mL de fórmula para evitar o risco de convulsão, conforme explicado ao pai. Com 9 horas de vida, foi para o quarto e a mãe, Carolina, iniciou a amamentação que tanto desejava e não quis dar nenhum complemento. Teve alta hospitalar com 2.750 g em amamentação exclusiva. O pediatra recomendou que, se necessário, completasse com fórmula.
- Em casa: apesar do choro e de Guilherme querer mamar toda hora, Carolina só deu peito.
- Primeira consulta com o pediatra: com 7 dias de vida. Guilherme estava em aleitamento materno exclusivo, com exame físico normal e peso de 2.580 g. Carolina reclamou que estava muito cansada, porque não conseguia dormir bem e preocupada porque Guilherme queria mamar toda hora. O pediatra disse que Guilherme estava muito bem e que ela continuasse só amamentando e voltasse depois de 1 semana, ou antes, se precisasse.
- Segunda consulta (pediatra 2): após 5 dias, Carolina foi procurar outro pediatra porque Guilherme chorava muito, mamando só o leite materno. Peso: 2.580 g. Como ainda não havia recuperado o peso de nascimento, aconselhou-a a oferecer complemento. Carolina

ficou arrasada, pois seu desejo era amamentar exclusivamente Guilherme, apesar de cansada e estressada com a queixa do marido de não conseguir dormir.

Introdução

A sucção é um ato instintivo, mas a amamentação, que é sua manutenção, parece não ser somente um ato natural e biológico, e sim também condicionada social e culturalmente[1] e que hoje precisa ser ensinada, acompanhada, estimulada e compreendida pelas lactantes.

A amamentação depende do desejo da mulher, do apoio, da cultura onde vive e da capacidade de levar adiante essa vontade de amamentar o filho. Assim, a amamentação precisa ser aprendida pela mulher e protegida pela sociedade.

As principais dificuldades apresentadas pelas mães nesse contexto são:
- Produção láctea: pouco leite, leite insuficiente, "não sai leite de meu peito" etc.
- Dor ao amamentar: em decorrência de traumas areolomamilares (fissuras, escoriações, vesícula etc.) e/ou mamas puerperais (ingurgitamento, bico plano ou invertido, ductos bloqueados, mastite, monilíase e fenômeno de Raynaud).
- Pouco ganho de peso: mamadas infrequentes, horário rígido, *blues*, cansaço da mãe, rejeição, uso de medicamentos, fumo, álcool, retenção de placenta etc.
- Dificuldades com o manejo: mau posicionamento da mãe/bebê e pega da criança na mama, extração manual do leite do peito, bebê que não pega o peito.
- Aspectos físicos relacionados com a anatomia das mamas: "tenho bico plano ou invertido, meus peitos são muito pequenos, meus peitos são muito grandes", ingurgitamento, sangue no leite, mastite, ductos bloqueados, candidíase, cirurgia mamária.
- Outras questões da vida da mãe: "na minha família nenhuma mulher nunca amamentou"; trabalho materno etc.

Para compreendermos as dificuldades no ato de amamentar, precisamos fazer a seguinte reflexão: **o que é necessário para amamentar?**
1. Decisão da mulher de amamentar: desejar, querer e poder.
2. Um peito que produza e libere leite.
3. Um bebê capaz de retirar leite do peito por meio de sucção eficiente.

Decisão de amamentar: desejar, querer e poder

Para a decisão de amamentar, a mulher precisa **querer** em primeiro lugar, por saber das vantagens do aleitamento materno para seu filho e querer o melhor para ele. Tem que **poder**, isto é, não apresentar nenhum impedimento para amamentar (p. ex., HIV) e ter disponibilidade. Entretanto, mesmo querendo e podendo, se a mulher não desejar do fundo de seu coração, ela poderá não conseguir amamentar. O **desejar** depende de condicionantes sociais, econômicas, políticas e culturais.[2] É o desejo que a fará superar todas as "pedras de tropeços" que encontrar para manter a amamentação.

Para que a amamentação se estabeleça com efetividade, é muito importante a mãe ser "acolhida" pelo profissional de saúde e outros. Para amamentar, a mulher precisa ser "amamentada", "ela precisa principalmente de peitos", como disse uma mãe em Almeida.[1]

O apoio de profissionais será tão mais efetivo quanto maior for a capacidade do serviço para lidar com a ambiguidade que se apresenta à mulher na relação que se estabelece entre o poder e o desejar amamentar, como uma questão de assumir riscos ou garantir benefícios.[3]

Um peito que produza e libere leite

O sucesso da amamentação depende da capacidade de uma mama produzir e ejetar leite, o que, por sua vez, depende do desenvolvimento funcional da mama.

A mama é uma glândula exócrina com peso de cerca de 200 g, composta de tecidos glandulares (nos quais é produzido o leite por células epiteliais secretoras – *lactocytes* –, encontradas nos alvéolos e que se agrupam em ramos entre 10 e 100 para formar lóbulos e estes formam de 4 a 18 lobos em cada mama); tecidos conectivos (fornecem uma armação de suporte aos tecidos adiposos e glandulares), tecidos adiposos (37%) e nervosos (encontrados no mamilo e na aréola), ductos (com função de transporte com 1 a 4,4 mm de diâmetro e que se expandem cerca de 58% na ejeção e saem do mamilo cerca de nove em média).

Hoje, graças à evolução das imagens e estudos de Ramsay *et al.*,[4] sabemos que a proporção entre o tecido glandular e o tecido adiposo na mama é de 2:1, que 65% do tecido glandular está localizado em um raio de 30 mm da base do mamilo – portanto, o tecido glandular está na base do mamilo –, que o número de ductos que saem do mamilo é de 4 a 18 (média de nove), que não existem seios lactíferos e que o tecido adiposo se diferencia em subcutâneo, intraglandular e retromamário.

Para que a mama produza leite para o bebê, é necessário conhecer como ela funciona.[5]

Para produção e ejeção do leite, a mama passa por três fases de lactogênese:
- Fase I: desenvolvimento da mama na gravidez.
- Fase II: início da produção láctea.
- Fase III (ou galactopoiese): manutenção da produção láctea.

Durante a gravidez, a mama apresenta modificações sob a ação da progesterona, de estrógenos, lactogênio placentário, gonadotrofina, corticosteroides placentários, hormônios tireoidianos e paratireoidianos, corticosteroides suprarrenais, insulina, prolactina e, possivelmente, do hormônio de crescimento hipofisário.

Lactogênese fase I – Desenvolvimento da mama na gravidez

O crescimento do tecido mamário ocorre no início da gravidez (5ª a 8ª semana), com aumento do volume das mamas, dilatação das veias superficiais, aumento da pigmentação da aréola e do mamilo.

Durante a gravidez, a placenta, com a produção do estrógeno placentário e da progesterona, prepara a mama para a lactação, estimulando a deposição de gorduras, o crescimento dos ductos e dos alvéolos.

Na 20ª semana, o epitélio alveolar cessa sua proliferação e inicia sua atividade secretora, que aumenta gradativamente até o final do período. O crescimento contínuo da mama decorre da progressiva dilatação alveolar, produzida pelo colostro e pela vascularização.

Ao final do 3º trimestre, observa-se colostro no interior dos lóbulos glandulares, porém com produção inibida pela presença de hormônios placentários – estrógeno e, principalmente, progesterona.

Lactogênese fase II – Início da produção láctea

Para a produção de leite, deve haver estímulo neuroendócrino, processo no qual três órgãos são importantes: placenta, hipófise e mama.

Logo após o parto, as mamas aumentam de volume e temperatura, tornando-se dolorosas. Esse fenômeno pode durar, em média, 3 a 4 dias, e elas passam a secretar colostro.

A saída da placenta após o parto faz com que os níveis de estrógeno e progesterona caiam, conduzindo a hipófise anterior a liberar mais prolactina, hormônio que estimulará os alvéolos mamários a produzir leite, e ocitocina, sintetizada no hipotálamo e armazenada na hipófise posterior, a ejetar o leite.[6]

A produção de leite logo depois do nascimento da criança é controlada principalmente por hormônios, e a apojadura ("descida do leite") costuma ocorrer de 48 a 72 horas pós-parto, mesmo se a criança não sugar o peito.[7]

Esse fenômeno da descida do leite marca a mudança do controle endócrino (hormonal) para o autócrino (a secreção produzida nas células epiteliais glandulares, uma parte do citoplasma é liberada também) da lactação.[8]

Lactogênese fase III (ou galactopoiese) – Manutenção da produção láctea

Após a apojadura, inicia-se a galactopoiese, a etapa da lactogênese na qual se mantém a produção láctea. Essa fase se estende durante toda a lactação e depende, sobretudo, da sucção do bebê e do esvaziamento da mama.

Descreve-se a prolactina como o hormônio galactopoiético mais importante, apesar de o cortisol, a insulina e o hormônio do crescimento também serem citados como importantes na manutenção da produção láctea.

A ocitocina, um potente hormônio galactopoiético produzido no hipotálamo e liberado pela hipófise posterior, atua sobre as células mioepiteliais, determinando sua contração e a consequente expulsão de leite para os ductos, esvaziando o alvéolo. A liberação de ocitocina também promove contração das fibras musculares lisas do útero durante a amamentação, contribuindo para a involução uterina e para uma recuperação mais rápida da mulher no puerpério.

Pesquisas sugerem que a ocitocina seja o hormônio do vínculo, com consequências tanto para a interação mãe-filho quanto para o relacionamento entre os parceiros.[9]

Nos primeiros dias após o parto, o reflexo de ejeção responde não somente a estímulos táteis, mas também olfatórios, visuais ou auditivos. Pode responder, ainda, mediante a proximidade física ou o pensamento no filho. Por sua vez, a dor, o desconforto, o estresse, a ansiedade, o medo, a insegurança e a falta de autoconfiança podem inibir a liberação da ocitocina, prejudicando a saída de leite da mama.[10]

Grande parte do leite da mama é produzida enquanto a criança mama, sob o estímulo da prolactina. Em um período aproximado de 30 minutos após o início da mamada, há um pico de elevação da prolactina basal, fazendo com que a mama produza leite para a próxima mamada. O estímulo na região mamilo-alveolar percorre as fibras nervosas, alcança a medula espinal e se conecta ao hipotálamo, onde existem fatores estimulantes e inibidores da produção de prolactina, o que estimula tanto a hipófise anterior a secretar o hormônio prolactina quanto a hipófise posterior a liberar o hormônio ocitocina. A elevação da prolactina basal pode se manter por 3 a 4 horas. A amamentação frequente mantém os níveis sanguíneos do hormônio elevados, assim como a redução na frequência diminui a quantidade de prolactina. Assim, quanto mais um bebê sugar e esvaziar a mama, maior será o estímulo para produção de leite na próxima mamada.[11]

Em geral, toda nutriz é capaz de produzir mais leite do que a quantidade necessária para o seu bebê. Nos primeiros dias após o parto, a secreção de leite é pequena, menor que 100 mL/dia, mas já no 4º dia, a nutriz é capaz de produzir, em média, 600 mL/dia de leite.[12] Uma nutriz que amamenta exclusivamente produz, em média, 850 mL/dia no 6º mês.

Quando a mama não é esvaziada adequadamente, o leite permanece acumulado nos alvéolos, o tecido glandular passa a sofrer ação de um mecanismo local, que controlará a sua produção. O leite apresenta frações de proteínas – peptídeos (fator inibidor da lactação – FIL) supressores da produção de leite – e, portanto, se o bebê não tiver extraído o máximo de leite disponível naquela mama, há acúmulo desses peptídeos, fazendo com que a produção do leite não ocorra, provocando ingurgitamento mamário, que pode evoluir, se não tratado, para uma mastite ou outros problemas. Se o bebê não sugar o peito ou não conseguir esvaziá-lo, haverá um acúmulo de peptídeos supressores e, também, uma contraordem à liberação de prolactina. A prolactina é produzida principalmente à noite, o que nos faz orientar e estimular as mamadas noturnas. Sabemos também que ela confere à mãe sensação de relaxamento.[9]

Um bebê capaz de retirar o leite do peito por meio de sucção eficiente

Para que um bebê consiga retirar o leite do peito por meio de sucção eficiente, são necessários pré-requisitos básicos para o aleitamento materno – a integridade da parte anatômica e funcional da criança.

Assim, tanto a estrutura óssea quanto a muscular e a estrutura e funcionalidade da articulação temporomandibular devem estar hígidas e compatíveis com a normalidade.

Como exemplo de alterações que impedem uma sucção eficiente, é possível citar: quanto à estrutura óssea, a síndrome de Pierre Robin; quanto à estrutura muscular, distrofias musculares congênitas; quanto à estrutura e à funcionalidade da articulação temporomandibular (ATM), anquilose articular da ATM – anquiloglossia (ver Capítulo 13).

Além das estruturas íntegras para o bebê extrair o leite do peito, é importante que a mãe esteja relaxada e encontre uma posição confortável para amamentar. Também é necessário observar três pontos no bebê: o posicionamento do bebê, a pega e os movimentos que ele faz quando suga (reflexos).

Quanto ao posicionamento do bebê, observar quatro tópicos (Figura 11.1):
1. Boca: frente à região areolomamilar.
2. Corpo: próximo ao da mãe.
3. Cabeça e corpo: alinhados.
4. Nádegas: apoiadas (se ainda pequeno).

Quanto à pega, também observar quatro tópicos:
1. Boca: bem aberta.
2. Lábio inferior: voltado para fora.
3. Queixo: tocando a mama.
4. Aréola: mais visível acima do que abaixo da boca do bebê.

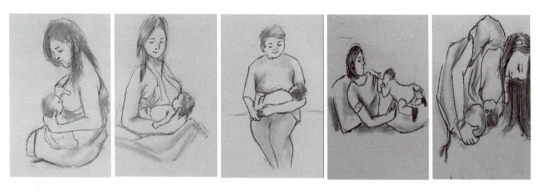

Figura 11.1 – *Posicionamento do bebê durante a amamentação.*
Fonte: Acervo da Dra. Keiko Miyasaki Teruya.

Sequência de uma pega correta (Figura 11.2):
1. Estimular o reflexo da busca tocando a boca do bebê com a ponta do mamilo.
2. Esperar que sua boca esteja bem aberta como se fosse bocejar.

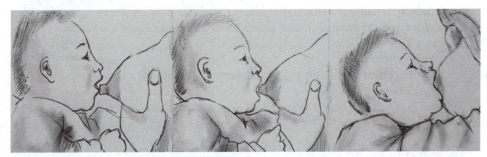

Figura 11.2 – *Sequência de uma pega correta.*
Fonte: Acervo da Dra. Keiko Miyasaki Teruya.

Reflexos do bebê

São três os reflexos do bebê:
1. Reflexo de busca e apreensão: sempre que o mamilo toca o lábio do bebê, ele abre a boca, põe a língua para baixo e para fora e tenta abocanhar a mama.
2. Reflexo de sucção: quando o bico toca o céu da boca, ele começa a sugar.
3. Reflexo da deglutição: quando a boca enche de leite ele engole.

Observar se ele **suga, engole e respira**. Se mama até soltar. Só, então, oferecer o outro peito. Se ele não aceitar, na próxima mamada começar por esse peito.

Considerações finais

> Nós, profissionais de saúde, desempenhamos um papel de extrema relevância na assistência à mulher-mãe-nutriz. Para tal, temos que nos instrumentalizar com conhecimentos atualizados e habilidades, tanto no manejo clínico da lactação quanto na técnica de aconselhamento. Dessa maneira, estaremos cumprindo com o nosso papel de profissional de saúde e de cidadão, ao colaborar com a garantia do direito de toda a criança de ser amamentada.
> (Giuliani, 2000)[14]

Diante das dificuldades apresentadas pelas mães, como conseguir que a mãe saia feliz com nossa assistência?

Um dos caminhos é aplicar o "Aconselhamento em Amamentação" como sugere a Organização Mundial da Saúde/Fundo de Emergência Internacional das Nações Unidas para a Infância.

Em primeiro lugar, identificar se essa mãe deseja amamentar seu filho – qual o significado da amamentação e desse filho para ela? O que sei de aleitamento materno? Sei como tornar "mágico" meu encontro com mãe/filho/família?

Assistir uma mãe com aconselhamento significa desenvolver habilidades de escutar e compreender, desenvolver a confiança na mãe e, depois, oferecer apoio se ela aceitar ou pedir.

Após cumprimentá-la com um sorriso, olhar para ela, chamar sempre pelo nome, perguntar como ela está, tocar, mostrar empatia para com seus sentimentos sobre o bebê e seu comportamento, não julgar, escutar o que ela tem para falar e, assim, conhecê-la e entender como ela deseja alimentar seu filho.

Construir com ela a compreensão da situação e, mesmo que ela diga algo "certo ou errado", aceitar o que diz, elogiar sempre tudo o que faz "certo", oferecer ajuda prática (deixá-la confortável, por exemplo, oferecendo cadeira para se sentar...) e sugestões e informações relevantes.

Um bom acolhimento determinará um canal de comunicação fundamental para ajudar essa mãe a expressar suas dúvidas, seus sentimentos, desenvolver autoconfiança de que ela pode e vai amamentar seu filho.[12,15,16]

Daremos a seguir alguns exemplos: se a mãe achar que seu leite é "fraco", insuficiente, ou acreditar que não tem leite porque quando aperta não sai nada, podemos, depois de fazer o acolhimento, dizer:

— Ah, sei ... você acha que seu leite é fraco ou que não tem leite....

— Meu filho quer mamar toda hora e só chora...

E, depois, construir com a mãe a compreensão de como o leite é formado, em uma linguagem simples, oferecendo informações relevantes, como: o choro é sua linguagem e a resposta a tudo é sua sucção; se seu bebê conseguir com um bom posicionamento a pega e extrair o leite de seu peito e esvaziá-lo, o leite brotará cada vez mais do seu peito. Os sinais confiáveis de que o bebê está recebendo leite suficiente são seu crescimento (peso e comprimento), e ele deve fazer xixi pelo menos de 6 a 8 vezes durante 24 horas. Sugerir que ela se posicione e coloque seu filho no peito de modo correto. Observar a mamada inteira, e perguntar como ela está se sentindo, elogiar sua compreensão e se colocar à disposição caso ela necessite.

Se o caso for dor ao amamentar, após o acolhimento, solidarizar-se com sua dor e elogiá-la:

— Sinto que você está preocupada... Parabéns, Ione! Apesar da dor, você continua amamentando. Você sabe por que está sentindo esta dor? (geralmente a mãe responde que é porque o bebê – Joãozinho – não está pegando bem seu peito.)

— Olha como você é inteligente. Esta é a razão de você se sentir assim; o Joãozinho está pegando o bico e aí estão os nervinhos que causam a dor. Você quer saber como uma pega correta faz não doer?

Se ela disser que sim, orientamos para que ela faça o posicionamento e a pega corretos e perguntamos se está doendo ou não. Ela dizendo não, elogiamos e dizemos a ela que aprendeu rapidinho.

O nosso caso clínico se refere a uma mãe cansada e estressada com a queixa do marido de não conseguir dormir e que, embora queira muito amamentar, está aflita e arrasada porque seu filho não ganha peso.

O pediatra, após o acolhimento, pode manifestar empatia dizendo:

— Carolina, você é muito poderosa e esforçada, pois, mesmo cansada, estressada ainda está amamentando o Guilherme. Você quer continuar amamentando porque você acha que é o melhor para ele, não é?

Depois, construir com a mãe a compreensão do porquê de Guilherme, com 12 dias de vida, ainda não ter recuperado o peso de nascimento. Perguntar se ela sabe o que está acontecendo. Ela pode alegar que, por estar muito cansada, não deve estar produzindo leite. Parabenizar e dizer como ela é inteligente, que é isso mesmo. Quando se está cansada ou estressada, não se consegue soltar ocitocina e o leite não sai tão bem.

Sugerir que ela faça relaxamento (oferecer ajuda prática, ensinando exercícios para relaxar) e recomendar que ela tire uma "soneca" enquanto Guilherme estiver dormindo. Pedir para que coloque o bebê para mamar no momento da consulta, para compreender o que está acontecendo e, em uma linguagem simples, explicar a ela que, com um bom posicionamento e pega, o Guilherme vai conseguir extrair o leite de seu peito e esvaziá-lo. Assim, quanto mais ele mamar, mais leite brotará de seu peito.

Uma informação relevante: dizer a Carolina que os sinais confiáveis de que o bebê está recebendo leite suficiente são seu crescimento (peso e comprimento) e o fato de ele fazer xixi pelo menos de 6 a 8 vezes ao longo do dia (24 horas). Outra informação relevante é que uma criança pode recuperar seu peso em até 15 dias ou mais após o nascimento, que ambos estão em período de se conhecer e se adaptar. Os pesos devem, sempre que possível, ser aferidos na mesma balança para não incorrer em erros técnicos.

Sugerir que ela se posicione e coloque Guilherme no peito como ela fez no momento da consulta, elogiar sua compreensão e solicitar que ela retorne no dia seguinte e relate como estão todos.

Com certeza, os pediatras fariam as mães mais felizes aplicando as habilidades de aconselhamento em amamentação.

Referências bibliográficas

1. Almeida JAG, Gomes R. Amamentação: um híbrido natureza-cultura. J Pediatr (Rio J). 2004; 80(5 suppl.).
2. Almeida JAG. Leite fraco: um problema da mama ou da cultura. Masto-Magazine. 1998; 2:2.
3. Silva LA. Amamentar: uma questão de assumir riscos ou garantir benefícios. Rev Esc Enf USP. 1996; 30(I):170-1.
4. Ramsay DT, Kent JC, Hartmann RA, Hartmann PE. Anatomy of the lactating human breast redefined with ultrasound imaging. Journal of Anatomy. 2005; 206:525-34.
5. Fundo de Emergência Internacional das Nações Unidas para a Infância (Unicef). Iniciativa Hospital Amigo da Criança: revista, atualizada e ampliada para o cuidado integrado: módulo 3: curso de 20 horas para equipes de maternidade/Unicef/OMS. Brasília: Ministério da Saúde; 2009.
6. Neville MC, McFadden TB, Forsyth I. Hormonal regulation of mammary differentiation and milk secretion. Journal of Mammary Gland Biology and Neoplasia. 2002; 7(1).
7. Giugliani ERJ. Problemas comuns na amamentação e seu manejo. J Pediatr. 2004; (suppl. 5):s147-54.
8. Junqueira LC, Carneiro J, Abrahamsohn P. Histologia básica: texto e atlas. 13. ed. Rio de Janeiro: Guanabara Koogan; 2017.
9. Neville MC. Lactation and it's hormonal control. In: Knobil E and Neill JD. The physiology of reproduction. New York: Raven Press; 2006.
10. Dias Jr. Aleitamento materno. São Paulo: Atheneu; 2002. p. 262-3.
11. Riordan J. Anatomy and physiology of lactation. In: Riordan J (ed.). Breastfeeding and human lactation. 3. ed. Boston, MA: Jones and Bartlett Publishers; 2005. p. 67-95.
12. Berens PD. Applied physiology in the peripartum management of lactation. Clin Obstet Gynecol. 2004; 47:643-55.
13. Giuliani ERJ. O aleitamento materno na prática clínica. J Ped (Rio J). 2000; 76(supl. 3):238.
14. Bueno LGS, Teruya KM. Aconselhamento em amamentação sua prática. J Pediatr. 2004; 80(5 supl.):S126-30.
15. OMS/Unicef. Aconselhamento em Amamentação: Um curso de treinamento Guia do treinador; 1995. p. 222-9.
16. Santos EKF, Souza IEO, Teruya KM, Oliveira MIC. Curso de manejo e promoção ao aleitamento materno para unidades básicas de saúde. Brasília; 2003. p. 58-63.

Capítulo 12

Artefatos: "armadilhas e ciladas"

Karina Rinaldo
Ligia Vigeta
Mirela Leite Rozza

Caso clínico

R.P., do sexo masculino, nascido de parto cesariana, recém-nascido a termo (RNT), adequado para a idade gestacional (AIG), apresentou taquipneia transitória e foi para o quarto após 2 horas, recebendo leite materno. A mãe, N.F.P., referia muita dor e fissuras nas mamas logo nos primeiros dias. Fez pré-natal adequado. R.P. é seu segundo filho. O primogênito, hoje com 10 anos, foi amamentado até os 10 meses de vida. N.F.P. não recebeu orientação sobre amamentação do seu obstetra e nunca tinha ouvido falar na consulta de pré-natal com pediatra a partir da 32ª semana de gestação, porém desejava muito amamentar este bebê. Na maternidade, foi orientada a oferecer fórmula infantil "caso necessário". Com 7 dias de vida (DV) do bebê, em decorrência de dor e fissuras, começou a utilizar bico de silicone e pomada de lanolina que havia ganhado de presente. O bebê chorava muito, e os avós a incentivaram a oferecer chupeta. Realmente, isso parecia acalmar o bebê, que já não solicitava mamadas tão frequentes. Porém, quando retornou ao pediatra com 20 DV, o bebê não havia recuperado o peso de nascimento e ainda havia perdido peso em relação à consulta anterior. A mãe relatou que realmente percebeu suas mamas menos cheias e que o bebê estava esticando mais as mamadas após a introdução da chupeta. Notou também que a pega não estava muito boa nos últimos dias e que o bebê só queria pegar no bico, não conseguindo abocanhar a aréola toda. Foi receitada fórmula infantil na mamadeira para complementar a mamada. Com o passar do tempo, a mãe notou que a produção de leite foi diminuindo e o bebê, consequentemente, começou a rejeitar o peito e só aceitar a fórmula. O desmame ocorreu com 2 meses e meio.

Introdução

Diversos produtos conhecidos como acessórios de amamentação estão disponíveis no mercado. Esses artefatos podem tanto auxiliar quanto prejudicar o processo do aleitamento materno (AM). Entre aqueles que podem beneficiar esse processo, estão as poltronas de amamentação e as almofadas em U, que promovem um melhor posicionamento e relaxamento da mãe e facilitam o adequado posicionamento do bebê, além dos sutiãs com alças mais largas, para sustentação de mamas volumosas, e da bomba extratora, muito útil e eficaz, principalmente no período de retorno ao trabalho. Já entre os artefatos considerados potencialmente prejudiciais e ainda muito recomendados e utilizados pelas puérperas, estão as conchas, os protetores mamilares (popularmente conhecidos como bicos de silicone), os protetores absorventes (frequentemente responsáveis pelo surgimento ou agravamento das fissuras mamilares), as pomadas e cremes à base de lanolina (muitas vezes indicadas já nas primeiras mamadas na própria maternidade), os curativos à base de gel, além das chupetas e mamadeiras.[1,2] Neste capítulo, serão abordados os objetos considerados armadilhas ou ciladas durante o ato de amamentar.

Chupetas e mamadeiras

Como será reforçado no decorrer dos capítulos deste livro, o leite materno é indubitavelmente o melhor alimento para a promoção e a proteção da saúde da criança, pois apresenta características específicas capazes de trazer diversos benefícios nutricionais, imunológicos, sociais, emocionais e econômicos.[1]

Diversas causas estão associadas à baixa adesão ao AM, como: dificuldades relacionadas com a percepção quanto à produção de leite, problemas relacionados com a pega da criança, variáveis sociodemográficas maternas, como nível de escolaridade e situação conjugal, características familiares, fatores relacionados com o pré-natal e o puerpério, oferta de fórmulas artificiais nas primeiras horas de vida na maternidade e retorno ao trabalho/estudos. Além dos aspectos já citados, o uso de artefatos, principalmente chupetas e mamadeiras, tem sido considerado um dos maiores fatores de risco para o desmame precoce.[1,3]

Para que se tenha sucesso no processo de amamentação, é necessário que os bebês aprendam a sugar da maneira correta por uma pega adequada, o que pode ser prejudicado pela introdução de qualquer objeto de sucção artificial.[1] Por sua vez, sabemos que as dificuldades enfrentadas pelas nutrizes e as influências de familiares e colegas favorecem o uso de chupeta, que contribui para a diminuição do número de mamadas, o menor estímulo das mamas e, consequentemente, a redução da produção de leite. Diante dessa situação, a mãe, que ainda não tenha recebido informação suficiente para alertá-la sobre essas armadilhas, pode oferecer substitutos de leite materno em mamadeiras, para saciar a fome da criança. Assim, instaura-se um ciclo que poderá acelerar o desmame. A mãe se sente "incapaz" de alimentar seu filho apenas com seu leite e oferece mais fórmula e diminui o tempo de sucção no seio, reduzindo a produção do seu leite.[4]

O desmame pode ocorrer também pela confusão gerada ao lactente que entra em contato com bicos artificiais de chupetas, mamadeiras ou protetores mamilares, visto que seus tamanhos, consistências e, principalmente, a musculatura oral utilizada para sugá-los são completamente diferentes da anatomia das mamas e da maneira de sugar o peito. Esse quadro é conhecido como "confusão de bicos".[1]

Numerosos estudos evidenciam que o uso de chupeta e/ou mamadeira está intimamente relacionado com a interrupção precoce do AM e ao prejuízo no desenvolvimento das estruturas orofaciais, alterando as funções de mastigação, deglutição, respiração e fala da criança, bem como está associado a um maior risco de cáries e má-oclusão dentária, sendo considerado uma importante fonte de contaminação por microrganismos prejudiciais à saúde.[1,4]

Segundo publicação recente de Bezerra *et al.*, o uso de bicos artificiais está vinculado a baixa escolaridade materna, idade inferior a 20 anos, trauma mamilar, coabitação com avó materna, trabalho fora do lar, primiparidade, parto cesariana, baixo peso ao nascer e ausência de amamentação na 1ª hora de vida.[4]

Com relação à associação entre situação conjugal e uso exclusivo de mamadeira, a literatura mostra que o fato de a mãe ter uma união estável pode repercutir positivamente na amamentação, reiterando o importante papel de uma estrutura familiar equilibrada para o sucesso do AM. Estudos demonstram que, quando existem suporte e apoio familiar necessários à amamentação, ocorre uma influência positiva na duração do AM.[4]

Diante dos dados mundiais de baixas taxas de AM, em especial exclusivo, entre menores de 6 meses, pesquisadores têm se dedicado a identificar determinantes passíveis de modificação desse cenário, entre os quais está o uso de chupetas e mamadeiras, um hábito cultural e passível de modificação.[5]

A relação entre o uso de chupeta e desmame precoce é comumente tema de conflito entre os profissionais da saúde, já que existe a falta de um consenso internacional sobre se esse uso é causa ou consequência do desmame precoce, em virtude de lacunas na compreensão dos mecanismos envolvidos, embora não se discuta sua íntima relação com o referido desmame.[1,5]

Uma revisão sistemática publicada em 2019 sobre os determinantes do aleitamento materno exclusivo (AME) no Brasil identificou o uso de chupeta como o fator mais fortemente associado à sua interrupção (associação encontrada em 15 de 16 estudos analisados).[5]

Em outra pesquisa com 46 publicações incluídas, entre elas 14 estudos observacionais prospectivos, concluiu-se que esse acessório está associado à menor duração do AME.[5]

Nesse sentido, a análise de dados populacionais do Brasil, além de confirmar a chupeta como o fator mais fortemente associado à interrupção do AME entre 1999 e 2008, demonstrou que a redução no seu uso (em 17% no período) contribuiu significativamente para o incremento das taxas de AME com aumento de 15% no período de 9 anos. Entretanto, em razão de fatores de confusão e vieses, não está claro que essa associação seja de fato causal.[1,5,6]

Em outra revisão da literatura, cujas bases de dados incluídas nas buscas foram *Lilacs*, *Scielo* e *Pubmed*, confirmou-se que o uso de bicos artificiais durante o período de AME representa, por si só, um risco para não se atingir a duração ideal do tempo de amamentação. Essa revisão mostrou que, na maioria dos estudos transversais realizados, as variáveis uso de chupeta e mamadeira, associadas ou não a outras variáveis, constituem fator de risco para o desmame precoce. É necessário um aprofundamento do tema, principalmente sobre as variáveis de tempo e a frequência de uso e quantidade de suplemento suficientes para o não sucesso da amamentação.[7]

Em outro estudo transversal conduzido com 427 bebês e mães, a hipótese de que o uso de bicos artificiais pode implicar comportamentos desfavoráveis à amamentação por alterar as capacidades orais do bebê também foi testada e mantida.[3]

Analisando 132 pares de mães e bebês, concluiu-se que o uso da chupeta não influiu nas taxas de AME aos 3 meses ou no tempo total de aleitamento, porém nesse mesmo trabalho houve influência negativa na taxa de AME aos 6 meses.[8]

Entre os fatores investigados para a ausência de AM no 2º semestre de vida, a oferta da chupeta, mais uma vez, foi a mais fortemente associada, tendo sido observada uma prevalência do desfecho três vezes superior entre as crianças que a utilizavam, reforçando a importância de não estimular o seu uso.[9]

No Brasil, existem normas para regulamentar o comércio de produtos para lactentes, incluindo chupetas, bicos, mamadeiras e protetores mamilares. A Norma Brasileira para Comercialização de Alimentos para Lactentes (NBCAL), posteriormente transformada na Lei

n. 11.265/2006,[10] visa a assegurar o marketing apropriado desses produtos, de modo a não haver interferência no AM. Apesar disso, os bicos artificiais ainda são largamente utilizados e indicados no Brasil e em diversos países do mundo, constituindo uma prática cultural bastante disseminada em nosso meio, mas prejudicial ao AM.[4]

A Organização Mundial da Saúde (OMS), em parceria com o Fundo das Nações Unidas para a Infância (Unicef), idealizou em 1990 a Iniciativa Hospital Amigo da Criança (IHAC),[11] com o objetivo de promover, proteger e apoiar o AM. No mesmo ano, o Brasil assinou a declaração e associou a IHAC ao Programa Nacional de Incentivo ao Aleitamento Materno (PNIAM). Para receber o título de Hospital Amigo da Criança, o serviço passa por fiscalização e deve incorporar à sua rotina os "Dez passos para o Sucesso do Aleitamento Materno", que se mostraram significativos no aumento das taxas de duração do AME. Essa estratégia visa conscientizar profissionais de saúde e mães sobre a importância de amamentar, além de dar suporte para aquelas que passam por dificuldades no processo e promover a manutenção do aleitamento pelo maior período possível. Nesse documento, no passo nove está escrito: "Aconselhar as mães sobre o uso e os riscos de mamadeiras, bicos e chupetas".[8]

Em contrapartida, a Academia Americana de Pediatria (AAP) recomenda o uso rotineiro de chupeta na hora de dormir para reduzir o risco de morte súbita em lactentes, valendo destacar que, na própria recomendação, existe a variável "uma vez estabelecido o AM" (geralmente 3 a 4 semanas de idade).[1,3,5,6,8] Entretanto, uma recente revisão sistemática concluiu que não existem evidências de ensaios clínicos randomizados para apoiar ou rejeitar o uso de chupetas para essa recomendação específica.[5] Já a posição ao dormir e a própria amamentação, em especial a exclusiva, são apontadas como fatores protetores da morte súbita do lactente.[5] Considerando as evidências disponíveis, fica claro que a relação entre chupeta e desmame precoce existe e é complexa, podendo ter componentes de causa, consequência ou, ainda, estar relacionada com o temperamento do bebê e ao perfil da mãe e da família.[5]

Estudos mostram que a sugestão às mães para introdução de chupeta é muito frequente entre as pessoas da família (63,5%), sendo em 44,3% por até duas pessoas e em 19,2% por três pessoas ou mais.[12]

Além disso, a idade em que o lactente inicia a sua utilização pode ter influência na redução do tempo de AM, sendo o período crítico associado à idade inferior a 2 semanas de vida ou inferior a 4 semanas, o que justifica a recomendação para não utilizar esse acessório no período neonatal.[12] Entretanto, a maior parte das crianças recebe precocemente a chupeta, entre o 1º dia de vida e o 1º mês.[1,6,12]

Diante desse fato, reiteramos a importância da consulta pediátrica pré-natal a partir da 32ª semana de gestação e da consulta de rotina na 1ª semana de vida, momentos nos quais o incentivo ao AM, as ações preventivas quanto à exposição aos bicos artificiais e as intervenções precoces para suspender o uso de acessórios inadequados são muito importantes e ajudam a estabelecer o sucesso da amamentação (ver Capítulo 12).

Vale ressaltar também que, independentemente da idade de início do hábito, bebês que tiveram dificuldades iniciais para pegar o peito são mais suscetíveis a manifestar a confusão de bicos, e mesmo lactentes com reflexos orais maduros e extração já aprendida podem apresentá-la, sendo extremamente necessário o acompanhamento do pediatra nesse período.[6]

Alguns estudos sugerem que os hábitos de sucção oral não nutritivo da infância (presentes durante o ato de usar chupetas) podem ser substituídos ao longo da vida por comportamentos deletérios, como fumar, comer excessivamente ou, ainda, outros transtornos compulsivos.[1,6]

Diferentemente do que há na literatura não científica nas redes sociais e nas dicas de familiares, colegas e até mesmo alguns profissionais da saúde, não existem evidências científicas de vantagens no uso de bicos com formatos anatômicos, fisiológicos ou ortodônticos, tanto para o sistema estomatognático quanto para o aprendizado ou a manutenção da amamentação.[6]

Uma revisão narrativa da literatura sobre a visão multidisciplinar (Psicologia, Fonoaudiologia, Odontologia, Pediatria e Infectologia) concluiu que esse hábito apresenta mais efeitos deletérios do que benéficos, justificando a recomendação dos autores aos profissionais de saúde para não recomendarem o seu uso.[6]

Outros artefatos

Como mencionado na introdução deste capítulo, é comum o uso de artefatos na tentativa de facilitar e promover o AM, porém muitos desses objetos são prejudiciais e desnecessários durante um processo bem conduzido e orientado.

Uma revisão sistemática avaliou a eficácia de curativos de gel de glicerina, conchas de mama com lanolina, apenas lanolina e pomada para mamilos de uso geral contendo mupirocina, miconazol e hidrocortisona. Concluiu-se que nenhuma dessas intervenções foi claramente eficaz no alívio da dor nos mamilos em lactantes.[2]

A lanolina é uma cera natural, removida a partir da fervura da lã de ovelha. Por se tratar de um ingrediente natural, pode conter pesticidas e outros contaminantes, além de ser uma substância alergênica. Diversos estudos clínicos indicam a lanolina para a prevenção e o tratamento de fissuras mamilares, embora a melhor maneira de evitar o trauma mamilar ainda seja por meio do posicionamento e da pega corretas na técnica da amamentação.[2,12] Essa mesma revisão sugeriu que a aplicação de leite materno extraído ou a não utilização de nenhuma substância pode ser tão ou mais benéfico no tratamento da dor nos mamilos do que a aplicação de uma pomada como a lanolina. Um achado importante nessa revisão foi que, independentemente do tratamento utilizado, para a maioria das mulheres, a dor nos mamilos reduziu para níveis leves cerca de 7 a 10 dias após o parto.[2]

Os curativos em forma de disco à base de gel vêm com três componentes primários: glicerina, água e poliacrilamida. Considerando-se que a sua utilização não tem eficácia comprovada e aumenta a chance de infecção, não são recomendados.[2,13]

As conchas são dispositivos plásticos em forma de disco, com um orifício esférico central, colocadas sobre os seios, abaixo do sutiã, para facilitar a protrusão do mamilo. Na vigência de fissuras mamilares, conchas com orifícios de ventilação, para permitir circulação de ar e não aderência do tecido mamário danificado à roupa, podem ser úteis, desde que higienizadas adequadamente. Porém, não devem ser utilizadas durante o sono ou por período prolongado, pois a pressão mantida durante o seu uso é capaz de traumatizar o mamilo.[14] Faltam evidências científicas que suportem ou refutem o uso das conchas, principalmente quando o motivo de utilização for dor mamilar.[2] Seu uso habitual para mulheres sem afecção nas mamas também não é indicado.[13]

Atualmente, considera-se o uso de "rolinhos de seio" para essa função. Trata-se de objetos feitos com compressas ou tecidos de fraldas em formato cilíndrico, associados frequentemente a rosquinhas, e que ajudariam na melhora de fissuras por manter a mama mais seca e sem contato com o sutiã. Tem sido utilizado na prática por mães e recomendado por pediatras, porém ainda sem evidências científicas robustas que respaldem o seu emprego.

Já os protetores absorventes são indicados para conter o excesso de leite materno e podem ser descartáveis ou reutilizáveis. Ponderando que a prevenção do "vazamento" de leite humano em público seja importante para muitas lactantes, a sua utilização eventual, desde que confortáveis e trocados frequentemente, pode ser uma solução prática.[13] O uso daqueles revestidos com plástico deve ser desestimulado, porque eles mantêm a pele úmida e aumentam as chances de infecção mamilar.[14]

Os protetores mamilares (bicos de silicone) consistem em um dispositivo de silicone fino e flexível colocados sobre a aréola e o mamilo maternos para protegê-los e mimetizar o formato da mama. Costumam ser indicados em casos de mamilos invertidos, doloridos e lesionados.[14,15] Entretanto, o uso inadequado desses itens pode comprometer a capacidade do bebê de fazer uma pega adequada da mama. Não há evidências de que sua utilização seja segura para a manutenção da lactação. Seu uso habitual deve ser evitado pelos riscos, bem como por não favorecer a produção adequada de volume de leite humano ou um ganho suficiente de peso do lactente.[13]

Seu uso deve ser indicado apenas em situações específicas: RN prematuros e/ou com alterações no tônus muscular da face e da língua e para casos de alívio agudo da dor mamilar.[16] Quando utilizado nesses casos especiais, deve-se acompanhar de perto a evolução do quadro, buscando manter seu uso pelo menor tempo possível.[14,16] É importante destacar que, apesar de ser considerado nos casos em que os bebês demonstraram dificuldade persistente com a amamentação, seu uso na população de prematuros não deve ser rotineiro.[16]

Um estudo recente de 2020 avaliou o impacto do uso de protetores de silicone para a dor e para o esvaziamento da mama em lactantes com dor e sem dor (grupo-controle). Os resultados sugerem que, em mães que usam um protetor de silicone ultrafino para dor, o esvaziamento adequado da mama é alcançado, sem impacto na transferência de leite (medida pelo volume de leite total e pela porcentagem de leite disponível removido). Porém, no grupo-controle houve transferência de leite significativamente menor. A dor nos mamilos não diminuiu com o uso do protetor. Considerando o impacto potencial de redução do esvaziamento da mama quando um protetor de silicone é usado por outras razões que não a dor, seu uso deve ser considerado apenas para necessidades específicas, monitorado de perto pelo pediatra.[17]

Em um estudo de 2016 com 4.815 mães dinamarquesas, o uso de protetores de mamilo foi associado a uma menor duração do AME. Sua utilização por período prolongado triplicou as chances de interrupção precoce da amamentação exclusiva em primíparas e multíparas, ao passo que seu emprego apenas no início desse período aumentou o risco somente entre as primíparas. Porém, em virtude do desenho transversal observacional desse estudo, não se pode tirar uma conclusão causal definitiva. São necessários mais estudos sobre a forte associação entre o uso de protetor de mamilo e a duração reduzida do AME.[18]

Conclusão

Portanto, atualmente, não há evidências suficientes para recomendar qualquer tipo de tratamento específico para dor ou fissura mamilar entre lactantes, sendo o mais importante a prevenção, pela orientação da pega e do posicionamento adequados o mais precocemente possível, de preferência, durante a consulta pré-natal pediátrica.[2]

Vale lembrar que a decisão final sobre o uso ou não de chupeta, mamadeira e/ou qualquer outro acessório de amamentação será sempre da família. Entretanto, é responsabilidade da equipe de saúde informá-la sobre riscos e benefícios associados a esses artefatos, empoderá-la com dados atuais e baseados em evidências sobre os riscos do seu uso para o desmame precoce e abordar a importância de entender o choro da criança como uma forma de linguagem e expressão próprias do bebê, estimulando-a a compreender o real motivo do choro antes de querer apenas cessá-lo.

Referências bibliográficas

1. Sampaio RCT, Brito MBG, Siebra LGB, Gonçalves GKM, Feitosa DMA, Cabral K, et al. Associação entre o uso de chupetas e interrupção da amamentação: Uma revisão de literatura. Braz J Health Rev. 2020; 3(4):7353-72.

2. Dennis CL, Jackson K, Watson J. Interventions for treating painful nipples among breastfeeding women. Cochrane Database of Systematic Reviews. 2014; 12:CD007366.
3. Batista CLC, Ribeiro VS, Nascimento MDSB, Rodrigues VP. Association between pacifier use and bottle-feeding and unfavorable behaviors during breastfeeding. J Pediatr Versão Em Port. 2018; 94(6):596-601.
4. Bezerra VM, Magalhães El da S, Pereira IN, Gomes AT, Netto MP, Rocha D da S. Prevalência e fatores determinantes do uso de chupetas e mamadeiras: um estudo no sudoeste baiano. Rev Bras Saúde Mater Infant. 2019; 19(2):323-33.
5. Buccini G, Pérez-Escamilla R, Venancio SI. Routine pacifier use in infants: pros and cons. J Pediatr Versão Em Port. 2019; 95(5):619-21.
6. Sociedade Brasileira de Pediatria. Departamento Científico de Aleitamento Materno. Documento Científico [on-line]. Uso de chupeta em crianças amamentadas: prós e contras. SBP; 2017. Disponível em: https://www.sbp.com.br/fileadmin/user_upload/Aleitamento_Chupeta_em_Criancas_Amamentadas.pdf. Acesso em: 4 jan. 2021.
7. Batista CLC, Ribeiro VS, Nascimento MDSB. Influência do uso de chupetas e mamadeiras na prática do aleitamento materno. Journal of Health & Biological Sciences. 2017; 5(2):184-91.
8. Pereira D, Júnior F, Mohr R. O uso de chupetas influencia no tempo de aleitamento materno? Arquivos Catarinenses de Medicina. 2018; 47:156-69.
9. Rigotti RR, Oliveira MIC de, Boccolini CS. Association between the use of a baby's bottle and pacifier and the absence of breastfeeding in the second six months of life. Ciênc Saúde Coletiva. 2015; 20(4):1235-44.
10. Brasil. Lei n. 11.265, de 3 de janeiro de 2006. Regulamenta a comercialização de alimentos para lactentes e crianças de primeira infância e também a de produtos de puericultura correlatos. Brasília: Diário Oficial da União. 4 jan. 2006; Seção 1:1-3.
11. Unicef. Iniciativa Hospital Amigo da Criança: revista, atualizada e ampliada para o cuidado integrado: módulo 3: curso de 20 horas para equipes de maternidade/Unicef/OMS. Brasília: Ministério da Saúde; 2009.
12. Dadalto ECV, Rosa EM. Fatores associados ao uso de chupeta por lactentes nascidos pré-termo. Rev CEFAC. 2016; 18(3):601-12.
13. Nascimento MBR. Acessórios para o Aleitamento Materno. SBP Ciência [Internet]. Rio de Janeiro: Sociedade Brasileira de Pediatria; 2018. Disponível em: http://wwws.sbp.com.br/sbpciencia/paginas/show-item-2/id/1502. Acesso em: 4 jan. 2021.
14. Helsing E, Morrison P, Savage F. Posição da WABA sobre as bombas para ordenha de leite materno e outros aparelhos. Disponível em: http://www.ibfan.org.br/falaibfan/pdf/doc-395.pdf. Acesso em: 3 jan. 2021.
15. Coentro VS, Perrella SL, Lai CT, Rea A, Murray K, Geddes DT. Effect of nipple shield use on milk removal: a mechanistic study. BMC Pregnancy and Childbirth. 2020; 20(516).
16. McKechnie AC, Eglash A. Nipple shields: a review of the literature. Breastfeed Med. 2010; 5(6):309-14.
17. Coentro VS, Perrella SL, Lai CT, Rea A, Murray K, Geddes DT. Impact of Nipple Shield Use on Milk Transfer and Maternal Nipple Pain. Breastfeeding Medicine. 2020; 20(20).
18. Kronborg H, Foverskov E, Nilsson I, Maastrup R. Why do mothers use nipple shields and how does this influence duration of exclusive breastfeeding? Matern Child Nutr. 2017 Jan; 13(1):e12251.

Capítulo 13

Anquiloglossia em recém-nascidos e lactentes

Maria Teresa Cera Sanches
Mônica Vilela Carceles Fráguas
Yechiel Moises Chencinski

Dra. Rosana, pediatra, recebe em seu consultório a Sra. Judite, mãe de Bruno, um bebê de 3 meses. Após uma conversa amena, para estabelecimento de vínculo, a Sra. Judite informa que ela havia sido indicada por uma amiga de um grupo de mães das redes sociais, para ouvir uma terceira opinião a respeito de uma situação que a estava incomodando bastante.

A mãe de Bruno refere que "briga" com a amamentação desde a maternidade. No momento, ele está em aleitamento misto, seu filho chora muito e não ganha peso adequadamente, apesar de receber medicação para refluxo já há 2 meses, tratamento diário para cólicas e gases, probióticos e de ela estar em restrição de leite e derivados em sua dieta há 1 mês. Além disso, a Sra. Judite relata quadro de mastite há 2 meses, medicada com anti-inflamatórios e antibióticos, sem sucesso.

Analisando os documentos da maternidade, não havia nada de alterado (teste da linguinha – BRISTOL = 8). Questionada, ela refere alojamento conjunto o tempo todo na maternidade e, em momento algum, Bruno teve uma avaliação de mamada com profissional do começo ao fim.

Ao exame clínico, a pediatra constata um índice de BRISTOL = 4, observa que a mãe, tensa, apresenta dificuldades e dor na amamentação e que Bruno não consegue manter uma mamada tranquila.

Introdução

O termo "anquiloglossia" tem origem etimológica grega (*ankylos* = preso e *glosso* = língua), conhecida em linguagem popular por "língua presa". Essa definição é clínica, e, portanto, necessita também da análise da função, e não apenas da anatomia do frênulo lingual – requer, preferencialmente, avaliação multiprofissional para a definição diagnóstica e as condutas necessárias. A restrição nos movimentos da língua poderá acarretar alteração no seu tônus e posicionamento na cavidade oral, na sua movimentação, além de dificuldades nas funções de amamentação, mastigação, deglutição, fala, higiene e até mesmo respiração, além de, consequentemente, alteração da oclusão e do desenvolvimento orofacial (dependendo do grau de severidade).[1-3]

A prevalência em estudos mundiais é muito variável, com relatos de literatura entre 3% e 16%,[4] principalmente em decorrência da falta de padronização ou critérios clínicos para avaliação.

Nos últimos anos, o diagnóstico de anquiloglossia e a frequência dos procedimentos cirúrgicos para sua correção aumentaram significativamente, seja por uma maior atenção à sua avaliação nos últimos anos, seja por um excesso de diagnósticos e, assim, de indicações cirúrgicas.[5] Os efeitos da frenotomia sobre a amamentação também são, ainda, controversos.

Este capítulo pretende discorrer sobre a anquiloglossia em bebês e suas repercussões na amamentação, com o intuito de informar profissionais de saúde que atuam na área sobre o tema, bem como auxiliar na prática clínica para uma avaliação mais precisa e reflexões sobre a melhor conduta em cada situação.

Anatomia

O recém-nascido (RN) apresenta uma desproporção entre o crânio cefálico e o facial, a mandíbula se encontra retraída em relação à maxila, o espaço intraoral é reduzido e a língua ocupa praticamente toda a cavidade oral, forçando o RN a uma respiração nasal obrigatória.[2,3]

A língua é um órgão formado por vários músculos, imprescindíveis para a extração efetiva do leite materno na amamentação, bem como para a deglutição segura, garantindo, assim, a alimentação desde o início da vida. Ela é composta por músculos extrínsecos, com inserção óssea, responsáveis pelos movimentos da língua de protrair, retrair, elevar e abaixar e por músculos intrínsecos (confinados na própria língua), que dão forma a ela e são responsáveis por estreitá-la, encurtá-la e achatá-la.[1,2]

Vários estudos descrevem o frênulo (Figura 13.1) como uma pequena prega de membrana mucosa e fáscia que conectam a face inferior (ventral) da língua ao assoalho da boca.[1,2]

A espessura, a elasticidade e o local da fixação do frênulo no assoalho da cavidade oral e na porção ventral da língua podem variar, causando ou não diferentes graus de alterações na sua mobilidade, desde casos leves até alterações graves ou completas (condição rara em que há fusão da língua no assoalho da cavidade oral).[6]

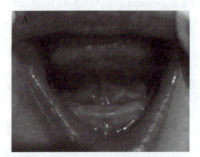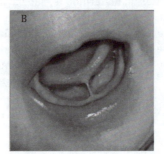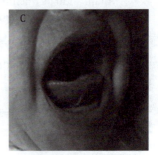

Figura 13.1 – *A. Frênulo lingual normal em recém-nascido (RN). B e C. Frênulo lingual alterado em RN.*

Fonte: Acervo da autoria.

Aspectos clínicos e avaliação da mamada

Todo RN deve ter, como parte de seu exame físico de rotina, desde o nascimento, uma avaliação detalhada da orofaringe à procura de fendas palatinas, massas tumorais ou císticas, anormalidades na anatomia e mobilidade da língua e frênulo lingual, presença e funcionamento dos reflexos de sucção, deglutição e coordenação com a respiração.

Além da análise anatômica da língua, são fundamentais a avaliação de sua função e a observação da mamada por um profissional capacitado. É importante verificar se a mamada é efetiva, se o posicionamento e a movimentação da língua estão corretos. Outras alterações podem estar presentes e dificultar a pega e a extração do leite. Alguns sintomas e sinais observados durante a mamada podem ser atribuídos, erroneamente, ao freio da língua alterado.

Em 2001, Riordam et al. validaram o instrumento LATCH, citado por Sanches[3] (L: pega; A: deglutição audível; T: tipo de mamilo da mãe; C: conforto da mama/mamilo da mãe; H: colo/posicionamento). Em 2015, Ingram et al. validaram o Instrumento Bristol de Avaliação da Mamada (*Bristol Breastfeeding Assessment Tool* – BBAT).[7] A associação dos dois instrumentos pode ser usada como ferramenta para a avaliação da mamada.

No Brasil, o Ministério da Saúde utiliza o protocolo "Formulário de Observação da Mamada" (sugerido pela Organização Mundial da Saúde/Organização Pan-americana de Saúde/ Fundo das Nações Unidas para a Infância, em 1993)[8] para a capacitação dos profissionais de saúde, que avaliam itens antes, durante e após a mamada, como posicionamento (mãe/bebê), respostas do bebê quanto aos reflexos orais, comportamento e ejeção do leite da mãe, vínculo, anatomia da mama e mamilo, pega e sucção, duração, entre outros (ver Apêndice 2).

São duas as fases que compõem a mamada: a pega (ver Capítulo 11) e a extração do leite. E a sua avaliação requer, dos profissionais de saúde, conhecimento e prática adequados.

Para acontecer a pega correta, é imprescindível que o bebê abra bem a boca, faça o reflexo de busca e projete a língua, para abocanhar o mamilo e parte da aréola (2 a 3 cm) e realizar um lacre perfeito. A língua, ao se projetar, assumirá a forma de canolamento (com um sulco central) e acoplará a mama inferiormente, apoiando sua ponta sobre o lábio inferior, sem soltar. Na parte superior, os lábios estarão bem virados para fora. As bochechas deverão estar arredondadas, com a participação dos bolsões de gordura (*sucking pads*), auxiliando na sustentação das estruturas orais para esse lacre. Na parte posterior, dentro da boca, o dorso da língua se eleva e funciona como um mecanismo oclusivo contra o palato mole, estabelecendo uma pressão negativa, com o rebaixamento e a anteriorização da mandíbula, formando o vácuo intraoral, mantendo a mama dentro da boca do bebê, sem esforço.

Segue-se, então, a segunda fase da amamentação, quando ocorre a extração do leite. De acordo com novos estudos de ultrassonografia,[9] o vácuo é considerado o principal fator responsável por essa fase, e os movimentos corretos da língua têm papel fundamental nesse processo. Nem sempre a extração inefetiva se relaciona somente com a pega inadequada. Em alguns casos, mesmo que o bebê apresente uma condição de pega razoável, pode ocorrer uma dinâmica de movimentos orais atípicos (disfunções orais) durante a mamada, como a anquiloglossia.[3]

O Quadro 13.1 descreve sinais e sintomas da mãe e do RN e indicam problemas na mamada que podem estar associados à anquiloglossia ou a outra alteração morfológica ou funcional na orofaringe.[6,10,11]

Quadro 13.1 – Sinais e sintomas de dificuldades na mamada		
Sintomas da mãe	**Sintomas do bebê** (pega e extração)	**Observar na mamada**
• Dor na pega e durante a mamada • Desconforto durante a mamada • Lesões mamilares de repetição • Mamilos amassados e/ou lesionados pós-mamada • Ingurgitamento mamário constante por falta de esvaziamento adequado • Ductos obstruídos • Mastites • Diminuição da produção láctea • Frustração e desânimo com a amamentação	• Pouca abertura da boca na pega • Pouca ou nenhuma projeção da língua, mediante reflexo de procura • Dificuldade em manter a pega correta – "pega frouxa" • Deslizamento constante da pega indo para o mamilo • Cansaço no início da mamada • Dorme constantemente na mamada • "Covinhas" nas bochechas durante a sucção • Padrão mordedor • Estalidos durante a mamada • Agitação e arqueamento para trás, recusa ao peito • Baixo ganho ou perda de peso	• Mamadas inefetivas (alta frequência e intervalos curtos durante o dia) • Mamadas muito longas ou extremamente curtas e entrecortadas (com pausas frequentes e longas) • Sintomas gastrintestinais (refluxo pós-mamada, arrotos e flatos fortes, cólicas), choro, que sugere alta ingesta de ar durante e/ou após a mamada • Mamas pouco esvaziadas • Bebê com sinais de fome e irritabilidade, após a mamada; não se mostra satisfeito • Exaustão da dupla • Com a repetição desses padrões: desmame precoce

Fonte: Desenvolvido pela autoria.

Quando e como avaliar o frênulo lingual

A avaliação do freio da língua deve fazer parte do exame físico oral de todos os RN e realizado, como rotina, pelos pediatras tanto na maternidade quanto nas consultas de puericultura após a alta hospitalar. Atualmente, de acordo com a Lei Federal n. 13.002/2014 e Nota Técnica n. 11/2021-COCAM/CGCIVI/DAPES/SAPS/MS[12] é obrigatório que todas as maternidades realizem essa avaliação durante a internação do bebê e que ofereçam orientações e condutas nos casos do diagnóstico de anquiloglossia.

Após a implantação dessa Lei em território nacional, em resposta a uma demanda do Ministério da Saúde, o Instituto de Saúde da Secretaria de Saúde do Estado de São Paulo elaborou um Parecer Técnico-Científico (PTC), que reuniu evidências sobre anquiloglossia e seus possíveis impactos na amamentação de RN a termo e sadios, bem como a eficácia da intervenção cirúrgica.[4] Apesar de ainda serem baseadas em poucos estudos observacionais controlados, que apresentam fragilidades metodológicas, como amostras pequenas, seguimento de curta duração, falta de padronização dos procedimentos diagnósticos e de avaliação da mamada, os principais achados desse PTC indicaram a importância da identificação precoce desse quadro em RN, tendo em vista a potencial interferência sobre a amamentação. A triagem na maternidade tem por objetivo a identificação de casos graves de anquiloglossia e, nesse sentido, o Protocolo Bristol, entre os disponíveis, parece ser o mais indicado, por sua praticidade, objetividade e possibilidade de execução por qualquer profissional de saúde da equipe. Para o diagnóstico, é necessário realizar o exame do frênulo lingual com a avaliação da mamada.

Assim que for identificada a dificuldade na mamada (após avaliação da anatomia do freio e da observação da mamada), é fundamental "trabalhar" o manejo da amamentação, de acordo com as técnicas adequadas.[1,8] O diagnóstico correto é crucial para não correr o risco de uma cirurgia precoce ou desnecessária, sem dar chance a uma adaptação possível apenas pela correção da técnica da mamada, bem como não se perder um tempo precioso na intervenção, quando necessária.

Para tal, a Rede Nacional de Bancos de Leite Humano (rBLH), os Hospitais Amigos da Criança (IHAC)e os Centros Especializados em Reabilitação (CER) contam com equipes multidisciplinares capazes de realizar o atendimento e o seguimento de amamentação, podendo constituir uma opção de encaminhamento após a alta da maternidade.[12]

Em casos de indicação cirúrgica, é recomendada a realização do procedimento por médico ou dentista capacitados e habilitados, após consentimento informado dos pais, com acompanhamento, após a alta, para readequar a função da língua à sua nova realidade anatômica, até que a mamada possa ser considerada sem riscos. Em casos moderados e leves, sem procedimento cirúrgico, a reavaliação deve ser realizada precocemente após a alta hospitalar. Especialistas como fonoaudiólogos, fisioterapeutas e osteopatas fazem parte do grupo de profissionais importantes no seguimento.

Protocolos de avaliação do freio lingual

Não há, até o momento, um consenso sobre qual o melhor método para o diagnóstico da anquiloglossia. Vários protocolos foram propostos no mundo, bem como o uso de diferentes parâmetros de avaliação, o que dificulta a comparação entre os estudos. Os protocolos mais conhecidos internacionalmente e citados em diversos estudos são descritos a seguir.

Hazelbaker Assessment Tool for Lingual Frenulum (HATLFF)[6]

Um dos instrumentos mais citados na literatura, permite uma avaliação clínica abrangente, com cinco itens relacionados com a aparência da língua e sete itens de função para classificação da anquiloglossia e indicação cirúrgica. Por meio de escore, classifica a alteração do frênulo em três categorias (função perfeita, aceitável, debilitada). Trata-se de um protocolo longo e trabalhoso, o que dificulta o treinamento dos profissionais e a sua aplicação no dia a dia de uma maternidade.

Protocolo Bristol de avaliação da língua

O *Bristol Tongue Assessment Tool* (BTAT) foi desenvolvido com referência na ferramenta de *Hazelbaker* e fornece uma medida objetiva dos aspectos morfológicos da língua, orientando as equipes multiprofissionais[13] quanto à presença e à gravidade da anquiloglossia, com alta confiabilidade, quando se considera a existência de múltiplos observadores.[7] Algumas críticas a esse instrumento se referem à não conclusão de todas as etapas de validação clássica e à não classificação precisa dos casos moderados.[14]

O BTAT avalia e atribui pontos a quatro aspectos do frênulo lingual:
1. A aparência da ponta da língua: considerada uma das principais formas de avaliar a anquiloglossia.
2. A fixação do freio no alvéolo inferior: permite avaliar a presença de anquiloglossia quando sua aparência não é tão óbvia.
3. Elevação da língua: de observação objetiva, enquanto o bebê está acordado ou, idealmente, quando está chorando.
4. Protrusão da língua: item de difícil avaliação em RN. A maneira mais adequada de avaliar a protrusão é observar o bebê enquanto ele abre a boca para a pega na mama e analisar o quanto a língua se projeta.

Uma nova versão (TABBY) composta de 12 imagens,[15] de rápida visualização e fácil aplicação pela equipe multidisciplinar, favorece uma avaliação da anquiloglossia, além de ser uma possível ferramenta de treinamento para equipes de saúde e facilmente traduzida em outros idiomas (ver Apêndice 2).

Esse protocolo dá origem a um escore final com a soma dos pontos que classificam o aspecto da língua em: normal (8); limítrofe (6 ou 7); e com comprometimento da função da língua (< 5).

Um estudo realizado na Nova Zelândia,[13] para implantação de um novo programa de diagnóstico e tratamento de RN com suspeita de anquiloglossia, utilizou o protocolo de Bristol (BTAT). Uma das mudanças no programa consistiu na alteração do limite de BTAT para frenotomia, antes definido em ≤ 5, alterado para BTAT de ≤ 4, acompanhada de avaliação e suporte da amamentação, que resultou em redução do procedimento de 11,3% para 3,5%.

Protocolo de avaliação do frênulo da língua em bebês

Instrumento brasileiro que propõe a elaboração de uma história clínica, avaliação anatomofuncional (lábios em repouso; posicionamento e forma da língua durante o choro; espessura do frênulo; fixação do frênulo na face sublingual – ventral da língua; fixação do frênulo no assoalho da boca; avaliação de sucção não nutritiva por sucção do dedo mínimo do avaliador; sucção na amamentação – durante 5 minutos). A prevalência de alterações encontrada no frênulo com esse protocolo foi de 22,54%.

Posteriormente, foi realizado um estudo para verificação da aplicação do Protocolo de Triagem Neonatal, considerando somente a parte da avaliação anatomofuncional.[16] Os casos com alteração do frênulo submetidos à frenotomia foram reavaliados 30 dias após o procedimento e acompanhados até o 6º mês. Os resultados do estudo foram favoráveis quanto à sensibilidade, à especificidade e aos valores preditivos, apontando para uma alta prevalência de alterações do frênulo lingual (21%).

De acordo com a literatura, a alta prevalência representa uma das principais controvérsias do instrumento, uma vez que, ao avaliar a correlação entre as pontuações obtidas com os dois instrumentos, o estudo não considerou todos os itens que os compõem, o que pode gerar falso-positivos. O fato de a validação ter sido realizada por fonoaudiólogas especialistas em motricidade orofacial também é discutido, o que poderá dificultar a reaplicação por outros profissionais de saúde.[4,14,17] Salienta-se, ainda, o fato de o protocolo ter sido elaborado originalmente para bebês com 30 dias de vida, e não RN, e do reteste tardio, que poderá comprometer a amamentação exclusiva.

Existe outro tipo de frênulo de difícil visualização (submucoso), que dificulta o diagnóstico, uma vez que fica oculto (submerso) sob o revestimento mucoso da língua e da cavidade bucal.[10,18] A recomendação para casos de avaliação complexa reside na realização de uma manobra de visualização, elevando-se as margens laterais da língua com a ponta dos dedos indicadores, afastando a mucosa e palpando-se o frênulo, para verificação de maiores detalhes. A interpretação dessa palpação poderá variar entre avaliadores, exigindo, portanto, cautela nesses achados.[19] Nesses casos, haverá ainda maior necessidade de seguimento com especialistas (odontopediatra e fonoaudiólogo).

Tratamento

A frenotomia é o procedimento mais frequentemente realizado nos casos de anquiloglossia do lactente. Deve ser executado por profissional habilitado e experiente. E, apesar de se tratar de um procedimento aparentemente simples, são descritas complicações.

O *laser* de alta potência, o bisturi elétrico e o corte do freio com tesoura cirúrgica são algumas das possibilidades técnicas à disposição do profissional.

A nomenclatura dos procedimentos cirúrgicos pode variar entre as publicações, mas, em geral, considera-se frenotomia (ou frenulotomia) o procedimento de corte do freio lingual com tesoura cirúrgica, *laser* ou bisturi. É a cirurgia mais realizada nos casos de anquiloglossia de lactentes. A frenectomia (ou frenulectomia) é um procedimento mais amplo, com excisão do freio, realizado com uso de anestesia e indicado para anquiloglossia completa ou em crianças maiores e adultos. O termo "frenectomia", em muitas publicações, engloba outro procedimento, chamado frenuloplastia, a qual envolve vários métodos de liberação e correção do freio, como a plástica em Z.[20] As contraindicações para a frenotomia são a presença de história de coagulopatia na família ou bebê com retrognatia, por exemplo, na sequência de Pierre Robin, pois há risco de queda posterior da língua após o procedimento.

O lactente pode ser colocado para sugar diretamente na mama logo após a frenotomia com a melhora do sangramento, ou seja, alguns minutos após a sua realização e seguir acompanhamento para manejo adequado até que se estabeleça, definitivamente, o padrão adequado de mamada.

Considerações finais

O diagnóstico precoce de anquiloglossia é imprescindível, dado seu possível impacto na amamentação e no desenvolvimento oral da criança. Uma vez que não existe um padrão-ouro para triagem ou diagnóstico, o bebê deverá ser avaliado, preferencialmente, por uma equipe multidisciplinar para a tomada de decisão e condutas, que poderão variar desde o monitoramento das dificuldades na amamentação nas primeiras semanas de vida, até a indicação da frenotomia, sempre com participação e autorização dos pais ou responsáveis.

Para identificar as indicações de frenotomia, são indispensáveis a observação da mamada por um profissional capacitado, por meio de ferramenta de avaliação estruturada e uma análise objetiva da gravidade da anquiloglossia, sempre relacionando-se história clínica, forma e função da língua com a amamentação.

Seguindo o preceito médico de *primum non nocere*, os profissionais envolvidos com cada caso devem considerar tanto os riscos e benefícios de uma intervenção cirúrgica precoce quanto os de um diagnóstico e cirurgia tardios, antes de definir a conduta mais apropriada para cada caso.

Referências bibliográficas

1. Ministério da Saúde. Secretaria de Atenção Primária à Saúde. Departamento de Ações Programáticas Estratégicas. Coordenação da Criança e Aleitamento Materno. Oficina de capacitação de profissionais de saúde para avaliação do frênulo lingual em recém-nascidos. Caderno do facilitador. Brasília: Ministério da Saúde; 2019.
2. Pereira MBB. Noções sobre crescimento e desenvolvimento crânio/orofacial. In: Pereira MBB (coord.). Manual de Ortopedia Funcional dos Maxilares. Uma abordagem clínico-infantil. Rio de Janeiro: Guanabara Koogan; 2017. p. 25-52.
3. Sanches MTC. A prática fonoaudiológica no início da amamentação. In: Carvalho MR, Gomes CF (coords.). Amamentação: bases científicas. 4. ed. Rio de Janeiro: Guanabara Koogan; 2017. p. 108-31.
4. Venancio SI, Toma T, Buccini GS, Sanches MTS, Araújo CL, Figueiró MF. Parecer técnico-científico: Anquiloglossia e aleitamento materno: evidências sobre a magnitude do problema,

protocolos de avaliação, segurança e eficácia da frenotomia. São Paulo: Instituto de Saúde; 2015. Disponível em: https://www.researchgate.net/publication/313164229_Anquiloglossia_e_aleitamento_materno_evidencias_sobre_a_magnitude_do_problema_protocolos_de_avaliacao_seguranca_e_eficacia_da_frenotomia. Acesso em: 1 nov. 2020.
5. Canadian Agency for Drugs and Technologies in Health. Frenectomy for the correction of ankyloglossia: A review of clinical effectiveness and guidelines. Rapid Response Report: Summary with Critical Appraisal. 2016. Retrieved from the Canadian Agency for Drugs and Technologies in Health website. Disponível em: https://www.ncbi.nlm.nih.gov/books/NBK373454. Acesso em: 1 nov. 2020.
6. Hazelbaker AK. Hazelbaker Assessment for Lingual Frenulum Function 2011. Disponível em: https://www.med.unc.edu/cmep/education/current-residents/rotation-information/newborn-nursery/hazelbaker_frenum.pdf. Acesso em: 1 nov. 2020.
7. Ingram J, Johnson D, Copeland M, Churchill C, Taylor H, Emond A. The development of a tongue assessment tool to assist with tongue-tie identification. Arch Dis Child Fetal Neonatal Ed. 2015 Jul; 100(4):F344-8.
8. World Health Organization and Unicef. Breastfeeding management and promotion in a babyfriendly hospital: an 18hour course for maternity staff. Geneva: WHO and UNICEF; 2009.
9. Geddes DT, Sakalidis VS. Ultrasound imaging of breastfeeding – a window to the inside: methodology, normal appearances, and application. J Hum Lact. 2016 May; 32(2):340-9.
10. Ghaheri BA, Cole M, Fausel SC, Chuop M, Mace JC. Breastfeeding improvement following tongue-tie and lip-tie release: a prospective cohort study. Laryngoscope. 2017 May; 127(5):1217-23.
11. Martinelli RLdC, Marchesan IQ, Berretin-Felix G. Protocolo de avaliação do frênulo lingual para bebês: relação entre aspectos anatômicos e funcionais. Revista CEFAC. 2013; 15:599-610.
12. Brasil. Ministério da Saúde. Secretaria de Atenção à Saúde. Departamento de Ações Programáticas Estratégicas. Coordenação Geral de Saúde da Criança e Aleitamento Materno. Nota Técnica n. 11/2021 – COCAM/CGCIVI/DAPES/SAPS/MS – Avaliação do frênulo lingual do recém-nascido. Brasília: MS; 2021.
13. Dixon B, Gray J, Elliot N, Shand B, Lynn A. A multifaceted programme to reduce the rate of tongue-tie release surgery in newborn infants: Observational study. Int J Pediatr Otorhinolaryngol. 2018 Oct; 113:156-63.
14. Academia Brasileira de Odontologia (ABO). Nota de Esclarecimento: "Protocolo de Avaliação do Frênulo da Língua em Bebês" (Teste da Linguinha) 2017. Disponível em: http://abodontopediatria.org.br/site/?p=785. Acesso em: 1 nov. 2020.
15. Ingram J, Copeland M, Johnson D, Emond A. The development and evaluation of a picture tongue assessment tool for tongue-tie in breastfed babies (TABBY). Int Breastfeed J. 2019 Jul 16; 14:31.
16. Martinelli RLdC, Marchesan IQ, Lauris JR, Honório HM, Gusmão RJ, Berretin-Felix G. Validade e confiabilidade da triagem: "teste da linguinha". Revista CEFAC. 2016; 18:1323-31.
17. Brandão CA, de Marsillac MWS, Barja-Fidalgo F, Oliveira BH. Is the Neonatal Tongue Screening Test a valid and reliable tool for detecting ankyloglossia in newborns? Int J Paediatr Dent, 2018; 28(4):380-9.
18. Douglas PS. Rethinking "posterior" tongue-tie. Breastfeed Med. 2013 Dec; 8(6):503-6.
19. Walker RD, Messing S, Rosen-Carole C, McKenna Benoit M. Defining tip-frenulum length for ankyloglossia and its impact on breastfeeding: a prospective cohort study. Breastfeed Med. 2018 Apr; 13(3):204-10.
20. Suter VG, Bornstein MM. Ankyloglossia: facts and myths in diagnosis and treatment. J Periodontol. 2009 Aug; 80(8):1204-19.

Seção 4

Desafios da amamentação – maternidade

Coordenadora
Isis Dulce Pezzuol

Capítulo 14

Recém-nascidos em situações especiais

Keiko Miyasaki Teruya
Mônica Aparecida Pessoto

> Nada acontece por mero acaso, não existe sorte.
> Existe um significado por detrás de cada pequeno fato.
> Talvez não o consigamos ver de imediato com clareza,
> mas não será preciso muito tempo para que isso aconteça.
> (Richard Bach)

Jovem com 18 anos, primeira gestação, sem antecedentes mórbidos. Filho muito desejado e planejado. Tem imenso desejo de amamentar. Ao nascer, a criança é diagnosticada com atresia de esôfago, sem outras malformações. É encaminhada para cirurgia e, por não ser possível a correção cirúrgica, foram realizadas esofagostomia e gastrostomia. Diante dessa situação, como acolher a mãe e como aconselhar o aleitamento materno (AM)?

Introdução

Embora o AM seja fundamental para a sobrevivência infantil,[1] inúmeras vezes surgem situações de difícil manejo da amamentação, como na prematuridade e na gemelaridade (ver Capítulos 15 e 16), recém-nascidos (RN) portadores de malformações orofaciais, de cardiopatias congênitas; de malformações graves que requerem cirurgias e internação prolongada; crianças com distúrbios de sucção e deglutição, como nas alterações neurológicas ou síndromes genéticas; nos erros inatos do metabolismo e tantas outras situações.

A literatura é rica quanto à abordagem da amamentação na prematuridade e na gestação múltipla, entretanto, nas demais situações especiais, a quantidade de artigos abordando as dificuldades específicas desses casos clínicos é mais modesta.

De modo geral, as razões para investir no leite materno (LM) são muito claras. O LM é a melhor fonte de nutrientes, um fluido biológico complexo contendo inúmeros fatores bioativos (ver Capítulo 3), que reduz a morbimortalidade infantil, proporciona maior proteção contra infecções, melhor inteligência e menor ocorrência de sobrepeso e diabetes.[1,2] Entretanto, talvez o maior benefício seja o significativo papel no estreitamento do vínculo mãe-filho, reduzindo a ocorrência de abuso, negligência e abandono das crianças por parte da mãe. Um filho que se sente amado tem sua autoestima elevada, e isso é importante para que ele queira viver.

Atualmente, o profissional qualificado para as situações especiais com dificuldades de manejo do aleitamento conhece a Medicina Personalizada, isto é, sabe da importância que envolve a amamentação nesse momento. Para tanto, é importante conhecer quem é esta mãe que amamenta ou deseja amamentar e quem é o seu filho, o que ela sabe sobre o AM nessa situação clínica em particular, quais os efeitos do LM e como cuidar dessa mãe/filho/família.

A seguir, serão abordadas as questões do manejo do AM nas principais situações clínicas.

Malformações orofaciais

As fissuras labiopalatinas são malformações congênitas comuns que afetam a cabeça e o pescoço. A incidência de fenda labial com ou sem fenda palatina é de, aproximadamente, 1:1.000, e a incidência de fenda palatina isolada é de 1:2.500.[3]

Ambas têm graus variados de gravidade, podem ser isoladas ou associadas, uni ou bilaterais. Em alguns casos, podem fazer parte de síndromes ou de anomalias congênitas múltiplas.[3-5] Existe um forte componente genético para o desenvolvimento das fissuras orofaciais, mas vários fatores ambientais também foram associados às fissuras labiopalatinas.[3,5] Os fatores de risco incluem tabagismo, diabetes pré-gestacional e gestacional, abuso de álcool e certos anticonvulsivantes.[3] Deficiências nutricionais específicas que podem contribuir para o risco de fissura incluem folato e vitaminas B_6 e B_{12}.[3]

Crianças com fendas orais podem enfrentar vários obstáculos para uma alimentação oral bem-sucedida e para um crescimento adequado.[3,6] O grau de dificuldade para a alimentação depende do tipo e da gravidade da fenda e da capacidade da criança na vedação e em promover pressão negativa para a sucção efetiva, o que pode provocar desnutrição e falha de crescimento.[3,5] Problemas persistentes de alimentação podem prejudicar o desenvolvimento motor, gerar obstáculos à aprendizagem e distúrbios da fala.[4,5]

Essas dificuldades também podem resultar em fadiga durante a alimentação, tempo de refeição prolongado, regurgitação nasal e refluxo.[5] Em razão da regurgitação nasal e da proteção inadequada das vias aéreas durante a deglutição, podem ocorrer infecções recorrentes do trato respiratório superior e auditivas crônicas e, com a aspiração, pneumonia e lesões pulmonares.[5]

Também há evidências de que problemas com a alimentação e o baixo crescimento infantil podem diminuir a autoestima das mães e levá-las à depressão,[3] afetar o apego e a decisão de continuar amamentando. A produção láctea dessas mães pode diminuir como resultado de dificuldade na amamentação.[5]

A abordagem na condução dessas famílias e crianças compreende um atendimento multidisciplinar, de preferência desde o pré-natal, quando o diagnóstico é precoce.

O nascimento de uma criança com fissura orofacial pode se tornar uma fonte de sofrimento psicológico para as mães e as famílias.[3] O diagnóstico intraútero permite o aconselhamento pré-natal e pode ajudar na preparação do cuidado de seu futuro filho.[3]

Entretanto, nem todos os casos são diagnosticados precocemente e o tempo de preparo para enfrentar essa situação, para deixar o bebê imaginário e aceitar o bebê real, pode ser curto. Muitas vezes, as famílias precisarão de acompanhamento psicológico.

Os esclarecimentos e o apoio devem ser fornecidos em tempo hábil. Pesquisas indicam que os pais dessas crianças desejam mais informações sobre os desafios alimentares o mais precocemente possível. O envolvimento de parceiros e outros cuidadores no processo de alimentação também é recomendado.[4]

Os pais devem ser esclarecidos sobre os benefícios do LM. Além dos benefícios conhecidos da amamentação na saúde das crianças, as evidências sugerem que o LM nos bebês com fissura oral os protege contra a otite média aguda, que é altamente prevalente nessa população.[4,5]

Nos casos em que a criança não consegue mamar efetivamente no peito, é importante que a mãe seja aconselhada e orientada a como retirar o seu leite para ser administrado ao neonato.[4,5]

Para alcançar sucesso na lactação, é importante estimular e realizar o contato pele a pele imediatamente após o parto e, em seguida, enfatizar para a mãe que o leite humano é como um remédio, fornecendo benefícios incomparáveis à saúde. Embora as mães possam estar preocupadas por não terem planejado inicialmente amamentar, a ênfase pode ser mudada para a capacidade de fornecer o leite humano, algo que ninguém mais pode fazer tão bem por seu filho.[5]

A avaliação desses RN deve ser realizada individualmente, caso a caso, para determinar a capacidade de sucção e identificar adaptações na alimentação que possam ser úteis.[4,5] Para isso, é importante o apoio de um profissional experiente e capacitado, apto a fornecer instruções sobre os desafios alimentares, monitorar a saúde infantil (p. ex., hidratação e ganho de peso), enquanto a amamentação é estabelecida e equilibrada com suplementação da alimentação, se necessário.[4,5]

Extrair o leite manualmente por 1 a 2 minutos antes da alimentação pode aumentar a protratilidade da região mamilo-areolar, facilitar a pega da criança e selar a fenda. Se não conseguir manter a pega, o leite da mãe pode ser extraído e oferecido para a criança.[5]

As recomendações gerais para o posicionamento das crianças com fenda na amamentação são: apoio de cabeça para alinhamento com o pescoço; linha média do tronco, quadris flexionados; e estabilização de lábios, bochechas e mandíbula para fornecer uma base para os movimentos de sucção. As crianças com fenda palatina devem ser alimentadas em posição vertical superior a 60°, para permitir que a gravidade facilite a transferência de fluidos e diminua a tendência de refluxo nasofaríngeo. A posição semiereta facilita a eructação, limita a regurgitação de fluidos e evita que o leite entre na tuba auditiva e na orelha média, minimizando, assim, as otites.[4,5]

Durante a amamentação, a mama deve ser apoiada e posicionada na lateral do palato que permanece mais intacto, para evitar que o mamilo seja empurrado para a fenda. Na mamada, a mãe pode ocluir a fenda com o polegar. Se a fenda labial for grande, a mãe pode inclinar a mama para baixo de modo que o mamilo permaneça no fundo da boca da criança. Fornecer suporte externo para os lábios e as bochechas pode manter o fechamento dos lábios ao redor da mama e aumentar o controle sobre a ingestão oral.[4,5]

Como a cavidade orofacial se desenvolve com o tempo, é fundamental continuar o acompanhamento e modificar as recomendações da alimentação à medida que a criança cresce e se desenvolve.

Cardiopatias congênitas

A cardiopatia é a malformação congênita neonatal mais comum, com uma prevalência relatada entre 4 e 10 por 1.000 nascidos vivos.[7] A variedade de defeitos cardíacos é muito ampla em virtude das muitas combinações patológicas de diferentes estruturas cardíacas envolvidas (átrios, ventrículos, paredes, grandes artérias, veias, válvulas).[7]

Os aspectos clínicos dos defeitos cardíacos congênitos variam de leves a críticos. As cardiopatias congênitas graves são potencialmente fatais e requerem intervenção imediata.[7]

Nesse grupo de crianças, é comum a disfunção alimentar, que pode estar relacionada com a presença de síndromes genéticas, insuficiência cardíaca, taquipneia, refluxo gastresofágico, disfagia, aversão oral e lesão das cordas vocais.[8] Ademais, essas crianças apresentam risco aumentado de complicações, como enterocolite necrosante, quilotórax e desnutrição.[9,10]

O déficit de crescimento das crianças cardiopatas tem sido associado a maior morbimortalidade, atraso cognitivo, incluindo transtornos de déficit de atenção, comportamento agressivo e baixo desenvolvimento social e emocional.[7,9] Além disso, a desnutrição tem sido correlacionada com retardo na cicatrização de feridas, disfunção miocárdica, dano endotelial vascular, redução da função muscular e aumento do risco de infecções pós-operatórias (em particular pneumonia).[7]

O LM é considerado a fonte ideal de nutrição para as crianças. A alimentação com leite humano tem sido associada a uma incidência muito reduzida de enterocolite necrosante, gastrenterite, otite média, doenças respiratórias e autoimunes e é recomendada como dieta exclusiva para bebês com menos de 6 meses de idade.[1,10,11]

Apesar das inúmeras evidências que apoiam os benefícios do leite humano, não há estudos específicos sobre os benefícios desse tipo de dieta nos desfechos de crianças com cardiopatia congênita crítica.[9,11,12] Nessas crianças, o leite humano pode reduzir a incidência de intolerância alimentar secundária a problemas relacionados com o intestino. O colostro é altamente benéfico para RN prematuros e doentes, adaptando o intestino com proteínas, aminoácidos e imunoglobulina A secretora. Embora nem sempre seja possível colocar o neonato em estado crítico ao peito, oferecer colostro como primeira alimentação auxiliaria o processo natural da alimentação.[10]

É importante considerar que o período após o nascimento é extremamente estressante para as famílias. Essas mães enfrentam muitas barreiras para a produção láctea, como a separação do filho após o parto, sofrimento por ter um filho doente e falta de apoio para o AM.[7,11,12]

A admissão em uma unidade de terapia intensiva afeta o início da extração láctea, o volume de leite extraído por dia e as taxas de amamentação na alta.[11] Um importante estudo na Noruega mostrou que, em crianças com cardiopatia crítica, que foram alimentadas com LM com menos frequência do que em controles saudáveis entre o 2º e o 6º mês de vida, e naquelas com comorbidades associadas, o risco de desmame precoce era muito mais acentuado.[13]

Entretanto, o AM em crianças com cardiopatia crítica pode ser bem-sucedido se as mães receberem orientações e aconselhamento sobre amamentação já no pré-natal, com foco no fornecimento de leite humano.[7,9] Mesmo que a criança não possa inicialmente ser alimentada diretamente ao peito em decorrência de condições clínicas, a mãe deve ser estimulada para a extração láctea de início precoce e frequente, para manter a lactação e o suprimento do leite para a criança no pré e pós-operatório.[9,11]

As dificuldades na alimentação via oral são comuns nesses pacientes e podem se agravar após a cirurgia cardíaca.[7,8] Muitos deles desenvolvem incoordenação da sucção, maior risco de aspiração e podem necessitar de alimentação complementar ou total por sonda gástrica na alta, embora o leite da própria mãe seja o melhor alimento para essas crianças.[9,11]

Outras malformações congênitas graves

Existem muitas outras malformações congênitas graves que demandam cuidados intensivos neonatais, procedimentos cirúrgicos (por vezes com tempo prolongado de jejum), longos períodos de internação e que são desafiadoras para o manejo do AM. Entre elas, destacam-se as atresias intestinais, a gastrosquise, a onfalocele, a hérnia diafragmática, os defeitos de fechamento do tubo neural e a válvula de uretra posterior.

Muitas dessas situações clínicas podem ser diagnosticadas no pré-natal pela ultrassonografia, a fim de que as famílias tenham tempo hábil para entenderem o problema do filho, bem como as expectativas de evolução e tratamentos, além de passarem por consulta para aconselhamento sobre a importância do LM na saúde da criança, do manejo do AM e de procedimentos para iniciar a extração láctea o mais precocemente possível após o parto e, assim, garantir produção láctea efetiva.[14]

Para essas crianças, o fornecimento de leite humano reduz o risco de infecções hospitalares, enterocolite necrosante, infecções gastrintestinais e do trato respiratório inferior e dor, além de estar associado à redução do tempo para estabelecer a dieta enteral plena e a menor tempo de internação.[14] Esses resultados clínicos parecem ser influenciados em parte pelo efeito protetor do leite humano, na diversidade do microbioma intestinal e no estresse oxidativo em nível molecular.[14] Ainda assim, os RN com anomalias cirúrgicas e suas mães enfrentam múltiplas barreiras para estabelecer a alimentação com LM.[14,15] Mesmo com cuidados de lactação baseados em evidências específicas para unidade de terapia intensiva neonatal, essas mães não mantêm a lactação em taxas comparáveis às das mães de crianças saudáveis.[15]

No período pós-parto precoce, que coincide com as fases iniciais da lactação e início do aumento de volume lácteo, é imprescindível que as mães sejam acolhidas e recebam informações relevantes sobre a importância do leite e de como realizar a extração láctea.[14,15]

Outros passos importantes nessa fase são garantir a presença da mãe junto ao filho, contato pele a pele, administração do seu colostro e leite o mais precocemente possível, estimulação da sucção não nutritiva ao peito, acompanhamento e supervisão da transição da dieta para a sucção ao peito, seguimento nutricional e garantia de acompanhamento da amamentação após a alta.[16] A mãe fortalecida, acolhida, com estabelecimento e manutenção da lactação, assegurará maior possibilidade no sucesso do AM nesse grupo de crianças tão vulneráveis.[14,15]

Síndrome hipotônica

A hipotonia, uma condição de tônus muscular diminuído, pode ocorrer com ou sem fraqueza muscular. As principais etiologias incluem anormalidades do sistema nervoso central (malformação, infecção, encefalopatia hipóxico-isquêmica, acidente vascular cerebral etc.) ou periférico; junção neuromuscular; distúrbios musculares, metabólicos, endócrinos ou nutricionais; doenças do tecido conjuntivo; e cromossomopatias.[17]

As crianças com hipotonia frequentemente apresentam dificuldades na amamentação, consequência do controle anormal ou subdesenvolvido das estruturas orofaríngeas, contribuindo para uma sucção débil ou incoordenada.[17]

Os sintomas e sinais observados incluem problemas de pega, atraso na sucção, falta de ritmo e movimento lingual, extração deficiente do leite, regurgitação nasofaríngea, início retardado da deglutição faríngea, acúmulo faríngeo, respiração úmida e gorgolejante, tosse com a alimentação, estridor, penetração laríngea, aspiração laríngea, engasgo, apneia, bradicardia, dessaturações e eventos cardiorrespiratórios.[18]

Apesar das muitas etiologias para hipotonia, poucas pesquisas foram realizadas especificamente sobre os problemas de alimentação da criança hipotônica. Entretanto, intervenções utilizadas para crianças com causas importantes de hipotonia, como síndrome de Down e prematuridade, podem ser aplicadas no cuidado dessas crianças.[17]

O AM proporciona muitos benefícios para as crianças.[1] Para os pacientes hipotônicos, destacam-se a proteção contra o desenvolvimento de infecções respiratórias e de orelha e menor risco de má-oclusão. A amamentação ajuda na coordenação normal da boca e da língua e promove melhor força motora oral e, portanto, potencial benefício para crianças com trissomia do cromossomo 21 e de outras causas de hipotonia.[17]

Embora amamentar o bebê hipotônico represente um desafio, muitos podem conseguir mamar no peito com sucesso. Não há evidências de que crianças com síndrome de Down ou com outras causas de hipotonia se alimentem melhor com mamadeira do que ao peito e nenhuma evidência sugere que essas crianças precisem se alimentar com mamadeira antes de tentar a amamentação.[2,17]

Sempre que possível, uma equipe de profissionais com experiência na assistência a crianças com necessidades especiais na amamentação deve trabalhar em conjunto para ajudar a díade mãe-bebê.[17,19]

Os profissionais de saúde devem encorajar todas as mães a amamentar, quer o neonato tenha um alto risco de hipotonia ou não. O incentivo pode fazer uma diferença significativa na decisão da mãe de amamentar ou não.[2,15,17]

Atitudes que podem auxiliar o binômio na amamentação são iniciar a mamada assim que a criança esteja estável; estimular o contato pele a pele, que pode auxiliar o aumento da produção láctea, o contato visual, o toque e, assim, favorecer o vínculo que pode ser especialmente importante para essas famílias.[16,17]

A avaliação da capacidade de sucção, deglutição, pega e extração de leite deve ser realizada por profissional especificamente treinado na avaliação e no manejo da amamentação.[17,19]

Para tentativas de amamentação, deve ser garantido um bom suporte de cabeça e corpo para o neonato, uma vez que ele precisa se esforçar para sugar. O uso de suporte ou travesseiro para apoiar o RN em uma posição flexionada permite que a mãe use as mãos para apoiar a mama e a mandíbula do bebê simultaneamente, posição conhecida como posição da mão do dançarino ou bailarina (técnica de *dance*) que consiste em apoiar o queixo em C com o polegar e o dedo médio, deixando o dedo indicador para estimular quando o bebê parar de mamar.[2,17]

Se a criança não conseguir mamar totalmente e com sucesso, a lactação deve ser iniciada e/ou mantida por extração láctea manual ou com bomba e o leite pode ser administrado por sonda gástrica para prevenir aspiração pulmonar e garantir nutrição adequada até a criança desenvolver a capacidade de sugar.[17,19]

Poderá ser necessário mais tempo nas primeiras semanas para conseguir uma mamada completa. A mãe e a família devem ser esclarecidas sobre o fato de que, em muitos casos, a capacidade da criança de se alimentar melhorará nas primeiras semanas ou meses.

Erros inatos do metabolismo

São distúrbios de natureza genética que geralmente correspondem a um defeito enzimático capaz de acarretar a interrupção de uma via metabólica. Embora sejam individualmente raros, eles são coletivamente comuns, com uma incidência geral de mais de 1:1.000.[20]

Mais de 500 erros inatos do metabolismo (EIM) foram reconhecidos, com cerca de 25% deles apresentando manifestações no período neonatal.[20] Geralmente, são crianças saudáveis ao nascimento, com sinais que costumam se desenvolver em horas a dias após o parto. Os sinais geralmente são inespecíficos e podem incluir diminuição da atividade, alimentação inadequada, dificuldade respiratória, letargia, convulsões ou deterioração neurológica progressiva.[2,20] Esses sinais são comuns a várias outras condições neonatais, como sepse e disfunção cardiopulmonar. Portanto, diante de um quadro fortemente sugestivo de EIM, são vitais a confirmação precoce do diagnóstico e a instituição da terapia adequada, obrigatórias para prevenir a morte e diminuir as complicações de muitos EIM.

Fisiologicamente, podem ser divididos em três grupos. O primeiro inclui os defeitos na via metabólica intermediária, resultando no acúmulo de metabólitos tóxicos para as células e para o funcionamento geral do organismo; estão incluídos nessa categoria os defeitos do ciclo da ureia e as acidúrias orgânicas. O segundo grupo compreende os EIM que promovem deficiência de energia e abrange defeitos da cadeia respiratória mitocondrial. O terceiro grupo são os EIM que resultam em defeitos na síntese ou no catabolismo de moléculas complexas em certas organelas celulares, como distúrbios de armazenamento lisossomal.[19,20]

As crianças diagnosticadas com EIM necessitam de acompanhamento multiprofissional especializado, tanto para tratamento da fase aguda da doença quanto na assistência em longo prazo para monitoramento cuidadoso do crescimento, da dieta, da ingestão calórica e de nutrientes, tratamento de complicações, sequelas e reabilitação. Muitos dos distúrbios têm dietas complexas e restritivas.[19] Alguns pacientes podem contar com fórmulas metabólicas para a maior parte de sua nutrição e outras têm limitação ou mesmo contraindicação para o AM. Assim, as mães dessas crianças também necessitarão de apoio constante, contínuo e aconselhamento, pois essas doenças trazem muita insegurança, dúvidas e, também, frustação por não poderem amamentar.

Considerações finais

Diante das situações clínicas de difícil manejo da amamentação, o pediatra deve estar capacitado para atender as mães, incentivando, apoiando e encorajando-as constantemente para estabelecer e manter o AM. É necessário compreender que oferecer apoio é mais importante que simplesmente incentivar o aleitamento diante dos problemas, evitar que a primeira opção seja a suspensão do LM e tentar buscar apoio e envolvimento do companheiro e dos familiares.

É preciso compreender cada situação clínica e estabelecer a melhor conduta possível, que pode ser, inicialmente, a de estimular e orientar a mãe na lactação e no fornecimento do leite para a criança até que ela possa sugar diretamente ao seio.

A melhor conduta começa sempre com acolher e escutar a mãe, possivelmente com muita dor e sentimento de culpa, por não saber a causa do problema, provavelmente com muitas dúvidas sobre a condição clínica e a alimentação de um bebê que ela não esperava.

Então, é importante empatizar com seus sentimentos; oferecer poucas e relevantes informações a respeito da possível evolução e das chances de amamentação, mesmo com os desafios; esclarecer sobre as perspectivas de colocar o bebê para sugar o peito, até para ter a oportunidade de estimular a musculatura oral, desenvolver o paladar e ajudar na produção láctea e consequente amamentação.

Referências bibliográficas

1. Victora CG, Bahl R, Barros AJ, França GV, Horton S, Krasevec J, et al. Lancet Breastfeeding Series Group. Breastfeeding in the 21st century: epidemiology, mechanisms, and lifelong effect. Lancet. 2016 Jan 30; 387(10017):475-90.
2. Lawrence RA, Lawrence RM. Breastefeeding: a guide for the medical profession. 7. ed. Maryland, Missouri: Elsevier Mosby; 2011.
3. Worley ML, Patel KG, Kilpatrick LA. Cleft lip and palate. Clin Perinatol. 2018 Dec; 45(4):661-78. Epub 2018 Sep 18.
4. Boyce JO, Reilly S, Skeat J, Cahir P; Academy of Breastfeeding Medicine. ABM Clinical Protocol #17: Guidelines for breastfeeding infants with cleft lip, cleft Palate, or cleft lip and palate-Revised 2019. Breastfeed Med. 2019 Sep; 14(7):437-44. Epub 2019 Aug 13.
5. Burca ND, Gephart SM, Miller C, Cote C. Promoting breast milk nutrition in Infants with cleft lip and/or palate. Adv Neonatal Care. 2016 Oct; 16(5):337-44.

6. Madhoun LL, Crerand CE, Keim S, Baylis AL. Breast milk feeding practices and barriers and supports experienced by mother-infant dyads with cleft lip and/or palate. Cleft Palate Craniofac J. 2020 Apr; 57(4):477-86. Epub 2019 Oct 9.
7. Mangili G, Garzoli E, Sadou Y. Feeding dysfunctions and failure to thrive in neonates with congenital heart diseases. Pediatr Med Chir. 2018 May 23;40(1).
8. Hehir DA, Easley RB, Byrnes J. Noncardiac challenges in the cardiac ICU: Feeding, growth and gastrointestinal complications, anticoagulation, and analgesia. World J Pediatr Congenit Heart Surg. 2016 Mar; 7(2):199-209.
9. Davis JA, Spatz DL. Human milk and infants with congenital heart disease: A summary of current literature supporting the provision of human milk and breastfeeding. Adv Neonatal Care. 2019 Jun; 19(3):212-8.
10. Medoff-Cooper B, Naim M, Torowicz D, Mott A. Feeding, growth, and nutrition in children with congenitally malformed hearts. Cardiol Young. 2010 Dec; 20(Suppl. 3):149-53.
11. Karpen HE. nutrition in the cardiac newborns: evidence-based nutrition guidelines for cardiac newborns. Clin Perinatol. 2016 Mar; 43(1):131-45.
12. Torowicz DL, Seelhorst A, Froh EB, Spatz DL. Human milk and breastfeeding outcomes in infants with congenital heart disease. Breastfeed Med. 2015;10(1):1-7.
13. Tandberg BS, Ystrom E, Vollrath ME, Holmstrøm H. Feeding infants with CHD with breast milk: Norwegian mother and child cohort study. Acta Paediatr. 2010 Mar; 99(3):373-8. Epub 2009 Dec 24.
14. Demirci J, Caplan E, Brozanski B, Bogen D. Winging it: maternal perspectives and experiences of breastfeeding newborns with complex congenital surgical anomalies. J Perinatol. 2018 Jun; 38(6):708-17. Epub 2018 Feb 27.
15. Rossman B, Meier P, Spatz DL. A wake-up call: persistent barriers to the provision of evidence-based lactation support and education in the NICU. J Perinatol. 2018; 38(7):773-74.
16. Spatz DL. Beyond BFHI: The Spatz 10-Step and breastfeeding resource nurse model to improve human milk and breastfeeding outcomes. J Perinat Neonatal Nurs. 2018 Apr/Jun; 32(2):164-74.
17. Thomas J, Marinelli KA; Academy of Breastfeeding Medicine. ABM Clinical Protocol #16: Breastfeeding the hypotonic infant, revision 2016. Breastfeed Med. 2016 Aug;11(6):271-6. Epub 2016 Jun 17.
18. Jadcherla S. Dysphagia in the high-risk infant: potential factors and mechanisms. Am J Clin Nutr. 2016 Feb;103(2):622S-8S. Epub 2016 Jan. 20.
19. Cooper-Brown L, Copeland S, Dailey S, Downey D, Petersen MC, Stimson C, et al. Feeding and swallowing dysfunction in genetic syndromes. Dev Disabil Res Rev. 2008; 14(2):147-57.
20. El-Hattab AW. Inborn errors of metabolism. Clin Perinatol. 2015 Jun; 42(2):413-39, x. Epub 2015 Apr 8.

Capítulo 15

Prematuridade

**Valdenise Martins Laurindo Tuma Calil
Fernanda Gois Brandão dos Santos**

> A composição do leite dos mamíferos reflete a
> adaptação a necessidades fisiológicas
> espécie-específicas, assegurando aos descendentes
> sobrevivência, ótimos crescimento e desenvolvimento.
> (Anderson, 1985)

Recém-nascido (RN), do sexo masculino, de mãe com 41 anos, secundigesta, com hipertensão crônica de difícil controle. Parto cesariana indicado por centralização do fluxo fetal. RN com idade gestacional de 30 semanas, peso de nascimento de 950 g, classificado como muito pré-termo, pequeno para a idade gestacional. Nasceu com boa vitalidade, porém evoluiu com desconforto respiratório em sala de parto, necessitando de entubação orotraqueal. Boletim de Apgar: 6, 8 (1º e 5º minutos). Encaminhado à unidade de terapia intensiva neonatal (UTIN) para suporte clínico. RN mantido inicialmente em jejum, sendo prescritas nutrição parenteral (NPP) e colostroterapia. Mãe encaminhada para unidade de terapia intensiva (UTI) para controle pressórico. A funcionária do banco de leite humano (BLH), na primeira hora após o parto, auxiliou a nutriz a extrair manualmente o colostro para instilação na cavidade oral do RN, orientando-a sobre a importância da extração precoce e frequente de seu colostro. Com 6 horas de vida, como houve melhora do padrão respiratório e estabilidade clínica, foi iniciada alimentação enteral mínima (AEM) por sonda orogástrica. A colostroterapia permaneceu até o término da AEM e o volume médio de progressão da dieta enteral foi 20 mL/kg/dia, de acordo com a aceitação do RN; optou-se preferencialmente pelo leite da própria mãe, utilizando-se na sua falta o leite humano (LH) pasteurizado. A mãe se manteve internada na UTI por 72 horas, com auxílio para extrações lácteas inicialmente no local e, depois, no BLH. Recebeu alta hospitalar no 4º dia pós-parto, feliz e esperançosa por permanecer em tempo integral com o RN, oferecer a ele seu próprio leite e deixá-lo em contato pele a pele por longas horas, apesar de ainda estar entubado, em desmame ventilatório.

Introdução

Os RN pré-termo (RNPT) ou prematuros são aqueles que nascem com idade gestacional inferior a 37 semanas e podem ser classificados em vários subgrupos, de acordo com a idade gestacional de nascimento:[1]
- RN pré-termo tardio (RNPT-T): nascido entre 34 semanas completas e 36 semanas e 6 dias.
- RN pré-termo moderado (ou moderadamente pré-termo): nascido entre 32 semanas completas e 33 semanas e 6 dias.
- RN muito pré-termo: nascido entre 28 semanas completas e 31 semanas e 6 dias.
- RN pré-termo extremo: nascido com idade gestacional inferior a 28 semanas completas.

A taxa de prematuridade no Brasil é estimada em 11,5% do total de RN, que equivale a cerca de 345 mil crianças entre os cerca de 3 milhões de nascimentos anuais. Os RNPT-T representam a grande maioria dos prematuros, em torno de 74% do total, seguidos dos menores de 32 semanas (16%) e dos de 32 a 33 semanas (10%).[1]

A importância do leite materno para o recém-nascido pré-termo

O leite materno (LM) é considerado o padrão-ouro para alimentação enteral do RNPT. A utilização do leite cru da própria mãe resulta em efeitos benéficos inigualáveis para o RNPT, particularmente relacionados com: digestão e absorção de nutrientes; estímulo da imunidade por proteção direta e ação imunomoduladora; desenvolvimento neurológico e cognitivo, principalmente pela presença de ácidos graxos poli-insaturados de cadeia longa (LC-PUFA) e dos oligossacarídeos exclusivos do LH, em especial os sializados; proteção contra sepse (redução de 50%), enterocolite necrosante, displasia broncopulmonar e retinopatia da prematuridade (efeito dose-dependente);[2] desenvolvimento do sistema sensório-motor-oral e redução de má-oclusão dentária em 68%;[3] redução da prevalência de doenças atópicas, alérgicas e autoimunes, bem como de obesidade e doenças do adulto; e efeito psicológico na relação mãe-filho.[4,5] O efeito protetor sobre sepse e enterocolite necrosante pode ser explicado pela melhor qualidade dos nutrientes do LM, bem como pela maior maturação da barreira intestinal em RNPT alimentados com LM, pela presença de fatores de defesa, fatores de crescimento, nucleotídeos, glutamato e inibidores de citocinas pró-inflamatórias. Existe, ainda, um efeito protetor adicional, resultante da ação do sistema imunológico enteromamário, por meio do qual a mãe colonizada pelas bactérias da UTIN pode sintetizar anticorpos específicos contra os patógenos nosocomiais e excretá-los no LM, protegendo o RN contra essas bactérias agressivas.[3-6]

Características do leite produzido por mães de recém-nascido pré-termo

O alimento de escolha para o RNPT é o leite de sua própria mãe (LMPT – leite de mães de RN pré-termo), o qual, nas primeiras 2 a 4 semanas de lactação, dispõe de maiores concentrações de nitrogênio, proteínas nutritivas e com função imunológica, lipídeos totais, ácidos graxos de cadeia média e poli-insaturados de cadeia longa, fosfolípides e colesterol, vitaminas A, D e E, sódio, cloro e energia em relação ao leite de mães de RN de termo (LMT). Alguns estudos mostraram quantidades um pouco maiores de cálcio e zinco no LMPT, mas menores de fósforo e lactose. Quanto maior o grau de prematuridade, maiores os teores proteicos e lipídico.[4,5,7] Existem junções paracelulares entre as células alveolares da glândula mamária que só se fecham por volta de 40 semanas de gestação, deixando passar substâncias do plasma para o leite antes de sua total oclusão – essa é a teoria mais aceita para explicar as diferenças observadas entre LMPT e LMT no início da lactação[5] (ver Tabela 3.1, Capítulo 3).

Leite humano de doadora pasteurizado na alimentação do recém-nascido pré-termo

Quando o leite da própria mãe não está disponível para alimentação dos RNPT, uma opção segura e bem superior à fórmula láctea é o leite de doadora pasteurizado. A pasteurização elimina 100% de bactérias patogênicas e vírus, bem como 99,99% da flora saprófita. Os nutrientes são preservados quase integralmente, exceto algumas vitaminas termolábeis (A, B_1, B_2, C e folato) e as lipases lácteas. A maioria dos componentes bioativos tem 60% ou mais de sua atividade preservada, exceto a imunoglobulina M (IgM) e a lactoferrina, cuja destruição alcança níveis ao redor de 75% e 55%, respectivamente.[8] A técnica do crematócrito, método simples para determinar o valor calórico do leite de doadora, permite a utilização de leites hipercalóricos para a nutrição de RNPT, com conteúdo energético igual ou superior a 75 kcal/100 mL. Alguns BLH conseguem também dosar a quantidade de proteínas no leite pasteurizado, preferindo aqueles com teor proteico superior a 2 g/100 mL. Essa adequação do conteúdo calórico-proteico promove melhor crescimento dos RN de muito baixo peso, que também ficam protegidos pela concentração suficiente de fatores de proteção preservada após a pasteurização[4,6,8] (ver Capítulo 8).

Peculiaridades do aleitamento materno nos recém-nascido pré-termo

Os principais fatores capazes de interferir no AM de RNPT são: maior prevalência de comorbidades neonatais (respiratórias, hipoglicemia, instabilidade térmica); instabilidade motora, sucção débil e fadiga, resultando em maior risco de desidratação, perda de peso e hipoglicemia; motilidade e esvaziamento gástrico mais lentos, dificultando a progressão da dieta; separação do binômio mãe-filho; condições médicas maternas que podem ter contribuído para o nascimento precoce, como diabetes e pré-eclâmpsia, partos múltiplos e nascimento por cesariana.[9,10]

Aleitamento materno nos recém-nascidos pré-termo tardios

Os RNPT-T, embora tenham nascido com idade gestacional entre 34 e 36 semanas e 6 dias, podem ter mais dificuldade para estabelecer o AM em relação aos RN de termo. Geralmente, não necessitam de sonda gástrica, mas não conseguem esvaziar plenamente a mama por serem mais sonolentos e ficarem fatigados com maior facilidade.[9] Isso acontece porque os RNPT-T apresentam ainda leve imaturidade dos mecanismos de sucção, deglutição e coordenação com a respiração, além de poderem apresentar dificuldades para ganho de peso, hipoglicemia e icterícia mais acentuadas. Recomenda-se início precoce do AM, dentro da 1ª hora, quando possível; caso mãe e RN estejam separados, é aconselhável estimular a produção láctea pela expressão regular e pelo contato pele a pele. Essa abordagem melhora o vínculo mãe-RN e acelera a progressão para AM exclusivo.[10] O LM extraído pode ser oferecido ao RN por sonda, translactação, copinho, xícara ou colher, até que o binômio tenha condições para se manter em AM exclusivo.[11] Esses recursos também podem ser utilizados para complementar as mamadas enquanto necessário. Após a alta, esses RN precisam retornar para consulta em no máximo 48 a 72 horas, em virtude de eventual necessidade de reinternação.[12]

Aleitamento materno nos recém-nascidos pré-termo moderados, muito pré-termo e pré-termo extremos

As dificuldades relacionadas ao AM nos RNPT-T são ainda mais evidentes nos RNPT com idade gestacional inferior a 34 semanas por sua maior imaturidade funcional intestinal, deficiência de sistemas enzimáticos digestivos, redução da reserva nutricional e, ainda, deficiência imunológica. O nascimento prematuro altera a sequência normal de lactogênese, pois o atraso na ativação da secreção hormonal pode estar associado a um impacto negativo na lactação bem-sucedida. Mães de RNPT enfrentam dificuldades nessa fase como resultado do parto prematuro, corticosteroides pré-natais, estresse, doença materna e partos operatórios. Essas nutrizes devem ser orientadas precocemente pelos profissionais do BLH, que as auxiliarão a iniciar o quanto antes a expressão manual e/ou mecânica, uma vez que os RNPT com idade gestacional inferior a 34 semanas não têm maturidade para sugar diretamente a mama e estimular a produção láctea.[13] Para reduzir o retardo do crescimento extrauterino e do desenvolvimento neurocognitivo, a melhor estratégia consiste na introdução precoce de nutrição parenteral e, principalmente, enteral.[6] A nutrição enteral deve ser iniciada assim que o RNPT estiver estável e com sinais de prontidão intestinal, mas o colostro materno deve ser administrado a partir das primeiras horas de vida para estabelecer uma microflora oral e gastrintestinal adequada (ver adiante "Colostroterapia"). Em seguida, recomenda-se administrar, de acordo com a tolerância do RN, pequenas quantidades de alimentos, com volume inferior a 20 mL/kg/dia: trata-se da chamada AEM ou nutrição trófica, cujos objetivos são a promoção do trofismo da mucosa e o estímulo do amadurecimento da motilidade intestinal.[4,5] Utiliza-se preferencialmente LM da própria mãe, juntamente com os nutrientes fornecidos pela nutrição parenteral. Na falta de colostro ou LM, pode-se utilizar LH hipocalórico de doadora (com teor calórico igual ou inferior a 59 kcal/100 mL). A oferta láctea precoce resulta em colonização intestinal por bifidobactérias e lactobacilos, flora acidófila e benigna, que evita o crescimento de enterobactérias patogênicas. Os benefícios da AEM para o RNPT são: menor intolerância alimentar, maior ganho ponderal, menor tempo para atingir a nutrição enteral plena e menor morbidade, prevenindo particularmente sepse por translocação bacteriana e enterocolite necrosante.[4] A alimentação enteral deve ser aumentada gradualmente e o volume de progressão diária constitui um assunto bastante discutido.[6] As últimas evidências apontam que a progressão dos volumes de alimentação enteral com velocidade inferior a 24 mL/kg/dia não reduz o risco de intolerância alimentar, enterocolite necrosante ou morte, mesmo em RNPT extremos e naqueles com restrição do crescimento intrauterino. A progressão dos volumes de dieta enteral a uma velocidade mais rápida, com incrementos de 30 a 40 mL/kg/dia, pode encurtar em vários dias o tempo para recuperar o peso ao nascer e estabelecer alimentação enteral completa, reduzindo o risco de infecção invasiva tardia.[13] No entanto, a maioria dos serviços ainda prefere aumentar o volume de dieta em até 20 mL/kg/dia, em especial para RNPT extremos.[4]

Colostroterapia

O colostro é o fluido secretado pelas glândulas mamárias do 1º até, no máximo, o 7º dia de lactação. Trata-se de um líquido amarelado, por seu elevado teor de betacaroteno, e viscoso. Quando comparado ao leite maduro, apresenta: maiores quantidades de proteínas, minerais e vitaminas lipossolúveis; menores quantidades de lactose, gorduras e vitaminas do complexo B; menor teor energético (58 kcal/100 mL), maiores quantidades de fatores de crescimento, bem como de fatores tróficos gastrintestinais e fatores biológicos de proteção, estes últimos presentes em concentrações mais elevadas no colostro das mães de RNPT, com relação inversamente proporcional à idade gestacional de nascimento.[14] O colostro contém altas concentrações de fatores protetores com ação anti-infecciosa, como enzimas (lisozima, lactoferrina etc.), imunoglobulinas, citocinas, componentes do sistema complemento, leucócitos, oligossacarídeos, nucleotídeos, lipídios e hormônios, os quais fornecem imunidade passiva e estimulam o desenvolvimento e a maturação da imunidade do RN.[6,15] A utilização da dieta enteral em RN de muito baixo peso é muitas vezes limitada pela imaturidade do sistema digestório ou pelo estado clínico da criança. Diante dos benefícios imunológicos do fornecimento do colostro materno, técnicas alternativas de administração foram adotadas, como a colostroterapia ou terapia colostral. Colostroterapia corresponde à utilização do colostro, preferencialmente cru, mas também pasteurizado, com finalidade não nutritiva, por meio de sua administração orofaríngea em pequenas quantidades para RN com peso igual ou inferior a 1.500 g e/ou idade gestacional igual ou inferior a 32 semanas ao nascimento. Desse modo, os biofatores interagem com o tecido linfoide local e exercem efeitos imunoestimulantes.[16] A técnica mais difundida consiste na instilação de 0,2 mL de colostro cru com seringa, sendo 0,1 mL em cada lado da cavidade oral do RN, a cada 3 horas, por 5 dias consecutivos, iniciando-se entre 24 e 96 horas pós-parto.[17] O início pode ser mais precoce e a dose um pouco maior (até 1,0 mL), o intervalo entre as doses varia de 2 a 6 horas e a duração relatada nos vários estudos é de até 15 dias.[17] Apesar de não existirem fortes evidências do impacto clínico da colostroterapia, foram relatados dados promissores, como menor tempo para atingir a dieta enteral plena, maior peso médio com 36 semanas de idade gestacional corrigida, aumento da IgA sérica excretada na urina e proteção contra enterocolite necrosante e sepse clínica.[16,17] O incentivo à extração de colostro torna a nutriz mais feliz e participativa, resultando em maiores taxas de AM, quando da alta hospitalar.[17]

Transição sonda-seio materno

O RNPT com idade gestacional inferior a 34 semanas deve inicialmente ser alimentado por sonda gástrica, sobretudo pela incoordenação entre sucção, deglutição e respiração. Muitos serviços preferem a sonda orogástrica, deixando as narinas livres para respiração. Quando o RNPT já está estável sob os aspectos respiratório e hemodinâmico, recomenda-se observar os sinais de prontidão para início da alimentação via oral, como a sucção da sonda orogástrica, a presença do reflexo de busca e a permanência por maior período em estado de alerta. Esses sinais ocorrem com maior frequência por volta de 33 a 34 semanas de idade gestacional corrigida (ou idade pós-conceptual), mas podem se iniciar em idades gestacionais corrigidas mais precoces ou tardias.[4,5] Deve-se solicitar, a partir de então, a avaliação do fonoaudiólogo, que iniciará estímulo da sucção não nutritiva, com dedo enluvado ou sucção da mama vazia. Antes do início da avaliação na mama, deve-se passar a sonda para nasogástrica, otimizando o uso da via oral. Durante a sucção da mama vazia, deve-se administrar, ao mesmo tempo, o leite da própria mãe (ou de doadora, se necessário) pela sonda nasogástrica. Recomenda-se utilizar a posição à qual a mãe melhor se adaptar, mas geralmente são preferíveis as posições a cavaleiro ou invertida (bola de futebol americano) para RNPT.[4,5,7] É necessário supervisionar as mamadas, observando-se o número de episódios de sucção, sinais de desorganização e estresse, como desconforto respiratório, redução da saturação de oxigênio, cianose, aumento da frequência cardíaca, hipotonia, desorganização global, tremores de língua e mandíbula.

Quando o fonoaudiólogo liberar, pode-se deixar a mama gradualmente mais cheia, observando-se os mesmos sinais e o ganho ponderal. Se este não for adequado, deve-se observar a quantidade de leite extraída pela nutriz e utilizar o "teste de peso" antes e depois da mamada para avaliar o volume deglutido. Em ambos os casos, o binômio se beneficiará da técnica da translactação, adaptação da técnica da relactação idealizada em 1998 no Instituto Materno-Infantil de Pernambuco (IMIP), com a finalidade de facilitar a transição sonda-seio materno em RN de muito baixo peso. Utiliza-se, preferencialmente, o leite da própria mãe, fixando-se com fita adesiva uma seringa descartável de 10 ou 20 mL, sem o êmbolo, na roupa da mãe, à altura do ombro. A seringa é acoplada a uma sonda gástrica de pequeno calibre, sendo a outra extremidade cortada pouco acima dos orifícios e posicionada imediatamente acima do mamilo. Ao sugar o seio materno, o RNPT realiza sucção concomitante da sonda, que deve ser dobrada quando a criança interromper a sucção para evitar que o leite continue fluindo.[5,7,13] Existem dispositivos industrializados munidos de válvulas que substituem o sistema descrito, havendo interrupção do fluxo quando a sucção é descontinuada – são os chamados sistemas de nutrição suplementar ou suplementadores. À medida que ocorre o ganho ponderal e a sucção se torna mais vigorosa, o profissional pode reduzir gradualmente a translactação, avaliando com cuidado a mamada e o ganho ponderal. Essa técnica costuma ser bastante utilizada para complementação das mamadas quando necessário. No entanto, quando a mãe não está presente ou quando a extração láctea diretamente do seio materno ou por translactação é muito lenta, pode-se optar pela técnica do copinho (ou colher ou xícara) para oferecer ou complementar as mamadas.[5,7] Para otimizar o ganho ponderal, recomenda-se a retirada do leite anterior, deixando o RN esvaziar a mama com o leite posterior; a seguir, complementa-se a mamada com o leite anterior oferecido por meio de translactação ou copinho. A mãe deve ser capacitada a identificar as deglutições do filho e verificar o estado de alerta durante a mamada, bem como os sinais de estresse do RN.[4,5,7]

Leite materno e citomegalovírus

As taxas de soropositividade materna para o citomegalovírus (CMV) variam de 51,6% a 100% e mais de 96% dessas gestantes podem ter reativação viral durante a lactação. Os RNPT, principalmente os extremos, ao contrário dos RN de termo, podem evoluir com sintomas e sequelas de gravidade variável. A reativação do CMV durante a lactação começa geralmente com 1 a 2 semanas pós-parto e termina antes da 10ª semana pós-parto.[18] No entanto, o início da excreção viral geralmente ocorre com baixa carga viral (menos de 1.000 cópias/mL) e infectividade mais baixa, dentro de 10 dias pós-parto. Quanto menor a idade gestacional, maior o risco de infecção pelo LM. As taxas de transmissão variam de 5,7% a 58,6%.[18,19] A sintomatologia é semelhante à de uma sepse neonatal, e a incidência duas ou mais vezes maior de sequelas em RNPT infectados por CMV, como displasia broncopulmonar, retinopatia da prematuridade leve e grave (estágios 2 e 3).[19]

A proposta de vários serviços para os RNPT com idade gestacional inferior a 28 semanas, filhos de mães soropositivas para CMV, consiste em administrar LM congelado a −20°C por 72 horas (o que reduz a carga viral) ou pasteurizado até 6 a 8 semanas de idade pós-natal.[18] Alguns protocolos permitem o colostro cru na 1ª semana. Porém, quando essas técnicas não estão disponíveis no serviço, o valor da alimentação com LM fresco de mães soropositivas para CMV em RNPT supera os riscos de doença clínica. Os resultados são controversos e precisam ser mais bem avaliados.[3,18]

Aditivação do leite humano

Aditivo de LH é um módulo nutricional (líquido ou em pó) que deve ser adicionado ao LM cru ou pasteurizado, com o objetivo de suprir as necessidades nutricionais de RN com peso de nascimento inferior a 1.500 g ou com idade gestacional inferior a 32 semanas. A adição aumenta a oferta de energia, pela oferta de carboidratos, triglicérides de cadeia média e ácidos graxos essenciais, bem como de proteína, cálcio, fósforo, magnésio, ferro, sódio, cobre, zinco e vitaminas, em especial B_6, B_{12}, C, D, E e K, e ácido fólico. Os aditivos disponíveis no mercado geralmente são derivados do leite de vaca, mas existe também a possibilidade de suplementar o leite humano com o próprio leite humano, com tecnologia aplicada em BLH.[4,6]

Recomenda-se, atualmente, a aditivação já com a dose plena no momento da introdução, sem necessidade de se escalonar a prescrição do aditivo e sempre se observando tolerância, ganho de peso e evolução clínica do RN. No início do uso dos aditivos, recomendava-se também iniciar a adição desses preparados quando o RN estivesse recebendo pelo menos 100 mL/kg/dia de LH ou 50% a 80% das suas necessidades por via enteral. Atualmente, em virtude da baixíssima frequência de efeitos colaterais indesejáveis, vários centros neonatais indicam mais precocemente a introdução do aditivo, ou seja, com volumes menores de LH (50 a 80 mL/kg/dia).[4]

Medidas para incentivar o aleitamento materno em recém-nascidos pré-termo internados nas unidades neonatais

- Garantir o livre acesso dos pais à unidade neonatal, fornecendo-lhes informações e suporte da equipe multiprofissional, inclusive sobre o uso de LM e/ou LH pasteurizado.[7]
- Promover a permanência dos pais com seus filhos durante as 24 horas do dia, para reduzir o estresse e facilitar a alimentação com LM.[7]
- Facilitar o contato físico entre pais e RN e, sempre que possível, o contato pele a pele, em virtude dos efeitos positivos na relação mãe-pai-filho e na produção láctea[5,7] (ver "Método Canguru" no Capítulo 6).
- Facilitar a implantação de BLH e postos de coleta, para incentivar o uso de LH na falta do leite da própria mãe.
- Encorajar e orientar a extração láctea precoce e frequente, inclusive à beira do leito do RN ou materno[7,20] (ver Capítulo 8).
- Ajudar a família a participar dos cuidados e compartilhar com ela as decisões clínicas adotadas para o RN.[6,7]
- Evitar o uso de chupetas, mamadeiras ou outros bicos plásticos.[5]
- Organizar campanhas para prorrogação definitiva da licença-maternidade das mães de RNPT, transformando em lei a liminar concedida pelo Supremo Tribunal Federal em março de 2020, que estabelece o início da contagem oficial da licença somente após a alta hospitalar do binômio (ver Capítulo 27).

O crescimento e o desenvolvimento dos prematuros são muito otimizados quando esses RN são amamentados e cuidados por suas próprias mães após a alta hospitalar.[3,7]

Referências bibliográficas

1. Sociedade Brasileira de Pediatria (SBP). Prevenção da prematuridade – uma intervenção da gestão e da assistência. Departamento Científico de Neonatologia. Rio de Janeiro: SBP; Nov 2017.
2. Xu Y, Yu Z, Li Q, Zhou J, Yin X, Ma Y, et al. Dose-dependent effect of human milk on bronchopulmonary dysplasia in very low birth weight infants. BMC Pediatrics. 2020; 20:522.
3. Section on Breastfeeding. Breastfeeding and the use of human milk. Pediatrics. 2012; 129(3):e827-41.

4. Quintal VS, Falcão MC, Calil VMLT. Nutrição enteral no recém-nascido pré-termo. In: Carvalho WB, Diniz EMA, Ceccon MEJR, Krebs VLJ, Vaz FAC (eds.). Neonatologia. Série Pediatria Instituto da Criança Hospital das Clínicas. 2. ed. Barueri: Manole; 2020. p. 35-57.
5. Calil VMLT, Teruya KM, Mattar MJG. Amamentação em situações especiais. In: Burns DAR, Campos Júnior D, Silva LR Borges WG (eds.). Tratado de Pediatria: Sociedade Brasileira de Pediatria. 4. ed. Barueri: Manole; 2017. p. 328-33.
6. Mangili G, Garzoli E. Feeding of preterm infants and fortification of breast milk. Pediatr Med Chir. 2017Jun 28; 39(2). Disponível em: http://www.pediatrmedchir.org/index.php/pmc/article/view/158. Acesso em: 17 nov. 2020.
7. Nascimento MBR do, Issler H. Aleitamento materno em prematuros: manejo clínico hospitalar. J Pediatr (Rio J). 2004; 80(5):S163-72.
8. Oxtoby MJ. Human immunodeficiency virus and other viruses in human milk: placing the issues in broader perspective. Pediatr Infect Dis J. 1988; 7:825-35.
9. Mally PV, Bailey S, Hendricks-Muñoz KD. Clinical issues in the management of late preterm infants. Curr Probl Pediatr Adolesc Health Care. 2010; 40:218-33.
10. Muelbert M, Harding JE, Bloomfield FH. Nutritional policies for late preterm and early term infants – can we do better? Seminars in Fetal and Neonatal Medicine. 2019 fev; 24(1): 43-7.
11. Flint A, New K, Davies MW. Cup feeding versus other forms of supplemental enteral feeding for newborn infants unable to fully breastfeed. Cochrane Database Syst Rev. 2016; (8):CD005092.
12. Meier P, Patel AL, Wright K, Engstrom JL. Management of breastfeeding during and after the maternity hospitalization for late preterm infants. Clin Perinatol. 2013; 40(4):689-705.
13. Asztalos EV. Supporting mothers of very preterm infants and breast milk production: a review of the role of galactogogues. Nutrients. 2018; 10(5):600.
14. Kelleher SL, Lönnerdal B. Immunological activities associated with milk. Adv Nutr Res. 2001; 10:39-65.
15. Palmeira P, Sampaio MMSC. Immunology of breast milk. Rev Assoc Med Bras. 2016; 62(6):584-93.
16. Rodriguez NA, Meier PP, Groer MW, Zeller JM, Engstrom JL, Fogg L, et al. Randomized clinical trial of the oropharyngeal administration of mother's colostrum to extremely low birth weight infants in the first days of life. Neonatal Intensive Care. J Perinatol-Neonatol. july-aug 2011; 24(4):31-5.
17. Lopes JB, Oliveira LD, Soldateli B. Colostroterapia: uma revisão da literatura. Demetra: Alimentação, Nutrição & Saúde. 2018; 13(2);463-76.
18. Margotto PR, Moura MR, Campello L, et al. Protocolo para o uso do leite humano (fresco) nos prematuros extremos (< 28 semanas). Maio 2017. Disponível em: http://paulomargotto.com.br/protocolo-para-o-uso-do-leite-humano-fresco-nos-prematuros-extremos/. Acesso em: 18 nov. 2020.
19. Martins-Celini FP, Yamamoto AY, Passos DM, do Nascimento SD, Lima EV, Di Giovanni CM, et al. Incidence, risk factors, and morbidity of acquired postnatal cytomegalovirus infection among preterm infants fed maternal milk in a highly seropositive population. Clin Infect Dis. 2016 Oct 1; 63(7):929-36.
20. Rede Global de Bancos de Leite Humano. Norma Técnica 47/18 (junho 2018) - Uso do Leite Humano Cru Exclusivo em Ambiente Neonatal. Disponível em: https://www.sbp.com.br/fileadmin/user_upload/norma_tecnica_47.pdf. Acesso em: 18 nov. 2020.

Capítulo 16

Gemelaridade

**Karina Rinaldo
Yechiel Moises Chencinski**

> Grandes realizações são possíveis quando
> se dá importância aos pequenos começos.
> (Lao-Tsé)

Segunda gestação, a tranquilidade de quem já tem a experiência de 2 anos de maternidade vai por água abaixo quando se descobre uma gestação gemelar. Todos os desafios da gestação e puerpério anteriores retornam à mente e com eles a certeza de que tudo será diferente. As angústias com o risco de prematuridade, com a grande chance de um parto cirúrgico e a sensação estranha de já ter perdido a batalha da amamentação exclusiva (antes mesmo de ter começado) foram o pano de fundo de toda a gravidez. Com muito repouso e restrições chegamos às 34 semanas, nasceram já famosas, "as gêmeas nascidas de parto normal". Na sala de parto, tudo diferente, não houve contato pele a pele, tampouco amamentação na primeira hora de vida, uma rápida pose para a clássica foto com os pais e pronto, lá se foram para UTI. Clinicamente estavam bem, mas o processo de gestação ainda não havia terminado e continuaria fora do útero. Começou um novo processo, misturei-me a tantas outras mães de UTI, diariamente encarando a rotina hospitalar. Após deixar a filha mais velha na escola, seguia para a maternidade, uma rápida olhada nas meninas e no peso delas e já era hora da primeira sessão de ordenha. Tinha 30 minutos para extrair o melhor de mim, nos primeiros dias isso significava um frasco vazio... mas o corpo tem memória e a mente teve paciência; em pouco tempo, já ordenhava um grande volume e foi maravilhoso poder suprir todas as mamadas com leite ordenhado, mesmo que por via enteral. Mas, naquela UTI, éramos exceção. Os dias passaram em meio a ordenhas, pesagens (com muitas oscilações de peso) e sessões de canguru, sempre com o apoio do parceiro, família e toda a equipe hospitalar. Um belo dia, a maiorzinha estava pronta para o treino oral, foi uma luta conseguir a posição e pega corretas, foram incríveis 3 minutos, que viraram 10 e assim por diante. Logo a menorzinha também se juntou a nós, e aprendeu rápido. Após 20 dias estávamos em casa, e, experiente que era, já havia estocado uma boa quantidade de leite materno ordenhado, o suficiente para garantir alguma tranquilidade (se é que existe tranquilidade no puerpério) nos primeiros dias de adaptação. A concorrência entre elas era grande, assim como os dilemas maternos, era difícil ser justa com personalidades tão diferentes, uma bem mais tranquila e a outra mais carente. Optamos por aceitar a demanda de cada uma e complementar a mamada com o leite ordenhado; escolhemos a mamadeira como dispositivo (logo trocado por um copo de transição), já que nem todos os ajudantes sentiam-se confortáveis com o copinho, e incluímos a irmã mais velha nesses cuidados. A rotina era muito cansativa e o dia curto demais, mas dessa vez o psicológico atrapalhou bem menos – seguimos entre mamadas e ordenhas, controlando as expectativas. Dessa vez, não foi possível suspender a complementação, pois justamente a bebê mais tranquila era também a que ganhava menos peso e não há mãe que não faça comparações nem se culpe por isso. Com o término da licença-maternidade, dessa vez mais curta (5 meses), o planejamento foi fundamental, o armazenamento prévio de leite ordenhado, as pausas para ordenha durante o horário de trabalho e a amamentação em livre demanda, sempre que possível, garantiram a manutenção da produção láctea e foram fundamentais para o aleitamento exclusivo. Foram 15 meses de amamentação, que terminaram da mesma forma que começaram, lenta e gradualmente. O improvável para mim tornou-se possível e dentro do possível foi perfeito. – A.P.

Meu nome é T.K. Tenho 35 anos e meus filhos são o resultado da 3ª fertilização *in vitro* (FIV) que fiz. Eles nasceram de 28 semanas, meu parto foi cesariana com anestesia geral e eles passaram os primeiros 78 dias de vida na UTI neonatal. Meu sonho era amamentar! Mais do querer engravidar, eu queria amamentar! Achava MÁGICO nutrir alguém! Estudei muito sobre amamentação na gravidez e tive muito medo de não conseguir, por conta da cirurgia de redução de mamas que fiz há mais de 10 anos e por serem dois bebês. Eu passei por tudo o que dizem ser negativo para ter sucesso na amamentação: bebês prematuros extremos, cesariana, anestesia geral, não tive contato pele a pele, nem hora de ouro, nem estímulo do bebê, nem nada, mas coloquei na minha cabeça que nada daquilo ia me impedir de dar o melhor que poderia dar para os meus filhos, meu leite! O leite deles! O leite que eles precisavam e mereciam! No lactário da maternidade, nos orientam a ter uma rotina de extração. Pois eu ia o dobro! Tinha pavor de o meu leite secar e não conseguir nutrir os dois filhotes! Durante toda a internação deles, eu tirava leite em casa, antes de ir ao hospital, no hospital e antes de dormir em casa de novo! Nunca vou me esquecer de dois momentos: quando eu vi sair a primeira gota de colostro e quando vi escrito 'leite materno' na sonda de alimentação dos meninos! Me emociono até hoje! Só com 6 semanas de vida eles mamaram no meu peito. Mas estou aqui para dizer que SIM, é possível amamentar gêmeos e prematuros. Nunca faltou leite para os meus e ainda deixei muitos litros doados para os outros prematurinhos do hospital! Enfim, essa é a minha história! Mesmo com todos os fatores negativos, me agarrei à bomba extratora e ela foi fundamental para me manter produzindo até o peito 'ser deles'. Rotina e informação! Rotina e dedicação! Rotina e suor! Rotina e choro! Rotina e apoio! Hoje, eles têm 1 ano e continuo amamentando! Pretendo ir até onde for bom para todos! Sem pressa! Sem meta! Com muito amor, muito aconchego e muita imunidade! Viva o tetê! – T.K.

Esses são relatos fundamentados na realidade de duas mães de gemelares que conseguiram amamentar seus filhos com leite materno exclusivo até os 6 meses de idade e dar continuidade ao aleitamento após esse período, associado à alimentação complementar. Com base nessas experiências, apresentamos características e desafios de amamentar gemelares.

O aleitamento materno exclusivo (AME) até o 6º mês é possível em gemelares, processo que pode ser favorecido ao amamentá-los ao mesmo tempo.[1] Essa prática pode e deve ser encorajada pelos profissionais de saúde que atendam essas famílias.[2]

As taxas iniciais de amamentação bem estabelecida nesses casos podem ser superiores a 70% e chegar até a 90% nas famílias cujas mães já se sintam motivadas e naquelas que contam com redes de apoio estruturadas.[1,3] Apesar das recomendações de amamentar exclusivamente até o 6º mês, estudos mostram que esses índices se alteram de acordo com o desenvolvimento socioeconômico dos países em que eles foram executados, variando de 14% a 25% em gemelares e entre 4,9% e 15% nos casos de trigêmeos.[4,5] No Brasil, dados de 2018 sugerem taxas de 16,9% de AME aos 6 meses de idades entre gemelares.[6]

Em uma revisão sistemática recente da *Cochrane*, observou-se que o número de gestações de dois ou mais bebês cresceu substancialmente após 1970, atingindo índices superiores a 75% de aumento em alguns países em desenvolvimento.[7] Outro estudo publicado na França mostra que em países desenvolvidos a taxa de natalidade proveniente de gestações de múltiplos quase dobrou nos últimos 40 anos.[8]

A prevalência mundial de gestação de gemelares é de aproximadamente 3% e está relacionada a partos cirúrgicos (cesarianas), baixo peso ao nascer e prematuridade.[9,10] No Brasil, dados do Datasus informam que, de 2005 a 2015, a incidência dessas gestações aumentou de 1,82% a 2,03%, e que em 2019 nasceram mais de 68 mil bebês provenientes de gestações múltiplas, mantendo a taxa média de 2% do total dos nascidos vivos daquele ano.[11] Esses dados nos fazem refletir sobre a devida atenção direcionada a esse grupo expressivo de lactentes no Brasil e no mundo.

De acordo com a Organização Mundial da Saúde (OMS), preconiza-se para 2030 que as taxas de aleitamento materno (AM) mundiais cheguem a 70% para a 1ª hora de vida, 70% para amamentação exclusiva até o 6º mês, 80% para qualquer AM em 1 ano e 60% em 2 anos.[12]

Alguns pesquisadores das áreas de nutrição materno-infantil têm se dedicado a estudar condições que atuem favorecendo o AM em gemelares.

Em 2017, Kim analisou, em estudo retrospectivo na Coreia, algumas dessas características e encontrou, em concordância com outras pesquisas em literatura, que tanto o contato pele a pele precoce quanto a introdução do AM nos hospitais durante a 1ª hora de vida (*Golden Hour*) favorecem o sucesso da amamentação em gemelares intra-hospitalar e contribuem para sua continuidade pós-alta, bem como o fato de que o atraso de cada hora para o início desse processo associa-se a uma menor probabilidade para esse desfecho.[10]

Alguns relatos de casos e estudos de coorte limitados encontrados em literatura relacionaram práticas farmacológicas e não farmacológicas eficazes na indução à lactação de mães biológicas que utilizaram barriga de aluguel em gestação de gemelares e mães não biológicas que optaram por amamentar filhos gemelares adotivos. Nesses casos, também se observou a contribuição de doadoras de leite materno (LM) para o AM bem-sucedido.[13]

Outras situações investigadas são consideradas desfavoráveis para esse processo, como intervenções cirúrgicas precoces, diminuição ou ausência do reflexo de sucção, déficit do desenvolvimento neuromotor, altas taxas de prematuridade, baixo peso ao nascer e separação mãe-bebês decorrente de internações em unidades de terapia intensiva neonatais (UTIN), sendo as últimas pesquisadas mais recentemente e factíveis a um desfecho favorável.[14] Em 2018, pesquisadores da Universidade de São Paulo analisaram os fatores relacionados com o desmame desse grupo de crianças e encontraram, entre as causas, aporte insuficiente de LM, baixo peso ao nascer, experiências prévias em AM com duração menor de 12 meses, AM não exclusivo, falta de rede de apoio, disfunções no reflexo da sucção dos bebês e retorno ao trabalho como os principais determinantes.[6]

Vale ressaltar que a introdução de substitutos do LM nos primeiros 180 dias de vida e a transformação consequente em AM misto estão associadas ao desmame precoce, uma vez que, com isso, ocorre uma redução do estímulo da sucção do bebê nas mamas e, consequentemente, do estímulo à produção de LM. Ademais, a sucção de bicos artificiais requer menor esforço e uma dinâmica diferente, quando comparada à amamentação, o que pode contribuir para a chamada "confusão de bicos" e dificultar o aleitamento, dados esses comprovados em outras pesquisas.[5,10,15]

Em 2020, Monvillers *et al.* analisaram, por meio de questionário *on-line*, a experiência de 1.173 mães que conseguiram amamentar gemelares por mais de 12 meses. Os fatores que mais influenciaram positivamente nesse desfecho foram o apoio do companheiro, o conhecimento sobre os benefícios do AM, a construção de um maior vínculo com os bebês e a simpatia das mães pelo tema amamentação. Quando analisadas as respostas de mulheres mais jovens, com baixos níveis de escolaridade, de origem hispânica ou latina e não brancas, o alto custo das fórmulas infantis também apareceu como fator importante na tomada da decisão de amamentar até 1 ano ou mais.[16]

Desfechos favoráveis ao AM de trigêmeos, quadrigêmeos e quíntuplos foram relatados em literatura, assim como a assistência pelos grupos de apoio relacionados com a amamentação.[2,17] Desse modo, torna-se necessário incentivar e apoiar ainda mais a participação e o envolvimento dos pais e das redes de apoio para o desenlace do AM em dois ou mais bebês provenientes de uma mesma gestação.

Uma das polêmicas a respeito da amamentação de gemelares é se o fornecimento de LM é ou não suficiente para suprir as necessidades dos bebês. Porém, trabalhos recentes comprovaram que é adequado – essas necessidades podem ser supridas exclusivamente pelo LM, que chega a dobrar de volume quando comparado ao de mães de não gemelares. Nos casos de mães de trigêmeos, o volume de leite produzido nos relatos em literatura é ainda maior, atingindo um volume acima de 3 L por dia.[18] Entretanto, mães que não acreditam serem capazes de prover as necessidades de seus gemelares são 83% menos suscetíveis a promover o AME em seus filhos, quando comparadas a mães empoderadas e devidamente informadas sobre esses dados.[4]

O LM se modifica de acordo com a idade gestacional ao nascimento, adaptando sua composição às necessidades neonatais durante o processo da lactação.[9] Trabalhos recentes e publicados em revistas de impacto na literatura médica científica analisaram a composição nutricional do LM de pré-termos gemelares com menos de 33 semanas de idade gestacional e menores que 1,5 kg e concluíram que as amostras recebidas eram adequadas às necessidades nutricionais e imunológicas desse grupo de bebês.[9] Os resultados demonstraram que o conteúdo proteico desses leites é maior, quando comparado ao leite de mães que tiveram gestações únicas (1,53 *vs.* 1,29 g por 100 mL). Já a proporção de lactose dos leites de gemelares prematuros foi menor em comparação ao outro grupo (6,34 *vs.* 6,72 g por 100 mL).[9]

Os recém-nascidos (RN) prematuros são mais vulneráveis, com maior incidência de intercorrências perinatais, além de exigirem maior atenção quando comparados aos RN a termo. Duas dessas complicações – a enterocolite necrosante e a obesidade ao longo da infância – foram estudadas recentemente em gemelares e trabalhos concluíram que o uso do LM nessa população de prematuros internados em UTI diminui o risco para enterocolite necrosante.[13]

Com relação à obesidade, uma das maiores preocupações mundiais quanto à saúde infantil da atualidade, um estudo publicado em 2016 analisou dados correlacionando o AM em uma coorte australiana de gemelares com o crescimento peri e pós-natal desses pacientes associados a dados epigenéticos (estudo PETS) e concluiu que a suplementação alimentar antes dos 4 meses está relacionada com o aumento do índice de massa corporal (IMC), da circunferência abdominal e dos braços aos 18 meses de idade. O AM entre 4 e 6 meses apresentou proteção para o risco de obesidade em crianças com 18 meses avaliadas no estudo PETS.[19] Esses dados sustentam a importância do LM no adequado crescimento e desenvolvimento desse grupo de bebês. Em vista disso, investir em uma nutrição adequada fundamentada no AM em gestações múltiplas torna-se fundamental.[9]

O cuidado e a amamentação de gemelares podem ser cansativos e demandam dedicação e esforço por parte das mães e de toda a estrutura familiar que envolve esses bebês. O número de mamadas varia entre 8 e 12 por dia e, sem uma rede de apoio favorável, algumas mães podem desmamar antes do período sonhado e desejado previamente ao nascimento dessas crianças.[4,16] Conhecer e reconhecer os principais fatores relacionados com o desmame em gemelares podem ajudar a desenvolver estratégias que promovam o aumento das taxas de amamentação e da duração do AM desses lactentes.[6]

Mães que conseguem prolongar o AM em gemelares por mais de 1 ano afirmam que não conversam sobre essa decisão com outros familiares, tampouco com profissionais de saúde, por desconforto e medo de serem julgadas e não serem apoiadas em suas escolhas.[16]

Em contrapartida, alguns estudos em países com iniciativas como as dos "Hospitais Amigos da Criança", que promovem ações incentivando o AME até os 6 meses por meio do aconselhamento desde o pré-natal, incluindo estratégias que visem a garantir o AM na 1ª hora de vida, bem como a manutenção da amamentação, inclusive nos casos de internação nas UTI, concluíram que as mães de gemelares se sentiram apoiadas a enfrentarem as dificuldade para dar seguimento à amamentação de seus filhos e que essas ações influenciaram profundamente e garantiram a continuidade do AM.[4,20]

Não encontramos estudos recentes e de impacto que tenham avaliado outras características relacionadas com a amamentação de gêmeos, como: intervalo ideal entre as mamadas, posicionamento dos irmãos cada um em uma só mama ou alternando entre as mamas, frequência e tempo de aleitamento de cada irmão em cada mama, necessidade de alternância entre as mamas, mesmo quando em aleitamento misto, baseado na necessidade de complementação com leite extraído ou substitutos do LM em uma mesma mamada ou mesmo comparações desses desfechos em relação a filhos de gestações únicas.

São muitas as peculiaridades vividas por cada família que passa por essa experiência e a necessidade de acolhimento efetivo por parte dos profissionais de saúde que fazem esse acompanhamento, por meio de escuta ativa, sem julgamentos e com conhecimento atualizado sobre o tema.

A habilitação e a capacitação para o aconselhamento e para o seguimento de gemelares, principalmente em países com baixas taxas de AM nessa população, por ações desde o pré-natal, nas maternidades, puerpério e pós-alta, são extremamente desejáveis.[16]

Atualizar-se e informar as mães e os familiares sobre a produção de LM (suficiente e de baixo custo), bem como sobre a adequação da composição nutricional e imunológica do LM, compreendem uma missão de cada profissional que promove, protege e apoia o AM em gemelares.

A consciência dos desafios e a segurança de que as dificuldades apresentadas podem ser superadas ajudam a estabelecer e a manter o AME até pelo menos o 6º mês, beneficiando mãe e bebês enquanto assim o desejarem.

Referências bibliográficas

1. Flidel-Rimon O, Shinwell ES. Breast feeding twins and high multiples. Arch Dis Child Fetal Neonatal. 2006; 91(5):F377-80.
2. Gromada KK. Mothering multiples: breastfeeding and caring for twins and more. Schaumberg, IL: La Leche League, Int.; 1999.

3. Geraghty SR, Pinney SM, Sethuraman G, Roy-Chaudhury A, Kalkwarf HJ. Breast milk feeding rates of mothers of multiples compared to mothers of singletons. Ambul Pediatr. 2004; 4:226-31.
4. Tahiru R, Agbozo F, Garti H, Abubakari A. Exclusive breastfeeding and associated factors among mothers with twins in the Tamale Metropolis. Int J Pediatr. 2020 Jan 22; 2020:5605437.
5. Yokoyama Y, Wada S, Sugimoto M, Katayama M, Saito M, Sono J. Breastfeeding rates among singletons, twins and triplets in Japan: a population-based study. Twin Research and Human Genetics. 2006; 9(2):298-302.
6. Mikami FCF, Francisco RPV, Rodrigues A, Hernandez WR, Zugaib M, de Lourdes Brizot M. Breastfeeding twins: factors related to weaning. J Hum Lact. 2018 Nov; 34(4):749-59.
7. Wallis SK, Dowswell T, West HM, Renfrew MJ, Whitford HM. Breastfeeding education and support for women with twins or higher order multiples. Cochrane Database Syst Rev. 2017; CD012003.
8. Pison G. Twinning rates in developed countries: trends and explanations. 2015. Disponível em: https://onlinelibrary.wiley.com/doi/pdf/10.1111/j.1728-4457.2015.00088.x. Acesso em: 20 jun. 2021.
9. Congiu M, Reali A, Deidda F, Dessì A, Bardanzellu F, Fanos V. Breast Milk for Preterm Multiples: More Proteins, Less Lactose. Twin Res Hum Genet. 2019 Aug; 22(4):265-71. Epub 2019 Jul 24.
10. Kim BY. Factors that influence early breastfeeding of singletons and twins in Korea: a retrospective study. Int Breastfeed J. 2017 Jan 7; 12:4.
11. Datasus. Estatísticas vitais. Mortalidade e nascidos vivos. Sistema de Informações sobre Nascidos Vivos – SINASC (2019). Disponível em: http://tabnet.datasus.gov.br/cgi/deftohtm.exe?sinasc/cnv/nvuf.def. Acesso em: 20 jun. 2021.
12. WHO, UNICEF. WHO. Increasing commitment to breastfeeding through funding and improved policies and programmes: Global breastfeeding scorecard 2019. Disponível em: https://apps.who.int/iris/bitstream/handle/10665/326049/WHO-NMH-NHD-19.22-eng.pdf?ua=1. Acesso em: 20 jun. 2021.
13. Farhadi R, Philip RK. Induction of lactation in the biological mother after gestational surrogacy of twins: a novel approach and review of literature. Breastfeed Med. 2017 Jul/Aug; 12(6):373-6.
14. Porta R, Capdevila E, Botet F, Ginovart G, Moliner E, Nicolàs M, et al. Breastfeeding disparities between multiples and singletons by NICU discharge. Nutrients. 2019; 11(9):pii:E2191.
15. Feldens CA, Vitolo MR, Rauber F, Cruz LN, Hilgert JB. Risk factors for discontinuing breastfeeding in southern Brazil: A survival analysis. Maternal and Child Health Journal. 2012; 16(6):1257-65.
16. Monvillers S, Tchaconas A, Li R, Adesman A, Keim SA. Characteristics of and sources of support for women who breastfed multiples for more than 12 months. Breastfeed Med. 2020 Apr; 15(4):213-223. Epub 2020 Feb 14.
17. Szucs KA, Axline SE, Rosenman MB. Quintuplets and a mother's determination to provide human milk: it takes a village to raise a baby – how about five? Journal of Human Lactation. 2009; 25(1):79-84.
18. Bartick M, Reinhold A. The burden of suboptimal breastfeeding in the United States: a pediatric cost analysis. Pediatrics. 2010 May; 125(5):e1048-56. Epub 2010 Apr 5.
19. Temples HS, Willoughby D, Holaday B, Rogers CR, Wueste D, Bridges W, et al. Breastfeeding and Growth of Children in the Peri/postnatal Epigenetic Twins Study (PETS): Theoretical Epigenetic Mechanisms. J Hum Lact. 2016 Aug; 32(3):481-8. Epub 2016 Mar 23.
20. Anjarwati N, Waluyanti FT, Rachmawati IN. Exclusive breastfeeding for twin babies and its influencing factors: a study in East Java, Indonesia. Compr Child Adolesc Nurs. 2019; 42(sup. 1):261-6.

Capítulo 17

Quando não dá para amamentar

Isis Dulce Pezzuol
Ligia Vigeta

> O amor é a vida acontecendo no momento, sem passado,
> e sem futuro, presente puro, eternidade numa bolha de sabão.
> (Robert Frost)

Conversa em um grupo do Facebook
— Gente, vou voltar a trabalhar em uma semana e fui ao meu pedi... não consigo tirar meu leite em casa e nem vou conseguir no trabalho. Aí ele me disse para dar leite de vaca mesmo, integral, pro meu Pedrinho de 3 meses. Ele não é muito novinho pra isso???
— Verdade, Duda. Esquisito mesmo. Mas, quando meu leite secou, eu levei a minha bebê pra consulta e quis saber que leite ele recomendava no lugar do meu, ele me perguntou se eu queria um que fosse bom pro intestino, pro cérebro, pra visão ou pra ele não engordar demais...

Introdução

O leite materno (LM) é o alimento completo, suficiente e mais adequado ao bebê, exclusivo nos primeiros 6 meses, complementado, a partir de então, com alimentação equilibrada, até os 2 anos de idade, ou mais.[1] Para isso, é fundamental a ação dos pediatras por meio de informação, desde a consulta da 32ª semana de gestação (ver Capítulo 4), passando por todas as janelas de oportunidade de acolhimento da mãe (maternidade, consultas de puericultura, bancos de leite, unidades de terapia intensiva neonatais), com escuta ativa e empatia, sem julgamentos.

Os dados preliminares dos relatórios do Estudo Nacional de Alimentação e Nutrição Infantil (ENANI-2019)[2] mostram uma realidade ainda muito aquém da desejada. Segundo os estudos, os indicadores apontam taxas de aleitamento materno exclusivo (AME) entre menores de 4 meses de 60%; entre menores de 6 meses de 45,7%; continuado aos 12 meses de 53,1%; e aleitamento materno (AM) total em menores de 24 meses de 60,9%.

Essas estatísticas mostram que, pelas taxas de AM, exclusivo ou não, ainda há muita utilização de substitutos de LM desde as maternidades, até, pelo menos, 2 anos de idade.

Neste capítulo, abordaremos as situações que, temporária ou definitivamente, impossibilitam a manutenção da amamentação. É papel do pediatra reconhecê-las e orientar a família para atingir o objetivo maior: a saúde e o bem-estar do bebê.

Contraindicações absolutas/permanentes

Apesar de poucas e raras, algumas condições de saúde demandam suspensão da amamentação e substituição do LM por fórmulas específicas. Para isso, é fundamental o diagnóstico precoce.

Entre elas, existem situações relacionadas ao recém-nascido, como a galactosemia clássica, com substituição por fórmula especial isenta de galactose; a intolerância congênita à lactose (muito rara), indicando fórmula especial isenta de lactose; bebê com imunodeficiência combinada grave (SCID) e mãe soropositiva para citomegalovírus.

Com relação à mãe, a infecção por HIV, HTLV I ou II, pelo vírus Ebola ou usuárias regulares de drogas ilícitas (ver Capítulo 26) têm recomendação de interromper o aleitamento materno.[3,4]

Contraindicações relativas/temporárias

Outras circunstâncias mais comuns requerem apenas a descontinuação temporária do AM, pelo menos exclusivo, mas com retomada assim que esse cenário seja resolvido.

É o caso de bebês com fenilcetonúria, que podem receber aleitamento misto (uso de fórmula especial isenta de fenilalanina e LM), mas com rigoroso controle clínico e laboratorial.[5]

Com relação às mães, doenças infectocontagiosas representam grande parte desse grupo. São os casos de brucelose não tratada (retornar AM após 48 a 96 horas de terapêutica materna), hepatite C com lesões mamárias que sangram (AM deve ser suspenso temporariamente na mama afetada; não há transmissão comprovada pelo LM), doença de Chagas na fase aguda ou fase crônica (com sangramento mamilar evidente), infecção ativa pelo vírus herpes simples (HSV), com lesões presentes na mama (manter a amamentação diretamente da mama não afetada, se as lesões na mama afetada estiverem completamente cobertas e com boa lavagem das mãos para evitar a transmissão), varicela ativa entre 5 dias antes e 2 dias após o parto (LM extraído pode ser oferecido por cuidador, exceto se houver lesões mamárias, até terminar o período de infectividade).[4]

A vacina febre amarela deve ser evitada nas lactantes com bebês menores de 6 meses. No caso de a imunização ser necessária, o aleitamento materno deve ser suspenso por 10 dias após a administração da vacina. Se a vacinação ocorrer após os 6 meses de idade da criança, a vacina pode ser aplicada sem nenhuma interrupção do aleitamento (ver Capítulo 23).

Outras condições clínicas, como doenças graves e septicemia, podem impedir a mãe de amamentar temporariamente. O uso de medicamentos contraindicados durante a amamentação, como quimioterapia ou drogas de vício (ver Capítulo 25), também merece a atenção do pediatra. O consumo eventual de álcool pela mãe (240 mL de vinho ou duas latas de cerveja) não contraindica a amamentação, embora não seja recomendado. Sugere-se o AM antes do uso de bebidas alcoólicas e/ou que se espere no mínimo 2 horas após o consumo para amamentar novamente. Pode-se extrair o LM também, para ser oferecido em substituição, caso esse intervalo, por qualquer razão, não seja possível. Não é necessário extrair e descartar o LM antes da mamada seguinte, desde que seja respeitado o período de 2 horas ou mais para amamentar (ver Capítulo 26).

Caso a suspensão do AM seja temporária, o pediatra deve orientar sobre extração do LM para que seja possível manter a produção, até que se retome a amamentação (ver Capítulo 8). Durante o período de suspensão do AM (permanente ou transitório), o uso de fórmula infantil (FI) pode ser indicado.[6] O apoio do pediatra, reconhecendo na mulher os sentimentos de decepção e até mesmo de culpa por essa situação, trará informações e condições para outras formas de nutrição e de vínculo da mãe com seu bebê, além de encaminhamentos possíveis para cuidados de sua saúde mental.

Algumas mães optam por não amamentar, mesmo após serem informadas sobre a importância do AM e os riscos de sua suspensão. Nesse caso, o pediatra, respeitando a decisão materna, analisará e encaminhará a recomendação mais adequada para a mãe e para o lactente, em cada idade.

Uma breve comparação entre o leite humano e a fórmula infantil

Estudos e pesquisas confirmam que o LM é inigualável.[1] O leite humano (LH) é espécie-específico e deve ser a primeira escolha para alimentação de recém-nascidos. Sua composição única e balanceada de proteínas, lipídios, carboidratos, minerais, vitaminas, enzimas e células vivas e seus benefícios nutricionais, imunológicos, psicológicos e econômicos são reconhecidos e inquestionáveis. O LM é considerado um alimento vivo, dinâmico, que se adapta às necessidades do lactente em crescimento, com variações do começo ao final da mamada, da manhã para a noite, presentes de acordo com a idade do bebê, a dieta e a saúde maternas e a exposição ambiental. Uma FI terá a mesma composição do início ao final da mamada.

Existem duas classes de proteínas no LM: caseína e proteína de soro de leite. A proporção de proteína de soro de leite/caseína no leite humano flutua entre 60/40 e 80/20 no início e diminui para 50/50 no final da lactação. Tradicionalmente, as FI são mais ricas em caseína (40/60),[7] o que as torna mais difíceis de digerir em comparação ao LM.

Os oligossacarídeos do leite humano (OLH) ou *human milk oligosaccharides* (HMO) são carboidratos não digeríveis. Embora tenham pouco valor nutricional para o lactente, os HMO são o terceiro maior componente sólido do LH, depois da lactose e dos lipídios, e servem como combustível prebiótico para bifidobactérias e bacteroides. Vários estudos documentaram seus efeitos benéficos, modulando a microbiota do lactente, assim como o desenvolvimento do seu sistema imunológico e, potencialmente, do sistema neurológico. Mais de 200 oligossacarídeos livres foram identificados até agora em amostras de LH. A maioria das fórmulas disponíveis no mercado não contém HMO e, até o momento, apenas dois desses oligossacarídeos (2'-fucosil-lactose e lacto-N-neotetraose) estão disponíveis comercialmente.[8-10]

A FI não contém anticorpos nem células de defesa que funcionem no ser humano. O LM é capaz de proteger os bebês contra infecções (diarreias, pneumonias, meningites, otites e outras), alergias, doenças crônicas no futuro (diabetes, obesidade, hipertensão arterial) e até mesmo diminuir a chance de desenvolver alguns tipos de câncer, como a leucemia. Estudos recentes apontam a influência do aleitamento materno na produção de células T regulatórias neonatais e na tolerância imunológica precoce.[11]

Na impossibilidade do aleitamento materno: o que fazer?

O leite de vaca (LV) integral não é recomendado para lactentes menores de 1 ou 2 anos de idade devido ao alto teor de ácidos graxos saturados, ao baixo teor de ácidos graxos essenciais, oligoelementos e vitaminas D, E e C, à menor biodisponibilidade de micronutrientes, como ferro e zinco, favorecendo o desenvolvimento de anemia, e às altas taxas de sódio e proteínas, ocasionando sobrecarga renal e inadequação da relação caseína/proteínas do soro.[6,12]

Segundo o Consenso Brasileiro sobre Alergia Alimentar:[13]

> O leite de vaca é um dos principais alérgenos alimentares em todo o mundo e pacientes alérgicos a suas proteínas apresentam elevadas taxas de reatividade a leites de outros mamíferos, com destaque para cabra, ovelha e búfala. Os leites de égua e de camela apresentam menor percentual de reação.

O que caracteriza a homologia de proteínas entre os leites de mamíferos (vaca, cabra, ovelha e búfala - acima de 80%), com um risco de cerca de 90% de reações cruzadas.[14]

Portanto, diante da impossibilidade do AM, a recomendação é o uso de FI ajustadas às necessidades do lactente, conforme indicado por sociedades científicas nacionais e internacionais [European Society for Paediatric Gastroenterology Hepatology and Nutrition (ESPGHAN), American Academic Pediatrics (AAP) e Sociedade Brasileira de Pediatria (SBP)].[1,6]

Definições

A FI para lactentes é um produto, em forma líquida ou em pó, utilizado sob prescrição, especialmente fabricado para satisfazer, por si só, as necessidades nutricionais dos lactentes sadios durante os primeiros 6 meses de vida (RDC n. 43, 2011, da Agência Nacional de Vigilância Sanitária - Anvisa).[15]

Já a FI de seguimento para lactentes e crianças de primeira infância compreende um produto, em forma líquida ou em pó, utilizado quando indicado, para lactentes sadios, a partir do 6º mês de vida até 12 meses de idade incompletos e para crianças de primeira infância (12 a 36 meses) sadias, constituindo-se o principal elemento líquido de uma dieta progressivamente diversificada (RDC n. 44, 2011, Anvisa).[15]

As FI de partida (para lactentes do nascimento até os 6 meses), as de seguimento (para lactentes a partir dos 6 meses) e as FI de primeira infância (para crianças de 1 a 3 anos) são seguras, pois seguem criteriosas exigências da Anvisa para obtenção do seu registro, cumprindo, assim, exigências do *Codex Alimentarius* (quantidades mínima e máxima). Sua composição deve ter apenas nutrientes que também estejam presentes no LM, com obrigatória adequação de aminoácidos, vitaminas e minerais, com poucos aditivos permitidos e adição de corantes proibida.[15]

Os compostos lácteos não devem ser confundidos com FI nem com LV integral. Eles são produzidos com uma mistura de leite (no mínimo 51%) e outros ingredientes lácteos ou não lácteos e costumam conter açúcar e aditivos alimentares. Embora as embalagens tragam a informação de que esses produtos não devem ser usados na alimentação de crianças menores de 1 ano, eles não são indicados para crianças menores de 2 anos pela presença de açúcar e aditivos alimentares. Eles não substituem o LM nem as FI.[1]

Os compostos lácteos e o LV integral são regulamentados pelo Ministério da Agricultura, Pecuária e Abastecimento (Mapa), que não tem exigências nutricionais bem estabelecidas, permite adição de açúcares e aditivos alimentares (emulsificantes e estabilizantes) e torna opcional a adição de vitaminas e minerais, gorduras vegetais e fibras.[12]

A Associação Brasileira de Nutrologia (Abran), em publicação de julho 2020, afirma que os compostos lácteos não são produtos para uso rotineiro, muito menos obrigatórios, e sim uma opção indicada em crianças de risco nutricional, a partir de 1 ano.[12]

A recomendação do Departamento de Nutrologia da SBP para oferta do LV integral é apenas a partir de 24 meses.[6] No *Guia Alimentar para crianças brasileiras menores de 2 anos*,[1] aparecem outras referências:
- Se usar LV antes dos 4 meses, por opção dos pais ou por questões financeiras, diluir.
- Se usar LV após os 4 meses, não é preciso mais diluir o LV integral líquido e o leite em pó pode ser preparado de acordo com o recomendado no rótulo.[1]
- A partir dos 9 meses, a fórmula pode ser substituída pelo LV integral líquido ou em pó, sem diluição.

Bebidas à base de vegetais (arroz, soja, entre outros) não são substitutos adequados do leite e não são recomendadas abaixo de 6 meses de idade.[1]

De acordo com a SBP, na ausência do LH, o consumo de 600 mL de LV *in natura* após 1 ano de idade garante o fornecimento das recomendações de ingestão diária de cálcio.[12]

Iniciando uma fórmula infantil

A FI é um produto à base de LV, cabra ou de outros componentes comestíveis de origem vegetal (soja, arroz) que sofre modificação, tendo como padrão de referência o LH e que deve ter prescrição médica ou de nutricionista. As FI não conseguem reproduzir as propriedades imunológicas e de digestibilidade do LM, entretanto atendem às necessidades nutricionais estimadas segundo o *Codex Alimentarius* (Tabela 17.1). Assim, mesmo sem os inúmeros benefícios do AM, são os substitutos mais apropriados para alimentar o lactente que não pode ser amamentado, prevenindo o aparecimento de doenças relacionadas com o excesso ou a deficiência de nutrientes.[16]

Tabela 17.1 – Valores mínimos e máximos de componentes das fórmulas infantis	
Componente	*Valores mínimo e máximo*
Energia	60 a 70 kcal/100 mL
Conteúdo proteico	1,8 a 3 g/100 kcal
Gorduras animais e vegetais totais	4,4 a 6 g/100 kcal
Conteúdo de carboidratos totais	9 a 14 g/100 kcal
Adição de minerais, vitaminas	Obrigatória
Taurina, colina, nucleotídeos, DHA, ARA, prebióticos	Opcionais

Fonte: Codex Alimentarius.

Características gerais das fórmulas infantis

Cada vez mais, as indústrias de substitutos de LM tentam se afastar das características do LV integral e se aproximar da composição do LM (Quadro 17.1).[6] Assim, trabalham com os macro e os micronutrientes, de acordo com as recomendações da Anvisa e do *Codex Alimentarius*.
- Gordura: mistura de óleos vegetais que fornecem os ácidos graxos essenciais (AGE), entre eles o ácido linoleico (ômega 6) e o alfa-linolênico (ômega 3).

- Carboidratos: as fórmulas contêm lactose ou associação de lactose com polímeros de glicose (maltodextrina).
- Proteínas: polimérica (soro do leite/caseína) ou parcialmente hidrolisada (soro).
- Minerais: há modificação nos teores dos minerais, tentando aproximar os seus teores aos do LM. A relação cálcio/fósforo é adequada.
- Oligoelementos: atendem às necessidades da criança sadia.
- Outros nutrientes e componentes opcionais: nucleotídeos, prebióticos (GOS/FOS), HMO, DHA e ARA.[6]

Quadro 17.1 – Nutrientes do leite humano *vs.* leite de vaca integral *vs.* fórmula infantil

	Leite humano	Leite de vaca integral	Fórmula infantil
Proteínas	Quantidade adequada, fácil de digerir	Quantidade aumentada, difícil de digerir devido à inadequação da relação caseína/proteínas do soro	Melhor relação caseína/proteínas do soro ou parcialmente hidrolisada do soro de leite
Lipídios	Suficiente em AGE (DHA e ARA) Lipase para digestão	Deficiente em AGE Não tem lipase	Acréscimo de AGE (ômega-3 e 6) Algumas fórmulas contêm DHA e ARA
Minerais	Quantidade adequada	Excesso de cálcio, fósforo, sódio, cloro e potássio	Relação cálcio/fósforo adequada
Ferro e zinco	Pouca quantidade, bem absorvido	Pouca quantidade, mal absorvido	Adicionado
Vitaminas	Quantidade suficiente	Deficiente em vitaminas D, E e C	Vitaminas adicionadas
HMO	Quantidade suficiente	Deficiente	Adicionado ou não
Prebióticos e probióticos	Quantidade suficiente	Deficiente	Adicionado ou não

Fonte: Elaborado pelos autores.

São muitos os substitutos de LM no mercado, como fórmulas à base de LV, de cabra, especiais de proteína hidrolisada de arroz, de proteína isolada de soja (somente recomendada acima de 6 meses), antirregurgitação (AR), parcialmente hidrolisadas, extensamente hidrolisadas ou de aminoácidos, sem lactose, fórmulas para prematuros e para erros inatos do metabolismo.

Independentemente da fórmula utilizada, a mãe e os responsáveis devem ser bem orientados a seguir o modo de preparo com a quantidade exata de medidas (que, na maioria das fórmulas, é de 30 mL de água filtrada e fervida para cada medida rasa de pó). Sabemos que, muitas vezes, a mãe usa quantidade menor de pó para "render" mais ou quantidade maior porque o bebê não está ganhando peso suficiente. Porém, quando se coloca menos pó, a criança não consome as calorias e os nutrientes necessários para o seu desenvolvimento, com risco maior de desnutrição. No caso contrário, quando se coloca mais pó que o recomendado, a presença de mais nutrientes e calorias do que o recomendado pode resultar em obesidade e sobrecarga renal.[6]

Mesmo que o conteúdo nutricional necessário esteja presente, o manuseio das fórmulas está sujeito à contaminação. Desse modo, os cuidados com a higiene pessoal (lavar bem as mãos), o local (pia, mesa), os utensílios e o abastecimento de água potável são essenciais para a segurança desse alimento, com especial atenção aos primeiros 6 meses de vida. Independentemente de a água ser filtrada ou engarrafada (minerais), ela deve ser fervida por 5 minutos. Deve-se aguardar por até 15 minutos, para só então adicionar o pó (água quente em média 70°C), a fim de manter a composição da fórmula sem modificações. O leite que for oferecido, mas não consumido, não deve ser reaproveitado pelo risco de contaminação.

Após a refeição, os utensílios devem ser lavados com água e sabão. Antes de utilizá-los novamente, eles devem ser esterilizados. Uma das opções consiste na utilização de uma solução de água com hipoclorito de sódio.[1] Outra possibilidade é colocar em uma panela, com os utensílios cobertos completamente com água e ferver por 15 minutos (contados a partir do início da fervura). Deve-se deixar esfriar e escorrer a água da panela. Não se recomenda o uso de toalhas para secagem desses utensílios, podendo secá-los de boca para baixo, em cima de um pano limpo ou papel-toalha, sem enxugá-los, e depois, guardá-los, secos, em um recipiente com tampa.[1,17]

Não se recomenda o uso de micro-ondas para aquecer as fórmulas, pois sua composição pode ser modificada por conta das altas temperaturas atingidas nesse processo. O ideal é oferecê-la em copinho ou colher, evitando mamadeiras e outros bicos que são mais difíceis de higienizar, além de prejudicarem o desenvolvimento da musculatura orofacial.[1,17]

É importante destacar a necessidade do consumo de água (filtrada e fervida) nos intervalos das mamadas para crianças menores de 6 meses não amamentadas.[1,17]

Conclusão

Excluindo-se os casos citados para os quais há razões médicas aceitáveis para o uso de FI, a prescrição desses produtos para crianças que não necessitam desses alimentos deve ser considerada inapropriada.[18]

Na impossibilidade do AM, o substituto indicado é uma FI, com prescrição por médico ou nutricionista. O LV integral e os compostos lácteos são nutricionalmente inadequados para lactentes menores de 2 anos, mas têm, ainda, seu consumo muito frequente nessa faixa etária no Brasil. No caso de uso de LV integral, diluído ou não, recomenda-se suplementação com vitaminas e minerais, carentes nesse produto, e acompanhamento próximo e especializado de sua evolução, crescimento e desenvolvimento.

Por último, vale lembrar novamente que a recomendação da OMS é de que as crianças sejam amamentadas em livre demanda desde a sala de parto até os 2 anos ou mais, sendo de forma exclusiva até o 6º mês de vida.

Referências bibliográficas

1. Brasil. Ministério da Saúde. Secretaria de Atenção Primária à Saúde. Departamento de Promoção da Saúde. Guia alimentar para crianças brasileiras menores de 2 anos/Ministério da Saúde, Secretaria de Atenção Primária à Saúde, Departamento de Promoção da Saúde. Brasília: Ministério da Saúde; 2019.
2. Universidade Federal do Rio de Janeiro (UFRJ). Estudo Nacional de Alimentação e Nutrição Infantil – ENANI-2019: Resultados preliminares – Indicadores de aleitamento materno no Brasil. UFRJ: Rio de Janeiro; 2020. Disponível em: https://enani.nutricao.ufrj.br/index.php/relatorios.
3. Davanzo R. Controversies in Breastfeeding. Front Pediatr. 2018 Nov 1; 6:278.
4. Franco C, Castilho S, Graça A, Marques JG. Transmissão de Infecções pelo Aleitamento Materno. Acta Pediatr Port. 2018; 49:243-52.

5. Kose E, Aksoy B, Kuyum P, Tuncer N, Arslan N, Ozturk Y. The effects of breastfeeding in infants with phenylketonuria. J Pediatr Nurs. 2018 Jan-Feb; 38:27-32. Epub 2017 Oct 19.
6. Sociedade Brasileira de Pediatria. Departamento Científico de Nutrologia. Manual de Alimentação: orientações para alimentação do lactente ao adolescente, na escola, na gestante, na prevenção de doenças e segurança alimentar. 4. ed. São Paulo: SBP; 2018.
7. Martin CR, Ling PR, Blackburn GL. Review of infant feeding: key features of breast milk and infant formula. Nutrients. 2016 May 11; 8(5):279.
8. Vandenplas Y, Berger B, Carnielli VP, Ksiazyk J, Lagström H, Luna MS, et al. Human milk oligosaccharides: 2'-fucosyllactose (2'-fl) and lacto-n-neotetraose (LNnT) in infant formula. nutrients. 2018 Sep; 10(9):1161. Published online 2018 Aug 24.
9. Donovan SM, Comstock SS. Human milk oligosaccharides influence neonatal mucosal and systemic immunity. Ann Nutr Metab. 2016; 69(Suppl. 2):42-51. Published online 2017 Jan 20.
10. Puccio G, Alliet P, CajozzoC, Janssens E, Corsello G, Sprenger N, et al. Effects of infant formula with human milk oligosaccharides on growth and morbidity: a randomized multicenter trial. J Pediatr Gastroenterol Nutr. 2017 Apr; 64(4): 624-31. Published online 2017 Jan 20.
11. Wood HL, Acharjee A, Pearce H, Quraishi MN, Powell RM, Rossiter AE, et al. Breastfeeding promotes early neonatal regulatory T cell expansion and immune tolerance of non-inherited maternal antigens. Allergy. 2021 Jan 12. Epub ahead of print.
12. Sociedade Brasileira de Pediatria. Departamento Científico de Nutrologia. Documento Científico [on-line]. Fórmulas e compostos lácteos infantis: em que diferem? (Atualizada) SBP; 2021. Disponível em: https://www.sbp.com.br/fileadmin/user_upload/22701g-MO_Formulas_e_compostos_Lacteos_Infantis_LayNew.pdf. Acesso em: 15 jan. 2021.
13. Solé D, Silva LR, Cocco RR, Ferreira CT, Sarni RO, Oliveira LC, et al. Consenso Brasileiro sobre Alergia Alimentar: 2018 – Parte 1 – Etiopatogenia, clínica e diagnóstico. Documento conjunto elaborado pela Sociedade Brasileira de Pediatria e Associação Brasileira de Alergia e Imunologia. Arq Asma Alerg Imunol. 2018; 2:7-38.
14. Matricardi PM, Kleine-Tebbe J, Hoffmann HJ, Valenta R, Hilger C, Hofmaier S, et al. EAACI Molecular Allergology User's Guide. Pediatr Allergy Immunol. 2016 May; 27(Suppl. 2)3:1-250.
15. Agência Nacional de Vigilância Sanitária (Anvisa). Perguntas e respostas sobre fórmulas infantis. Brasília, 2019. Disponível em: http://antigo.anvisa.gov.br/documents/33916/2810640/Formulas+infantis/. Acesso em: 15 jan. 2021.
16. Giangiarulo TCSC, Lima MTRPD, Martins AS, Queiroz MLP, Miyahiral RF. Avaliação da qualidade microbiológica de fórmulas infantis desidratadas após reconstituição e durante o armazenamento no lactário de um Hospital Universitário. Vigil Sanit Debate. 2020; 8(1):86-90.
17. Brasil. Ministério da Saúde. Secretaria de Atenção à Saúde. Departamento de Atenção Básica. Saúde da criança: aleitamento materno e alimentação complementar. Brasília: (Cadernos de Atenção Básica n. 23); 2015. Disponível em: http://bvsms.saude.gov.br/bvs/publicacoes/saude_crianca_aleitamento_materno_cab23.pdf. Acesso em: 15 jan. 2021.
18. Ministério da Saúde. Secretaria de Atenção à Saúde. Departamento de Atenção Básica. Aleitamento Materno, Distribuição de Leites e Fórmulas Infantis em Estabelecimentos de Saúde e a Legislação. Brasília: Ministério da Saúde; 2014.

Seção 5

Desafios da amamentação – após a alta da maternidade

Coordenadora
Lélia Cardamone Gouvêa

Capítulo 18

Depressão pós-parto

Honorina de Almeida
Denise de Sousa Feliciano
Arianne Monteiro Melo Angelelli

O que Serena Williams, tenista norte-americana de sucesso, tem em comum com Isis Valverde, atriz brasileira? Assim como muitas mulheres que chegam aos nossos consultórios, ambas tiveram depressão pós-parto (DPP). Será que estamos dando a devida atenção ao assunto?

Marcela e Luiz procuram ajuda para a filha, Luiza, de 3 meses que não está bem e não ganha o peso esperado para a idade. A gestação foi planejada e, apesar de Luiza receber fórmula na maternidade e de Marcela sempre referir um pouco de dor para amamentar, após poucas semanas a amamentação era exclusiva. Mas com cerca de 2 meses de vida Luiza começou a chorar mais do que o habitual, regurgitar e brigar com o peito. Foi medicada para refluxo gastresofágico (RGE) e, após iniciada dieta de exclusão de proteína de leite de vaca para Marcela, não houve melhora do quadro.

Na consulta, Marcela se apresentou bem-vestida e maquiada, no entanto, na conversa, além de contar que está muito cansada, com pouco apetite, dormindo mal e se sentindo só, refere episódio de crise de ansiedade e depressão há 10 anos, quando recebeu tratamento e ficou bem. Luiz não pode ajudar no dia a dia, pois trabalha muito.

Na observação da mamada, que foi rápida e com várias interrupções, Luiza estava desconfortável e apresentava sinais de tensão muscular com ombros elevados, mãos fechadas e membros inferiores em extensão.

Observando a família – reconhecendo os sintomas

Marcela, Luiz e Luiza são exemplos de famílias que chegam com frequência aos consultórios dos pediatras. Os pais, atrapalhados com seus novos papéis e identidades, supõem que só o bebê tem algum problema. Não percebem seus próprios conflitos internos, angústias, sofrimentos, principalmente de um luto de que nem mesmo se dão conta: a mudança de suas vidas e a estranheza de uma identidade na qual ainda não se reconhecem.

Se o pediatra, como os pais, pensar em investigar o bebê para descobrir sua "patologia", perderá de vista a dinâmica familiar como um todo, na qual o bebê é apenas uma das engrenagens. Habitualmente, é o bebê quem mais dá sinais de alerta de que algo não vai bem em sua família, como um pedido de socorro para a continuidade de sua existência e os riscos de seu desenvolvimento emocional e físico.

Os primeiros 1.000 dias na vida de uma criança são fundamentais para a constituição e a consolidação de suas potencialidades e competências. Trata-se de um período fundamental em sua existência e precisa que seus cuidadores estejam saudáveis do ponto de vista mental, para oferecer-lhe o suporte necessário ao seu desenvolvimento pleno.

Ao mesmo tempo, constitui uma etapa de grande desafio para seus pais, que têm que se haver com a turbulência da identidade perdida e a constituição de uma nova vida, além de antigos conflitos adormecidos e fragilmente organizados em sua vida mental, que podem retornar intensamente no contato com o bebê. O bebê que nasce desperta a criança que eles próprios foram, suas vivências e carências. É um recurso importante para se identificar e empatizar com as necessidades do filho, mas será necessário suporte para as fragilidades que eclodem.

Os cuidados parentais estão relacionados com as competências que construíram ao longo da vida e uma estrutura psíquica capaz de dar conta das exigências emocionais individuais, do casal e, principalmente, do bebê. As demandas deste último trazem à tona suas próprias vivências infantis, mesmo as que não são acessíveis pela memória de tão precoces.

Esses conflitos são inerentes ao nascimento de um filho, sendo, portanto, parte das dificuldades do puerpério. Hoje, muitos já estão a par do que se nomeou como *baby blues*, como o período de luto que envolve adaptações e aprendizados.

Entretanto, os pais costumam comunicar, por meio de um bebê com sintomas e de seus próprios estados emocionais, que não puderam ainda concluir o processo de luto do *baby blues* e superá-lo, o que sugere um estado que já se delineia como depressão e que precisa de suporte adicional para sair de uma espécie de congelamento psíquico. Trata-se de um quadro que impede o movimento mental e a elaboração, possibilitando um avanço no desenvolvimento e na maturidade.

A ideia de depressão ficou representada no imaginário coletivo como um quadro caracterizado fundamentalmente por tristeza e torpor, porém é preciso muitas vezes reconhecê-la em suas outras formas, camuflada fundamentalmente nos excessos: de alegria, trabalho, irritabilidade, cansaço, fome ou ausência dela, sono ou ausência dele. Também se torna necessário observar sinais que aparecem no bebê e que são reações a esses estados nos cuidadores.

A amamentação demonstra ser um importante aspecto para revelar as dificuldades do vínculo, pelo lugar que ocupa na rotina do bebê e na importância que têm a fome e o saciar dela na sua mente imatura. E isso pode ser observado não apenas nos sintomas de inapetência, perda de peso ou regurgitação, mas também nas fissuras das mamas ou na produção de leite.

É necessário estar atento a sinais que podem surgir em algumas crianças: choro excessivo, perda de peso, regurgitação excessiva, "briga" com o peito, que comunicam sua instabilidade emocional e a dificuldade de se acalmar com os pais, que também se sentem fatigados e irritadiços, constituindo-se um círculo vicioso.

Planejar uma gestação pode ser uma sutileza importante para comunicar ao pediatra sobre a provável impossibilidade dos pais em lidar com o inesperado e o desconhecido do universo infantil. Essa ideia ganha força quando a mãe programa um parto normal e a indicação de cesariana pode não ser verdadeiramente aceita por ela, provavelmente pela fantasia de que seu plano de maternidade "perfeita" estava comprometido e estragado pelo imprevisto.

A sensibilidade do pediatra é desejada no sentido de realçar aos pais os aspectos favoráveis que eles podem não perceber e um convite para observar seus sentimentos. A via de parto, que deve ser a mais apropriada para o momento, não necessariamente interfere no estado do bebê quando ele nasce.

É preciso aqui fazer um parêntese para um aspecto importante do tornar-se mãe e pai. O bebê precisa primeiro nascer na mente dos pais, como um sonho compartilhado, cuja tônica está na construção de um bebê imaginário, que é fruto de seus desejos e expectativas. Esse é um processo fundamental de investimento psíquico e amoroso para com o bebê da gestação. É o que move os pais a interagirem com um bebê ainda dentro do ventre materno. Mas é uma ilusão, já que não é o bebê que está sendo gestado de fato. Quem chega traz consigo competências e características próprias, que precisarão ser reconhecidas e acolhidas pelos pais, para deixar nascer o bebê real. É um processo de luto também. O sucesso desse percurso dependerá das condições psíquicas desses pais e a capacidade de abandonarem o bebê ideal de seu sonho para se relacionarem com um filho vivo e presente.[1]

A identificação de quadro depressivo no pai pode surgir por meio de dados obtidos na consulta, referentes ao excesso de trabalho e ao fato de não compartilhar dos cuidados com o bebê. Nesse momento, as funções profissionais são as que mais se encontram estáveis nesse universo turbulento de mudança de identidade.

Podemos, assim, considerar que há chance de ocorrer um estado de depressão em todos os membros da família, pois trata-se de uma patologia no vínculo, que pode ser mais bem compreendida na relação estabelecida entre eles. Considerar a depressão em um bebê é estar atento aos fatores psicossomáticos ou mesmo o oposto disso, que seria caracterizado por um "bebê reanimador". O bebê reanimador é tido como uma espécie de antidepressivo, já que luta com todas as suas forças e possibilidades momentâneas de trazer sua mãe de volta, resgatá-la e impedi-la de prosseguir no desinvestimento em relação a ele, assumindo uma postura mais ativa na interação com sua mãe.

O olhar observador e atento do pediatra é importante para que esses elementos sutis possam ser organizados em uma compreensão mais ampla das dificuldades da família, expressas pelo bebê. Ainda assim, boa parte dos conflitos parentais está escondida e é desconhecida por eles, exigindo o olhar de um ou mais profissionais de saúde mental – psicólogo, psicanalista e/ou psiquiatra, dependendo da necessidade de um aporte farmacológico.

Aspectos psiquiátricos

Mesmo em situações em que tudo parece correr bem, é comum surgirem no pós-parto conflitos e ambivalência. Ao contrário do que se poderia pensar, nem a gravidez nem o puerpério são períodos de proteção contra a eclosão de surtos e doença mental. A partir desse ponto de vista, serão abordados alguns conhecimentos úteis para o profissional de saúde no que concerne à depressão puerperal e à sua terapêutica.

Blues puerperal

Alterações do humor, choro, desânimo, inquietação, preocupação e tristeza fazem parte da condição humana. Fases de transição, como o puerpério, podem provocar reações de ajustamento, que, em si, não são patológicas. Assim, a diferenciação entre DPP e *blues* puerperal é muito importante. O *blues* está frequentemente relacionado com cansaço, sentimentos de desamparo, flutuações hormonais e com a própria situação de adaptação da fase. É transitório, com resolução dentro do primeiro mês. A conduta deve ser de apoio à puérpera e suporte ambiental. Contudo, se os sintomas seguirem um curso de piora progressiva, deve-se pensar em uma possível evolução para um episódio depressivo, necessitando de tratamento.

Depressão pós-parto

A DPP é um tabu e muitos quadros ficam sem reconhecimento, permanecendo sem tratamento. Em um estudo norte-americano, apenas metade dos pediatras dizia sentir-se capaz de reconhecer os sintomas de DPP das mães que frequentavam a sua clínica.[2]

Para o diagnóstico de depressão, os sintomas mais importantes são o humor triste e a ausência de prazer. Sintomas como disforia (sentimento de mal-estar psíquico associado à irritabilidade), angústia (aperto ou peso no peito) e choro frequente são encontrados. Alterações do apetite, do sono, alterações cognitivas como perda da memória, distratibilidade, fadiga, sentimento de culpa ou vergonha também costumam estar presentes, mas, isoladamente, nem sempre indicam depressão.

Algumas particularidades dessa fase são ansiedade e preocupações obsessivas com o bebê.[3] Preocupações e pensamentos repetitivos de causar dano ao bebê podem aparecer, e mesmo pensamentos de morte e ideação suicida. O suicídio é uma das maiores causas de morte materna até que se complete o 1º ano de vida da criança.[4] Muitas vezes ocultado na entrevista com o médico ou terapeuta, pensamentos suicidas devem ser investigados ativamente.

Como alguns dos sintomas estão normalmente presentes no puerpério, a avaliação clínica deve levar em conta o conjunto dos sintomas, e não somente a queixa isolada. Para evitar o diagnóstico em quadros transitórios, a maioria dos manuais classificatórios de psiquiatria pede a presença de 2 semanas de sintomas para caracterizar o transtorno depressivo maior.

Prevalência e fatores de risco

A prevalência da DPP varia muito nos estudos populacionais[5] e muitos especialistas consideram episódios puerperais os quadros iniciados até 1 ano pós-parto. Dificuldades sociais e familiares, pobreza e gravidez na adolescência, entre outros fatores, aumentam o risco de DPP. Porém, o fator mais importante é a depressão gestacional ou episódio anterior na vida da mulher. Assim, é prudente não interromper o medicamento antidepressivo na gravidez. Quanto ao curso da doença, o episódio depressivo no puerpério, em geral, persiste por cerca de 6 meses, mas um terço das mães ainda apresentará sintomas mesmo depois de 2 anos.[6]

Diagnóstico diferencial

Alguns quadros puerperais clínicos têm sintomas que se confundem com a DPP: anemia, tireoidite pós-parto ou hipotireoidismo, síndrome de Sheehan, doenças autoimunes, encefalite e outras doenças infecciosas, reações a medicamentos, entre outros. Assim, o diagnóstico diferencial da DPP inclui a pesquisa e o tratamento dos quadros clínicos.[7]

Tratamento da depressão puerperal

O tratamento deve prover cuidado à díade, psicoterapia e, se necessários, medicamentos. Nos casos mais leves, a psicoterapia pode ser indicada isoladamente, sem prescrição medicamentosa. O uso de medicamentos no ciclo gravídico-puerperal deve considerar o risco/benefício em cada caso, a gravidade e a decisão pessoal da mãe. Casos de depressão moderada a grave não podem prescindir do uso de medicamentos, assim como os casos de depressão bipolar. Não existe medicamento totalmente seguro quando entramos nesse campo, mas diversos consensos, constantemente atualizados, auxiliam o clínico que atua nessa área.[8,9]

Uso de medicamentos na amamentação

Há quatro tipos de medicamentos mais usados no controle e no alívio dos sintomas. Os antidepressivos, os benzodiazepínicos e os indutores de sono, os antipsicóticos e os estabilizadores de humor.

Os antidepressivos, em sua maioria, são eficazes e têm boa segurança para o uso durante a amamentação, não se justificando sua interrupção ou o desmame por conta do seu uso. Antidepressivos como a nortriptilina, a sertralina e o escitalopram (entre outros) apresentam baixa razão leite/plasma (proporção entre a concentração de medicamento presente no leite em relação à concentração no sangue da mãe). Não parece haver prejuízo cognitivo ou de desenvolvimento para os bebês em aleitamento materno no caso de uso de várias medicações antidepressivas.[10]

Os benzodiazepínicos e os indutores de sono podem ser necessários, principalmente nos quadros mais agudos. Podem provocar um efeito de sedação nos neonatos e devem ser usados com cautela. Aconselha-se o uso pontual e por curto período para controle de sintomas agudos de ansiedade ou insônia.

Os antipsicóticos e os estabilizadores de humor podem ser indicados. Alguns, como a quetiapina, mostram-se relativamente seguros tanto na gravidez quanto na amamentação.[8] Situações mais complexas podem exigir o uso de mais de um medicamento, mas geralmente não é necessário interromper a amamentação, salvo casos de psicose puerperal e quando o ato de amamentar promove piora do quadro materno ou risco para o bebê (ver Capítulo 25 e Apêndice 5).

Consequências da depressão puerperal na prole

Cada vez mais, estudos recentes têm apontado para as consequências da depressão materna na prole, com prejuízo na interação mãe-bebê (menor reciprocidade, estimulação e vocalizações da mãe para com o bebê) e alteração de vários indicadores do seu desenvolvimento (interacionais, motores, cognitivos e sociais), assim como piora da qualidade do apego e maior risco de morbidade psiquiátrica futura.[11] Por sua vez, mães com depressão podem se mostrar capazes de manter o nível de interação com seus bebês por mecanismos compensatórios, direcionando ao filho sua energia em detrimento de outros aspectos de sua vida, principalmente nos casos de depressão mais leve.

Apesar dos tabus envolvendo os transtornos mentais perinatais, vem se notando maior mobilização de obstetras, psiquiatras, pediatras, profissionais envolvidos com a gravidez e o parto e toda a rede social na identificação e no cuidado da depressão perinatal. Por ser uma condição muito frequente, seu tratamento é importante para a prevenção das patologias psíquicas que podem acometer as crianças no futuro.

Aspectos pediátricos
Depressão pós-parto e aleitamento materno

No puerpério, é o pediatra quem acompanha a família. Isso traz uma responsabilidade extra, pois é ele quem pode suspeitar de que algo não vai bem. Em uma abordagem ecossistêmica na amamentação, o bebê funciona como um microssistema influenciado pelo entorno familiar (mãe, pai, avós, tios), ambiente/comunidade e contexto quando chega ao mundo. E esse conjunto deve ser sempre considerado. Utilizar perguntas abertas é uma maneira muito efetiva para se saber mais profundamente sobre a mãe e a família (p. ex., Como você está se sentindo?, Como tem dormido?, Como estão sendo os cuidados com o bebê?, Como tem sido a amamentação?, Como tem se alimentado?). Lembrar-se de que a DPP não está escrita no rosto.[12]

Mas como suspeitar de que algo não vai bem?

- Sinais na mãe: observar os sintomas de DPP citados anteriormente.
- Sinais no bebê: os bebês têm capacidade limitada de autorregulação e precisam de um adulto emocionalmente estável com capacidade de oferecer amparo adequado que permita o seu pleno desenvolvimento. Na falta dessa sustentação, sintomas neurofisiológicos podem aparecer;[13] transtorno do sono (despertares constantes ou sonolência), recusa em mamar, regurgitação frequente, irritabilidade, dificuldade de consolo, hiperexcitabilidade, estado de hiperalerta, apatia, choro constante e baixo ganho ponderal por gasto excessivo ou baixa ingesta. No entanto, é importante avaliação criteriosa e ter segurança de que os sintomas não são de origem clínica.
- Sinais na amamentação: apesar de os estudos mostrarem os benefícios da amamentação para mães deprimidas, as taxas de desmame precoce e de não aleitamento exclusivo são muito mais elevadas nessas mulheres.[14] Contribuem para esse quadro a necessidade de maior apoio nessa fase e a crença de que a amamentação seja um fardo a mais a ser carregado. A DPP deve ser sempre considerada nas dificuldades prolongadas de amamentação, pois tanto pode ser um fator desencadeador quanto um sintoma. Fissura mamilar recorrente, dor que não se resolve, mamilos comprimidos, ingurgitamento mamário frequente, bebê irritado durante a mamada, não mama ou mama com muita frequência, afastado do corpo da mãe e solto no colo são alguns exemplos. Entre esses sintomas, a dor parece ser a mais relevante.[15]
- Efeitos positivos da amamentação: é importante ajudar e apoiar a mãe para que ela possa amamentar, pois o aleitamento materno, mesmo quando não exclusivo, mostrou-se um fator protetor importante contra a DPP e outros transtornos psiquiátricos.[16] Em um recente estudo brasileiro com 287 puérperas, foram observados menos sinais depressivos nas mães com maior satisfação na amamentação 30 dias após o parto.[17] Nesses resultados positivos, a prolactina desempenha um importante papel. É o hormônio responsável pelo comportamento/cuidado materno no pós-parto em seres humanos e tem papel fundamental na regulação do comportamento materno, melhorando o estresse, o humor e a imunidade.[18] Contudo, a ocitocina que é liberada durante a amamentação proporciona um tipo de efeito ansiolítico temporário nos distúrbios de humor do pós-parto e regula as emoções, favorecendo a diminuição do estresse. Essas adequações são capazes de diminuir sintomas de fobia social, depressão e ansiedade, aumentar a sensação de tranquilidade e proporcionar descanso e um eficiente sono reparador. Parece existir uma associação estreita entre níveis baixos de ocitocina, desmame e DPP.[19]

Pontos de destaque

1. Sinais isolados de sofrimento na mãe ou no bebê não necessariamente indicam DPP, mas devem ser acompanhados de perto.
2. A rede de apoio para a puérpera compreende uma condição primordial para um cuidado adequado.
3. A prevalência de desmame precoce em mulheres com DPP é alta.
4. Problemas na amamentação podem ser sintomas iniciais e um fator de risco para o desencadeamento de DPP.
5. Na dúvida, é importante conversar com a família e encaminhar para uma avaliação psiquiátrica.
6. O tratamento inclui apoio sociofamiliar, terapia e, muitas vezes, uso de medicamentos.
7. Os medicamentos habitualmente usados são compatíveis com a amamentação.
8. Mães com DPP que amamentaram melhoraram mais rapidamente.
9. Cerca de 10% dos pais apresentam DPP com pico de incidência entre o 3º e o 6º mês da criança.
10. A DPP, quando não tratada, pode causar, nos bebês, impacto no desenvolvimento cognitivo e psicoemocional repercutindo por toda a vida.

Referências bibliográficas

1. Barros VFR. A Saúde mental na atenção à criança e ao adolescente. Os Desafios da prática pediátrica. Rio de Janeiro: Atheneu; 2016.
2. Kerker BD, Storfer-Isser A, Stein RE, Garner A, Szilagyi M, O'Connor KG, et al. Identifying maternal depression in pediatric primary care: changes over a decade. J Dev Behav Pediatr JDBP. 2016; 37(2):113-20.
3. Cantilino A, Zambaldi CF, Sougey EB, Rennó Jr J. Transtornos psiquiátricos no pós-parto. Arch Clin Psychiatry São Paulo. 2010; 37(6):288-94.
4. Jones I, Chandra PS, Dazzan P, Howard LM. Bipolar disorder, affective psychosis, and schizophrenia in pregnancy and the post-partum period. Lancet Lond Engl. 2014; 384(9956):1789-99.
5. Lobato G, Moraes CL, Dias AS, Reichenheim ME. Postpartum depression according to time frames and sub-groups: a survey in primary health care settings in Rio de Janeiro, Brazil. Arch Womens Ment Health. 2011; 14(3):187-93.
6. Vliegen N, Casalin S, Luyten P. The course of postpartum depression: a review of longitudinal studies. Harv Rev Psychiatry. 2014; 22(1):1-22.
7. Sena T. Manual Diagnóstico e Estatístico de Transtornos Mentais – DSM-5, estatísticas e ciências humanas: inflexões sobre normalizações e normatizações. Rev Int Interdiscip INTERthesis. 2014; 11:96.
8. MacQueen GM, Frey BN, Ismail Z, Jaworska N, Steiner M, Lieshout RJV, et al. Canadian Network for Mood and Anxiety Treatments (CANMAT) 2016 Clinical Guidelines for the Management of Adults with Major Depressive Disorder: Section 6. Special Populations: Youth, Women, and the Elderly. Can J Psychiatry Rev Can Psychiatr. 2016; 61(9):588-603.
9. McAllister-Williams RH, Baldwin DS, Cantwell R, Easter A, Gilvarry E, Glover V, et al. British Association for Psychopharmacology consensus guidance on the use of psychotropic medication preconception, in pregnancy and postpartum 2017. J Psychopharmacol Oxf Engl. 2017;31(5):519-52.

10. Janecka M, Kodesh A, Levine SZ, Lusskin SI, Viktorin A, Rahman R, et al. Association of autism spectrum disorder with prenatal exposure to medication affecting neurotransmitter systems. JAMA Psychiatry. 2018; 75(12):1217-24.
11. Gerhardt E. Bebê melancólico: como a experiência inicial pode alteraPor que o amor é importante: como o afeto molda o cérebro do bebê. 2. ed. Porto Alegre: Artmed; 2017. p. 142-46.
12. Olin SS, McCord M, Stein REK, Kerker BD, Weiss D, Hoagwood KE, et al. Beyond screening: a stepped care pathway for managing postpartum depression in pediatric settings. J Womens Health. 2017; 26(9):966-75.
13. Aktar E, Qu J, Lawrence PJ, Tollenaar MS, Elzinga BM, Bögels SM. Fetal and infant outcomes in the offspring of parents with perinatal mental disorders: earliest influences. Front Psychiatry. 2019; 10:391. Disponível em: https://www.ncbi.nlm.nih.gov/pmc/articles/PMC6610252/. Acesso em: 30 out. 2020.
14. Woolhouse H, James J, Gartland D, McDonald E, Brown SJ. Maternal depressive symptoms at three months postpartum and breastfeeding rates at six months postpartum: Implications for primary care in a prospective cohort study of primiparous women in Australia. Women Birth J Aust Coll Midwives. 2016; 29(4):381-7.
15. Brown A, Rance J, Bennett P. Understanding the relationship between breastfeeding and postnatal depression: the role of pain and physical difficulties. J Adv Nurs. 2016; 72(2):273-82.
16. Figueiredo B, Canário C, Field T. Breastfeeding is negatively affected by prenatal depression and reduces postpartum depression. Psychol Med. 2014; 44(5):927-36.
17. de Avilla JC, Giugliani C, Bizon AMBL, Martins ACM, de Senna AFK, Giugliani ERJ. Association between maternal satisfaction with breastfeeding and postpartum depression symptoms. PLoS ONE [Internet]. 17 de novembro de 2020; 15(11). Disponível em: https://www.ncbi.nlm.nih.gov/pmc/articles/PMC7671548/. Acesso em: 24 nov. 2020.
18. Groer M, Davis M. Cytokines, infections, stress, and dysphoric moods in breastfeeders and formula feeders. J Obstet Gynecol Neonatal Nurs. 2006; 35:599-607.
19. Lara-Cinisomo S, McKenney K, Di Florio A, Meltzer-Brody S. Associations between postpartum depression, breastfeeding, and oxytocin levels in latina mothers. Breastfeed Med Off J Acad Breastfeed Med. 2017; 12(7):436-42.

Capítulo 19

Bebê que não ganha peso

**Lélia Cardamone Gouvêa
Virginia Spinola Quintal**

Por que uma criança não ganha peso com o leite materno, que é considerado o padrão-ouro da alimentação infantil?

C.S.B. tem 25 anos, primigesta, gestação planejada e desejada. Pré-natal desde o 1º mês, com 12 consultas, exames normais, sem intercorrências. Bolsa rota em casa. Obstetra encaminhou à maternidade de referência. Chegou com dinâmica fraca. Internada para condução do trabalho de parto. Parto normal. Recém-nascido (RN) do sexo feminino, a termo, adequada para a idade gestacional, 39 semanas. Nasceu com 3.300 g e 50 cm. Apgar: 9/10. Sem contato pele e pele. Ficou em alojamento conjunto. Teve alta com 50 horas de vida, pesando 2.950 g (perda de 350 g). Mãe não teve suas mamas examinadas, tampouco uma mamada observada. Estava difícil amamentar, pois sentia muita dor, com mamas feridas.

Aos 9 dias de vida, a criança pesava 2.850 g (450 g a menos que no nascimento e 100 g a menos que na alta há 7 dias). Pediatra achou que a bebê não conseguia sugar muito bem e indicou o uso de complemento para ela se acalmar, além de espaçar mais as mamadas e regular seu ritmo de sono e vigília. Sugeriu também chamar uma consultora em amamentação, que pediu para "ordenhar" as mamas, que estavam com os mamilos muito feridos; a mãe tentou ajustar a pega, mas sangrou e a dor foi a pior que já havia sentido.

Foi a uma segunda pediatra, muito atenciosa, que observou a mamada, ensinou a posicionar o bebê e corrigiu a pega. Assim, a mamada foi eficaz e sem dor. Ela conversou com a mãe, suspendeu o uso da fórmula, orientou oferecer ambas as mamas por mamada, sempre que a RN solicitasse, em livre demanda.

Na consulta seguinte, ela pesava 3.400 g com leite materno (LM) e fórmula, como havia sido orientado pelo primeiro pediatra. No retorno, já sem a fórmula, a bebê ganhou 60 g por dia.

As mamas estavam bem melhores e a RN mamava bem as duas mamas em cada mamada, com intervalos de 2 horas a 2 horas e meia durante o dia, e à noite já dormia até 4 horas seguidas.

Com 39 dias, a bebê passou a acordar e a querer mamar de hora em hora, chorava e somente se acalmava no peito. O leite parecia ter diminuído, pois não observava mais vazar a outra mama, durante as mamadas. Parecia que elas não enchiam mais. Em nova consulta com a pediatra, foi explicado que se tratava de uma crise transitória da lactação, mais comum nos primeiros 3 meses, quando a velocidade de crescimento é maior. Foi orientado que a bebê mamasse sempre que quisesse e que a mãe tomasse mais líquido.

Ganho de peso insatisfatório no lactente em aleitamento materno

O ganho de peso insatisfatório é definido na literatura como *faltering growth*, que indica que a criança está com peso baixo em relação ao das crianças consideradas saudáveis no padrão daquela idade em aleitamento materno exclusivo (AME).[1] Em AM, usamos como referência de crescimento o gráfico da Organização Mundial da Saúde (OMS) (2006) para as crianças amamentadas.[2] Contudo, o termo *faltering growth* não é indicativo de uma doença, e sim um sinal ou sintoma entre várias desordens. A mais recente definição de falha de crescimento está frequentemente associada ao desequilíbrio entre a ingestão nutricional e os requisitos de macro e micronutrientes, impactando primeiro no peso, e, depois, no comprimento e no perímetro cefálico.[1,3]

As causas são variadas e podem estar ligadas à inadequação de oferta calórica, na absorção dos nutrientes ou por aumento metabólico.[3]

Faltering growth pode ter causas não orgânicas, as mais frequentes e relacionadas com fatores ambientais e comportamentais. São passíveis de correção com a adequação dos fatores ambientais de risco e com a intervenção precoce e oportuna, para evitar que possam acarretar danos ao desenvolvimento da criança.[1] Entre essas causas, pode-se citar os desajustes na técnica de mamada, a oferta de uma única mama por mamada e a utilização de intermediários e chupetas. Há também necessidade de analisar as possíveis causas ligadas à mãe, pois o AM bem-sucedido depende da interação mãe-bebê. Recomenda-se investigar o estado emocional materno, o uso de medicamentos e drogas capazes de interferir na lactação, a rede apoio em casa e de profissionais da saúde que a auxiliem e orientem.

Vale destacar os períodos oportunos para orientação e apoio às mães e a condução nos períodos críticos da lactação, que merecem atenção especial do profissional que as atende. Entre eles, o pré-natal, quando se integram à promoção, à educação e ao apoio ao AM. O pediatra poderá precocemente esclarecer e orientar as dúvidas frequentes e as vantagens da amamentação.

Consulta pediátrica no pré-natal

A consulta pediátrica na 32ª semana de gestação estabelece a formação de um vínculo com o profissional (ver Capítulo 4). Nessa consulta, é possível orientar os pais de que o leite humano, por suas qualidades e composição únicas, é específico para cada criança e atende às suas necessidades nutricionais, imunológicas e às especificidades da sua maturação na fase em que se encontra da vida. O LM é produzido especificamente para cada criança, por um processo dinâmico, ativo e estruturado.[4] Ainda, oferece todas as demais vantagens que podem beneficiar não apenas a criança, mas também a mãe, a família e a sociedade, quando a prática da amamentação está efetivada, como é o recomendado: "Aleitamento materno exclusivo nos primeiros 6 meses, desde a sala de parto até 2 anos de idade ou mais".[5]

Entre os inúmeros benefícios da amamentação desde a sala de parto e nos primeiros dias da maternidade, destacam-se estudos recentes e o conhecimento sobre a melatonina, que é um componente normal do leite humano, um importante hormônio proteico produzido na glândula pineal e cujo efeito cronobiológico determina o ritmo circadiano e regula o padrão do sono.[6-8] Sua secreção é maior durante a noite. Esse hormônio tem uma grande variação de funções biológicas importantes, incluindo efeitos antioxidante, anti-inflamatório, antiapoptose e imunomodulador.[6,7] A melatonina pode contribuir significativamente para o melhor crescimento e desenvolvimento do RN e traz ainda resultados em longo prazo na infância, que estão associados ao AM. No feto, seu nível aumenta por volta do 3º trimestre da gestação e cai após o parto.[6,7] Somente após o 3º mês de vida, um ritmo circadiano maduro corresponderá ao ciclo dia e noite.[7,8] Do parto até o final do 1º mês, o bebê depende exclusivamente da melatonina fornecida pela mãe através do LM para estabelecer um ritmo de sono,[6,7] que representa uma preocupação e motivo de ansiedade das mães nas primeiras semanas de vida do bebê.[8] A melatonina é encontrada em nível mais elevado no colostro e vai diminuindo no decurso do 1º mês, quando se mantém e regula os ritmos de sono e vigília.[6,7] A única fonte de melatonina para o RN é o LM e não está presente na fórmula infantil.[7,8]

A cada dia, são maiores as evidências científicas que confirmam ser a composição do leite humano única, dinâmica e individual para cada dupla.[3,4]

Na consulta pediátrica pré-natal, após trazer as informações atuais sobre os benefícios da amamentação e do parto normal, o pediatra poderá orientar sobre as técnicas em amamentação e esclarecer eventuais dúvidas, estimulando a família a falar sobre seus anseios, medos e dificuldades.

A abordagem com os pais a respeito das desvantagens do uso de fórmulas lácteas em relação ao LM é muito útil. A alimentação da gestante também merece esclarecimentos, a fim de evitar que restrições nutricionais ao feto durante a gravidez, por diferentes razões, possam causar reflexos na sua vida pós-natal.[1]

Nutrição na gestante

A nutrição da gestante apresenta uma associação linear e direta com o crescimento do concepto.[1] Assim, um ganho de peso insuficiente está associado a uma maior mortalidade perinatal, à demora no início do AM e à prematuridade. Deve-se considerar que a nutrição inadequada durante a gestação pode ter consequências ao longo da vida para o bebê, incluindo resultados neurocognitivos insatisfatórios.[9]

O ganho de peso insuficiente na gestação está associado a uma maior proporção de RN com baixo peso ao nascer e pequenos para a idade gestacional (PIG), quando comparados a filhos de gestantes com ganho de peso adequado. Por sua vez, a perda de peso ou um ganho de peso ≤ 5 kg durante a gestação de mulheres obesas resultou na ocorrência de crianças PIG, com redução da massa magra, massa gorda e circunferência cefálica em seus filhos.[9]

Uma abordagem multidisciplinar no pré-natal deve ter por objetivo intervenções adequadas em pacientes com problemas de controle de peso, assim como com álcool, drogas e tabaco. Esses fatores devem ser considerados, pois poderão refletir no ganho de peso do RN.[9]

Restrição de crescimento fetal

Define-se restrição de crescimento fetal (RCF) quando o feto apresenta peso estimado pela ultrassonografia menor que o percentil 10 para a idade gestacional. Os fatores de risco, quando presentes, aumentam a probabilidade de RCF, incluindo o antecedente de quadro semelhante em gestação anterior.[10]

Pode-se observar fatores de risco fetais, maternos ou placentários em 60% dos casos, sendo a etiologia desconhecida nos demais. Causas fetais incluem cromossomopatias (trissomias 21, 18 e 13), síndromes genéticas e malformações. Entre as causas maternas, estão síndromes hipertensivas, infecções (rubéola, citomegalovírus, herpes, toxoplasmose), diabetes com comprometimento vascular, colagenoses, nefropatias, doenças inflamatórias intestinais e trombofilias. Os fatores placentários incluem placenta prévia, corangiomas, inserção velamentosa de cordão e artéria umbilical única.[10] Assim, o diagnóstico de RCF assume importância por se tratar de uma ferramenta bastante útil para melhorar o prognóstico neonatal.

Rotina hospitalar

A rotina hospitalar se mantém como um dos principais obstáculos à lactação bem-sucedida. Entre os mamíferos, as primeiras horas após o parto são consideradas fundamentais tanto no comportamento e relacionamento entre mãe e filho quanto no estabelecimento de uma lactação eficiente. Crianças que têm contato pele a pele desde a sala de parto com suas mães iniciam lactação efetiva mais rapidamente e, em consequência, apresentam menor perda ponderal em relação aos RN que esperam 24 horas ou mais para a primeira mamada, o que pode ser ainda mais agravado se não estiverem em sistema de alojamento conjunto.[11]

É descrito que o contato precoce, associado a uma sucção na 1ª hora de vida, aumenta a incidência e a duração do AM. Nos primeiros 30 a 40 minutos pós-parto, o RN está desperto e com bom reflexo de sucção, e sua mãe ansiosa por tê-lo como recompensa em seus braços. Nesse momento, ocorre maior liberação de ocitocina, facilitando a ejeção e a saída de leite.[11]

Perda de peso do recém-nascido

É de fundamental importância o conhecimento do profissional sobre o que é a perda de peso fisiológica para um RN a termo em alojamento conjunto, evitando criar situações em que a indicação da suplementação artificial possa resultar em desmame precoce, muitas vezes iatrogênico.[12]

Espera-se que os RN percam peso em relação ao nascimento nos dias que permanecem em alojamento conjunto. Isso se deve à diurese fisiológica dos fluidos extracelulares e, também, à eliminação de mecônio. Além disso, o volume de colostro produzido pela mãe é pequeno, podendo variar de 2 a 20 mL por mamada nos três primeiros dias, levando a um volume pequeno de LM nos primeiros dias após o nascimento, mas que supre as suas necessidades, especialmente por livre demanda.[12] Além disso, o RN está fisiologicamente preparado para este período, pois tem a gordura marrom, importante para a sua termogênese.

Mesmo que esse fato seja do conhecimento da maioria das equipes de saúde, ainda é muito comum a oferta de suplementação alimentar com fórmulas infantis, mesmo em hospitais certificados na Iniciativa Hospital Amigo da Criança (IHAC).[11] Algumas perguntas permanecem sem respostas definitivas: qual a perda de peso aceitável de um RN em relação ao seu peso de nascimento? Como avaliar se a perda de peso de determinado RN a termo, saudável, está em um limite que indique alguma ação por parte do pediatra?

Flaherman et al. (2015),[13] em estudo realizado com um número expressivo de RN, estabeleceram nomogramas de perda de peso de acordo com o tipo de nascimento – parto vaginal ou cesariana.[13] Cerca 5% dos bebês nascidos de parto vaginal e mais de 10% daqueles nascidos por cesariana perderam 10% ou mais do seu peso de nascimento nas primeiras 48 horas de vida. Os nomogramas de acordo com o tipo de parto podem ser úteis para identificar aqueles bebês com perdas de peso maiores do que o esperado e, assim, orientar ações precoces ou descartar uma intervenção desnecessária.

Após o preenchimento do nomograma apresentado pelos autores citados, com os dados referentes a peso ao nascer, data e hora do nascimento, tipo de parto, e tipo de aleitamento, pode-se avaliar a perda ponderal do RN. A cada dia se acrescenta seu peso diário e se obtém uma curva com percentis, que representa a percentagem de perda de peso pelo tempo de vida, que merecerá atenção se for maior que o percentil 75 para a idade. O nomograma de perda de peso para bebês saudáveis por hora de vida pode ser encontrado em <www.newbornweight.org>.

Esses resultados se assemelham aos do estudo publicado pela Academy of Breastfeeding Medicine (ABM) Clinical Protocol, em 2017, envolvendo 160 mil RN saudáveis em AME. Além de a perda ponderal ter sido maior nos RN nascidos de parto cesariana, mais de 10% com perda superior a 10% com 48 horas de vida e mais de 25% com perda superior a 10% com 72 horas de vida, houve um tempo médio necessário para atingir o peso de nascimento de 8,3 dias (7,7 a 8,9 dias) e 97,5% atingiram com 21 dias de vida.[14]

Atendimento ambulatorial

O início da amamentação é uma fase crítica para a dupla mãe e filho e de mútua adaptação, com dúvidas e dificuldades, além de modificações hormonais nas primeiras semanas após parto, que promovem um estado emocional mais fragilizado e de insegurança na sua habilidade em lactar exclusivamente. Muitas vezes, orientações simples sobre técnica, associadas a uma escuta atenta e interessada às dúvidas e às angústias maternas pelo profissional de saúde são fatores que contribuem para a recuperação da lactação.

Nos primeiros dias em casa, normalmente, a perda de peso pode continuar, e sua recuperação ocorre conforme a lactação evolui nos dias subsequentes. Uma perda maior de peso na maternidade pode se dar por dificuldades na amamentação entre outras possíveis intercorrências. O lactente pode também não ter recuperado o peso de nascimento nas duas primeiras semanas de vida ao passar em consulta no ambulatório, sem que isso seja sempre um motivo que justifique a suplementação.

Em uma revisão recente feita por Lezo *et al.* (2020),[1] a falha de crescimento em pacientes ambulatoriais não é um diagnóstico, mas um sinal físico de inadequação nutricional para o crescimento.

Raihan *et al.* (2020) encontraram uma chance duas vezes maior de um lactente que tenha recebido outro alimento durante os primeiros 3 dias de vida, que não o LM ou medicamentos, de não manter o AME.[15]

Na alta da maternidade, deve-se assegurar o AME, porém, quando por indicação médica excepcional for orientado outro alimento, o retorno ambulatorial precoce para reavaliação e suporte técnico adequado poderão possibilitar a recuperação da lactação.

As mães que tiveram seu leite complementado nos primeiros dias na maternidade podem se sentir inseguras e incapazes de amamentar exclusivamente, mas, com apoio precoce e adequado, a recuperação da confiança em sua habilidade e reversão do quadro é muito provável.[15]

Na primeira consulta ambulatorial, considera-se que uma perda de 10% do peso de nascimento nos primeiros 10 dias de vida do lactente está dentro do esperado. Mas, se na alta da maternidade a perda de peso já for maior que 10%, é necessário avaliar a história clínica e escutar atentamente as dificuldades maternas na amamentação, suas mudanças do humor nessa fase tão difícil e adaptativa do regresso ao lar com seu bebê, a dinâmica familiar, as cobranças e a rede de apoio com a qual ela pode contar.

Os palpites e as influências positivas, assim como as negativas, terão grande relevância para a mãe nessa fase em que se encontra tão fragilizada emocionalmente e insegura. O pediatra que a atende de forma acolhedora tem um papel de destaque, ouvindo suas dificuldades, observando a mamada, avaliando a posição, a pega, o ritmo, o comportamento do bebê e a sua interação com a mãe. O exame físico adequado do bebê para avaliação de seu crescimento e desenvolvimento torna-se essencial. O médico deverá observar e corrigir a técnica quanto à sua inadequação, apoiar e incentivar a mãe a continuar com a amamentação exclusiva e agendar um retorno breve, para rever o ganho de peso e acompanhar a superação das dificuldades dessa fase inicial.

Em um artigo de revisão, constatou-se que as duas razões mais apontadas para o desmame precoce foram: a percepção de leite insuficiente e dor nos mamilos, com alta incidência dentro do 1º mês de vida, por ser este um período crítico da lactação.[16] A insegurança da mãe na habilidade em lactar exclusivamente, o ritmo do bebê e as mamadas frequentes em livre demanda durante as 24 horas compreendem uma rotina desgastante nessa fase inicial da lactação e levam algumas mães a desistirem. Nesse contexto, o apoio do pai, da família e do profissional são muito importantes. Sentindo-se acolhida, a mãe pode conseguir superar as dificuldades e prosseguir com o AME.

Crise transitória da lactação

Um dos períodos críticos da amamentação que acompanha o estirão de crescimento do bebê, mais frequente nos primeiros meses de vida, quando o ritmo de crescimento do lactente é maior, descrito por Verronem, em 1982,[17] é conhecido como "crise transitória da lactação". Segundo o autor, o lactente, que já fazia intervalos maiores entre as mamadas, de um dia para o outro começa a solicitá-las de forma mais frequente. A mãe sente que a mama não fica mais cheia e tem a falsa impressão de que seu leite não sustenta mais seu filho. Essa é considerada uma das situações de maior dificuldade entre as mães que amamentam. Se elas não forem adequadamente esclarecidas sobre o fato de esse período crítico ser relativamente comum e transitório, e sem uma orientação e apoio do pediatra durante uma dessas crises, podem introduzir outro leite e iniciar, assim, o desmame.

Estudo recente de Morrison *et al.* (2019)[16] sobre as razões apresentadas pela maior parte das mães em países desenvolvidos para o desmame precoce durante os primeiros meses de lactação aponta para uma percepção de "redução de leite" ou leite insuficiente em 50% dos estudos analisados, enquanto o que de fato ocorre é que o lactente aumenta sua capacidade de ingestão e passa a solicitar mamadas mais frequentes, para ajustar novamente a produção do leite de sua mãe à sua maior demanda. A duração dessas crises, que coincidem com os picos de crescimento, costuma ser de menos de 1 semana, mais frequentes nas primeiras 12 semanas de lactação (75%), com diminuição da 13ª até a 24ª semana.[17] As mães lactantes orientadas e apoiadas superam a percepção de redução de leite e prosseguem com sucesso a amamentação exclusiva.

Quando essas causas ambientais e fisiológicas, denominadas períodos críticos da lactação, e que correspondem aos motivos mais frequentes de um menor ritmo de ganho de peso em um lactente no 1º mês em AME, são identificadas e adequadamente ajustadas, o lactente tem uma recuperação rápida do seu ritmo de ganho de peso e crescimento.

Se as causas mais comuns desse 1º mês foram corrigidas e o lactente continuar com o *faltering growth*, deve-se investigar a possibilidade de causas orgânicas.[1,3] O diagnóstico deverá estar baseado em uma história detalhada, exame físico, parâmetros evolutivos da curva de crescimento, associado aos exames laboratoriais.[3]

Entre os quadros infecciosos, o *faltering growth* pode ser consequência do aumento do consumo metabólico. A infecção do trato urinário (ITU), que pode apresentar um quadro clínico inespecífico quanto mais jovem for o paciente, constitui uma das causas a serem afastadas. Nos RN e lactentes jovens, a ITU pode apresentar como sintomas recusa das mamadas ou um baixo ganho ponderal. Outros quadros infecciosos crônicos, como HIV e as infecções congênitas e perinatais, também podem promover menor ganho de peso, entre outros sinais.

Causas orgânicas de baixo ganho ponderal em lactentes

É importante ter em foco algumas das possibilidades diagnósticas em lactentes com evolução inadequada de crescimento para orientar a avaliação e conduta, como:
- Alérgicas: síndrome da enterocolite induzida por proteína alimentar não mediada por IgE.[1,3]
- Distúrbios neurológicos: crianças com hipotonia, falta de coordenação motora-oral, dificuldades na deglutição e na sucção e incoordenação de ambas com a respiração.[18]
- Doença do refluxo gastresofágico: apesar de o refluxo gastroesofágico ser uma das manifestações gastrintestinais comuns nos primeiros meses de vida, por imaturidade do mecanismo de funcionamento do esfíncter esofágico inferior, os lactentes têm bom ganho de peso e evoluem com resolução espontânea. Nas crianças em AM, os efeitos do refluxo gastresofágico geralmente são mais brandos do que naquelas que recebem outros tipos de leite.[3,18] Porém, nos casos da doença do refluxo gastresofágico, a sintomatologia é bem mais intensa com disfagia, eructação, ruminação, náuseas, estridor, rouquidão, síndrome de Sandifer e baixo ganho de peso.[3]

Malformações congênitas

Também é necessário manter atenção à relação de baixo ganho de peso com malformações congênitas. Entre as mais comuns, estão:
- Cardiopatias congênitas: são as malformações congênitas mais comuns. Essas crianças geralmente nascem com peso e comprimento adequados para a idade gestacional e apresentam ganho de peso e crescimento deficiente durante os primeiros meses da vida extrauterina, tanto por causas cardíacas quanto por fatores extracardíacos.[19]
- Malformações craniofaciais: frequentemente associadas a déficit de crescimento pela dificuldade mecânica na alimentação, que acomete a cavidade oral e nasal, podendo se associar com hipóxia ou apneia obstrutiva do sono (ver Capítulo 14).
- Síndromes genéticas: várias podem ser citadas nesse grupo, sobretudo a imunodeficiência combinada grave ligada ao X (X-SCID), uma imunodeficiência combinada celular e humoral, em que o corpo produz um número muito baixo de linfócitos T e NK. Os linfócitos B estão geralmente presentes, mas não são funcionais. O portador tem várias infecções antes do 3º mês, por deficiência de IgG, representando uma das causas clássicas de deficiência de crescimento, infecção por oportunistas, candidíase resistente ao tratamento convencional e ausência de adenopatia.[20]

Referências bibliográficas

1. Lezo A, Baldini L, Asteggiano M. Failure to thrive in the outpatient clinic: a new insight. Nutrients. 2020 Jul 24; 12(8):2202.
2. World Health Organization. The WHO Child Growth Standards. Disponível em: https://www.who.int/toolkits/child-growth-standards/standards. Acesso em: 23 nov. 2020.

3. Homan GJ. Failure to thrive: a practical guide. Am Fam Physician. 2016 Aug; 94(4):295-9.
4. Hinde K, German JB. Food in an evolutionary context: insights from mother's milk. J Sci Food Agric. 2012 Aug 30; 92(11):2219-23.
5. World Health Organization. Breastfeeding. Disponível em: https://www.who.int/news-room/facts-in-pictures/detail/breastfeeding. Acesso em: 23 nov. 2020.
6. Cipolla-Neto J, Amaral FGD. Melatonin as a hormone: new physiological and clinical insights. Endocr Rev. 2018 Dec 1; 39(6):990-1028.
7. Aparici-Gonzalo S, Carrasco-García Á, Gombert M, Carrasco-Luna J, Pin-Arboledas G, Codoñer-Franch P. Melatonin content of human milk: the effect of mode of delivery. Breastfeed Med. 2020 Sep;15(9):589-94.
8. Italianer MF, Naninck EFG, Roelants JA, van der Horst GTJ, Reiss IKM, Goudoever JBV, et al. Circadian Variation in human milk composition, a systematic review. Nutrients. 2020 Aug 4; 12(8):2328.
9. Kominiarek MA, Peaceman AM. Gestational weight gain. Am J Obstet Gynecol. 2017 Dec;217(6):642-51.
10. Martinelli S, Zugaib M, Francisco RPV, Bittar RE. Restrição do Crescimento Fetal. In: Fernandes CE, Sá MFS (eds.). Tratado de Obstetrícia Febrasgo. Rio de Janeiro: Elsevier; 2019. p. 291-302.
11. Silva CM, Pereira SCL, Passos IR, Santos LC. Fatores associados ao contato pele a pele entre mãe/filho e amamentação na sala de parto. Rev Nutr. 2016; 29(4):45771.
12. Sociedade Brasileira de Pediatria. Departamento Científico de Aleitamento Materno. Documento Científico [on-line]. Uso abusivo de fórmula infantil na maternidade em recém-nascidos sadios a termo. São Paulo: SBP; 2017. Disponível em: https://www.sbp.com.br/fileadmin/user_upload/Aleitamento_-_UsoAbuso_Fl_Maternid_RN_Sadios.pdf. Acesso em: 5 dez. 2020.
13. Flaherman VJ, Schaefer EW, Kuzniewicz MW, Li SX, Walsh EM, Paul IM. Early weight loss nomograms for exclusively breastfed newborns. Pediatrics. 2015 Jan; 135(1):e16-23.
14. Kellams A, Harrel C, Omage S, Gregory C, Rosen-Carole C. ABM Clinical Protocol #3: Supplementary Feedings in the Healthy Term Breastfed Neonate, Revised 2017. Breastfeed Med. 2017 May; 12:188-98.
15. Raihan MJ, Choudhury N, Haque MA, Farzana FD, Ali M, Ahmed T. Feeding during the first 3 days after birth other than breast milk is associated with early cessation of exclusive breastfeeding. Matern Child Nutr. 2020 Jul; 16(3):e12971.
16. Morrison AH, Gentry R, Anderson J. Mothers' reasons for early breastfeeding cessation. MCN Am J Matern Child Nurs. 2019 Nov/Dec; 44(6):325-30.
17. Verronen P. Breast feeding: reasons for giving up and transient lactational crises. Acta Paediatr Scand. 1982 May; 71(3):447-50.
18. Brasil. Ministério da Saúde. Secretaria de Atenção à Saúde. Departamento de Atenção Básica. Saúde da criança: aleitamento materno e alimentação complementar/Ministério da Saúde, Secretaria de Atenção à Saúde, Departamento de Atenção Básica. 2. ed. Brasília: Ministério da Saúde; 2015.
19. Mangili G, Garzoli E, Sadou Y. Feeding dysfunctions and failure to thrive in neonates with congenital heart diseases. Pediatr Med Chir. 2018 May 23;40(1).
20. Allenspach E, Rawlings DJ, Scharenberg AM. X-Linked Severe Combined Immunodeficiency. 2003 Aug 26 [updated 2016 Apr 14]. In: Adam MP, Ardinger HH, Pagon RA, Wallace SE, Bean LJH, Stephens K, Amemiya A, editors. GeneReviews® [Internet]. Seattle (WA): University of Washington, Seattle; 1993-2020.

Capítulo 20

Bebês que choram muito

Maria José Guardia Mattar
Keiko Miyasaki Teruya
Ana Maria Calaça Prigenzi

Filho(a), estou aqui para escutá-lo(a)!

Bruna, 3 meses de vida, é trazida à consulta com queixa de choro frequente e constante.
- História materna: Rosana, 35 anos, primigesta, gravidez não planejada. Pré-natal: nove consultas, infecção do trato urinário (ITU) tratada no 2º trimestre, sorologias negativas no 1º e no 3º trimestres. Nega tabagismo e uso de drogas de abuso, tomou uma taça de vinho 4 vezes/semana no jantar. Ficou frustrada pelo parto cesariana e não teve contato pele a pele por ter apresentado náuseas pós-parto.
- História atual: nascida de parto cesariana, idade gestacional (IG) = 38 semanas 2/7, Apgar 8/10, peso = 2.750 g e comprimento = 47 cm, perímetro cefálico (PC) = 33 cm, perímetro torácico (PT) = 32 cm. Triagem neonatal: nada digno de nota. Exame físico e reflexos normais. HD: recém-nascido a termo (RNT) adequado para a idade gestacional (AIG) (Gráfico de Intergrowth, 2014).
- Na maternidade: separada de sua mãe no início por 4 horas, permanecia durante o dia no alojamento conjunto (AC) e, à noite, Bruna era levada ao berçário por recomendação do obstetra. Ao ser colocada no peito, estava sempre muito sonolenta. As mamas da mãe ficaram muito cheias ("empedradas"); foi orientada a realizar massagem e extração manual do leite e, assim, Bruna conseguiu mamar. Alta no 4º dia pesando 2.500 g, orientada a amamentar e a oferecer fórmula, se necessário (60 mL de 3 em 3 horas).

- Em casa: Rosana apresentou dificuldades para amamentar, tentou não dar a fórmula, mas, devido ao choro e Bruna querendo mamar toda hora, ofereceu o complemento prescrito na alta. Uma tia a ensinou a massagear e extrair o leite que estava empedrado e, então, Bruna conseguiu mamar; porém, às vezes, Rosana achava necessidade de oferecer complemento. Na 2ª semana, a bebê começou a apresentar regurgitações após cada mamada.
- Primeira consulta: com 14 dias, peso = 2.720 g. Vacinação em dia. Avaliação da mamada: tanto a pega quanto a posição estavam incorretas. Frênulo lingual normal (Bristol 8). Orientações sobre a pega e o posicionamento, retorno após 1 semana e tentar só dar peito. Na segunda consulta: 21 dias, peso = 2.950 g, comprimento = 50 cm, PC = 36 cm em aleitamento materno exclusivo (AME). Pediatra explicou que tudo estava dentro do esperado e recomendou retorno mensal.
- Segunda consulta: sem intercorrência até o 45º dia, quando a criança voltou a chorar muito. Mamava os dois peitos e, em seguida, adormecia, mas logo depois "golfava" muito leite, seguida de choro e irritabilidade até a próxima mamada.
- Terceira consulta: com queixa de choro e há 1 semana irritabilidade durante a mamada, chegando a jogar a cabeça para trás. Dorme bem no colo, mas, quando deitada, fica irritada. Exame físico: peso = 5 kg, comprimento = 55 cm, PC = 41 cm e desenvolvimento neuropsicomotor (DNPM) normal.

Aconselhamento em amamentação em um bebê com choro excessivo

Para assistir esse bebê, é necessário desenvolver os seguintes itens:
a) O que preciso saber sobre choro?
b) Quem é essa mãe que está com problema?
c) Quem é o seu bebê?
d) Como assistir essa mãe, esse bebê e essa família?

O que preciso saber sobre choro?

O choro é inerente ao ser humano, mesmo quando ocorre no adulto, geralmente provoca em nós uma sensação de desconforto, ansiedade, solidariedade, incerteza, tristeza. Agora, vejam isso acontecendo com uma criança ou recém-nascido.

O choro prolongado inexplicável do bebê representa um dos primeiros desafios mais comuns e desconcertantes de lidar, tanto para os pais/família quanto para o profissional.[1]

O choro é uma das queixas mais frequentes dos pais de bebês nos primeiros 3 meses de vida, responsável por 20% das consultas pediátricas. É uma das causas de desmame precoce, ansiedade e depressão materna.[2]

Chorar é a forma de o bebê se comunicar com o mundo e expressar o que está sentindo – é a sua primeira linguagem. Cada bebê tem sua própria maneira de expressar o que sente e cada choro tem um significado próprio. Esse choro, em geral, cessa quando a necessidade é atendida. Ele ocupa um papel crucial para a sobrevivência, a saúde e o desenvolvimento sadio da criança, e saber discernir suas diversas sutilezas torna-se essencial para assistir de maneira eficaz às necessidades da criança e tranquilizar os pais.

Os pediatras devem se conscientizar da importância do choro para os pais, de como pode ser frustrante e de como pode afetar seu relacionamento com seus bebês. Ao ajudar pais cujos bebês choram excessivamente, é importante informar que o choro pode não representar um problema de saúde no início, mesmo que imprevisível e inconsolável, e que, em geral, costuma desaparecer espontaneamente por volta dos 4 meses de vida.

Diversos estudos demonstraram que bebês normalmente mostram um aumento do choro durante os três primeiros meses, com um pico por volta de 6 a 8 semanas, período em que existe uma dependência quase integral dos cuidadores para sua atenção. Alguns bebês podem chorar até 5 horas por dia sem que isso represente, necessariamente, algum problema de saúde.[3]

Após os 5 meses, o choro dos bebês é mais intencional, relacionado aos eventos que ocorrem em torno deles, coincidindo com mudanças importantes no desenvolvimento do afeto, das vocalizações e do comportamento motor.[2]

Embora o choro excessivo possa provocar frustação e estresse familiar, também é capaz de apresentar consequências positivas, pois permite aos bebês construírem relacionamentos íntimos com as pessoas que respondem mais confiavelmente às suas necessidades e que sejam criados laços de apego entre o bebê e os seus protetores. Talvez por esse motivo, os bebês se tornem emocionalmente apegados ao indivíduo que responde de forma mais confiável ao seu choro.[3]

Choro persistente, principalmente quando associado a problemas de sono e de alimentação, que persistem depois dos 4 meses, muitas vezes em contextos que envolvem múltiplos fatores de risco psicossocial dos pais, pode ser preditivo de desenvolvimento social e emocional insatisfatório do bebê, com problemas adaptativos durante a idade pré-escolar e escolar, principalmente transtorno do déficit de atenção com hiperatividade (TDAH), como demonstrado em uma metanálise em 2011, com 22 estudos.[4]

Um estudo de Pelotas (RS), em 2014, mostrou que cerca de 30% dos lactentes que apresentavam choro excessivo e eram muito "agitados" nos três primeiros meses apresentaram problemas de comportamento em fases posteriores da primeira infância, além de levar a impactos negativos na família, como curta duração do aleitamento materno, aumento do risco de depressão e ansiedade materna, fadiga familiar e maior risco de abuso na infância.[5]

Nos lares onde os pais são menos responsivos, os bebês podem apresentar escores mais baixo de QI, temperamento mais retraído e interações de menor qualidade com suas mães.[6]

As consequências mais extremas para um bebê que apresenta choro inconsolável são negligência e abuso, especialmente a síndrome do bebê sacudido (*shaken baby syndrome* – SBS), que, por vezes, resulta em danos cerebrais ou mesmo morte.[7] A SBS, trauma cerebral por abuso, ou neurotrauma infantil provocado, é uma forma de contusão não acidental na cabeça, com ou sem impacto, resultante do ato de sacudir violentamente o bebê, o que pode causar um conjunto de danos provavelmente único, que inclui encefalopatia aguda com hemorragias subdurais, edema cerebral, hemorragias retinianas e fraturas. Cerca de 25% dos casos diagnosticados clinicamente resultam em morte, e cerca de 80% dos sobreviventes têm danos neurológicos permanentes, que incluem cegueira, paralisia cerebral, incapacidade de aprendizagem e problemas comportamentais.[8]

Os pais precisam saber que é perigoso chacoalhar um bebê e que isso pode ser a receita para um desastre, passível de evitar com a transferência dos cuidados da criança, em momentos de tensão, muita tristeza, insegurança ou impaciência.

Pesquisas científicas mostraram que estresse crônico na primeira infância (como negligência e falha em responder aos choros) pode causar sérios problemas de desenvolvimento. Em contraste, bebês que são ajudados a se acalmar quando choram crescem e viram adultos menos reativos e mais aptos a lidar com situações estressantes.[9]

Quem é essa mãe que está com problema?

O choro cria ansiedade, insegurança e baixa autoestima na mãe, por pensar que ele seja de fome e por ela não ter leite suficiente. A própria ansiedade pode provocar não apenas a redução da produção de leite, como também influenciar na interação mãe-bebê durante o ato de amamentar e causar tensão entre os elementos da família, podendo resultar em desmame precoce e acarretar dano irrecuperável ao bebê. Geralmente, a introdução de fórmulas não diminuirá o choro e, às vezes, até mesmo aumentará sua frequência. O pediatra deve estar atento ao fato de a mãe/familiar solicitar complementos, pois isso pode ser um indicativo de que existe alguma dificuldade na amamentação.

Para oferecer uma boa assistência, diante de uma mãe com bebê que chora excessivamente, deve-se ter respostas às seguintes perguntas:
a) Quem é essa mãe?
b) Quais suas expectativas?
c) Qual sua dificuldade real? – a não expressa.
d) Quem é esse filho para ela?
e) Quer, deseja e pode amamentar?
f) Qual o significado de amamentar seu filho?
g) Que respostas gostaria de ter?

Quem é seu bebê? Por que ele chora?
Choro sem patologia

Na imensa maioria dos casos, o choro não apresenta patologia. Nos primeiros dias de vida, um bebê pode chorar por sentir desconforto de ter saído de seu ambiente intrauterino (perda do conforto térmico, falta de estar contido, sons diferentes daqueles escutados, claridade, entre outros); dor por várias causas, até mesmo por fratura; estar sujo ou molhado; roupa desconfortável; sono; cansaço; frio ou calor; excesso de estímulo; desconforto emocional, como falta de atenção e insegurança.[9]

O bebê também pode chorar quando a mãe é fumante; toma cafeína, álcool, medicamento ou algum alimento (p. ex., leite).

Já em uma criança maior, o choro pode expressar fome, por não receber leite suficiente: pico de crescimento ou "crise transitória da lactação", com 2 a 3 semanas, 6 semanas e 3 meses de vida (ver Capítulo 19).

A hiperlactação (muito grande produção de leite) pode promover dificuldades na deglutição pelo volume excessivo, cólicas. Bebê com "grande necessidade" ("*high need*"), entre outras causas, também pode acarretar o aumento na intensidade do choro do bebê.

A fadiga é motivo comum de choro, após um dia longo, com atividades, vozes, imagens, pessoas. É um choro ligeiro, quase um gemido, que vai aumentando de tom até se tornar um choro forte; o bebê protesta e sossega novamente; o choro é uma resposta positiva do bebê.

Há uma importante relação entre o processo sensorial materno e o do bebê, regulando, assim, seu comportamento e gerando muitas vezes a sensação de "rejeição" no lactente.

Uma das teorias para o bebê que chora muito seria a imaturidade do sistema nervoso central. São bebês que teriam um baixo limiar de reação a estímulos, ocasionando agitação e choro e, assim, dificuldade na regulação desse estado para dormir apesar da fadiga.

Cólica infantil

Choro excessivo, inexplicável, em surtos, sem causa aparente, difícil de acalmar e que muitas vezes dura, em média, de 35 a 40 minutos, ou até 2 horas nos 3 primeiros meses em bebês que, à exceção disso, são saudáveis. Ocorrem, em geral, no fim da tarde ou no início da noite. A cólica afeta cerca de 10% a 20% dos bebês nessa idade. Com frequência, aumenta nos 2 primeiros meses, chegando a um pico em 6 semanas e, normalmente, diminuindo aos 4 ou 5 meses de vida.[2,3]

Há um crescente consenso entre os pesquisadores sobre a cólica dos bebês saudáveis ser considerada um fenômeno relacionado com o desenvolvimento, envolvendo diferenças individuais ligadas à reatividade e à função regulatória.[10]

Existe uma definição quantitativa de Wessel – "regra dos 3" –, que afirma que bebês podem ser diagnosticados com cólica quando choram ou ficam agitados por mais de 3 horas por dia, por mais de 3 dias por semana e por mais de 3 semanas.[11]

A cólica infantil deve ser diferenciada do choro do bebê com temperamento difícil. A principal diferença reside no fato de que, nos episódios de cólica, os bebês são considerados saudáveis e apresentam condições transitórias, que diminuem com o tempo e com pouca ou nenhuma consequência em longo prazo. O choro da cólica é mais intenso e de duração mais longa.

Já nos bebês com temperamento difícil, a agitação é frequente, com apaziguamento trabalhoso, persiste durante a primeira infância, e até mesmo posteriormente, estando correlacionado a vários resultados prejudiciais em longo prazo e parecendo ter bases constitucionais e hereditárias. A intensidade do choro e da agitação são mais frequentes do que o normal, mas não necessariamente mais intensas, situação em que o choro pode ser um sinal muito negativo, muito desagradável e frustrante para os cuidadores.[12,13]

Além disso, esses bebês exibem numerosos déficits na infância e na adolescência, entre os quais se destacam problemas escolares de atenção e de comportamento. O fato de que intervenções precoces, focalizadas na promoção de sensibilização e responsividade parental, possam amenizar algumas dessas consequências negativas, sugere que os efeitos de longo prazo do temperamento difícil podem ser mediados pela pressão que isso exerce sobre as relações pais/filhos.[14,15]

Choro com patologia

Acredita-se que apenas de 5% a 10% dos bebês que choram excessivamente sofram de alguma doença orgânica. Observa-se nesses bebês, além do choro, outros sintomas, como déficit de crescimento, vômitos e diarreia, que devem ser tratados de forma compatível.[10]

Entre as patologias mais comuns encontradas nesse grupo de lactentes, podemos incluir doença de refluxo gastresofágico (DRGE), alergia à proteína do leite de vaca, problemas digestivos, álcool que a mãe tomou na gestação. Outras causas: traumas, choro de causas neurológicas, causa cardíacas, causas infecciosas, malformações, uso de drogas pela mãe etc.

Refluxo gastresofágico

Alguns médicos atribuem o choro inexplicável do bebê ao refluxo do conteúdo estomacal para a garganta e tratam esse distúrbio com medicação, apesar da evidência de que a regurgitação do bebê é normal, de que refluxo e choro não estão relacionados e de que esses tratamentos não são eficazes na redução do choro.[13,16] Devemos considerar que os inibidores da bomba de prótons aumentam o risco de doenças do trato respiratório inferior e de alergias alimentares. Recusa do peito, arqueamento e afastamento, agitação e choro na mamada não são, obrigatoriamente, sinais da DRGE.

O quadro de DRGE já foi bastante estudado por psicanalistas como Winnicott *et al.*, que associaram essa patologia a falhas no vínculo muito precoce, anterior à aquisição da capacidade simbólica. A impossibilidade de representá-las psiquicamente faz com que só encontrem expressão via corpo.[2]

Alergia à proteína do leite de vaca/insuficiência congênita de lactase ou intolerância secundária à lactose

Embora haja um consenso de que a intolerância a alguns alimentos, especialmente aqueles que envolvem o leite de vaca, possam provocar o choro dos bebês, isso é provavelmente raro e ainda não há pesquisas que identifiquem esses casos de forma precisa.[15,17]

Muitos bebês com sensibilidade inicial ao leite de vaca tolerarão essa proteína entre 1 e 3 anos de idade, de modo que devem ser submetidos periodicamente a exames laboratoriais, até que a tolerância se desenvolva.[18]

Os bebês que choram podem ter baixos níveis de colecistoquinina plasmática, liberada quando a dieta rica em lipídios chega ao estômago, provocando a saciedade. A sobrecarga funcional de lactose com o leite do início da mamada promove excesso de gazes, distensão abdominal, acúmulo no cólon e fermentação. Ocorre, então, inadequada ingesta de lipídios, diminuindo a saciedade e a regulação da motilidade intestinal. O manejo adequado da amamentação deve corrigir esse ciclo, sendo muito rara a insuficiência congênita de lactase ou intolerância secundária a lactose.[16]

Problemas digestivos

Estudos encontraram evidências de que o número de bactérias coliformes (*E. coli*) formadoras de gazes foi significativamente maior do que o de bifidobactérias e lactobacilos nos bebês com crises de choro excessivo; uma descoberta que parece coerente com a noção de cólica e distúrbio gastrintestinal.[18]

O uso de probióticos tem sido indicado nos casos de choro excessivo, entretanto as evidências sobre sua eficácia e os resultados são controversos.[19]

Continua plausível a ideia de que uma bactéria nos intestinos esteja envolvida em alguns casos, mas não entendemos por que isso acontece ou como distingui-la. Essa é uma área submetida a pesquisas contínuas, mas que ainda não apresenta muita prática clínica.[19]

Álcool que a mãe tomou na gestação

A exposição ao álcool pode resultar em bebês mais desorganizados, irritáveis e com choro excessivo, diminuindo o limiar de reação aos estímulos.

São descritas como anomalias neurológicas decorrentes da exposição fetal ao álcool o prejuízo da habilidade motora fina, o déficit de equilíbrio, a surdez neurossensorial e a alteração da coordenação, assim como anomalias neurocomportamentais (p. ex., diminuição do coeficiente de inteligência; distúrbio de atenção e hiperatividade; problemas de memória, linguagem, aprendizado; e percepção social). É necessário encaminhamento para psicólogo/psicanalista.[20]

Outras causas

Traumas, causas neurológicas, cardíacas, infecciosas, malformações, uso de drogas pela mãe. É importante observar a concomitância: febre/hipotermia, gemido, prostração irritabilidade, alteração da coloração, palidez, cianose, pele marmoreada, dificuldade/recusa alimentar, vômitos, diarreia e dificuldade respiratória.

Como assistir essa mãe, esse bebê e essa família?

Aplicando o aconselhamento em amamentação (OMS/Unicef)

1. Escutar e compreender: perguntar à mãe como ela está se sentindo, ajudá-la a falar sobre seus sentimentos com perguntas abertas; tocar, sorrir mostrar interesse, mostrar empatia em relação aos seus sentimentos sobre o bebê e seu comportamento, não julgar.

2. Desenvolver na mãe confiança e oferecer apoio: construir com ela a compreensão da situação. Ver primeiro o problema no filho e, depois, na mãe. Aceitar o que a mãe diz sobre causas de choro; elogiar sempre por ela estar amamentando, por ser cuidadosa e seu bebê saudável e cada passo alcançado; oferecer informação relevante em linguagem simples; se perceber alguma necessidade, oferecer ajuda prática; sugerir e não dar ordens. Exemplos de ajuda prática: mostrar posicionamento e pega corretos; ensinar shantala (banho de imersão relaxante para o bebê) e medidas de relaxamento para a mãe.
3. Colher sua história: aprender sobre a alimentação e o comportamento do bebê, compreender sobre a mãe (experiências anteriores gestacionais de amamentação, fumo, drogas, família, ajuda etc.).
4. Avaliar a mamada: posicionamento da mãe, do bebê, pega etc.
5. Examinar o bebê: há doença? Avaliar o crescimento e o desenvolvimento.

Com o tempo, a mãe aprenderá a decodificar o choro de seu filho e entenderá que nem sempre o choro significa fome de alimento, mas de outros tipos de "fome" e se desenvolverá com essa situação.

Construir com a mãe a compreensão do choro de seu bebê pode ser decisivo no êxito e duração da amamentação. Caso a mãe tenha dificuldades, o profissional poderá, com ela, construir o significado daquele choro. No caso de a mãe pensar em oferecer complemento ou suplemento (água, chás, outros leites), explicar que atualmente existem evidências científicas de que o seu uso está associado a desmame precoce e todos os malefícios que dele decorrem.

Considerações finais

Após a escuta ativa e o aconselhamento na amamentação, na maioria das vezes, percebe-se que a mãe sempre tenta oferecer o melhor e o que tem disponível para o momento para ajudar seu bebê. Aqui está a importância de o pediatra aplicar as habilidades de aconselhamento em transformar o querer e poder amamentar da mãe em desejar. Fazer com que ela se sinta confiante em sua decisão de amamentar e bem consigo mesma. Saber que a decisão real de amamentar é determinada não apenas biologicamente, mas também socioculturalmente. Não julgar a mãe, e sim tecer elogios por estar amamentando.

Regurgitação, mesmo com choro e arqueamento do bebê, é uma ocorrência frequente, que não significa, necessariamente, doença e que não se resolve com medicação (inibidores de bomba de prótons). Nesses casos, como continuar aplicando o aconselhamento? Construindo com a mãe o significado do choro de seu bebê e afirmando que isso costuma passar aos 3 meses. Ter empatia com sua aflição, cansaço e estresse. Perguntar qual ela sente ser a razão do choro. Oferecer informações relevantes sobre causas de choro e como, com ela, concluir que o choro é sem patologia, passageiro e, assim, acalmando-a e elogiando-a, dizendo que, se o bebê está tão saudável, é por ela amamentá-lo e que está se saindo muito bem.

Em momentos de choro do bebê, sugerir que ela aumente o contato, carregue, cante, caminhe, dê banho de imersão e observe o que reduz o choro. Se não conseguir suportar o choro, colocar o bebê no berço por alguns minutos, se estiver sozinha, ou pedir para alguém pegá-lo um pouco para se acalmar e nunca sacudir ou machucar o bebê.

Ao assistir uma mãe, é importante tocá-la no ombro ou tocar o seu bebê, olhá-la nos olhos e oferecer ajuda prática, sem demonstrar pressa.

Referências bibliográficas

1. Forsyth BW, Leventhal JM, McCarthy PL. Mothers' perceptions of problems of feeding and crying behaviors. American Journal of Diseases of Childhood. 1985; 139:269-72.
2. Halpern R, Coelho R. Excessive crying in infants. J Pediatr (Rio J). 2016; 92(3-suppl.1):40-5.
3. Barr RG. O choro e sua importância para o desenvolvimento psicossocial da criança. In: Tremblay RE, Boivin M, Peters RDeV, eds. Enciclopédia sobre o desenvolvimento na primeira infância [on-line]. Abril 2006.
4. Hemmi MH, Wolke D, Schneider S. Associations between problems with crying, sleeping and/or feeding in infancy and long-term behavioural outcomes in childhood: a meta-analysis. Arch Dis Child. 2011 Jul; 96(7):622-9. Epub 2011 Apr 20.
5. Santos IS, Matijasevich A, Capilheira MF, Anselmi L, Barros FC. Excessive crying at 3 months of age and behavioural problems at 4 years age: a prospective cohort study. J Epidemiol Community Health. 2015 Jul; 69(7):654-9. Epub 2015 Feb 19.
6. Zeskind PS. Impacto do choro do bebê de risco no desenvolvimento psicossocial. In: Tremblay RE, Boivin M, Peters RDeV (eds.). Enciclopédia sobre o desenvolvimento na primeira infância [on-line]. Agosto 2007 (inglês).
7. King WJ, MacKay M, Sirnick A; Canadian Shaken Baby Study Group. Shaken baby syndrome in Canada: clinical characteristics and outcomes of hospital cases. CMAJ. 2003 Jan 21; 168(2):155-9.
8. Lee C, Barr RG, Catherine N, Wicks A. Age-related incidence of publicly reported shaken baby syndrome cases: is crying a trigger for shaking? J Dev Behav Pediatr. 2007 Aug; 28(4):288-93.
9. Sociedade Portuguesa de Neonatologia. Manual para pais de prematuros o choro do bebê. 2005. Disponível em: http://www.spneonatologia.pt. Acesso em: 10 out. 2020.
10. Di Lorenzo C, St. James Roberts I. Summary and conclusions. Journal of Pediatric Gastroenterology and Nutrition. 2013; 57:S42-5.
11. Wessel MA, Cobb JC, Jackson EB, Harris GS, Detwiler AC. Paroxysmal fussing in infancy, sometimes called "colic". Pediatrics. 1954; 14:421-34.
12. Stifter CA. Crying behaviour and its impact on psychosocial child development. In: Tremblay RE, Barr RG, Peters RDeV (eds.). Encyclopedia on early childhood development [online]. Montreal; 2005. p. 1-7.
13. Benninga MA, Nurko S, Faure C, Hyman PA, St James-Roberts I, Schechter NL. Childhood functional gastrointestinal disorders: neonate/toddler. Gastroenterology. 2016; 150(6):1443-55.
14. Heine RG, AlRefaee F, Bachina P, De Leon JC, Geng L, Gong S, et al. Lactose intolerance and gastrointestinal cow's milk allergy in infants and children - common misconceptions revisited. World Allergy Organ J. 2017 Dec 12; 10(1):41.
15. Heine RG. Cow's-milk allergy and lactose malabsorption in infants with colic. Journal of Pediatric Gastroenterology & Nutrition. 2013; 57(Suppl. 1):S25-7.
16. Huhtala V, Lehtonen L, Uvnäs-Moberg K, Korvenranta H. Low plasma cholecystokinin levels in colicky infants. Journal of Pediatric Gastroenterology and Nutrition. 2003; 37(1):42-6.
17. Weerth C, Fuentes S, Puylaert P, de Vos WM. Intestinal microbiota of infants with colic: development and specific signatures. Pediatrics. 2013; 131:e550-8.
18. Savino F, Cordisco L, Tarasco V, Calabrese R, Palumeri E, Matteuzzi D. Molecular identification of coliform bacteria from colicky breastfed infants. Acta Paediatr. 2009 Oct; 98(10):1582-8. Epub 2009 Jul 9.
19. Cruchet S, Furnes R, Maruy A, Hebel E, Palacios J, Medina F, et al. The use of probiotics in pediatric gastroenterology: a review of the literature and recommendations by Latin-American experts. Pediatr Drugs. 2015; 17:199-216.
20. Segre CAM. Efeitos do álcool na gestante, no feto e no recém-nascido [livro eletrônico]. 2. ed. São Paulo: Sociedade de Pediatria de São Paulo; 2017.

Capítulo 21

Lactogestação e amamentação em *tandem*

Karina Rinaldo
Yechiel Moises Chencinski

"A sensação que eu tinha após a reação dos médicos quando falava que estava amamentando grávida era que estava fazendo algo errado ou exagerado." – E.M.

"A amamentação estava indo tão bem, mas, quando engravidei, o médico sugeriu que eu parasse de amamentar, porque eu poderia ficar mais fraca e meu filho não precisava mais do leite materno. Disse que ele poderia estar sugando os nutrientes que iriam para o bebê e que o importante era a amamentação até 1 ano, que depois não fazia mais diferença." – R.R.S.

"A amamentação em *tandem* era uma delícia, era o momento que o mais velho se acalmava, que ele sentia que ainda tinha o espacinho dele. O meu bebê sempre ganhou peso muito bem, mesmo com o irmão mamando com ele e lembro que até nos primeiros dias pós-parto a experiência foi melhor, pois tive menos ingurgitação mamária." – G.R.F.

É possível amamentar durante a gestação? Quais os riscos ou benefícios em amamentar estando grávida? Até quando postergar essa amamentação durante a gravidez? E se o bebê nascer e o irmão mais velho ainda estiver mamando no peito, o que fazer? Melhor tentar o desmame o quanto antes para não correr esse risco? É possível amamentar dois filhos ao mesmo tempo? Existem riscos para os filhos e para a mãe? E nós, profissionais de saúde, como devemos agir para orientar as mães diante desses questionamentos, com base nas evidências científicas?

Essas e outras perguntas permeiam a vida de gestantes e lactantes ao redor do mundo. E suas respostas, durante muito tempo, foram fundamentadas em crenças, "achismos" e experiências pessoais de médicos obstetras, ginecologistas e pediatras, sem embasamento científico robusto.

Entre as principais considerações feitas a respeito do tema, há o fato de que a produção e a liberação fisiológica da ocitocina pela amamentação poderiam aumentar os riscos de abortamento e ocasionar prejuízos nutricionais para o feto e para a gestante, considerando a energia despendida pela amamentação durante o processo de gestação.

Para elucidar essas questões, já no fim do século passado, muitos estudos se dedicaram a pesquisar a ocitocina.

A ocitocina é um hormônio produzido pela hipófise, secretado pelas mamas após serem estimuladas, além de ser o hormônio responsável pela contração uterina. Sua produção e liberação estão relacionadas com o determinismo do parto.

Já se sabe que pouca quantidade de ocitocina é liberada pela amamentação, que, durante a gravidez, o útero fica arresponsivo para esse hormônio, e nem mesmo uma dose elevada de ocitocina sintética foi capaz de desencadear o trabalho de parto até que a gestação estivesse a termo.[1,2]

A ocitocina, conhecida também como hormônio do prazer, é liberada durante o ato sexual e o orgasmo. Estudos demonstraram não haver aumento do risco de indução de trabalho de parto prematuro por sua liberação, fato que justifica as atuais recomendações de não se restringir as atividades sexuais durante a gestação.[3]

Esses estudos influenciaram algumas das recomendações publicadas, entre elas a da Academia Americana dos Médicos de Saúde, ressaltando a importância do acompanhamento pré-natal adequado e da manutenção da amamentação durante a gestação, com ênfase nos riscos do desmame antes dos 2 anos de idade para a saúde infantil.[4]

Seguindo rigorosamente a medicina baseada em evidências, neste capítulo abordaremos a amamentação no contexto de uma nova gravidez e a possibilidade de amamentar filhos de diferentes idades concomitantemente.

Lactogestação

Entende-se por lactogestação o ato de manter o aleitamento materno durante uma nova gestação.

As pesquisas e os artigos científicos dedicados a esses temas se intensificaram no início do século XXI. Até então, era comum a preocupação dos médicos quanto à associação com riscos para a gestação, para o feto e para o bebê recém-nascido (RN). Desde então, diversos estudos publicados mundialmente têm demonstrado segurança na abordagem desse tema.

Ainda assim, o medo do julgamento que as gestantes vivenciam quando amamentam pode ser responsável pela grande discrepância na prevalência da lactogestação. Estudos mostram taxas que variam entre 5% e 61% em diferentes continentes, sendo mais altas em países com culturas favoráveis ao aleitamento materno; dados recentes sugerem uma prevalência em torno de 35% de lactogestação nos países subdesenvolvidos e em desenvolvimento.[5,6]

Com relação ao risco de perda gestacional, estudos demonstraram taxas semelhantes entre mães que amamentaram (7,3%) e as que não amamentaram (8,4%) durante a gravidez, fortalecendo as recomendações de que, mesmo que a mãe esteja grávida, o aleitamento materno pode continuar até a ocorrência natural do desmame.[7]

Um estudo iraniano publicado em 2012 observou 80 mulheres que engravidaram enquanto amamentavam e 240 que não amamentavam. Os investigadores avaliaram as gestações saudáveis e excluíram as de risco. Não foi encontrada diferença na taxa de incidência de problemas gestacionais (infecção, hipertensão e hemorragia) entre os dois grupos. Além disso, as mães que mantiveram a amamentação durante a gravidez tiveram a mesma probabilidade de ter partos a termo em comparação àquelas que não amamentaram. Os investigadores concluíram após o estudo que a amamentação durante uma gravidez sem riscos não está associada a chances mais elevadas de problemas para as mães nem para os bebês e que sobrepor o aleitamento materno a uma gravidez é uma decisão pessoal de cada gestante.[8]

Em outro estudo, publicado no Iraque em 2013, conduzido durante 1 ano com 215 grávidas que amamentavam durante a gestação e 288 que não o fizeram, verificou-se que a taxa de incidência de partos pré-termo e bebês de baixo peso não teve diferença estatisticamente significativa entre os dois grupos. E, assim como citado anteriormente, a incidência de perda gestacional foi mais baixa no grupo que amamentava, concluindo que o aleitamento materno não aumenta o risco de perda gestacional ou partos pré-termo, nem afeta o peso ao nascer.[9]

Em 2014, Ayrim conduziu um estudo na Turquia com 165 grávidas com gestações únicas que estavam amamentando antes de engravidar. Entre elas, 45 continuaram a amamentar, enquanto 120 desmamaram durante a gestação. Saliente-se que as grávidas que continuaram a amamentar ganharam menos peso que as que desmamaram, além de mostrar diminuição de hemoglobina durante a gravidez. No entanto, entre os dois grupos não houve diferença estatística em relação a hiperêmese gravídica, ameaça de abortamento, pré-eclâmpsia, peso neonatal, escala de Apgar, trabalho de parto e parto prematuro, concluindo que amamentar durante a gravidez não aumenta os riscos e os profissionais de saúde não devem aconselhar o desmame se uma gravidez ocorrer, mas devem acompanhar com atenção mãe, bebê e feto.[10]

Também em 2014, a Sociedade Italiana de Medicina Perinatal e o Grupo de Trabalho sobre Amamentação do Ministério da Saúde da Itália conduziram uma revisão da literatura para "determinar a compatibilidade médica entre gravidez e amamentação", a qual, durante alguns anos, foi a mais completa compilação da investigação científica relevante sobre o tema. Nesse relatório, os autores concluíram que as potenciais consequências negativas da lactogestação na saúde da mãe, do embrião, do feto e da criança amamentada não eram baseadas em evidências e que, mesmo em países menos desenvolvidos, os riscos com a sobreposição da amamentação e gravidez pareciam estar mais associados à falta de nutrição suficiente para a mãe e a criança mais velha, ao desmame abrupto e ao pequeno intervalo entre os partos do que em relação à lactogestação.[11]

Em 2017, uma revisão sistemática sobre o tema investigou todos os estudos existentes entre 1990 e 2015. Foram identificados 3.278 artigos e analisados 19 estudos representando um total de 6.315 participantes divididos em 2.073 casos e 4.242 controles. Os desfechos avaliados foram parto prematuro, abortamento espontâneo, condição nutricional materna, quantidade e composição do leite materno, continuidade do aleitamento materno durante a gestação, peso de nascimento e crescimento da criança.[5]

Com relação ao risco de abortamento, as taxas variaram entre 2,2% e 7,7% em gestantes que estavam amamentando e entre 0% e 10,3% naquelas que não estavam em aleitamento materno.[5]

No que se refere ao risco de parto prematuro, sete estudos encontrados mostraram taxas similares entre gestantes que estavam (0% a 15,6%) e que não estavam (0% a 19,6%) amamentando e nenhum demonstrou diferenças significativas nas taxas de prematuridade entre os grupos estudados.[5]

Quanto à condição nutricional materna, a revisão sistemática identificou deficiências nutricionais entre gestantes que amamentavam, assim como também menor ganho de peso materno e uma diminuição das taxas de hemoglobina.[5]

As gestantes que amamentaram vivenciaram uma redução da produção láctea em seis estudos identificados e menor quantidade de gordura e lactose em três deles. Os resultados indicaram ainda que o leite maduro se transforma em colostro no final da gravidez, apesar da falta de consenso acerca dos componentes afetados. O tempo de amamentação observado foi variável e menor com o avançar da gestação.[5,9]

Com relação à criança, observou-se no grupo que fazia a lactogestação, porcentagem maior de RN com baixo peso ao nascer e pequenos para a idade gestacional. No entanto, esses dados não mostraram diferença estatística significativa entre os grupos. Quanto ao crescimento, os dados são ainda inconsistentes pelo reduzido número amostral e pelas limitações metodológicas dos estudos encontrados.[9]

Em 2019, Molitoris publicou um estudo baseado em dados norte-americanos avaliando o risco de abortamento em relação à lactogestação, em mulheres que amamentavam exclusivamente e que amamentavam filhos que já recebiam outros tipos de alimentos. Nesse estudo, verificou-se que não houve aumento do risco de abortamento no grupo de gestantes que amamentava filhos que recebiam leite materno e outros alimentos, porém, no grupo de gestantes que faziam aleitamento materno exclusivo e estavam grávidas, houve relação com maiores taxas de abortamento. No entanto, dados obstétricos desse estudo foram restritos e diversas outras limitações foram identificadas, como a idade precoce entre as mães que amamentavam exclusivamente, o curto intervalo entre as gestações e a ausência de análise da saúde materna frente a gestações com curto intervalo de tempo, bem como uso de drogas e tabaco nessa população. Diante dessas restrições metodológicas importantes, a confiabilidade dos resultados e a conclusão do estudo ficaram comprometidas.[12]

Em vista disso, até o presente momento, podemos dizer que, após diversos estudos clínicos, publicações recentes e revisão sistemática acerca da lactogestação, a amamentação deve ser considerada um procedimento seguro sem riscos aumentados de perda gestacional, baixo peso ao nascer ou partos prematuros em comparação a mães que não amamentam durante a gestação.[1,5]

A recomendação de contraindicar o aleitamento materno durante a gravidez não encontra embasamento nos estudos realizados até o momento. Devido à falta de conhecimento e de atualização no tema, além de preconceito, desconfiança, insegurança materna e pressão social, inúmeras crianças foram privadas do leite das suas mães antes do desmame natural e oportuno.[7,13]

As escolhas durante a gravidez, a amamentação e o puerpério devem ser individualizadas, com respaldo técnico dos profissionais que acompanham a díade mãe-bebê durante o pré-natal, o parto e as consultas de puericultura. A decisão informada caberá sempre à mãe, devendo ocorrer sem qualquer julgamento por parte do profissional que a acompanha.

E, para o profissional de saúde que assiste essas gestantes e puérperas, é importante saber orientá-las e acolhê-las para seguimento adequado e embasado em segurança acerca desse assunto. Ainda, são robustas as evidências dos benefícios nutricionais, físicos e emocionais da amamentação em longo prazo para o binômio mãe-filho enquanto assim o desejarem.

Com base na literatura atual, reiteramos, portanto, que a lactogestação é possível e deve ser acolhida, se esse for o desejo da mãe, já que não há evidências médicas que sustentem que mulheres em idade reprodutiva e de risco habitual tenham aumentadas as probabilidades de aborto ou parto pré-termo se continuarem a amamentar enquanto grávidas.

É também pouco provável que possa existir significativa restrição de crescimento intrauterino e outras consequências negativas resultantes da lactogestação, particularmente em mulheres saudáveis e bem nutridas.[11] Desse modo, é desaconselhável apoiar o desmame, e o profissional deve monitorar a saúde durante o pré-natal dessa gestante a fim de identificar situações especiais, intercorrências e possíveis riscos e benefícios associados.

Amamentação em *tandem*

Já vimos que a amamentar durante uma nova gestação é possível e seguro, mas até que momento isso pode continuar?

Definimos a expressão "amamentação em *tandem*" como o ato de amamentar dois ou mais filhos em idades diferentes, seja em uma mesma mamada, seja durante um mesmo período.[14]

Sabe-se que durante a amamentação em *tandem* a perda de peso do RN nos primeiros dias pós-parto é menor e sua recuperação ocorre mais rapidamente. Além disso, a apojadura ocorre com a abundância de leite materno, e a vantagem de não haver a congestão dos ductos mamários, devido à ampla estimulação das mamas durante as mamadas dos dois filhos, é reforçada pela sucção do filho mais velho, que ajuda a descongestionar as mamas.[15]

Essa demanda por mamadas frequentes consequente às necessidades de ambos os filhos permite que sempre haja leite suficiente. Assim, a ideia que muitas mães têm sobre a possibilidade de o filho mais velho "roubar" os nutrientes do filho mais novo deve ser desmistificada pelo profissional que acompanhar essa família.[16]

Também já é sabido que a amamentação em *tandem* não favorece o contágio de doenças entre os irmãos e tem, inclusive, efeito protetor contra doenças infecciosas. A mãe, ao amamentar ao mesmo tempo seus filhos, compartilha os mesmos anticorpos com os irmãos, promovendo ao bebê defesa e imunidade para proteger-se de patógenos que estejam eventualmente infectando o mais velho.[16]

Quando questionadas sobre o porquê de desejarem amamentar em *tandem*, as mães trouxeram as seguintes respostas: a vontade de respeitar as necessidades do filho mais velho; o interesse em vivenciar essa experiência; e o fato de acreditarem que favoreceria o vínculo entre os irmãos.[17,18]

Estudos mostraram que o perfil dessas mães é de mulheres casadas, por volta de 35 anos, com altos níveis de escolaridade, mais de dois filhos e que normalmente fazem parte de grupos que assistem e favorecem a amamentação.[17,18]

Outro dado importante a ser considerado é o bom ganho de peso do RN. Um estudo realizado em Barcelona, em 2006, concluiu que o aumento de peso do lactente durante o 1º mês de vida é em média 20% maior se comparado ao ganho ponderal de seu irmão no mesmo período de vida, o que pode ser atribuído tanto ao fato de essa mãe já ter passado pela experiência prévia da amamentação quanto, provavelmente, a uma maior oferta e disponibilidade do colostro que, mesmo durante a lactogestação, e principalmente ao final da gestação, volta a ser produzido, permanecendo presente ao longo dos primeiros dias de vida do RN na amamentação em *tandem*.[17]

Nessas circunstâncias, deve-se atentar também para os cuidados maternos. A mãe que amamenta em *tandem* precisa de uma rede de apoio social e psicológico que a ajude a seguir com suas escolhas e permita que ela disponha de tempo suficiente para descansar e se alimentar adequadamente para que não desenvolva nenhuma carência nutricional e para evitar transtornos emocionais.[19]

Curiosamente, no decorrer das pesquisas, descobriu-se que, em muitos casos, a mãe não dispara o reflexo de ejeção durante as mamadas do filho mais velho, mas sim durante a mamada do RN. Outro exemplo é que, no pós-parto imediato, quando a mãe amamenta o filho mais velho não sente as contrações fisiológicas desse período, porém, ao amamentar o filho pequeno, esse sintoma é comumente referido.[15]

Outro dado estudado foi a idade das crianças que desmamaram ao longo da gestação (17 meses) e das que seguiram para amamentação em *tandem* (24 meses). Nesse mesmo estudo, verificou-se que mais da metade das crianças desmamaram durante a lactogestação, a maioria delas no 1º trimestre de gestação, quando há uma diminuição fisiológica da produção do leite materno. Das crianças avaliadas, 38% seguiram em aleitamento materno e iniciaram a amamentação em *tandem* após o parto.[17]

Algumas situações desagradáveis foram relatadas e podem ocorrer ao longo da amamentação em *tandem*, como o cansaço materno e o aumento da sensibilidade das mamas, o que, ocasionalmente, pode contribuir para o desmame do filho mais velho.[17,18]

Quanto ao fato de informar aos médicos obstetras e pediatras sobre a lactogestação e a amamentação em *tandem*, um estudo iniciado no ano 2000 e finalizado em 2006 concluiu que 25% das mulheres "esconderam" dos profissionais que praticavam a lactogestação e outros 25% também não comunicaram ao pediatra sobre a amamentação em *tandem*, referindo terem medo das críticas que receberiam. Já as mães que tiveram "a coragem" de comunicar abertamente sua opção a favor da lactogestação vivenciaram essas críticas negativas em suas realidades em mais de 70% dos casos, principalmente em relação aos pediatras, cujas críticas às mães que estavam amamentando em *tandem* no início do estudo chegaram a 77%.[17]

Felizmente, esses números melhoraram ao término do trabalho em 2006; porém, com taxas ainda superiores a 50% de ginecologistas e obstetrizes proferindo críticas negativas, mesmo sem embasamento científico, diante da escolha das mães pela lactogestação. Sobre a amamentação em *tandem*, também houve melhora dos índices de aprovação entre os pediatras, porém em menor escala do que a citada anteriormente, com um decréscimo de 77% de críticas para 70% de comentários negativos sobre esse tipo de amamentação.[17]

Sabe-se que o irmão maior tende a se sentir mais ansioso próximo ao nascimento, mamar igualmente ou até mesmo mais vezes que o menor ao longo dos primeiros meses de vida e que as mães frequentemente colocam horários mais definidos para essas mamadas, acarretando a diminuição dessa ansiedade e a melhor aceitação desse cenário. Esses fatos sugerem que tanto a lactogestação quanto a amamentação em *tandem* possam promover benefícios não somente para a mãe com um puerpério mais tranquilo, como também para o bebê que se desenvolve muito bem nutricionalmente e para o filho mais velho sob os aspectos das emoções que ajudam na transição do seu crescimento e amadurecimento psicológico e social.[15,20]

Dessa maneira, respaldados pelas evidências científicas atuais, reiteramos que tanto a lactogestação quanto a amamentação em *tandem* são possíveis e devem ser respeitadas, desde que haja o interesse e o desejo da mãe nessas práticas, visto que ambas são seguras tanto para a mãe quanto para os filhos, durante um pré-natal bem assistido e após o parto, no acompanhamento dessa família por uma equipe de saúde que seja bem formada e esteja preparada e atualizada sobre o tema.

As evidências se fortalecem a cada estudo realizado e as conclusões de que a lactogestação e a amamentação em *tandem* não apresentam riscos para as mães bem nutridas em gestações saudáveis aumentam.

Fazer com que as informações de qualidade cheguem às mães e com que elas se sintam compreendidas em suas decisões e aceitas perante as escolhas realizadas diante de uma sociedade que traz tantos desafios e dificuldades ao aleitamento materno são habilidades que precisam ser desenvolvidas pelos profissionais que as assistem, a fim de incentivar e promover cada vez mais a cultura da amamentação para que, por meio de mudanças de atitudes baseadas em evidências científicas, finalmente atinjamos índices de aleitamento cada vez maiores e compatíveis com as metas internacionais do milênio.

Referências bibliográficas

1. Flower H. Adventures in tandem nursing: breastfeeding during pregnancy and beyond. La Leche League International. 2003.
2. Kimura T, Takemura M, Nomura S, Nobunaga T, Kubota Y, Inoue T, et al. Expression of oxytocin receptor in human pregnant myometrium. Endocrinology. 1996 Feb; 137(2):780-5.
3. Tan PC, Andi A, Azmi N, Noraihan MN. Effect of coitus at term on length of gestation, induction of labor, and mode of delivery. Obstet Gynecol. 2006 Jul; 108(1):134-40.

4. American Academy of Family Physicians. Breastfeeding, AAFP Releases Position Paper on Breastfeeding. 2015. Disponível em: https://www.aafp.org/afp/2015/0101/afp20150101p56.pdf. Acesso em: 23 dez. 2020.
5. López-Fernández G, Barrios M, Goberna-Tricas J, Gómez-Benito J. Breastfeeding during pregnancy: A systematic review. Women Birth. 2017 Dec; 30(6):e292-e300.
6. Molitoris J. Breastfeeding during pregnancy and its association with childhood malnutrition and pregnancy loss in low- and middle income countries, Lund Papers in Economic Demography, 2018, n. 3. Disponível em: https://www.ed.lu.se/media/ed/papers/working_papers/LPED%202018%203.pdf. Acesso em: 23 dez. 2020.
7. Ishii H. Does breastfeeding induce spontaneous abortion? J Obstet Gynaecol Res. 2009 Oct; 35(5):864-8.
8. Madarshahian F, Hassanabadi M. A comparative study of breastfeeding during pregnancy: impact on maternal and newborn outcomes. J Nurs Res. 2012 Mar; 20(1):74-80.
9. Albadran MM. Effect of breastfeeding during pregnancy on the occurrence of miscarriage and preterm labour. Iraq J of Med Sci. 2013; 11:285-9.
10. Ayrim A, Gunduz S, Akcal B, Kafali H. Breastfeeding throughout pregnancy in Turkish women. Breastfeed Med. 2014 Apr; 9(3):157-60.
11. Cetin I, Assandro P, Massari M, Sagone A, Gennaretti R, Donzelli G, et al.; Working Group on Breastfeeding, Italian Society of Perinatal Medicine and Task Force on Breastfeeding, Ministry of Health, Italy. Breastfeeding during pregnancy: position paper of the Italian Society of Perinatal Medicine and the Task Force on Breastfeeding, Ministry of Health, Italy. J Hum Lact. 2014 Feb; 30(1):20-7.
12. Molitoris J. Breast-feeding During Pregnancy and the Risk of Miscarriage. Perspect Sex Reprod Health. 2019 Sep; 51(3):153-163.
13. Dettwyler KA. When to wean: biological versus cultural perspectives. Clin Obstet Gynecol. 2004 Sep; 47(3):712-23.
14. Flower H. Love, limits, and Tandem nursing. New Beginnings. 2003; 20(3):86-90.
15. Alba lactancia materna [homepage na internet]. Lactancia. 2013. Tema 5: situaciones especiales: lactancia materna durante el embarazo y em tándem. Disponível em: http://albalactanciamaterna.org/lactancia/tema-5-situaciones-especiales/lactancia-materna-durante-el-embarazo-y-en-tandem/. Acesso em: 23 dez. 2020.
16. Vázquez GMR, Martín AIP, Escobar SR. Situación especial en la lactancia: Lactancia en tándem. Revista Enfermería Docente. 2015; (104):29-32.
17. Marcos IM, Torras i Ribas E. Lactancia materna durante el embarazo y en tándem. Mesa Redonda: Lactancia materna en situaciones especiales. IV Congreso Español de Lactancia Materna. Puerto de la Cruz, Tenerife. Octubre 2006. p.46-48. Disponível em: https://www.aeped.es/sites/default/files/actas_clm2006.pdf. Acesso em: 23 dez. 2020.
18. Moscone SR, Moore MJ. Breastfeeding during pregnancy. J Hum Lact. 1993; 9:83.
19. Ruiz MAK, Rabal MH, Berrocal MGB. Amamantar durante el embarazo y en tándem. Evidentia. 2015 jul.-dic.; 12(51-52). Disponível em: http://www.index-f.com/evidentia/n51-52/ev9685.php. Acesso em: 24 dez. 2020.
20. Lawrence RA, Lawrence RM (eds.). Breastfeeding: a guide for the medical profession. 7. ed. Maryland Heights, MO: Elsevier Mosby; 2011.

Seção 6

Doenças infectocontagiosas, vacinação e aleitamento

Coordenadoras
Ana Maria Calaça Prigenzi
Nadia Sandra Orozco Vargas

Capítulo 22

Doenças infectocontagiosas maternas e amamentação

Daniel Jarovsky

No grupo de WhatsApp da família:

— Gente, vocês viram o que estão falando do aumento de casos de COVID-19?

— Nossa, parece que não acaba nunca... E pra você que está amamentando, Bia? Como é que fica com o Pedrinho?

— Bia e Terê, a minha vizinha teve COVID e parou de dar de mamar pro filho. Parece que tem uns estudos que mostram que tem contaminação assim e, ainda por cima, não vai poder tomar a vacina...

— Gente, isso não é *FAKE NEWS*?!?

— Tenho consulta amanhã com o pediatra do Pedrinho e vou perguntar pra ele...

— Melhor mesmo, Bia. Depois conta pra gente o que ele disse, tá? Bjo. Tô saindo.

A amamentação oferece inúmeros benefícios à saúde dos bebês, incluindo proteção contra a morbidade e a mortalidade de doenças infecciosas de origem bacteriana, viral e parasitária (p. ex., *Trypanosoma cruzi*, espécies *Strongyloides*).[1] Além de fornecer uma fonte ideal de nutrição infantil, o leite humano (LH) contém fatores imunomoduladores, incluindo anticorpos secretores (IgA), glicoconjugados, componentes anti-inflamatórios, prebióticos, probióticos e compostos antimicrobianos (como lisozima e lactoferrina) que contribuem para a formação de uma microbiota promotora da saúde e um sistema imunológico funcional. Bebês amamentados apresentam altas concentrações de bifidobactérias protetoras e lactobacilos em seu trato gastrointestinal, o que diminui o risco de colonização e infecção por organismos patogênicos.[1]

Além disso, tanto o leite materno (LM) quanto o LH pasteurizado de doadores são claramente superiores às fórmulas para bebês prematuros e de muito baixo peso ao nascer, pois estão associados a taxas reduzidas de infecções graves e enterocolite necrosante.[2]

Transmissão de doenças infecciosas pelo leite materno na vigência de infecção materna

Doenças que envolvem tanto a mãe quanto o recém-nascido (RN) podem constituir obstáculos para a amamentação. A nutriz, ao apresentar sintomas de uma doença infecciosa, geralmente já expôs seu filho ao agente causador, portanto a orientação geral é manter o aleitamento. Se a mãe suspende a amamentação quando surgem seus sintomas da doença, a proteção ao lactente fica diminuída e suas chances de adoecer aumentarão, pois os anticorpos específicos e os demais fatores de proteção do LH deixarão de ser transferidos pelo LM.[3]

Embora o LH contenha diversos fatores de proteção, em algumas doenças maternas ele pode funcionar como possível fonte de infecção para a criança.[3] Existem raras exceções, quando a amamentação ou o LM extraído não é recomendado. Qualquer decisão sobre a possível infecção de um bebê ou criança pelo LM deve pesar os enormes benefícios da amamentação contra o risco potencial de transmissão e a possível gravidade da doença subsequente.[4]

Neste capítulo, discutiremos as principais relações do aleitamento materno como forma de transmissão de doenças infectocontagiosas ao lactente, na presença de doenças maternas causadas por vírus, bactérias, parasitas e fungos.

Infecções virais

Como regra geral para muitas doenças virais maternas, pode ocorrer excreção de vírus no LH. Entretanto, com exceção das infecções causadas pelos retrovírus – vírus da imunodeficiência humana (HIV) e os vírus T-linfotrópicos humanos (HTLV) –, a transmissão por essa via tem limitado valor epidemiológico e não constitui contraindicação formal para amamentação.[2,4] Na maioria das doenças virais maternas, outras fontes de contaminação para o RN devem ser avaliadas antes de se atribuir essa possibilidade exclusivamente ao aleitamento. O risco de transmissão está comumente aumentado nos casos de infecção aguda, uma vez que a viremia materna é máxima e o leite pode conter grande concentração de partículas virais e baixos títulos de anticorpos neutralizantes.

Infecção pelo HIV

A abstenção da amamentação constitui uma das medidas mais importantes e amplamente recomendadas para prevenir a transmissão vertical do HIV.[5] Uma vez que a transmissão vertical ocorre em até 26% dos casos após 12 meses de amamentação, quando as mães não estão sob tratamento antirretroviral (TARV), as lactantes infectadas pelo HIV nos países desenvolvidos são aconselhadas a evitar a amamentação. Isso contrasta, por exemplo, com a recomendação atual de amamentar em locais de poucos recursos, que se baseia nas múltiplas e importantes vantagens do LM, quando comparado à fórmula em tais áreas (aumento do risco de diarreia e morte em bebês, devido ao uso de água não potável).[6] Isso é acentuado por pressões sociais e culturais, que podem causar dificuldades e até mesmo estigmatização das mulheres infectadas pelo HIV que são orientadas a não amamentar. No entanto, as baixas taxas de transmissão vertical do HIV em locais de poucos recursos, mesmo quando mães infectadas amamentam (estudo PROMISE), questionam se essa recomendação de se abster da amamentação ainda se justifica em cenários socioeconômicos distintos.

Indo mais além, pouco se sabe sobre o risco absoluto de transmissão do HIV pelo LM enquanto as mães estão sob TARV e, mais especificamente, à luz da carga viral do HIV suprimida durante a lactação (i.e., carga viral indetectável).

Atualmente, é um desafio equilibrar os riscos adicionais e os benefícios potenciais da amamentação em um "cenário ideal" (i.e., risco virtualmente zero de transmissão vertical de HIV): (1) aderente ao TARV; (2) está sob cuidados clínicos regulares; e (3) tem uma carga viral indetectável durante a gravidez e a amamentação.[7] A maioria dos riscos é embasada por fundamentos teóricos, e os benefícios da amamentação precisam ser avaliados individualmente.[5]

Esse processo requer informações abrangentes e imparciais para a gestante infectada pelo HIV, que a capacite a entender os riscos e benefícios de cada decisão. Em situações de poucos recursos, por exemplo, em que evitar totalmente o LM pode aumentar a morbidade e mortalidade devido à má nutrição ou a outras infecções, algumas intervenções podem limitar a transmissão vertical do HIV em cenários socioeconômicos diferentes:[4]

- Em países onde uma fonte alternativa de nutrição pode ser fornecida facilmente, deve-se evitar a amamentação por mães HIV-positivas.
- Uso de profilaxia antirretroviral, seja pela mãe infectada pelo HIV, seja pelo bebê exposto ao HIV durante a amamentação.

A decisão de implementar qualquer intervenção clínica deve se basear no equilíbrio entre risco e benefício. Nesse contexto, uma melhoria importante na prática clínica médica moderna é a consideração da autonomia do paciente, quando se trata de decisões médicas. O conceito de autonomia do paciente é fundamentado em princípios éticos e só recentemente encontrou sua valorização.[7]

O papel do profissional de saúde nesse processo consiste em fornecer todas as informações necessárias para o processo de tomada de decisão de modo imparcial e compreender e respeitar a preferência e autonomia da mulher. O Quadro 1 (ver Apêndice 3) resume os principais pré-requisitos e pontos a serem considerados na decisão compartilhada da amamentação em mulheres convivendo com HIV.

Ressalta-se que, no Brasil, o *Protocolo Clínico e Diretrizes Terapêuticas para Manejo da Infecção pelo HIV em Crianças e Adolescentes* do Ministério da Saúde orienta a não amamentação e a inibição medicamentosa da lactação (cabergolina). A mãe deve ser orientada a substituir o LM por fórmula infantil – fornecida pelo Ministério da Saúde em todo o país – até, pelo menos, 6 meses de idade. Além disso, aleitamento misto é contraindicado.

Diversos estudos têm avaliado o aleitamento materno por mulheres vivendo com HIV que apresentam boa adesão e carga viral indetectável. No entanto, até que esses dados estejam disponíveis de forma robusta, muitas diretrizes de países desenvolvidos consideram que um forte desejo de uma mulher que convive com HIV de amamentar a criança deve ser respeitado e apoiado caso as condições do cenário ideal sejam atendidas e a decisão seja o resultado de uma tomada de decisão compartilhada entre médico e mãe ou pais.

Infecção pelo HTLV

O HTLV-1, endêmico no Japão, no Caribe e em partes da América do Sul, está associado ao desenvolvimento de neoplasias malignas e distúrbios neurológicos entre adultos. Estudos epidemiológicos e laboratoriais sugerem que a transmissão materno-infantil do HTLV-1 humano ocorre principalmente por meio da amamentação, embora o congelamento/descongelamento do LH extraído possa diminuir a infectividade do LH.[2] Mulheres soropositivas para HTLV-1 devem ser orientadas a não amamentar e não doar para bancos de LH. O HTLV-II não está associado a doença e, embora uma aparente transmissão materno-infantil do HTLV-2 tenha sido relatada, a taxa e o momento da transmissão ainda não foram estabelecidos. Até que dados adicionais sobre a possível transmissão por meio da amamentação estejam disponíveis, a recomendação é a mesma daquela preconizada para lactantes que convivem com HTLV-1.[3]

Hepatites B e C

O antígeno de superfície da hepatite B (HBsAg) pode ser detectado no leite de mulheres HBsAg-positivas. No entanto, estudos indicam que a amamentação por mulheres HBsAg-positivas não aumenta significativamente o risco de infecção entre seus bebês.[2,8] No Brasil, bebês nascidos de mulheres HBsAg-positivas devem receber a dose inicial da vacina hepatite B em até 12 horas após o nascimento, e a imunoglobulina anti-hepatite B (HBIG) deve ser administrada simultaneamente, mas em um local anatômico diferente. O risco de transmissão do HBV de mãe para filho pela amamentação é insignificante se os bebês nascidos de mães HBV-positivas receberem HBIG + vacina hepatite B ao nascimento.[9] Não há necessidade de atrasar o início da amamentação até que o bebê seja imunizado por completo. O RNA do vírus da hepatite C (HCV) e o anticorpo para o HCV também podem ser detectados no leite de mães infectadas com o vírus, mas a transmissão do HCV via amamentação – apesar de teoricamente possível – não foi documentada.[10]

A infecção materna por HBV ou HCV não é uma contraindicação para a amamentação, entretanto, deve-se considerar suspender temporariamente o aleitamento na presença de mamilos fissurados ou com sangramento. Especialmente com HCV, por não existirem medidas que previnam a aquisição viral no período periparto, a decisão de amamentar deve se basear em uma discussão entre a lactante e seu profissional de saúde.[2,4,9]

Infecção aguda pelo citomegalovírus

O citomegalovírus (CMV) pode ser eliminado intermitentemente no LH. Bebês prematuros de muito baixo peso ao nascer, no entanto, têm maior risco potencial de desenvolver doença sintomática logo após a aquisição pós-natal do CMV, inclusive por meio do LH.[2] As decisões sobre a amamentação de bebês prematuros por mães sabidamente soropositivas para CMV devem incluir a consideração dos benefícios potenciais do LH e do baixo risco de transmissão do CMV. Deve-se reforçar que as revisões de casos de bebês prematuros que adquiriram CMV pós-natal não demonstraram sequelas clínicas de longo prazo ao longo de vários anos de acompanhamento após os bebês terem alta da unidade de terapia intensiva neonatal.

Varicela e zóster

Até o momento, não foi documentada a secreção do vírus da varicela selvagem nem do vírus da cepa da vacina Oka atenuado no LH, reforçando a segurança da vacina dada em lactantes.[8] Uma vez que não há preocupação com a transmissão pelo leite, a lactante com lesões ativas de varicela ou zóster pode amamentar seu bebê desde que não haja contato com lesões cutâneas (particularmente nas mamas).

Mulheres podem transmitir o vírus a seus filhos por contato direto ou indireto com as lesões ativas. Entretanto, a amamentação é aceitável na mama sadia e se essas lesões estiverem cuidadosa e totalmente cobertas em outras partes do corpo.[2] Além disso, a lactante deve usar máscara pelo risco de transmissão respiratória.

Herpes simples (HSV-1 e 2)

Em recém-nascidos, as infecções por HSV são frequentemente graves e resultam em altas taxas de mortalidade e morbidade. As mães com HSV em atividade podem continuar a amamentar seguindo as mesmas orientações para o vírus varicela-zóster. Como manifestações de HSV na mama podem ser facilmente confundidas com impetigo ou eczema, lesões duvidosas devem ser testadas imediatamente para HSV para que, se positivas, aciclovir (seguro para uso durante a amamentação) possa ser administrado rapidamente e a amamentação interrompida até a cicatrização da lesão.[8,11]

SARS-CoV-2

Evidências sugerem que o LM não é uma fonte provável de transmissão do SARS-CoV-2 (vírus que causa a COVID-19).[12] Além disso, a amamentação parece estar associada a um aumento na produção de interferon tipo I no lactente – parte de uma resposta antiviral inata identificada em pacientes com influenza e COVID-19. Há evidências de uma forte resposta imunológica dos anticorpos da classe IgA contra SARS-CoV-2 no LM de 80% das mães com COVID-19 pregressa. Ressalta-se que, apesar do potencial efeito protetor do aleitamento materno, é imperativo adotar medidas de controle de infecção (como uso de máscara facial, mesmo quando dentro de casa, e higiene das mãos) durante a amamentação. Nenhuma precaução especial é recomendada para amamentar durante o período de isolamento doméstico, quando ambos os membros da díade apresentam suspeita ou confirmação de COVID-19.

Em consonância com essas orientações, as diretrizes da Organização Mundial da Saúde recomendam que as mães com suspeita ou confirmação de COVID-19 devem ser encorajadas a iniciar e a continuar a amamentar, porque os benefícios da amamentação superam substancialmente os riscos potenciais de transmissão.[13]

Influenza

O LM oferece proteção contra muitas doenças respiratórias, incluindo influenza. Os RN infectados com o vírus da gripe apresentam risco aumentado de complicações graves, incluindo morte. Portanto, uma mãe com suspeita ou confirmação de gripe deve tomar precauções para evitar a transmissão do vírus ao bebê por meio de gotículas respiratórias. A amamentação é capaz de fornecer alguma proteção contra a gripe para lactentes jovens, particularmente os menores de 6 meses que não podem receber a vacina.[2]

Flavivírus

É descrita a detecção do RNA de certos flavivírus em LH, particularmente dengue (DENV), Zika (ZIKV) e vírus do Oeste do Nilo (WNV). Entretanto, existem evidências limitadas da possível transmissão pelo LM.[14] Dos 12 casos descritos de potencial transmissão pós-natal de mãe para filho, as vias não relacionadas com a amamentação não puderam ser excluídas em todos eles, exceto em três casos envolvendo a cepa vacinal da vacina febre amarela, causando meningite ao lactente.[15]

A infecção por ZIKV está associada a aumento nas malformações do sistema nervoso central e a casos de microcefalia em RN. Embora o vírus tenha sido detectado no LH, até o momento não há relatos de aquisição do vírus por meio da ingestão de LM ou da amamentação.[16] Deve-se, portanto, incentivar a amamentação mesmo em áreas de circulação do vírus.[2]

Infecções bacterianas

Não há indicação de suspender a amamentação, mesmo que temporariamente, nas mães com infecção urinária, infecção bacteriana de parede abdominal, episiorrafia ou outras em que as condições físicas e o estado geral da nutriz não estejam muito comprometidos. No caso de infecções bacterianas graves e invasivas, a interrupção temporária da amamentação se faz necessária por um período de até 96 horas após o início da terapia antibacteriana e alguma evidência de melhora clínica.[2,17]

Doenças transmitidas por alimentos e pela água (incluindo diarreia do viajante)

A amamentação exclusiva constitui a terapia de reidratação ideal e protege os bebês contra a diarreia dos viajantes. Além disso, os organismos que causam esses quadros diarreicos não passam pelo LM. Crianças com essa suspeita clínica devem ser amamentadas com maior frequência e não devem receber outros líquidos ou alimentos que substituam a amamentação.[18] As lactantes que apresentam diarreia do viajante devem continuar amamentando e higienizar frequentemente as mãos, aumentar sua própria ingestão de líquidos e evitar o uso de medicamentos antidiarreicos com subsalicilato de bismuto (uma vez que podem promover a transferência de salicilato para a criança pelo LM). Fluoroquinolonas e macrolídeos, antibacterianos comumente usados para tratar diarreia de viajantes, são excretados no LM, mas considerados compatíveis com a amamentação, quando usados em curto prazo (para informações adicionais, acesse a Drugs and Lactation Database – LactMed).

Bactérias piogênicas

A mastite pós-parto ocorre em até um terço das mulheres que amamentam e pode provocar abscessos mamários em até 10% dos casos. Ambas as situações têm sido associadas à presença de patógenos bacterianos no LH: os abscessos mamários, em particular, têm o potencial de se romper no sistema ductal, liberando elevadas cargas de microrganismos no leite. Em casos de abscesso mamário ou celulite, a amamentação na mama afetada deve continuar, mesmo se houver drenagem, desde que a boca do bebê não esteja em contato direto com a drenagem purulenta ou com o tecido infectado.

Já o LH extraído pode ser contaminado com uma variedade de patógenos bacterianos, incluindo espécies de *Staphylococcus* (como *S. aureus* multirresistentes) e bacilos Gram-negativos. Surtos de infecções bacterianas Gram-negativas em unidades de terapia intensiva neonatal ocasionalmente têm sido atribuídos a amostras de LH contaminadas que foram coletadas ou armazenadas incorretamente.

Tuberculose

Mycobacterium tuberculosis excepcionalmente é excretada pelo LM, e, em caso de contaminação do RN, geralmente a porta de entrada é o trato respiratório. A partir dessa premissa, a lactante com tuberculose extrapulmonar não precisa de cuidados especiais para amamentar e, portanto, não é necessário separar a mãe da criança e, em circunstância nenhuma, a lactação deve ser interrompida.[17,19] Em casos de mãe com tuberculose pulmonar bacilífera sem tratamento ou com menos de 2 a 3 semanas de tuberculostáticos no momento do parto, a amamentação deve ser mantida com uso de máscara e redução do contato íntimo mãe-filho.

Hanseníase

A hanseníase é uma infecção crônica, curável, de alta infecciosidade e baixa patogenicidade, que envolve principalmente pele, nervos periféricos e mucosa do trato respiratório superior. A transmissão ocorre pelo contato pessoal prolongado, por meio das secreções respiratórias e da pele – onde lesões na mama se caracterizam como potencial fonte de infecção para o RN. Assim como na tuberculose, o bacilo *Mycobacterium leprae* pode ser isolado no LM nos casos de doença não tratada ou nos primeiros meses de tratamento; portanto, não há contraindicação para a amamentação se a mãe estiver sob tratamento adequado.[2,17]

Brucelose

A brucelose é uma doença zoonótica de animais selvagens e domésticos e transmissível a humanos por exposição direta ou indireta a fetos abortados ou tecidos ou fluidos de animais infectados.[2] Pela possibilidade de transmissão via LM, mães com brucelose ativa não devem amamentar seus bebês até que a infecção seja erradicada.[2,17]

Infecções parasitárias
Malária

A malária não pode ser transmitida a um bebê por meio do LM, e a maioria dos medicamentos antimaláricos pode ser tomada durante a amamentação. No entanto, cabe lembrar que os bebês em aleitamento materno podem precisar de seu próprio tratamento antimalárico, e a nutriz deve lavar bem os repelentes de insetos das mãos e da pele do seio antes de segurar e amamentar sua criança.[8]

Doença de Chagas

A parasitemia no LM por *Trypanossoma cruzi* é extremamente rara e constitui uma via pouco estabelecida de transmissão para os lactentes. Entretanto, recomenda-se a suspensão temporária da amamentação na fase aguda da doença ou quando houver lesão mamilar com sangramento (inclusive na fase crônica da doença).[17]

Infecções fúngicas
Paracoccidioidomicose

Infecção fúngica granulomatosa sistêmica, causada pelo *Paracoccidioides brasiliensis*, é endêmica na América do Sul e de provável transmissão por via respiratória. Apesar de não haver contraindicação para o aleitamento materno pela infecção da nutriz, ressaltamos a excreção de sulfametoxazol/trimetoprima (comumente usada no tratamento) no LM, podendo resultar em efeitos colaterais no RN.[17]

Criptococose

Infecção fúngica sistêmica oportunista (comumente associada a indivíduos com Aids) causada por leveduras encapsuladas membros do gênero de *Cryptococcus*.[20] Pela sua transmissão por meio de partículas no meio ambiente pela via aerossol, não há relatos de forma inter-humana e, portanto, o aleitamento materno não deve ser contraindicado.[17]

Referências bibliográficas

1. Victora CG, Bahl R, Barros AJD, França GVA, Horton S, Krasevec J, et al. Breastfeeding in the 21st century: epidemiology, mechanisms, and lifelong effect. Lancet Lond Engl. 2016 Jan 30; 387(10017):475-90.
2. American Academy of Pediatrics, Kimberlin DW, Brady MT, Jackson MA, Long SS (eds.). Red Book: 2018-2021 Report of the Committee on Infectious Diseases. 31. ed. v. 1. Elk Grove Village, IL: American Academy of Pediatrics; 2018.
3. Section on Breastfeeding. Breastfeeding and the use of human milk. Pediatrics. 2012; 129(3):e827-841.
4. Lawrence RM, Lawrence RA. Breast milk and infection. Clin Perinatol. 2004; 31(3):501-28.
5. Federal Office of Public Health (FOPH), Swiss Federal Commission for Sexual Health (FCSH). Recommendations of the Swiss Federal Commission for Sexual Health (FCSH) for Medical Care of HIV-Infected Women and their Offspring [Internet]. 2018. Disponível em: https://www.bag.admin.ch/dam/bag/en/dokumente/mt/p-und-p/richtlinien-empfehlungen/fcsh-mtct-hiv.pdf.download.pdf/fcsh-mtct-hiv.pdf. Acesso em: 4 fev. 2021.
6. World Health Organization. Updates on HIV and infant feeding [Internet]. World Health Organization; 2016 (Guidelines). Disponível em: https://www.who.int/nutrition/publications/hivaids/guideline_hiv_infantfeeding_2016/en/. Acesso em: 4 fev. 2021.
7. Kahlert C, Aebi-Popp K, Bernasconi E, Martinez de Tejada B, Nadal D, Paioni P, et al. Is breastfeeding an equipoise option in effectively treated HIV-infected mothers in a high-income setting? Swiss Med Wkly [Internet]. 2018; 148(2930). Disponível em: https://smw.ch/article/doi/smw.2018.14648. Acesso em: 4 fev. 2021.
8. Centers for Disease Control and Prevention (CDC). Maternal and infant illnesses and conditions [Internet]. Centers for Disease Control and Prevention. 2020. Disponível em: https://www.cdc.gov/breastfeeding/breastfeeding-special-circumstances/maternal-or-infant-illnesses/index.html. Acesso em: 31 jan. 2021.
9. Schillie S, Vellozzi C, Reingold A, Harris A, Haber P, Ward JW, et al. Prevention of hepatitis B virus infection in the United States: Recommendations of the Advisory Committee on Immunization Practices. MMWR Recomm Rep. 2018; 67(1):1-31.
10. Indolfi G, Easterbrook P, Dusheiko G, El-Sayed MH, Jonas MM, Thorne C, et al. Hepatitis C virus infection in children and adolescents. Lancet Gastroenterol Hepatol. 2019; 4(6):477-87.
11. Lawrence R, Lawrence R. Breastfeeding – a guide for the medical profession [Internet]. 8. ed. Philadelphia: Elsevier; 2015. Disponível em: https://www.elsevier.com/books/breastfeeding/lawrence/978-0-323-35776-0. Acesso em: 31 jan. 2021.
12. Diriba K, Awulachew E, Getu E. The effect of coronavirus infection (SARS-CoV-2, MERS-CoV, and SARS-CoV) during pregnancy and the possibility of vertical maternal-fetal transmission: a systematic review and meta-analysis. Eur J Med Res. 2020; 25(1):39.
13. Lubbe W, Botha E, Niela-Vilen H, Reimers P. Breastfeeding during the COVID-19 pandemic - a literature review for clinical practice. Int Breastfeed J. 2020; 15(1):82.

14. Mann TZ, Haddad LB, Williams TR, Hills SL, Read JS, Dee DL, et al. Breast milk transmission of flaviviruses in the context of Zika virus: A systematic review. Paediatr Perinat Epidemiol. 2018; 32(4):358-68.
15. Centers for Disease Control and Prevention (CDC). Transmission of yellow fever vaccine virus through breast-feeding – Brazil, 2009. MMWR Morb Mortal Wkly Rep. 2010 Feb 12; 59(5):130-2.
16. Centeno-Tablante E, Medina-Rivera M, Finkelstein JL, Herman HS, Rayco-Solon P, Garcia-Casal MN, et al. Update on the transmission of zika virus through breast milk and breastfeeding: a systematic review of the evidence. Viruses. 2021; 13(1).
17. Lamounier JA, Moulin ZS, Xavier CC. Recommendations for breastfeeding during maternal infections. J Pediatr (Rio J) [Internet]. 2004; 80(5):s181-8. Disponível em: http://www.scielo.br/scielo.php?script=sci_abstract&pid=S0021-75572004000700010&lng=en&nrm=iso&tlng=en. Acesso em: 1 fev. 2021.
18. Anstey H, Shealy RK. Travel & Breastfeeding. In: CDC Yellow Book - Health Information for International Travel [Internet]. National Center for Emerging and Zoonotic Infectious Diseases (NCEZID); 2020. Disponível em: https://wwwnc.cdc.gov/travel/page/yellowbook-home. Acesso em: 1 fev. 2021.
19. World Health Organization, Global Tuberculosis Programme, Global Programme for Vaccines and Immunization. Breastfeeding and maternal tuberculosis [Internet]. Geneva: World Health Organization; 1998. Disponível em: https://www.who.int/maternal_child_adolescent/documents/breastfeeding_maternal_tb/en/. Acesso em: 1 fev. 2021.
20. Enoch DA, Yang H, Aliyu SH, Micallef C. The changing epidemiology of invasive fungal infections. Methods Mol Biol. 2017; 1508:17-65.

Capítulo 23

Vacinação, gestação e aleitamento materno

Renato de Ávila Kfouri

Introdução

O puerpério constitui um excelente momento de atualização do calendário vacinal da mulher, já que, nessa fase, ela está envolvida com cuidados, frequenta unidades de saúde e está propensa a tomar medidas protetoras para si e para a família.[1]

Outro importante aspecto da vacinação da gestante e da nutriz é a possibilidade de proteção da criança, seja pelo fato de ela não adoecer, e consequentemente não ser fonte de infecção, seja por transferir, em algum grau, proteção através da placenta e do leite materno (LM).[1]

A vacinação da gestante já está bem estabelecida e propicia, pela transferência de anticorpos via transplacentária, a proteção ao neonato e ao lactente jovem contra diversas doenças.[2]

Também são conhecidas as propriedades do LM em conferir proteção ao lactente ao transferir anticorpos, células e moléculas responsáveis pela resposta imune.

Todas as classes de imunoglobulinas (IgG, IgA, IgM, IgD e IgE) são encontradas no leite humano, sendo a IgA o tipo mais abundante, na forma conhecida como IgA secretora, que é encontrada em grandes quantidades em todo o intestino e trato respiratório de adultos.

Além das imunoglobulinas, células de defesa participam na função protetora. Os macrófagos compõem cerca de 40% de todos os leucócitos no colostro. Eles são muito mais ativos do que os neutrófilos do LM, além de fabricarem lisozimas, enzimas que inativam bactérias rompendo suas paredes celulares. Os linfócitos constituem os 10% restantes das células brancas no LM. Cerca de 20% dessas células são linfócitos B, que dão origem a anticorpos; o restante são linfócitos T, que destroem células infectadas diretamente ou enviam mensagens químicas que mobilizam ainda outros componentes do sistema imunológico. Linfócitos do LM parecem se comportar de forma diferente dos sanguíneos.

Esses linfócitos presentes no LM produzem também imunomoduladores, incluindo interferon-gama, fator de inibição migratória e fator quimotáxico de monócitos, como parte da resposta imune da criança. Oligossacarídeos, que são cadeias simples de açúcares, muitas vezes contêm domínios que se assemelham aos locais de ligação por meio dos quais as bactérias ganham entrada nas células que revestem o trato intestinal.

Outras moléculas no LM também têm funções importantes na resposta imune da criança: lactoferrina, proteína de ligação de vitamina B_{12}, fator bífido, ácidos graxos, fibronectina, entre outras.[3]

Além disso, bebês amamentados produzem níveis mais elevados de anticorpos em resposta às imunizações.[3]

Neste capítulo, discutiremos alguns aspectos práticos da vacinação da gestante e da lactante, com vistas à sua proteção e de seu filho, indicações e contraindicações, além da utilização da amamentação como forma de analgesia para a criança no momento da vacinação.

Vacinação da gestante

Infecções maternas durante a gestação estão associadas a morte fetal, malformações, atraso do crescimento intrauterino, parto prematuro, rotura prematura de membranas, infecções neonatais e manifestações tardias ao longo da infância e da adolescência. Muitas dessas infecções são imunopreveníveis e, quando estratégias de imunização são adequadamente implantadas, asseguram uma gestação livre de várias complicações a elas associadas.[4]

Na gestação, algumas vacinas são fortemente recomendadas na rotina, outras são contraindicadas e algumas podem ser aplicadas conforme o risco individual ou o momento epidemiológico local.

Vacinas indicadas na gestação

As vacinas recomendadas durante a gestação são: influenza, tríplice bacteriana acelular do tipo adulto (dTpa) e hepatite B.[2]

Influenza

Mulheres grávidas apresentam maior risco de complicações pelo vírus influenza, como hospitalização, admissão em unidades de terapia intensiva e óbito. As alterações anatômicas e funcionais da gestação, como a capacidade pulmonar reduzida e o aumento do consumo e da demanda de oxigênio, aumentam o risco de hipoxemia e contribuem para o agravamento da doença. Além disso, a doença na gestante aumenta o risco para parto prematuro, baixo peso ao nascer e óbito fetal.[5]

A imunização contra a gripe durante a gestação protege a mãe e o recém-nascido nos primeiros meses após o nascimento, uma vez que lactentes menores de 6 meses estão em maior risco de hospitalização e óbito pela doença, e a vacina influenza somente podem ser administrada após 6 meses de vida.[6]

Inúmeros estudos já demonstraram a segurança da vacina influenza, quando utilizada em qualquer período da gestação. O Programa Nacional de Imunizações (PNI) do Brasil oferece a vacina a todas as gestantes e, também, às puérperas até 45 dias após o parto.[7] Mulheres que estão amamentado devem também ser vacinadas, preferencialmente no outono, período que precede a maior circulação do vírus influenza.

Tríplice bacteriana acelular (dTpa)

A coqueluche é uma doença grave, principalmente quando acomete lactentes jovens nos primeiros 3 meses de vida, período associado a um maior número de hospitalizações e óbitos. É transmitida por meio de gotículas respiratórias de indivíduos infectados próximos, sendo, em geral, transmitida ao lactente pelos pais ou por outros contatos domiciliares.

O lactente completa sua imunização após receber a terceira dose de vacinas contendo o componente pertussis aos 6 meses de vida, sendo a proteção durante o primeiro semestre dada principalmente pela vacinação da gestante, que deve ser realizada após a 20ª semana de gestação, período em que se dá a maior transferência de anticorpos. Essa estratégia é capaz de reduzir o risco da doença em mais de 90%.[8]

Para a gestante que eventualmente não tenha recebido a imunização durante a gravidez, a vacinação deve ser realizada no puerpério, até 45 dias após o parto. O PNI oferece gratuitamente a vacina a todas as grávidas.[9]

Hepatite B

Mulheres grávidas não completamente vacinadas (três doses) para hepatite B, ou que não apresentem comprovação de imunização, devem ter seu esquema atualizado durante a gestação. Ela pode ser aplicada em qualquer momento da gravidez e visa, em associação à vacinação neonatal, a eliminar o risco de transmissão vertical, forma mais relacionada com o desenvolvimento de quadros crônicos da hepatite B, com o objetivo de eliminar a doença em todos os países.[10]

No caso de gestantes portadoras do vírus da hepatite B, além da vacina, o neonato deve receber, logo ao nascimento, a imunoglobulina específica anti-hepatite B (HBIG) até no máximo o 7º dia de vida, a fim de prevenir a aquisição da doença.[10]

Vacinas contraindicadas durante a gestação

Vacinas com componentes vivos, como sarampo, rubéola, caxumba e varicela, são contraindicadas durante a gestação, pelo potencial risco teórico de alterações fetais. Exceção à regra é a vacina febre amarela, que, em função do risco epidemiológico, pode ser administrada à gestante.

Outras vacinas, como HPV e dengue, por ausência de estudos em gestantes, também devem ser evitadas durante a gravidez.[11]

Vacinas que podem ser consideradas durante a gestação

Além da vacina febre amarela, outras vacinas podem, conforme o risco epidemiológico ou a condição de saúde da mulher, ser recomendadas durante a gravidez. São exemplos as vacinas meningocócicas B, C ou ACWY, a vacina pneumocócica e a hepatite A.[11]

Vacinação da puérpera e da lactante

A imunização da mulher durante o puerpério também deve ser lembrada, aproveitando essa fase como uma excelente oportunidade para atualizar as vacinas indicadas para a sua faixa etária – a vacina influenza e a dTpa têm indicação formal pelo PNI para puérperas até 45 dias, que eventualmente não foram vacinadas durante a gestação.[9] Algumas vacinas contraindicadas durante a gestação devem ser recomendadas no puerpério, como a tríplice viral, a varicela e a HPV, mesmo para aquelas que estão amamentando.

Já a vacina febre amarela deve ser evitada em nutrizes até que o lactente complete 6 meses. Porém, se a imunização for necessária, deve-se suspender o aleitamento materno por 10 dias após a administração da vacina. Após os 6 meses de idade da criança, a nutriz pode receber a vacina sem precisar suspender o aleitamento.[12]

Vacinas contra a COVID-19 durante a gestação e a amamentação

Embora o risco global de COVID-19 grave seja baixo, gestantes e puérperas até 45 dias do pós-parto apresentam maior risco de hospitalização, necessidade de cuidados intensivos, ventilação mecânica ou doença que resulte em morte quando comparadas com pessoas não grávidas. Além disso, as gestantes com COVID-19 têm maior risco de nascimento prematuro, entre outros desfechos adversos da gravidez.[13]

A vacinação de mulheres grávidas é segura, pode ser realizada em qualquer trimestre da gestação e, além de proteger a mulher, é capaz de proteger a criança pela transferência transplacentária de anticorpos.[14] Além disso, o aleitamento materno não deve ser descontinuado após a vacinação da mãe. Com base nas evidências atuais e no conhecimento de como as vacinas da COVID-19 funcionam, vacinar uma mulher amamentando não representa risco para seu bebê e pode promover algum grau de proteção à criança através da transferência de anticorpos contra o SARS-CoV-2 pelo leite materno.[13,15]

Até o momento de conclusão deste capítulo, o Ministério da Saúde do Brasil indica a vacinação das gestantes, puérperas (até 45 dias após o parto) e lactantes a partir de 18 anos, a ser realizada com as vacinas que não contenham vetor viral – Coronavac® (Sinovac/Butantan) e Comirnaty® (Pfizer-BioNTech). Salientamos também que na data atual as vacinas desenvolvidas a partir de vetor viral não replicante (AstraZeneca-Oxford/Fiocruz e J&J/Janssen) não são administradas nessas populações, pela possível associação causal com a síndrome de trombose com trombocitopenia.

Independentemente de se receber ou não qualquer vacina, a abordagem da vacinação nestas duas populações de peculiar suscetibilidade à COVID-19 grave permite uma oportunidade para lembrar as pacientes sobre a importância de outras medidas de prevenção, como a lavagem das mãos, o distanciamento físico e o uso de máscara.

Mamanalgesia

É inegável o papel do aleitamento materno como prioridade no desenvolvimento da criança, na prevenção de várias patologias e como fonte de proteção contra infecções para a criança. A amamentação aumenta a segurança da mãe e diminui sua ansiedade. Além disso, o LM contém endorfinas e substâncias químicas que ajudam a suprimir a dor. Com base nessas premissas, vários estudos procuraram avaliar a amamentação como forma de analgesia para a criança no momento da vacinação, ou logo após ela ser vacinada (ver Capítulo 24).

A Organização Mundial da Saúde (OMS), por meio de seu documento intitulado *Redução da dor causada pela vacinação*, preconiza que seja incorporado aos programas de imunização de todos os países, entre outras medidas, amamentar o bebê desde 5 minutos antes, na hora ou logo após ele ser vacinado.[16]

A amamentação é uma estratégia natural, altamente disponível, fácil de usar, livre de intervenções e que pode ser adotada pelos prestadores de cuidados de saúde e pais em qualquer circunstância.[17]

Taddio et al. aconselham que a amamentação seja iniciada antes e deve continuar durante e após a administração da vacina, por vários minutos após a última injeção ser completada, além do estabelecimento de uma pega adequada antes da injeção.[18]

O LM contém agentes com propriedades analgésicas ou pode ser endogenamente convertido em substâncias analgésicas, como o triptofano, precursor da melatonina, que serve para aumentar a concentração de betaendorfinas, um dos mecanismos possíveis para os efeitos analgésicos do LM.[19]

Conclusões

A amamentação e a imunização são dois pilares da saúde preventiva da criança. O cuidado se inicia na gestação e se prolonga pela lactação. A atenção ao manejo da imunização da mulher e da dor do lactente são fundamentais para a compreensão de uma adequada estratégia que garanta a saúde do binômio mãe-filho (ver Apêndice 4).

Referências bibliográficas

1. Sociedade Brasileira de Pediatria. Documento Científico: Imunização na gestação, pré-concepção e puerpério. Disponível em: https://www.sbp.com.br/fileadmin/user_upload/22771e-DT-Imunizacao_Gestacao_pre-concepcao_e_puerperio.pdf. Acesso em: 30 dez. 2020.
2. Sociedade Brasileira de Imunizações (SBIm). Calendário de Vacinação SBIm Gestante. Disponível em: https://sbim.org.br/images/calendarios/calend-sbim-gestante.pdf. Published 2020. Acesso em: 29 dez. 2020.
3. Palmeira P, Carneiro-Sampaio M. Immunology of breast milk. Rev. Assoc Med Bras, São Paulo. 2016; 62(6):584-93. Disponível em: http://www.scielo.br/scielo.php?script=sci_arttext&pid=S010442302016000600584&lng=en&nrm=iso. Acesso em: 29 dez. 2020.
4. Neves N, Kfouri R. Vacinação da Mulher. Rio de Janeiro: Elsevier; 2016.
5. Kachikis A, Eckert LO, Englund J. Who's the target: mother or baby? Viral Immunol. 2018; 31(2):184-94.
6. Eick AA, Uyeki TM, Klimov A, Hall H, Reid R, Santosham M, O'Brien KL. Maternal influenza vaccination and effect on influenza virus infection in young infants. Arch Pediatr Adolesc Med. 2011; 165(2):104-11.
7. Brasil. Ministério da Saúde. Anexo V – Instrução Normativa Referente ao Calendário Nacional de Vacinação; 2020. Disponível em: https://portalarquivos2.saude.gov.br/images/pdf/2020/fevereiro/20/Anexo-V---Instru----o-Normativa-atualizada.pdf. Acesso em: 28 dez. 2020.
8. Baxter R, Bartlett J, Fireman B, Lewis E, Klein NP. Effectiveness of vaccination during pregnancy to prevent infant pertussis. Pediatrics. 2017; 139(5).
9. Brasil. Ministério da Saúde. Calendário da Gestante. Anexo IV. Disponível em: http://www.saude.gov.br/images/pdf/2020/fevereiro/27/Calendario-Vacinao-gestante.pdf. Acesso em: 20 dez. 2020.
10. Tran TT. Hepatitis B in pregnancy. Clin Infect Dis. 2016; 62(Suppl. 4):S314-17.
11. Maertens K, Orije MRP, Van Damme P, Leuridan E. Vaccination during pregnancy: current and possible future recommendations. Eur J Pediatr. 2020; 179(2):235-42.

12. Fernandes EG, Nogueira JS, Porto VBG, Sato HK. The search for yellow fever virus vaccine in breast milk of inadvertently vaccinated women in Brazil. Rev Inst Med Trop São Paulo. 2020;62:e33. Epub 2020 May 29.
13. CDC. Vaccination considerations for people pregnant or breastfeeding [Internet]. Centers for Disease Control and Prevention. 2021. Disponível em: https://www.cdc.gov/coronavirus/2019-ncov/vaccines/recommendations/pregnancy.html. Acesso em: 12 ago. 2021.
14. Perl SH, Uzan-Yulzari A, Klainer H, Asiskovich L, Youngster M, Rinott E, et al. SARS-CoV-2-Specific antibodies in breast milk after COVID-19 vaccination of breastfeeding women. JAMA. 2021 May 18; 325(19):2013-4.
15. Kelly JC, Carter EB, Raghuraman N, Nolan LS, Gong Q, Lewis AN, et al. Anti-severe acute respiratory syndrome coronavirus 2 antibodies induced in breast milk after Pfizer-BioNTech/BNT162b2 vaccination. Am J Obstet Gynecol. 2021 Jul; 225(1):101-3.
16. World Health Organization. Weekly epidemiological record. Reducing pain at the time of vaccination: WHO position paper – September 2015. 2015; 39(90):505-16.
17. Shah PS, Herbozo C, Aliwalas LL, Shah VS. Breastfeeding or breast milk for procedural pain in neonates. Cochrane Database Syst Rev. 2012 Dec 12; 12:CD004950.
18. Taddio A, Appleton M, Bortolussi R, Chambers C, Dubey V, Scott Halperin, et al. Reducing the pain of childhood vaccination: an evidence-based clinical practice guideline. CMAJ. 2010 Dec 14; 182(18):E843-55. Epub 2010 Nov 22.
19. Shah PS, Aliwalas LI, Shah V. Breastfeeding or breast milk for procedural pain in neonates. Cochrane Database Syst Rev. 2006 Jul 19;(3):CD004950. Update in: Cochrane Database Syst Rev. 2012;12:CD004950.

Capítulo 24

Mamanalgesia – manejo da dor na vacinação

Yechiel Moises Chencinski

"Para aqueles que queriam um mundo sem vacinas...
Esse é o mundo sem UMA vacina SÓ".

O objetivo da vacina, ou imunização, é aumentar a resistência natural do organismo contra determinada doença, antes que o indivíduo fique doente. Essa atitude impede que a pessoa adquira e propague a doença. Logo, todos precisam ser vacinados, já que a imunização é segura para bebês, crianças, adolescentes e adultos.

A AMHB apoia o calendário de vacinação e endossa a sua importância na prevenção de doenças. Afinal, é preciso um esforço conjunto para erradicar doenças que assolam a população. E, como parte da sociedade, nossa organização incentiva a realização da imunização indicando para nossos membros e pacientes a adesão ao calendário de vacinação.

(Associação Médica Homeopática Brasileira – AMHB)

Em 1804, foi realizada no Brasil a primeira "campanha de vacinação" com vírus vaccínico trazido de Portugal contra a varíola.[1] Desde então, estudos e propostas foram aperfeiçoados até a criação do Programa Nacional de Imunizações (PNI), em 18 de setembro de 1973, normatizando a vacinação no território nacional, contribuindo para controlar ou erradicar doenças transmissíveis, com redução de desigualdades regionais e sociais nessa área.

Vários desafios surgiram e persistem até os dias atuais nessa trajetória, dificultando a universalização desse procedimento tão fundamental na defesa da vida da criança. As taxas de cobertura vacinal estão, ainda, aquém, tanto das possibilidades que o Sistema Único de Saúde (SUS) oferece quanto do que seria o desejado na área de saúde pública no país.

Movimentos antivacina, *fake news*, as dimensões continentais do país, com dificuldade de acesso a algumas regiões, a falta de alguns insumos para a fabricação dos produtos e o desconhecimento da população são alguns dos fatores que impedem um maior sucesso do PNI. Estudo publicado no *The Lancet*, em 1998, sobre o risco de autismo após vacinação contra sarampo,[2] está entre as mais conhecidas *fake news*, reforçando movimentos antivacina, mesmo tendo sido desmentida oficialmente em vários periódicos, inclusive pela própria revista que publicou a matéria (*The Lancet*), visível ainda ao público *online* com a palavra "RETRATADO" em letras vermelhas brilhantes em todas as páginas da versão PDF.[2]

A imunização, um componente fundamental da atenção primária à saúde, previne, atualmente, cerca de 2 a 3 milhões de mortes todos os anos por doenças como difteria, tétano, coqueluche, influenza e sarampo. Porém, cerca de 20 milhões de bebês têm acesso insuficiente às vacinas a cada ano.[3]

O ato de não vacinar todas as crianças permitiu que doenças já erradicadas no país, como o sarampo, reaparecessem, trazendo morte e sofrimento a muitas famílias. Para suprir essas dificuldades, com foco na redução de taxas de abandono do esquema vacinal e do risco de transmissão de enfermidades imunopreveníveis, o Ministério da Saúde promove, desde 2016, campanhas de multivacinação, como em 2020,[4] tendo as crianças e adolescentes menores de 15 anos como público-alvo. Desse modo, são disponibilizadas todas as vacinas do PNI em uma mesma visita, diminuindo a necessidade de deslocamento de pais ou responsáveis.

Mesmo em época de COVID-19, o Ministério da Saúde estabelece estratégias[5] para adequação e orientações sobre o funcionamento dos serviços de vacinação do SUS, visando manter a segurança contra a doença aliada à proteção promovida pela imunização adequada, fundamental em tempos de pandemia.

Segundo dados do DATASUS,[6] a estimativa de crianças, menores de 5 anos de idade, no Brasil com doses em atraso para serem recuperadas (atualizado em 25/11/2020), aponta para um total acima de 18 milhões, considerando as seguintes vacinas: pneumocócica, meningocócica C, DTP/HepB/Hib (penta), BCG, tríplice viral, varicela, hepatite A, poliomielite e febre amarela (essa com número acima de 5 milhões em atraso).

Porém, entre os obstáculos a serem enfrentados no processo de vacinação, alguns são passíveis de maior controle por meio de informação e manobras simples. Um deles, que influencia a decisão dos pais em relação à imunização de seus filhos, são as reações vacinais e, entre essas, a dor e a febre estão entre as mais relevantes. Muitos estudos,[7,8] incluindo relatos de pediatras e médicos de família,[9] colocam a dor da injeção como um dos fatores que causam "sofrimento" para crianças, adultos, observadores e até mesmo profissionais de saúde, provocando hesitação ou mesmo recusa dos pais para as vacinas recomendadas, colocando em risco, assim, a saúde pública.

Como avaliar a dor em lactentes?

Para conhecer uma criança e suas reações, é necessário observá-la e conhecer suas reações fisiológicas. Sempre que se encontram dificuldades de interpretação em culturas, sociedades e estudos diferentes, é preciso estabelecer parâmetros de comparação, assim foi com a tabela de Apgar [para avaliar condições de nascimento de recém-nascidos (RN)], o BRISTOL (para análise de anquiloglossia – ver Capítulo 13), o índice ROMA IV (consenso para auxiliar no diagnóstico dos transtornos gastrintestinais funcionais).

Muitas vezes, reações de lactentes, que ainda não transmitem suas sensações pela fala, cuja comunicação não seja a mais clara e incorra em interpretações nem sempre condizentes com a realidade, levam pais e profissionais de saúde a dilemas e desafios de diagnósticos e tratamentos.

Assim, entre os parâmetros mais pesquisados e utilizados para essa avaliação, os estudos identificaram o NFCS[10] (*Neonatal Facial Coding System* – Sistema de Codificação da Atividade Facial Neonatal) e o NIPS[11] (*Neonatal Infant Pain Scale* – Escala de Dor Neonatal) como dois dos índices mais fidedignos para análise da dor em RN e lactentes até um ano de idade.

O NFCS analisa e pontua características faciais, como sobrancelha protuberante, compressão ocular, sulco nasolabial, lábios abertos, boca esticada, franzido labial, língua tensa e tremor de queixo (notas 0 ou 1 – total de 8). O resultado aponta presença de dor com pelo menos três marcadores presentes.

Já o NIPS analisa e pontua seis itens: expressão facial (0/1 ponto), choro (0/1/2), padrão de respiração (0/1), posição dos braços (0/1), posição das pernas (0/1) e estado de excitação (0/1). O resultado sugere presença de dor com escore maior do que três.

Outros fatores "indiretos" também são considerados relevantes na avaliação de dor em lactentes:
- Saturação de oxigênio: por oximetria de pulso, levando em consideração a qualidade da onda registrada. A hipóxia foi definida pela saturação de oxigênio abaixo de 90%.[12]
- Frequência cardíaca (FC): por oximetria de pulso e considerada apenas quando a qualidade da onda registrada era adequada. A bradicardia foi definida por FC inferior a 80 bpm e a taquicardia com FC acima de 160 bpm.[13]

Estratégias para prevenção e redução da dor

Para elaborar uma proposta eficaz, é necessário considerar:
1. A importância de um calendário vacinal adequado atualizado.
2. A oferta considerada padrão de imunizantes oferecidos pelo PNI.
3. A atual situação insatisfatória de índice de vacinação por múltiplos fatores sociais, econômicos, culturais, entre outros.
4. Muitos desses fatores dependem de políticas públicas e/ou características populacionais de difícil solução em curto prazo.
5. A dor é uma das razões de hesitação dos pais na aplicação das vacinas em seus filhos, mesmo cientes dessa importância, especialmente em situações de multivacinação, nas quais esse quadro pode ser potencializado.
6. A dor, durante procedimentos realizados em lactentes (iatrogênica), pode ser mensurada e avaliada por meio de parâmetros fidedignos.

Estudos de métodos para análise e controle da dor em lactentes e crianças foram realizados e alguns parâmetros avaliados para promover ações e favorecer, especialmente, a vacinação.

Melhoria nas técnicas de aplicação das vacinas foram tomadas, como:[14]
1. Treinamento dos profissionais que aplicam as vacinas, com linguagem apropriada, não desonesta ("não vai doer quase nada"), com gestão e controle do medo das crianças e de seus cuidadores.
2. Posicionamento adequado da criança que receberá a vacina, de acordo com a idade. Crianças até 3 anos devem estar no colo de seus cuidadores durante todo o procedimento. Já os maiores de 3 anos podem estar sentados, se possível no colo de seus cuidadores, para diminuir a ansiedade e o medo referente ao procedimento.

3. Não aspiração (não puxar o êmbolo da seringa quando feita a injeção), favorecendo o tempo de contato mais curto com a agulha e menor risco de sua movimentação durante a aplicação, controlando os riscos de dor.
4. Técnica e agulhas apropriadas (comprimento e calibre).
5. Quando várias vacinas são aplicadas na mesma visita, a aplicação deve ser em ordem crescente da dor (começando pela menos dolorosa).
6. A presença dos pais ou cuidadores é fundamental para oferecer maior segurança para a criança durante e após a vacinação.
7. Distração (música, vídeos, respiração, conversas) é uma possibilidade, e estudos mostram sua recomendação para crianças menores de 6 anos. O brinquedo terapêutico em crianças entre 3 e 5 anos pode ser uma estratégia de redução da dor e do estresse durante o procedimento.[4]

Propostas não farmacológicas foram testadas, entre as quais contato pele a pele, amamentação (antes e na hora da aplicação da vacina) e soluções adocicadas.

Contato pele a pele[15]

Por meio do cuidado Canguru, o contato pele e pele é seguro e parece ter influência na redução da resposta à dor e à recuperação desses procedimentos. Sua eficácia é mais observada quando associada a outros métodos, mais especificamente com a amamentação. Ainda são necessárias maiores evidências para a comprovação da duração de sua ação.

Amamentação e leite materno

Entre as ações não farmacológicas estudadas, o aleitamento materno antes e durante o procedimento parece ser o mais promissor e comprovado em vários estudos, sendo recomendado em documentos e posicionamentos oficiais no Brasil e no mundo, para crianças que são amamentadas e onde a prática for cultural e socialmente aceitável no ambiente da vacinação.

Desde 2014, o Ministério da Saúde adota em seu *Manual de Normas e Procedimentos para Vacinação*[16] a orientação de, em "caso que a criança esteja em aleitamento materno, oriente a mãe para amamentá-la durante a vacinação, para maior relaxamento da criança e redução da agitação".

A Organização Mundial da Saúde (OMS), em seu *Position Paper* de 2015,[14] recomenda que:
> Se for culturalmente aceitável, a amamentação de bebês deve ser feita durante ou logo antes da sessão de vacinação. Onde as vacinas orais estão sendo coadministradas com vacinas injetáveis, melhor proceder com a administração oral da vacina contra rotavírus, depois vacina oral contra poliomielite (se OPV é usado), então a amamentação com simultânea administração das vacinas injetáveis.

Em 2020, o Ministério da Saúde também referenda a recomendação de que:
> A amamentação deve ser realizada, quando possível, durante o procedimento de vacinação, iniciando 5 minutos antes da administração das vacinas. Quando há vacinas orais a serem administradas na mesma visita ao serviço que vacinas injetáveis, deve-se administrar primeiro a vacina oral e, então, amamentar simultaneamente à administração das vacinas injetáveis.[4]

Quando comparada à utilização de grupos-controle e com soluções adocicadas,[17] a amamentação se mostrou superior em sua ação no que diz respeito aos escores de dor e duração de choro, evitando, ainda, a exposição de lactentes em aleitamento materno exclusivo ao contato precoce com açúcar.

Estudos com lactentes de 2, 4 e 6 meses, nascidos a termo, com peso adequado à idade gestacional, comparando a ação analgésica do aleitamento materno com sucção não nutritiva, administração de solução de dextrose a 50%, após aplicação de 1 ou 2 vacinas simultaneamente, demonstraram superioridade da amamentação. Quando foram administradas três vacinas ao mesmo tempo, a redução da dor foi mínima. O aleitamento materno durante a vacinação não foi associado a quaisquer efeitos colaterais.[18]

A amamentação evitou aumento da frequência cardíaca, duração do choro, NIPS, queda da saturação de oxigênio e redução da dor durante os procedimentos invasivos em RN mais que no grupo-controle.[19]

O aleitamento materno também se mostrou eficaz, reduzindo de modo consistente a duração do choro e os escores de dor durante e depois das vacinações, inclusive além do período neonatal.[20]

Outros estudos foram excluídos por apresentarem conflitos de interesses relacionados com o tema.

Conclusão

O aleitamento materno e a vacinação são dois dos principais mecanismos de proteção imunológica de lactentes e crianças.

No Brasil, a cobertura vacinal tem se mostrado inadequada nos últimos anos por várias causas estudadas. A dor tem sido apontada como um dos fatores que causam hesitação nos pais em relação à imunização de seus filhos.

Estudos comprovam a redução da dor promovida pela amamentação e pelo próprio leite materno oferecido antes e durante a aplicação da vacina.

O Ministério da Saúde[4,16] e a OMS[14] recomendam, caso a criança esteja em aleitamento materno que, desde 5 minutos antes até o final da aplicação das vacinas, a mãe amamente seu filho, se possível associado ao contato pele a pele, tanto no SUS quanto em clínicas particulares de vacinação.

Não foram encontrados fatores de risco associados à amamentação simultaneamente à aplicação de qualquer vacina.

Referências bibliográficas

1. Brasil. Ministério da Saúde. Secretaria de Vigilância em Saúde. Programa Nacional de Imunizações 30 anos/Ministério da Saúde, Secretaria de Vigilância em Saúde. Brasília: Ministério da Saúde; 2003. (Série C. Projetos e Programas e Relatórios). Disponível em: https://bvsms.saude.gov.br/bvs/publicacoes/livro_30_anos_pni.pdf. Acesso em: 19 dez. 2020.
2. Wakefield AJ, Murch SH, Anthony A, Linnell J, Casson DM, Malik M, et al. Ileal-lymphoid-nodular hyperplasia, non-specific colitis, and pervasive developmental disorder in children. Lancet. 1998 Feb 28; 351(9103):637-41. Retraction in: Lancet. 2010 Feb 6;375(9713):445. Erratum in: Lancet. 2004 Mar 6;363(9411):750.
3. WHO/UNICEF. National immunization coverage estimates, 2019 revision; United Nations, Department of Economic and Social Affairs, Population Division (2020). World Population Prospects; 2020.
4. Brasil. Ministério da Saúde, Secretaria de Vigilância em Saúde. Departamento de Imunização e Doenças Transmissíveis. Informe Técnico. Estratégia de Recuperação do Esquema de Vacinação Atrasado de Crianças Menores de 5 Anos de Idade. Disponível em: https://

sbim.org.br/images/files/notas-tecnicas/informe-tecnico-recuperacao-esquema-vacinacao-atrasado.pdf. Acesso em: 25 nov. 2020.
5. Brasil. Ministério da Saúde. Secretaria de Vigilância em Saúde. Orientações sobre o funcionamento dos serviços de vacinação do Sistema Único de Saúde no contexto da pandemia da COVID-19. Ofício n. 173/2020/CGPNI/DEIDT/SVS/MS. 2020 abr 3. Disponível em: https://sbim.org.br/images/files/notas--tecnicas/sei-ms--0014289729---oficio173-2020-cgpni-deidt-svs-ms.pdf. Acesso em: 4 maio 2020.
6. Brasil. Ministério da Saúde. Banco de dados do Sistema Único de Saúde – DATASUS. Disponível em: http://sipni.datasus.gov.br (2020 com dados preliminares. Atualizado em 25/11/2020).
7. Shen SC, Dubey V. Addressing vaccine hesitancy: clinical guidance for primary care physicians working with parents. Can Fam Physician. 2019 Mar; 65(3):175-81.
8. MacDonald NE, Desai, S, Gerstein B. Working with vaccine-hesitant parents: An update. Paediatrics & Child Health. 2018; 23(8):561-61.
9. Freed GL, Clark SJ, Hibbs BF, Santoli JM. Parental vaccine safety concerns. The experiences of pediatricians and family physicians. Am J Prev Med. 2004 Jan; 26(1):11-4.
10. Grunau RVE, Craig KD. Pain expression in neonates: facial action and cry. Pain. 1987; 28:395-410.
11. Lawrence J, Alcock D, McGrath P, Kay J, McMurray SB, Dulberg C. The development of a tool to assess neonatal pain. Neonatal Network. 1993; 12:59-66.
12. Pereira ALST, Guinsburg R, Almeida MFB, Monteiro AC, Santos AMN, Kopelman BI. Validity of behavioral and physiologic parameters for acute pain assessment of term newborn infants. Sao Paulo Med J [Internet]. 1999 Mar; 117(2):72-80.
13. Southall DP, Richards J, Mitchell P, Brown DJ, Johnston PG, Shinebourne EA. Study of cardiac rhythm in healthy newborn infants. Br Heart J. 1980 Jan; 43(1):14-20.
14. World Health Organization. Reducing pain at the time of vaccination: WHO position paper – September 2015. Weekly Epidemiological Record. 2015; 39(90):505-16. Disponível em: https://www.who.int/wer/2015/wer9039.pdf?ua=1. Acesso em: 4 maio 2020.
15. Johnston C, Campbell-Yeo M, Disher T, Benoit B, Fernandes A, Streiner D, et al. Skin-to-skin care for procedural pain in neonates. Cochrane Database of Systematic Reviews. 2017, Issue 2.
16. Brasil. Ministério da Saúde. Secretaria de Vigilância em Saúde. Departamento de Vigilância das Doenças Transmissíveis. Manual de Normas e Procedimentos para Vacinação/Ministério da Saúde, Secretaria de Vigilância em Saúde, Departamento de Vigilância das Doenças Transmissíveis. – Brasília: Ministério da Saúde; 2014.
17. Gad RF, Dowling DA, Abusaad FE, Bassiouny MR, Abd El Aziz MA. Oral sucrose versus breastfeeding in managing infants' immunization-related pain: a randomized controlled trial. MCN Am J Matern Child Nurs. 2019 Mar/Apr; 44(2):108-14.
18. García AN, Tornero OB, Sancho JM, Rubio JA, Rubio MEL, Sirvent LP. Evaluación del dolor en niños de 2, 4 y 6 meses tras la aplicación de métodos de analgesia no farmacológica durante la vacunación [Evaluation of pain in children of 2, 4 and 6 months after the application of non-pharmacological analgesia methods during vaccination]. An Pediatr (Barc). 2019 Aug; 91(2):73-9. Spanish.
19. Erkul M, Efe E. Efficacy of Breastfeeding on Babies' Pain During Vaccinations. Breastfeeding Medicine. Mar 2017; 12(2):110-15.
20. Harrison D, Reszel J, Bueno M, Sampson M, Shah VS, Taddio A, Larocque C, Turner L. Breastfeeding for procedural pain in infants beyond the neonatal period. Cochrane Database Syst Rev. 2016 Oct 28; 10(10):CD011248.

Seção 7

Drogas, medicamentos e aleitamento materno

Coordenadora
Marisa da Matta Aprile

Capítulo 25

Medicando no aleitamento materno

Roberto Gomes Chaves
Luciano Borges Santiago
Joel Alves Lamounier

Lúcia, mãe do Rafael, que hoje completa 3 meses, traz o seu filho para uma consulta de puericultura. Relata ao pediatra, Dr. Luiz Gustavo, que, infelizmente, há 2 semanas desmamou o seu filho por orientação médica, devido ao uso de prednisolona e amoxicilina prescritos para o tratamento de um quadro de sinusite aguda. Rafael está em uso de uma fórmula infantil de partida e Lúcia encontra-se triste e angustiada, pois desejava amamentar o seu filho até os 2 anos de vida.

Infelizmente, este é um caso comum de desmame desnecessário, causado pelo desconhecimento científico de um profissional de saúde. Ambos os medicamentos prescritos são compatíveis com a amamentação.[1]

Introdução

O aleitamento materno é uma prática de fundamental importância para a mãe, a criança e a sociedade em geral. Porém, vários fatores contribuem para a interrupção precoce da amamentação, entre eles o uso de medicamentos pela nutriz.[1]

O avanço científico e os novos conhecimentos em farmacologia médica possibilitam a disponibilização de diversos novos medicamentos pela indústria farmacêutica, obrigando os profissionais de saúde a uma constante reciclagem do conhecimento em farmacologia e terapêutica, incluindo o uso de fármacos na lactação. Os benefícios e as vantagens do aleitamento materno devem sempre ser confrontados em caso de dúvidas sobre a indicação de medicamentos na amamentação.[2]

Neste capítulo, será enfatizada a prescrição medicamentosa para a nutriz, com informações fundamentais para a boa prática clínica no manejo da amamentação.

Por que o uso de medicamentos é considerado fator de risco para desmame?

O uso de medicamentos pela nutriz é considerado um fator de risco para o desmame,[3,4] inclusive em situações em que eles se demonstram seguros, como mostrado no caso descrito. Thomas Hale atribui essa associação ao desconhecimento dos médicos sobre a farmacologia da lactação.[1] O Conselho Federal de Medicina, em uma publicação sobre os princípios da prescrição e da terapêutica, alerta: "a falta de conhecimento sobre os medicamentos coloca em risco a saúde do paciente e a credibilidade do profissional".[5]

As bulas apresentam informações que podem também contribuir para decisões a favor do desmame em situações em que seria possível compatibilizar a amamentação com o uso de medicamentos pela nutriz. Estudos mostram que as indústrias farmacêuticas se baseiam em questões legais, e não científicas, na redação do conteúdo das bulas em referência ao uso dos medicamentos durante a amamentação.[1] Chaves *et al.* avaliaram as bulas de 27 anti-inflamatórios não esteroides comercializados no Brasil, nas quais foram encontradas informações sobre o uso seguro durante a amamentação em apenas 14 medicamentos. Bulas de 9 em 10 anti-inflamatórios não esteroides considerados seguros para uso durante a lactação recomendavam evitar o uso nesse período ou suspender a amamentação. Na bula de 11 entre 13 anti-inflamatórios não esteroides, sem informações sobre uso pelas nutrizes, foi sugerido evitar sua administração ou suspender a amamentação.[6] Situações confusas e sem respaldo científico ocorrem em grande número. Nos Estados Unidos, a agência Food and Drug Administration (FDA), responsável pela fiscalização de alimentos e medicamentos, determinou que os fabricantes realizem estudos para determinar os níveis dos fármacos no leite materno.[1] Porém, no Brasil, essa recomendação ainda não foi seguida pela Agência Nacional de Vigilância Sanitária (Anvisa).

A necessidade de uso de medicamentos pela nutriz, com risco de efeitos adversos significativos sobre o lactente ou sobre a produção do leite materno, pode, também, determinar a interrupção definitiva ou temporária da amamentação. Uma lista contendo esses medicamentos está disponível no Apêndice 5 deste livro.

Quais variáveis devemos considerar no momento da prescrição ou orientação para a nutriz?

Os médicos que prescrevem medicamentos para uma nutriz, como o obstetra no pós-parto ou o clínico para o tratamento de doenças e alívio de sintomas, devem ser habilitados e capacitados para decidir sobre o melhor fármaco a ser receitado para esse grupo de pacientes. Entretanto, os especialistas mais frequentemente questionados sobre a segurança de um medicamento para uso durante a amamentação são os pediatras.[7] Assim, esses profissionais devem estar cientes de alguns pontos-chave para a tomada de decisão. Para isso, o conhecimento em farmacologia auxilia o médico no momento da prescrição ou da orientação para a nutriz que necessita de tratamento.

A via de administração do medicamento é relevante pelos níveis alcançados no plasma materno e, posteriormente, no leite humano. A via tópica apresenta menor risco de exposição para o lactente quando comparada à via oral ou endovenosa. As funções hepática e renal são igualmente importantes, pois influenciam os níveis séricos e, consequentemente, as concentrações no leite materno. Assim, deve-se considerar que as nutrizes com doenças hepáticas ou renais possam apresentar prejuízo na metabolização e na excreção de fármacos, aumentando o risco de sua transferência para o leite.[8]

Para atingir o leite materno, o fármaco precisa alcançar o tecido alveolar da glândula mamária. Assim, fármacos não absorvidos pelo trato digestório da nutriz, como o polietilenoglicol, não seguem essa trajetória e não apresentam riscos. As concentrações do medicamento no leite são determinadas por características que favoreçam sua passagem, como elevada concentração plasmática materna, alta lipossolubilidade, baixa ligação com proteínas plasmáticas, compostos não ionizados, elevada biodisponibilidade e baixo peso molecular (< 200 dáltons). Um aspecto importante é o pico sérico do fármaco no organismo da mãe que, usualmente, coincide com o pico no seu leite, sendo menor neste último.[9]

Portanto, conhecer o pico sérico de um medicamento é útil para adequar os horários de administração da medicação ao horário das mamadas da criança. Em geral, a exposição do lactente ao fármaco pode ser diminuída, prescrevendo-o para a mãe imediatamente antes ou logo após a mamada. Outra opção consiste em ministrar o medicamento antes do maior período de sono da criança. Fármacos com elevada meia-vida de eliminação ou aqueles com metabólitos ativos, como o diazepam, apresentam maior risco de transferência para o lactente pelo leite materno. As informações sobre as características dos medicamentos podem ser obtidas em livros de farmacologia ou na própria bula, devendo-se optar por aqueles que apresentem baixa excreção para o leite.

A idade do lactente tem sido apontada como uma das variáveis mais importantes a se considerar na determinação da segurança do fármaco para uso durante a lactação. São raros os efeitos adversos descritos em lactentes após 6 meses de vida devido à maior maturidade hepática e renal e, também, ao menor volume de leite materno ingerido após a introdução da alimentação complementar. Recém-nascidos prematuros, por dificuldades em metabolizar e excretar medicamentos por imaturidade renal, hepática e de sistemas enzimáticos, parecem ser mais suscetíveis aos efeitos adversos de fármacos eliminados no leite materno. Contudo, o volume de leite (colostro) ingerido pelo recém-nascido, nos primeiros dias de vida, é considerado baixo, sendo muito reduzida a dose absoluta do fármaco passada ao bebê durante esse período. A função renal e complicações como hipóxia, acidose metabólica, sepse e outras certamente influenciam no metabolismo e na eliminação desses fármacos pela criança, elevando o risco de efeitos adversos.[8]

Algumas recomendações aos especialistas são úteis no momento da prescrição ou da orientação à nutriz:[7]

- Evitar prescrever tratamentos desnecessários. Vários medicamentos existentes no mercado carecem de evidências científicas sobre sua eficácia.
- Escolher medicamentos comprovadamente seguros para uso na lactação, evitando optar por fármacos recentemente introduzidos no mercado.
- Medicamentos comprovadamente seguros para uso por lactentes são seguros para uso materno durante a lactação.
- Indicar o tratamento na menor dose e pelo menor tempo possível. Os riscos da terapia em altas doses e de longo prazo são sabidamente maiores que os de uma terapia com doses baixas e de curto prazo.
- Evitar a prescrição de medicamentos capazes de reduzir a produção do leite materno. Uma lista dos fármacos com potencial efeito supressor da lactação pode ser consultada na publicação da Sociedade Brasileira de Pediatria (SBP) sobre o tema.[7]

Onde buscar informações confiáveis sobre a segurança do fármaco para uso na lactação?

O pediatra tem o dever de buscar informações confiáveis para tomar decisões seguras em sua prática clínica.[10] É necessário conhecimento profissional, por meio de boas fontes científicas, para saber enfrentar adequadamente as mais variadas situações de uso de medicamentos e outras substâncias pelas lactantes. Se, por um lado, encontra-se hoje a facilidade de acesso a inúmeras formas digitais de informação, por outro, os bancos de dados, *sites* e aplicativos disponíveis nem sempre trazem conhecimentos adequados ou mesmo suficientes para que um profissional de saúde possa tomar uma decisão bem embasada. Diante desse universo de informações, saber onde buscar o conhecimento preciso nem sempre é uma tarefa fácil. Desse modo, neste capítulo serão apresentados bancos de dados confiáveis e com bom embasamento clínico/científico, a partir dos quais o pediatra poderá se instruir com maior segurança. O Quadro 25.1 mostra as principais fontes confiáveis de informações sobre o tema.

Quadro 25.1 – Fontes de consulta para auxílio na avaliação da segurança do uso de medicamentos durante a amamentação

Fonte de consulta	Descrição
Lactmed[11]	Base de dados sobre medicamentos e amamentação da National Library of Medicine dos Estados Unidos, na língua inglesa
Hale's Medications and Mother's Milk[1]	Portal *on-line* e aplicativo que disponibiliza a obra *Medications and Mother's Milk*, na língua inglesa
American Academy of Pediatrics – The Transfer of Drugs and others Chemicals into Human Milk[9]	Publicação da Academia Americana de Pediatria contendo lista de medicamentos compatíveis e contraindicados para uso durante a amamentação
Medicamentos y Lactancia[12]	Portal que disponibiliza informações sobre a segurança de medicamentos para uso pela mulher na lactação, nas línguas inglesa e espanhola
Ministério da Saúde – Amamentação e uso de medicamentos e outras substâncias[13]	Publicação revisada em 2010 sobre a segurança de medicamentos, drogas, cosméticos e plantas para uso durante a amamentação, na língua portuguesa

Fonte: Adaptado de Boletim ISMP Brasil, 2019.[14]

Quais são os medicamentos permitidos e contraindicados para uso durante a amamentação?

A classificação da segurança dos fármacos para uso durante a amamentação, descrita e mostrada na tabela do Apêndice 5, foi elaborada e adaptada com base na publicação de Hale,[1] incluindo também fármacos extraídos da publicação do Lactmed[12] para complementar os dados.

- Compatíveis: medicamentos sem relato de efeitos adversos sobre o lactente. Estudos controlados em mulheres que amamentam não demonstraram risco para as crianças e a possibilidade de danos aos lactentes em aleitamento materno é remota. Também estão incluídos nessa categoria fármacos com biodisponibilidade oral desprezível.
- Provavelmente compatíveis: medicamentos sem estudos controlados em nutrizes. Entretanto, é possível a ocorrência de efeitos indesejáveis para os lactentes, ou estudos controlados mostram apenas efeitos adversos mínimos e não ameaçadores. Os medicamentos devem ser utilizados apenas se o benefício justificar o risco potencial para a criança. Novos fármacos não estudados são classificados nessa categoria, independentemente de quão seguros eles possam ser.
- Possivelmente perigosos: estudos mostram evidências de risco para o lactente ou para a produção láctea, mas seu uso pode ser aceitável após a avaliação da relação riscos *versus* benefícios.

- Perigosos: estudos em nutrizes demonstram que há risco significativo e documentado para os lactentes ou o medicamento tem alto risco de causar danos significativos às crianças em aleitamento materno. O risco do uso do medicamento claramente supera qualquer possível benefício da amamentação. O aleitamento materno está contraindicado durante o uso do fármaco.

Considerações finais

No Brasil, o estímulo e o incentivo ao aleitamento materno constituem um desafio que precisa ser superado com ações de múltiplos profissionais da saúde. As taxas de aleitamento materno exclusivo e aleitamento total ainda estão abaixo dos valores preconizados pela Organização Mundial da Saúde (OMS). A amamentação desempenha um papel fundamental nos benefícios para a saúde do recém-nascido e da nutriz. O uso de fármacos durante a amamentação é um tema relevante, visto a frequente necessidade de tratamento medicamentoso no período pós-parto.

Felizmente, são poucos os remédios contraindicados e outros requerem cuidados pelo risco de efeitos adversos em lactentes ou ainda na diminuição ou supressão do volume de leite materno. A divulgação de informações atualizadas para o profissional de saúde avaliar adequadamente os riscos e os benefícios do uso de fármacos durante a amamentação é de vital importância, contribuindo, desse modo, para evitar o desmame precoce e desnecessário. A prescrição medicamentosa correta para a nutriz é um fator que poderá contribuir para o início e a duração do aleitamento materno e, portanto, representa conhecimento básico para pediatras e demais profissionais que prestam assistência à mulher durante a gravidez, o parto e o pós-parto.

Referências bibliográficas

1. Hale TW. Medication's and Mothers Milk 2020. Springer Publishing Company: New York [online]. Disponível em: https://www.halesmeds.com/. Acesso em: 10 out. 2020.
2. Chaves RG, Lamounier JA, Vieira GO, Vieira TO, Serva VB. Uso de medicamentos, drogas e cosméticos durante a amamentação. In: Rego JD. Aleitamento materno. 2. ed. São Paulo: Atheneu; 2014.
3. Chaves RG, Lamounier JA, César CC. Association between duration of breastfeeding and drug therapy. Asian Pacific Journal of Tropical Diseases. 2011; 216-21.
4. Hale TW. Medications in breastfeeding mothers of preterm infants. Pediatr Ann. 2003 May; 32(5):337-47.
5. Madruga CMD, Souza ESM de (orgs.). Conselho Federal de Medicina. Manual de orientações básicas para prescrição médica. 2. ed. rev. ampl. Brasília: CRM-PB/CFM; 2011. Disponível em: https://portal.cfm.org.br/images/stories/biblioteca/cartilhaprescrimed2012.pdf. Acesso em: 10 out. 2020.
6. Chaves RG, Lamounier JA, César CC, Corradi MAL, Mello RP, Gontijo CM, Drumond JM. Amamentação e uso de anti-inflamatórios não esteroides pela nutriz: informações científicas versus conteúdo em bulas de medicamentos comercializados no Brasil. Rev Bras Saúde Matern Infant (Recife). 2006; 6(3):269-76.
7. Lamounier JA, Chaves RG (orgs.), Sociedade Brasileira de Pediatria. Departamento Científico de Aleitamento Materno. Boletim Científico. Uso de Medicamentos e outras substâncias pela

mulher durante a amamentação (2017). Disponível em: https://www.sbp.com.br/fileadmin/user_upload/Aleitamento_-__Uso_Medicam_durante_Amament.pdf. Acesso em: out. 2020.
8. Hale TW. Drug therapy and breastfeeding: pharmacokinetics, risk factors, and effects on milk production. Neoreviews 2004; 5:e164-72. Disponível em: http://neoreviews.aappublications.org/cgi/reprint/neoreviews;5/4/e164. Acesso em: 10 out. 2020.
9. American Academy of Pediatrics, Sachs HC, and Committee on Drugs. The transfer of drugs and therapeutics into human breast milk: an update on select topics. Pediatrics. 2013. Disponível em http://pediatrics.aappublications.org/content/early/2013/08/20/peds.2013-1985. Acesso em: 10 out. 2020.
10. Santiago LB, Giugliani ERJ. O papel do pediatra no aleitamento materno. In: Burns DAR, Campos Júnior D, Silva LR, Borges, WG (orgs.). Tratado de Pediatria: Sociedade Brasileira de Pediatria. 4. ed. Barueri: Manole; 2017.
11. LactMed: A Toxnet Database. Drugs and Lactation Database (LactMed). Bethesda (MD): National Library of Medicine (US); 2006. Disponível em: https://www.ncbi.nlm.nih.gov/books/NBK501922/. Acesso em: 10 out. 2020.
12. Asociación para la Promoción e Investigación Científica y Cultural de la Lactancia Materna. E-lactancia [Internet]. Disponível em: http://www.e-lactancia.org/. Acesso em: 10 out. 2020.
13. Brasil. Ministério da Saúde. Secretaria da Atenção à Saúde. Departamento de Ações Programáticas e Estratégicas. Amamentação e uso de medicamentos e outras substâncias/Ministério da Saúde, Secretaria da Atenção à Saúde, Departamento de Ações Programáticas e Estratégicas. 2. ed. 1. reimpr. Brasília: Ministério da Saúde; 2016. Disponível em: http://bvsms.saude.gov.br/bvs/publicacoes/amamentacao_uso_medicamentos_outras_substancias.pdf. Acesso em: 10 out. 2020.
14. ISMP Brasil – Instituto para Práticas Seguras no Uso de Medicamentos. Uso seguro de medicamentos na lactação, Belo Horizonte, MG. 2019; 8(9). Disponível em: https://www.ismp-brasil.org/site/wp-content/uploads/2019/12/BOLETIM_NOVEMBRO_MEDICAMENTOS-NA-LACTACAO_.pdf. Acesso em: 10 out. 2020.

Capítulo 26

Amamentação em usuárias de drogas

Marisa da Matta Aprile
Mirela Leite Rozza

Paula, empresária, 35 anos de idade, veio à consulta sem acompanhante, e referiu não ter tido problemas na gestação. A criança era de termo, com 20 dias de vida. O parto foi cirúrgico, sem intercorrências e Matheus nasceu bem. Enquanto procurava estabelecer empatia e falávamos sobre a gestação, Paula disse: "Doutora, durante a gravidez consegui parar de beber".

Prontamente parabenizei, falamos sobre os malefícios do álcool para o feto. Ela me informou que leu muito a respeito. Fiquei feliz, mas notei algo estranho, como se faltasse alguma informação. Não quis parecer inadequada, já que ela mesma havia tocado no assunto, e, assim, prossegui com a consulta.

Sinceramente, diante daquela mulher, aparentemente bem-sucedida, não me pareceu pertinente prolongar o assunto sobre o uso de drogas. Constatei que Matheus estava realmente com peso abaixo do esperado, apesar de não ter dificuldades com a pega e a sucção. Orientei que retornasse em 2 dias. Ela agradeceu a atenção e, já em pé, no momento de sair, me disse: "Doutora, falei que parei de beber, mas o baseado eu não consegui largar".

Paula parou de trabalhar por apenas 15 dias, por conta das necessidades da empresa, mantendo, depois, o *home office*. Morava em um apartamento duplex e o escritório ficava no andar de cima. Seu marido era seu sócio, e, enquanto trabalhava, fumava o baseado. Ela sentia o cheiro e não conseguia se conter.

Paula amamentava enquanto trabalhava no computador. Deixou claro que, na sua opinião, as minhas orientações estavam defasadas, porque dizia ser uma pessoa informada, lia muito e na *internet* viu vários depoimentos de mães dizendo que amamentam e usavam *Cannabis* e que seus filhos cresciam bem, saudáveis e felizes.

Introdução

Indagar sobre o uso de drogas nem sempre faz parte da anamnese médica. Essa questão é avaliada apenas quando a mulher apresenta sinais de um consumo maior. É fundamental incluir esse questionamento na rotina de consultas. Trata-se de uma oportunidade que não deve ser perdida e que ajudará a entender melhor essa gestante ou nutriz, a classificar o seu consumo e a dar orientações a respeito do uso.

O último levantamento realizado no Brasil mostrou um aumento do consumo de drogas ilícitas. A pesquisa revela que 9,9% dos brasileiros relatam ter usado drogas ilícitas e que 7,7% da população entre 12 e 65 anos já consumiu maconha pelo menos uma vez na vida, cocaína 3,1%, solventes 2,8% e *crack* 0,9%.[1]

Para facilitar essa abordagem, o Ministério da Saúde preconiza na técnica de aconselhamento uma pergunta aberta para dar entrada nesse assunto, por exemplo: "Qual a sua opinião sobre o uso de drogas?".[2]

Casa a mulher afirme ser usuária, poderá ser encaminhada para centros especializados em acompanhamento, mas, se o profissional se deparar com a usuária já durante a internação, na hora do parto ou no pós-parto imediato e se ela apresentar sinais clínicos de uso, a intervenção já se faz necessária.

Algumas pessoas utilizam drogas como recreação, outras para melhorar o desempenho nos esportes ou no trabalho e, ainda, uma parcela faz uso nocivo. A mulher moderna está cada vez mais inserida em um mercado altamente competitivo, normalmente com dupla jornada, dentro e fora de casa. Ela pode pertencer a famílias com estrutura comprometida, ter predisposição genética, círculo de amizade composto por usuários, ter sido vítima de violência, enfim, várias situações que representariam um gatilho para o consumo. A droga pode se transformar na "grande solução ilusória" na questão em que o ser humano é visto como máquina, cenário em que acredita necessitar de "combustíveis especiais".[3]

Conhecendo nossa paciente

Na abordagem, é importante levar em consideração a sua frequência de uso de drogas.[4]
- Não usuária: nunca utilizou.
- Usuária leve: usou droga no último mês, mas o consumo não foi diário ou semanal.
- Usuária moderada: utilizou drogas semanalmente, mas não diariamente no último mês.
- Usuária pesada: utilizou drogas diariamente no último mês.

É comum a afirmação da não dependência da droga, que o uso só acontece quando é necessário um melhor desempenho em alguma atividade ou para relaxar e se divertir.

Cocaína e *crack*

O consumo da cocaína atinge hoje todos os estratos sociais. No estado de São Paulo, o uso de cocaína atinge 2,1% da população, constituindo-se na terceira substância ilícita mais utilizada, atrás dos solventes (2,7%) e da maconha (6,6%). Nas salas de emergência, a cocaína é responsável por 30% a 40% das admissões relacionadas a drogas ilícitas. É usada por uma população extremamente jovem, variando dos 15 aos 45 anos, com predomínio dos 20 aos 30 anos.[1]

A cocaína tem ações periféricas e centrais: é um potente anestésico local com propriedades vasoconstritoras e um estimulante do sistema nervoso central. Entre os efeitos agudos, está o quadro de euforia. O consumo de derivados da cocaína durante a gravidez costuma estar associado a baixo peso de nascimento, complicações respiratórias, cardiovasculares e neurológicas, abortos espontâneos e déficits cognitivos. Não há evidência de uma síndrome teratogênica.

Há relatos de mulheres que usam *crack* até quase o momento do parto. Os recém-nascidos (RN) filhos de mulheres que fazem uso nocivo ou pesado de cocaína e *crack* podem apresentar síndrome de abstinência, que se caracteriza por hipertonicidade, tremores, instabilidade autonômica, alteração de humor, irritabilidade, sucção incontrolável e impossibilidade de consolo.[5] Em alguns países, é usada a escala de Finnegan para graduar a intensidade da síndrome de abstinência química neonatal. Com esse instrumento, podemos detectar e valorar a resposta às intervenções terapêuticas na evolução.[5]

É muito importante, e deve ser assegurado, o diagnóstico diferencial dessa síndrome no RN, com outras muito comuns nessa faixa etária, que incluem cólica, hipocalcemia, hipoglicemia, hipomagnesemia, infecção bacteriana (especialmente meningocócica) e septicemia neonatal.

O uso de teste toxicológico, sempre que disponível, poderá ser feito na urina da mãe ou do bebê, no mecônio e em amostra do cordão umbilical, que tem sensibilidade maior do que nos exames de urina.

A cocaína pode ser detectada nas primeiras 24 a 48 horas após a última dose da droga, e, na criança, até 72 a 96 horas depois. Porém, uma história clínica conhecida e fidedigna com uma paciente colaborativa torna os exames toxicológicos desnecessários.[2]

Apesar de não ser uma situação frequente, o risco de abstinência deve ser avaliado. A síndrome de dependência passiva em bebês, ou síndrome de abstinência neonatal, é rara, mas implica observação do bebê em ambiente hospitalar, redução dos estímulos sensoriais (luz, ruídos), administração de porções pequenas e frequentes de leite de banco de alto valor calórico. Se a mãe estiver internada por mais de 24 horas, e a equipe estiver segura da não ingestão de droga, pode-se oferecer seu leite cru, de preferência o leite do final da extração, por ser mais calórico. A criança deve ser acolhida no colo, e o choro acolhido até que a síndrome de privação passe.[6]

A participação da mãe nesse processo pode sensibilizá-la sobre a importância de se submeter a tratamento e de aceitar ajuda, que poderá ser oferecida já durante a internação. Não é recomendável alta hospitalar precoce para mães que fazem uso de drogas de abuso. No momento da alta, deve-se ter segurança de que a criança estará bem acompanhada. É imprescindível que se tenha construído uma rede de apoio que inclua visitas domiciliares.

Se a mulher é uma usuária pesada, de qualquer tipo de derivado de cocaína, a lactação está contraindicada; mas, caso seja usuária leve ou moderada, considerando os benefícios para o bebê, e ainda tendo-se a garantia de que ela não amamentará por 24 horas após o consumo, alguns autores acreditam ser importante assegurar o aleitamento.[7] Mesmo enquanto não puder oferecer o seu leite ao seu bebê, a mulher deve estimular a mama, para não acarretar diminuição na produção de leite. Quando possível, a amamentação em livre demanda e a extração do seu leite para o dia que estiver sem amamentar devem ser orientadas.

O comportamento agressivo, conflituoso e de vínculo menos afetivo com o bebê são frequentes nessas pacientes. Assim, vários autores orientam que mães usuárias ativas de cocaína ou *crack*, sem histórico confiável de suspensão de droga, devam ser avaliadas com muito critério e, se demonstrarem ainda como agravante problemas de afetividade diante do filho, seja considerada a possibilidade de contraindicar o aleitamento materno.

Mães que fazem uso leve ou moderado necessitam de apoio familiar e de equipe multiprofissional. Uma família continente pode garantir o não uso da droga e tranquilizar o profissional de saúde. Todas as ações devem ser asseguradas por meio de documento de esclarecimento assinado pela família e pela mãe.

A contraindicação do aleitamento não implica necessariamente a institucionalização da criança. É recomendável que se acolha a família e se identifique uma matriz de apoio. A criança pode ser uma grande motivação para que a mãe consiga aderir ao tratamento, mas deve-se certificar sobre a segurança ao bebê, para protegê-lo de maus-tratos ou abandono. É importante que existam avaliações multidisciplinares, por assistente social, psicólogo, psiquiatra, obstetra e pediatra. As maternidades devem se estruturar e manter sua rede de apoio com outros componentes da Rede Cegonha, com a rede básica e com o serviço social. Essa rede de apoio deve incluir albergues municipais para mães sem-teto ou moradoras de rua e garantir sua frequência regular a um serviço de saúde mental [Centro de Apoio Psicossocial (CAPS), ambulatório ou unidade básica de saúde], assim como aos serviços onde possa ser feito o acompanhamento da puérpera e do bebê em outras áreas da saúde.[8]

Maconha

Em várias populações, a maconha é a droga ilícita mais utilizada durante a gravidez, com uma prevalência de 3% a 30%.[2] A *Cannabis sativa* contém cerca de 400 substâncias químicas, entre as quais se destacam pelo menos 60 alcaloides conhecidos como canabinoides. Eles são os responsáveis pelos efeitos psíquicos e classificados em dois grupos: os canabinoides psicoativos (p. ex., delta-8-THC, delta-9-THC e o seu metabólico ativo, conhecido como 11-hidroxi-delta-9--THC) e os não psicoativos (p. ex., canabidiol e canabinol). O delta-9-THC é o mais abundante e potente desses compostos. Seu princípio ativo é o 9-tetra-hidrocanabinol (THC), que atravessa livremente a placenta, é encontrado no leite materno e está ligado à restrição de crescimento intrauterino, à prematuridade e à mortalidade neonatal. Os estudos mostram fatores de confusão, na medida em que não conseguem excluir o uso de outras substâncias, como o tabaco e o álcool. A maconha tem maior concentração de THC, que acarreta menor desenvolvimento neurológico na criança, podendo resultar em hiperatividade, deficiência cognitiva e alterações das funções dos receptores dopaminérgicos.[2]

As mulheres não iniciam o uso da maconha durante o aleitamento e, provavelmente, já o faziam até mesmo antes da gravidez. Algumas vezes, elas suspendem o uso ao saber que estão grávidas, mas retornam durante a amamentação. Elas devem ser orientadas de que o THC tem meia-vida longa, passa para o leite materno e que sua concentração é 8,4% mais alta no leite do que no sangue. Devido à sua lipossolubilidade, os canabinoides se acumulam, principalmente nos órgãos onde os níveis de gordura são mais elevados.[9]

Nas crianças, as alterações aparecem entre 4 e 8 anos e são relacionadas com deficiência de aprendizado, problemas respiratórios e distúrbios psiquiátricos. Não se conhece um nível seguro de uso de maconha para a amamentação.[9] A orientação deve abordar os potenciais riscos e, em caso de uso, evitar a amamentação por 24 horas.

Álcool

Para que se consiga manter o aleitamento materno exclusivo por 6 meses e estendido até os 2 anos ou mais, com a alimentação complementar, algumas práticas ou hábitos não devem ser estimulados, entre eles o consumo de álcool. O álcool tem baixo peso molecular, em torno de 46 dálton, atravessa o capilar endotelial e a célula alveolar e, por difusão passiva, atinge o leite materno em concentração muito próxima do nível sanguíneo da mãe em cerca de 95%.[10]

A concentração do álcool no leite materno é influenciada pela quantidade consumida e por fatores relacionados com a nutriz, como sua função hepática, composição e volume do leite, fluxo sanguíneo para a mama, peso e, ainda, se ela se alimentou ou não. O pico de concentração do álcool se dá 1 hora após seu consumo, se foi fora da refeição, mas esse tempo pode ser estendido para 90 minutos, quando ingerido com alimentos.

O uso do álcool não deve ser encorajado durante a amamentação, porque é uma substância inibidora do sistema nervoso central, pode provocar sonolência, acarretar prejuízos no cuidado com o bebê, inibir o reflexo da ocitocina e da ejeção do leite. Ainda, há de se considerar que a criança tem baixa taxa de álcool desidrogenase (ADH), a enzima que metaboliza o álcool.

O álcool ingerido aumenta a intensidade do odor percebido no leite, que atinge o pico máximo em 30 a 60 minutos após o consumo e tem efeito dose-dependente.[10]

Uma unidade de álcool equivale a 10 a 12 g de álcool puro e requer 1 hora em média para ser metabolizado, ainda na dependência do peso da nutriz. Se a ingesta for de 12 g de álcool, uma mulher com 54 kg necessitará de 2 horas e meia para eliminar o álcool do leite; se tiver 68 kg, serão 2,25 horas; e, para uma mulher de 82 kg, serão necessárias 2 horas.

É importante conhecer a equivalência do álcool nas bebidas de maior consumo na nossa sociedade:
- 1 lata de cerveja (355 mL) = 1,5 dose de álcool.
- 1 copo de chope ou cerveja (300 mL) = 1 dose.
- 1 taça de vinho (100 mL) = 1 dose.
- 1 dose de destilado (pinga, uísque ou vodca) (50 mL) = 1,5 dose.

Na nutriz, o álcool costuma inibir a resposta da ocitocina. Com relação à prolactina, com o aumento inicial da concentração do álcool no sangue, a resposta aumenta. Mas, com sua metabolização e diminuição de concentração no sangue, ocorre uma inibição da produção do hormônio.[10] Quanto menor a idade do lactente, maior o risco, devido à menor maturidade hepática.[10]

A criança pode apresentar sonolência, alterações do padrão de sono e do tônus muscular, menor escore de desenvolvimento aos 12 meses e distúrbios gastrintestinais.[10]

Como já citado, o uso do álcool não deve ser recomendado durante a amamentação. Por sua vez, se o uso for eventual, é interessante que a mãe programe a amamentação de acordo com o pico de concentração do álcool. A extração do leite pode ser recomendável para garantir a alimentação do bebê, caso o tempo para amamentar seja ampliado por uma maior ingestão de bebidas alcoólicas.

Tabaco

Trata-se de um psicoestimulante lipossolúvel, de baixa ligação a proteínas plasmáticas, com mais de 2.500 substâncias tóxicas ainda com efeitos desconhecidos. Promove insuficiência arterial placentária, responsável por recém-nascidos pequenos para idade gestacional, causa de prematuridade e abortos.[11] A consulta de pré-natal é uma oportunidade para orientação sobre os riscos de fumar e, se não for viável a eliminação do uso, é recomendável diminuir o número de cigarros, de preferência a até um máximo de cinco por dia.

A nicotina pode ser responsável pela redução da produção láctea por diminuição da produção de prolactina. Com relação ao leite, altera o sabor, diminui os fatores antioxidantes, como as vitaminas A, C e E, os lipídeos, sendo menos LC-PUFA, o que pode acarretar alterações no crescimento e no desenvolvimento. O desbalanço nos ácidos graxos provoca alteração no microbioma, resultando em disbiose e doenças inflamatórias.[11]

Na criança, o risco de morte súbita pela diminuição de dopamina nos corpos carotídeos e a predisposição a infecções respiratórias, asma e otite média podem ser maiores. Alterações do sono e vigília, agitação, taquicardia, taquipneia, danos histopatológicos no fígado e nos pulmões, danos oxidativos intracelulares, redução das células beta do pâncreas, diminuição de tolerância à glicose e, ainda, deficiência de iodo são alguns dos possíveis efeitos do tabaco.

Fumar até cinco cigarros por dia pode promover comportamentos de choro e cólica no lactente; acima de 10 cigarros por dia, a produção de leite pode diminuir e a redução do tempo de sono é mais provável. A ideia de pouco leite passa como responsável pelo sono inadequado e aumenta o risco de desmame por introdução de fórmulas infantis. Como os benefícios do aleitamento materno superam os malefícios da nicotina, a amamentação não deverá ser suspensa.[12]

A meia-vida do cigarro é de 2 horas, e os efeitos adversos dependem da quantidade usada e do tempo decorrido entre o último cigarro e a mamada. Assim, é prudente que a mãe espere esse período até a próxima mamada.[12]

A orientação deve incluir informação sobre a nicotina como agente de redução da produção de leite e a recomendação de não fumar dentro de casa ou perto do bebê, para que ele não se torne um fumante passivo. A lactante que deseje a redução do hábito pode ser encaminha a um especialista e/ou usar os adesivos de nicotina para diminuir a compulsão e a síndrome de abstinência. Os adesivos são compatíveis com a amamentação.[12]

Cigarro eletrônico

A população mundial, de modo geral, com a conscientização sobre os malefícios do tabaco, tem procurado alternativas e a indústria rapidamente responde a essa demanda. O cigarro eletrônico surge como um nicho de diversificação de produção, com o intuito de manter os altos lucros desse segmento de mercado.

Parte das pesquisas apresenta o cigarro eletrônico como menos maléfico que o cigarro comum. No *site* <www.e-lactancia.org>, é considerado de baixo risco para o aleitamento materno. Contudo, há descrição de várias substâncias maléficas que reduzem a frequência respiratória, danificam o epitélio pulmonar e contribuem para doenças cardiovasculares em sua composição. O vapor, além da nicotina, contém propilenoglicol, glicerol e etilenoglicol. Ainda não se conhecem as implicações para a saúde por seu uso prolongado.[13]

Narguilé

Assim como o cigarro foi ligado ao sucesso, o narguilé vem sendo associado a imagens bonitas, festas e lugares paradisíacos. Seu uso tem aumentado nos últimos anos. Uma sessão de narguilé expõe os usuários a quantidades de alcatrão comparáveis a 25 cigarros, quanto ao monóxido de carbono a 11 cigarros e quanto à nicotina a 2 cigarros.[14]

Além da exposição maior à nicotina e a outros compostos, há chance de infecção devido ao compartilhamento do bocal.[14]

Anfetaminas

Metanfetamina e o metabólito anfetamina são detectáveis no leite materno e, depois, no sangue da criança.[15] É importante aguardar de 48 a 100 horas para amamentar, embora a metanfetamina seja indetectável no leite de muitas mães após uma média de 72 horas do último uso.[15] Durante a amamentação, efeitos da anfetamina e dextroanfetamina no desenvolvimento da criança ainda não foram bem estudados. Altas doses de anfetamina e dextroanfetamina interferem na produção de leite, principalmente se a amamentação ainda não está bem estabelecida.[16-18] É recomendado que lactantes não usem anfetaminas mesmo em doses terapêuticas, pois seu emprego pode interferir nas habilidades de cuidar da criança.[15-17]

Conclusão

O atendimento às usuárias de drogas deve ser estruturado em rede. O plano terapêutico depende do tipo e da frequência de consumo. O ideal é que a abordagem se inicie no pré-natal, com equipe multiprofissional e com o objetivo de atingir a abstinência. Os exames toxicológicos, nem sempre disponíveis, são fundamentais para o diagnóstico. Visitas domiciliares ajudam a acompanhar o dia a dia da usuária. Os familiares ou a matriz de apoio são importantes nesse seguimento.

O parto deve respeitar as normas de humanização e promoção de vínculo, com contato pele a pele, amamentação na primeira hora assistida e alojamento conjunto, independentemente de o parto ser vaginal ou cirúrgico.[19]

Durante a internação, devemos aguardar o tempo adequado para oferecer o leite materno, seguindo o caminho de metabolização da substância utilizada. Deverá ser estabelecida uma rede de apoio para o suporte à díade, sendo desejável a participação da família.

Nos casos de consumo durante a gravidez, toda estratégia será voltada para a manutenção do aleitamento com a mesma rede de apoio, visitas domiciliares e suporte da família. Não se deve tomar como base o uso da droga durante a gravidez para institucionalizar a criança, mas a possibilidade de negligência e riscos deve ser rigorosamente acompanhada.

Referências bibliográficas

1. Bastos FIPM, Vasconcellos MTL de, De Boni RB, Reis NB dos, Coutinho CF de S, et al. III levantamento nacional sobre o uso de drogas pela população brasileira. ICICT/FIOCRUZ; 2017. Disponível em: https://www.arca.fiocruz.br/handle/icict/34614. Acesso em: 10 out. 2020.
2. Brasil. Ministério da Saúde. Secretaria de Políticas da Saúde. Amamentação e uso de drogas. Disponível em: http://bvsms.saude.gov.br/bvs/publicacoes/partes/amamentacao_drogas2.pdf. Acesso em: 10 out. 2020.
3. Kalina E, Kovadloff S, Roig PM, Serran JC, Cesaram F. Drogadição hoje: indivíduo, família e sociedade. Porto Alegre: Artmed; 1999.
4. Departamento de Psicologia da Universidade Federal de São Paulo. Centro Brasileiro de Informações sobre drogas psicoativas [Internet]. Centro Brasileiro de Informações sobre drogas psicoativas. 2020. Disponível em: http://www.cebrid.epm.br. Acesso em: 30 nov. 2020.
5. Finnegan LP, Connaughton Jr JF, Kron RE, Emich JP. Neonatal abstinence syndrome: assessment and management. Addict Dis. 1975; 2(1-2):141-58.
6. Barrero Virguetti MH, Escalera Solis C. Síndrome de abstinência neonatal. Rev Méd Cochabamba. 2008; 19(29):54-60.
7. Cain MA, Bornick P, Whiteman V. The maternal, fetal, and neonatal effects of cocaine exposure in pregnancy. Clin Obstet Gynecol. 2013 Mar; 56(1):124-32.
8. National Association Neonatal Nurses. Board of Directors. Marijuana, Breastfeeding and the use of human milk, July 2020. Disponível em: http://nann.org/uploads/About/PositionPDFS/Marijuana_Breastfeeding_and_the_Use_of_Human_Milk_Position_Statement_FINAL.pdf.

9. Anderson PO. Alcohol use during breastfeeding. Breastfeed Med. 2018; 13(5):315-7.
10. Chaves A, Chaves R, Rezende B. Uso de álcool durante a amamentação: um estudo de revisão. Rev Pediatr SOPERJ. 2018; 18(01):16-22.
11. Macchi M, Bambini L, Franceschini S, Alexa ID, Agostoni C. The effect of tobacco smoking during pregnancy and breastfeeding on human milk composition – a systematic review. Eur J Clin Nutr. 2020; 1-12
12. Primo CC, Ruela PBF, Brotto LD de A, Garcia TR, Lima E de F. Effects of maternal nicotine on breastfeeding infants. Rev Paul Pediatr. 2013; 31(3):392-7.
13. Regulatory Options for Electronic Cigarettes [Internet]. Tobacco Control Legal Consortium; 2013. Disponível em: https://www.publichealthlawcenter.org/sites/default/files/pdf/tclc-fs-regulatory-options-e-cigarettes-2013.pdf. Acesso em: 30 nov. 2020.
14. Primack BA, Carroll MV, Weiss PM, Shihadeh AL, Shensa A, Farley ST, et al. Systematic review and meta-analysis of inhaled toxicants from waterpipe and cigarette smoking. Public Health Rep. 2016; 131(1):76-85.
15. Methamphetamine [Internet]. National Library of Medicine (US); 2018. Disponível em: https://pubmed.ncbi.nlm.nih.gov/30000673. Acesso em: 30 nov. 2020.
16. Amphetamine [Internet]. National Library of Medicine (US); 2018. Disponível em: https://pubmed.ncbi.nlm.nih.gov/30000366. Acesso em: 30 nov. 2020.
17. Dextroamphetamine [Internet]. National Library of Medicine (US); 2018. Disponível em: https://pubmed.ncbi.nlm.nih.gov/30000799. Acesso em: 30 nov. 2020.
18. Anderson PO. Drugs of abuse during breastfeeding. Breastfeed Med. 2018; 13(6):405-7.
19. Schiff DM, Wachman EM, Philipp B, Joseph K, Shrestha H, Taveras EM, et al. Examination of hospital, maternal, and infant characteristics associated with breastfeeding initiation and continuation among opioid-exposed mother-infant dyads. Breastfeed Med. 2018; 13(4):266-74.

Seção 8

Amamentação nos tempos modernos

Coordenadoras
Rosangela Gomes dos Santos
Valdenise Martins Laurindo Tuma Calil

Capítulo 27

Volta ao trabalho e legislação

**Rosangela Gomes dos Santos
Valdenise Martins Laurindo Tuma Calil**

Toda a história das mulheres foi feita pelos homens.
(Simone de Beauvoir)

Valentina está em sua segunda gestação. Hoje trabalha em uma multinacional de cosméticos e estuda à noite, faltando poucos meses para terminar o curso de Administração de Empresas. Encontra-se no 8º mês de gestação e já está pensando como será a volta ao trabalho, pois agora terá duas crianças para cuidar.

Sua primeira filha, Camila, nasceu com 30 semanas e ficou no hospital por 1 mês; assim, sua licença-maternidade, que era de 4 meses, foi reduzida para 3 meses. Como precisou voltar ao trabalho após esse período, não conseguiu manter aleitamento exclusivo por 6 meses. Camila ficou por muito pouco tempo em aleitamento materno, pois logo entrou em contato com a mamadeira.

Valentina acha que com este segundo filho será diferente, pois sua empresa participa do programa Empresa Cidadã e dispõe de uma sala de apoio à amamentação, de cujo funcionamento ainda não tem informações. Está preocupada também com sua volta às atividades escolares e refere desconhecer os seus direitos. Seu marido agora trabalha registrado e também precisa se informar sobre a duração da licença-paternidade para poder auxiliar sua esposa.

Sua mãe deseja ajudar e acha que precisa aprender a oferecer o leite materno no copinho, pois a Camila ficou muito doente pela falta do leite da mãe.

Valentina espera conseguir esclarecer todas essas dúvidas com o obstetra e o pediatra até o final da gestação, pois, desse modo, conseguirá manter a amamentação exclusiva por um período maior.

Introdução

Um dos mais expressivos legados da Revolução Industrial foi abrir definitivamente as portas do mercado de trabalho às mulheres. A indústria têxtil, tanto no Brasil quanto na Europa, foi o grande setor de emprego das mulheres nas fábricas. Elas eram admitidas ainda muito jovens e muitas delas levavam os filhos para o trabalho. Segundo Michele Perrot, a Primeira Guerra Mundial propiciou que mulheres, em países como França e Inglaterra, substituíssem na retaguarda os homens mobilizados para a frente de batalha. A chegada maciça das "municionetes" (jovens que trabalhavam nas fábricas de munição), cerca de 300 mil na França, obrigou as fábricas a acelerarem a divisão de trabalho e a reorganizarem seus espaços, com a criação de locais para o aleitamento materno.[1]

A entrada da mulher no mercado de trabalho foi irreversível e prosseguiu no período entre as duas guerras. Os trabalhos realizados eram pouco qualificados, reduzidos a gestos simples e repetitivos; as jornadas de trabalho eram longas e exercidas em locais inóspitos.[1] O êxodo rural, provocado pela industrialização nos grandes centros, bem como o grande distanciamento do lar dificultaram e até mesmo impossibilitaram as condições de amamentação.[2]

No Brasil, entretanto, no final do século XVIII e início do século XIX, foram observadas manifestações incipientes de pessoas influentes preocupadas com os direitos trabalhistas das mulheres nas fábricas, principalmente no período gestacional. Com a criação da Consolidação das Leis do Trabalho (CLT), sancionada pelo presidente Getúlio Vargas durante o Estado Novo pelo Decreto-Lei n. 5.452, de 1º de maio de 1943, várias modificações e adaptações foram introduzidas na legislação, no sentido de adequar e proteger a mulher trabalhadora. Entre outros pontos, os artigos 392, 393 e 395 da CLT estabeleceram, respectivamente, que: a licença-maternidade seria de 84 dias, sendo 4 semanas antes e 8 semanas depois do parto; nesse período, a mulher teria direito ao salário integral; e, em caso de aborto não criminoso, comprovado por atestado médico oficial, a mulher teria direito a um repouso remunerado de 2 semanas, assegurado o direito de retornar à função que ocupava antes de seu afastamento.[3]

Em 1973, os custos da licença-maternidade passaram a ser absorvidos pela Previdência Social, o que contribuiu para reduzir preconceitos contra gestantes e lactantes.[2,4] A Carta de 1988 aumentou esse período para 120 dias[4] e, depois de 2008, quando foi criado o Programa Empresa Cidadã, que favorece algumas mulheres a possibilidade de permanecer em licença-maternidade durante 180 dias.[5] Projetos para estender o período de 180 dias para todas as mulheres ainda tramitam no Congresso Nacional.

Apesar do ingresso das mulheres em atividades anteriormente só exercidas por homens, ainda são observadas diferenças salariais entre os dois sexos.

Leis trabalhistas relacionadas com a maternidade e com o aleitamento materno

Deve-se lembrar que os direitos trabalhistas sofrem influência direta do momento do país e das reinvindicações das classes trabalhadoras.

Direitos das gestantes

Direito à privacidade

Na entrevista de emprego, no momento da admissão ou durante a vigência do contrato de trabalho, as empresas não podem exigir nenhum tipo de atestado ou exame médico para comprovação de gravidez (artigo 1º da Lei n. 9.029/1995 da Constituição Federal e artigo 373-A da CLT).[3]

Estabilidade provisória

De acordo com a lei trabalhista (art. 391 da CLT e artigo 10º, inciso II, letra b do Ato das Disposições Constitucionais Transitórias – ADCT –, da Constituição Federal), a gestante não pode ser demitida arbitrariamente no intervalo entre a concepção do bebê e 5 meses após o parto.[3,4]

O fato de haver contraído matrimônio ou se encontrar em estado de gravidez não constitui justa causa para a rescisão do contrato de trabalho (artigo 391 da CLT).[3]

O mesmo vale para quem engravida durante o cumprimento do aviso prévio. Como o vínculo empregatício só se encerra ao final do período, nesse caso a gestante deve ser readmitida.

Direito a mudar de função ou de setor no trabalho

A gestante e a lactante devem ser afastadas de qualquer atividade insalubre, independentemente da apresentação de atestado médico.[6] Na impossibilidade de execução de atividades em local salubre na empresa, a gravidez será considerada de risco, ensejando a percepção de salário-maternidade, de acordo com a Lei n. 8.213, de 24 de julho de 1991, durante todo o período de afastamento.[4]

Direito a consultas e exames

O período de gestação exige uma série de cuidados. Por essa razão, a CLT prevê que a gestante pode se ausentar do trabalho, sem necessidade de justificativa, por pelo menos seis vezes para se submeter às consultas médicas e aos exames de rotina do pré-natal. Se a gestação for de alto risco, poderá obter dispensa para um número maior de consultas e exames, de acordo com a necessidade (artigo 392, parágrafo 4º, incisos I e II, da CLT).[3,4]

Direito a afastamento remunerado

Em casos de gravidez de alto risco com necessidade de repouso total por longos períodos, a gestante recebe um auxílio-doença pago pelo empregador nos primeiros 15 dias (Lei n. 8.213/1991). A gestante deve apresentar atestado médico à empresa. Esse período de afastamento por auxílio-doença não é descontado da licença-maternidade.[4]

Licença em caso de aborto espontâneo

Caso a gestante sofra um aborto espontâneo antes da 23ª semana de gestação e perca o feto, situação que deve ser comprovada por atestado médico, ela tem direito à licença remunerada de 2 semanas. Será assegurado seu direito de retornar à função anterior por ocasião de sua volta ao trabalho (artigo 395 da CLT).[3]

O Instituto Nacional do Seguro Social (INSS) considera parto prematuro o evento ocorrido a partir da 23ª semana de gestação (6º mês), inclusive em caso de natimorto (Instrução Normativa INSS/PR n. 11). Nesses casos, a segurada terá direito a 120 dias de salário-maternidade, sem necessidade de avaliação médico-pericial.

Direito de acompanhante durante o parto

De acordo com a Lei n. 11.108/2005, capítulo VII, artigo 19, no Sistema Único de Saúde (SUS), na rede própria ou conveniada, ficam obrigados a permitir a presença, junto à parturiente, de um acompanhante durante todo o período de trabalho de parto, parto e pós-parto imediato.

Parágrafo 1º: O acompanhante será indicado pela parturiente.[7]

Os hospitais particulares também estão obrigados a permitir a presença do acompanhante de escolha da gestante (Resolução da Diretoria Colegiada n. 36, de 3 de junho de 2008, da Agência Nacional de Vigilância Sanitária, item 9.1).[8]

Direitos de mães e pais após o parto

Licença-maternidade e licença-paternidade

Direito à licença-maternidade de 120 dias e licença-paternidade de 5 dias corridos (artigos 392 e 473, parágrafo III da CLT; artigo 7º, incisos XVIII e XIX, da Constituição Federal, e Lei n. 8.213/1991, artigo 71, da Lei de Benefícios da Previdência Social – LBPS; artigo 208 da Lei n. 8.112/1990), sem prejuízo do emprego e do salário. Esses direitos são válidos também para os empregados domésticos contratados por regime de trabalho CLT.[3,4,9]

> Artigo 392, parágrafo 1º – A empregada deve, mediante atestado médico, notificar o seu empregador da data do início do afastamento do emprego, que poderá ocorrer entre o 28º dia antes do parto e a ocorrência deste.
>
> Artigo 392, parágrafo 3º – Mesmo em caso de parto antecipado, a mulher terá direito aos 120 dias de licença-maternidade.

A Lei n. 10.421/2002 acrescentou à CLT o artigo 392-A, possibilitando a licença-maternidade à mãe adotiva ou àquela que obtivesse a guarda judicial para fins de adoção.[4] O valor do benefício era dependente da idade da criança, mas, segundo a Lei 12.783/2013 (Medida Provisória – MP – 619/2013), a(o) empregada(o) que adotar ou obtiver a guarda judicial para fins de adoção (crianças até 12 anos incompletos) terá licença-maternidade e salário-maternidade pelo período de 120 dias. O benefício será concedido a apenas um dos adotantes do casal, sendo válido também para os casais homoafetivos. Em caso de morte da genitora (biológica ou adotiva), é assegurado ao companheiro (cônjuge) o gozo da licença por todo o período ou pelo período restante, salvo em caso de falecimento ou abandono do filho.[10]

Prorrogação dos períodos de repouso antes e depois do parto

> Artigo 392, parágrafo 2º da CLT – Os períodos de repouso antes e depois do parto poderão ser aumentados de 2 semanas cada um, mediante atestado médico.

A prorrogação do período de repouso após o parto é extraoficialmente denominada "licença-amamentação" e deve ser gozada logo após o término da licença-maternidade.[3,9] As empresas não são obrigadas a aceitar o atestado médico para o aleitamento materno, pois não terão reembolso por parte da Previdência Social pelas 2 semanas de afastamento da colaboradora. Para ser validado, o documento apresentado deve indicar doença da criança ou da mãe (CID) que exija o afastamento do trabalho, conforme legislação previdenciária (Decreto n. 3.048/1999, artigo 93, parágrafo 3º e Instrução Normativa INSS 77, artigo 343, parágrafo 8º).

Intervalos para amamentação

> Art. 396 da CLT – Para amamentar o próprio filho, até que este complete 6 meses de idade, a mulher terá direito, durante a jornada de trabalho, a dois descansos especiais, de meia hora cada um. Esses intervalos podem ser negociados com o patrão e agrupados para 1 hora, permitindo à mãe que chegue mais tarde ou saia mais cedo do serviço.
>
> Parágrafo único – Quando o exigir a saúde do filho, o período de 6 meses poderá ser dilatado, a critério da autoridade competente.[3,9]

Programa Empresa Cidadã (Lei n. 11.770/2008)

Prorroga por 60 dias a duração da licença-maternidade nas empresas que fazem a adesão pelo site:[5] <https://www.gov.br/pt-br/servicos/aderir-ao-programa-empresa-cidada>.

Trata-se, portanto, de "lei facultativa", pois a adesão não é obrigatória. A empresa recebe benefícios fiscais, com valor equivalente ao total da remuneração paga nos 60 dias de prorrogação da licença-maternidade. É necessário salientar que somente podem aderir ao programa as pessoas jurídicas tributadas com base no lucro real, por força do artigo 5º, da Lei n. 11.770/2008.

Nesses casos, a empregada deve requerer a prorrogação da licença-maternidade até o final do 1º mês após o parto, sendo o benefício concedido logo após o término da licença de 120 dias. A adesão ao programa pode ser solicitada também por mães adotantes ou que obtiveram guarda judicial para fins de adoção.[5]

Com relação à licença-paternidade, conforme alteração recente nas normas que a regulamentam (Lei n. 13.257/2016), houve acréscimo de 15 dias ao prazo de 5 dias já garantido por lei, totalizando 20 dias. O benefício também é válido para pais adotantes ou que obtiveram guarda judicial para fins de adoção. O pai deve fazer o requerimento dentro do prazo de 2 dias úteis após o parto, além de comprovar participação em programa ou atividade de orientação sobre paternidade responsável.

No período de prorrogação das licenças-maternidade ou paternidade, o funcionário não pode exercer qualquer tipo de atividade remunerada, sendo também vedada a manutenção da criança em creche ou organização similar.[5]

Programa de prorrogação da licença-maternidade às servidoras públicas federais

Segundo o Decreto n. 6.690/2008, artigo 2º, parágrafos 1º a 3º, todas as funcionárias públicas federais têm direito à prorrogação por 60 dias de sua licença-maternidade, desde que a solicitem até o final do 1º mês após o parto. A partir de 10/03/2016, a licença-adotante é igual à licença-maternidade (180 dias), por decisão do Supremo Tribunal Federal. Esta abrange somente servidoras regidas pela Lei n. 8.112/1990, conhecida como *Estatuto do Servidor Público Federal*.

Licença-paternidade para funcionários públicos federais

Por meio do Decreto n. 8.737/2016, a licença-paternidade foi aumentada para 20 dias, para pais biológicos e adotantes, desde que os funcionários solicitem a prorrogação até 2 dias úteis após o parto ou a adoção.

Prorrogação da licença-maternidade às servidoras públicas estaduais e municipais

Os 27 estados brasileiros e o Distrito Federal, por meio de leis locais, prorrogaram a licença-maternidade em 60 dias para suas funcionárias, o que ocorreu também em muitos municípios brasileiros.

Direito à creche

> Artigo 389, parágrafos 1º e 2º da CLT – Todo estabelecimento que empregue mais de 30 mulheres com mais de 16 anos de idade deverá ter local apropriado onde seja permitido às empregadas guardar sob vigilância e assistência os seus filhos no período de amamentação. Essa exigência poderá ser suprida por meio de creches distritais mantidas, diretamente ou

mediante convênios, por outras entidades públicas ou privadas, como SESI, SESC, LBA ou entidades sindicais. Os locais destinados à guarda dos filhos das operárias deverão possuir, no mínimo, um berçário, uma saleta de amamentação, uma cozinha dietética e uma instalação sanitária (artigo 400 da CLT).[3,9]

A Portaria n. 3.296/1986, do Ministério do Trabalho e Emprego (MTE), autoriza o empregador a substituir a obrigação contida no parágrafo 1º, do art. 389, da CLT, pelo reembolso-creche, que pode ser acordado com sindicatos da categoria, fixando período e valores.[9]

Muitas creches públicas e algumas privadas não aceitam a presença das mães no local para amamentar seus filhos e, também, que deixem o leite materno congelado para ser dado aos filhos na sua ausência. No estado de São Paulo, a Lei n. 16.047, de 4 de dezembro de 2015, dispõe sobre o direito ao aleitamento materno nas creches.

Direitos da mãe estudante

O artigo 1º, da Lei n. 6.202/1975, permite a obtenção das notas através de trabalhos realizados em casa a partir do 8º mês de gestação, durante 3 meses. O início e o fim do período são determinados por atestado médico, apresentado à direção da escola.[4]

O artigo 2º determina que, em casos excepcionais devidamente comprovados por atestado médico, os períodos de repouso antes e depois do parto poderão ser aumentados.

A Portaria 604 do Ministério da Educação e Cultura (MEC), de 10/05/2017 – garante o direito às mães de amamentar seus filhos em instituições do sistema federal de ensino, mesmo que não haja uma estrutura ou um espaço específico para isso.[11]

Segundo a Lei n. 13.536/2017, estudantes bolsistas de pesquisa têm direito a afastamento remunerado por maternidade ou adoção, podendo suspender as atividades acadêmicas por até 120 dias. A regra vale para bolsas concedidas por agências de fomento à pesquisa com duração mínima de 1 ano.

A Lei n. 13.872/2019 assegura o direito de a mãe amamentar seu filho durante Concurso Público.

Direitos da mãe privada de liberdade

Às presidiárias, serão asseguradas condições para que possam permanecer com seus filhos durante o período de amamentação.[4] Esse direito também está expresso no *Estatuto da Criança e do Adolescente* (ECA), Lei n. 8.069/1990, artigo 9º.[12]

A Lei n. 7.210/1984, artigo 83, parágrafo 2º, da Lei de Execução Penal determina que os estabelecimentos penais destinados a mulheres devem ser dotados de berçário (redação dada pela Lei n. 11.942, de 2009).

De acordo com a decisão do Supremo Tribunal Federal (STF), de 20 de fevereiro de 2018, mulheres em prisão preventiva que sejam gestantes, mães de crianças com até 12 anos ou de deficientes terão o direito, mediante *habeas corpus* coletivo (HC 143641), de permanecer em prisão domiciliar até a data do julgamento. Esse *habeas corpus* não se estende àquelas presidiárias que praticaram crimes violentos, com grave ameaça à vida ou contra os próprios filhos.[12]

Direito do recém-nascido a acompanhante em tempo integral

A Portaria n. 930, do Ministério da Saúde, de 10 de maio de 2012, define as diretrizes e os objetivos para a organização da atenção integral e humanizada ao recém-nascido grave ou potencialmente grave.

Licença-maternidade para mães de recém-nascidos pré-termo e/ou em unidade de terapia intensiva neonatal

O ministro do Superior Tribunal Federal (STF), Luiz Edson Fachin, concedeu, em 12 de março de 2020, uma decisão liminar provisória que amplia o período de licença-maternidade para mães de bebês prematuros que passam por internação. Pela decisão, a licença-maternidade e o salário-maternidade dessas mães somente vão contar oficialmente após a alta da mulher ou do recém-nascido, o que acontecer por último, quando o período de internação exceder as 2 semanas previstas no artigo 392 da CLT e no artigo 93, parágrafo 3º do Decreto n. 3.048/1999.[13] A decisão de Fachin tem efeito imediato para todas as trabalhadoras com carteira assinada, regime da CLT. A ação do ministro não tratou das servidoras públicas, porque elas têm regime próprio de licença. Essa decisão vale até que o plenário do STF confirme ou não o entendimento do ministro Fachin.

Salas de apoio à amamentação

As salas de apoio à amamentação são locais destinados à retirada e ao armazenamento de leite materno durante a jornada de trabalho e têm por objetivo atender às mulheres que precisam esvaziar as mamas durante o expediente, para oferecer o leite à criança em outro momento ou até mesmo para doação a um banco de leite humano. Não existe obrigatoriedade para instalação dessas estruturas. Vale acrescentar que a implantação de salas de apoio à amamentação é de baixo custo, assim como a sua manutenção. Portaria Anvisa n. 193, de 23/02/2010 e Nota Técnica Conjunta n. 01/2010, Anvisa e Ministério da Saúde.[14]

Lei para proteção das gestantes no período de COVID-19

A disseminação do SARS-Cov-2 e suas variantes trouxe maiores desafios à saúde das gestantes, consideradas grupo de risco para a doença.

A Lei n. 14.151 de 12/05/2021 busca resgatar a proteção para esse grupo de mulheres, promovendo seu afastamento das atividades de trabalho presencial durante a pandemia do coronavírus.[15]

Considerações finais

Antes do retorno ao trabalho, a funcionária deve avaliar, junto ao pediatra, algumas possibilidades relativas à manutenção do aleitamento materno. A empresa aceitará atestado médico para prorrogar a licença-maternidade por mais 2 semanas? O empregador permite *home office*? É possível levar o filho para o trabalho? A mãe pode sair na hora do almoço para amamentar? O filho pode passar o dia perto do local de trabalho de sua mãe? A funcionária pode negociar com o patrão maior flexibilidade de horários até que o filho tenha ao menos 6 meses? Ela pode prorrogar o período de licença com férias ou banco de horas? Após sua volta ao trabalho, o patrão pode permitir que ela junte os dois períodos de 30 minutos a que tem direito para, até os 6 meses do filho (ou mais, mediante atestado médico), entrar 1 hora mais tarde ou sair 1 hora mais cedo?

É importante conhecer as facilidades para a retirada e o armazenamento do leite no local do trabalho. Recomenda-se que a trabalhadora comece a estocar leite cru em congelador ou freezer 15 dias antes do retorno ao trabalho, período em que mantém a qualidade de congelado. O cuidador da criança poderá oferecer esse leite para ela em copinho, xícara ou colher, evitando a utilização de mamadeira, deve-se sugerir à mulher adotar aleitamento materno exclusivo durante toda a licença-maternidade e manter a amamentação sempre que estiver junto ao filho.[9]

A mulher trabalhadora necessitará de muito apoio para conseguir manter o aleitamento materno após a volta ao trabalho. Esses benefícios proporcionados pelo empregador certamente resultarão em menor absenteísmo das funcionárias e em aumento da produtividade, contribuindo ainda para enaltecer a imagem da empresa perante os funcionários, a sociedade e a mídia em geral.

Estes são os direitos trabalhistas existentes até o momento. Há vários projetos ainda não aprovados, cuja tramitação deverá ser acompanhada.

Referências bibliográficas

1. Perrot M. Minha história das mulheres. São Paulo: Contexto; 2007.
2. Silva IA. Amamentar: uma questão de assumir riscos ou garantir benefícios. São Paulo: Probel; 1997.
3. Brasil. Consolidação das Leis Trabalhistas (CLT) – Decreto-lei n. 5.452: 01 maio 1943.
4. Brasil. Constituição (1988). Constituição da República Federativa do Brasil. Brasília: Senado Federal; 1988.
5. Brasil. Constituição (1988). Constituição da República Federativa do Brasil. Lei n. 11.770, de 9 de setembro de 2008. Cria o Programa Empresa Cidadã. Brasília: Diário Oficial da União, 10 de setembro de 2008.
6. Brasil. Supremo Tribunal Federal. Ministro suspende norma que admite que trabalhadoras grávidas e lactantes desempenhem atividades insalubres. Notícias STF – 30 de abril de 2019. Disponível em: https://portal.stf.jus.br/noticias/verNoticiaDetalhe.asp?idConteudo=409885. Acesso em: 13 out. 2020.
7. Brasil. Constituição da República Federativa do Brasil. Lei n. 11.108/2005. Altera a Lei nº 8.080, de 19 de setembro de 1990, para garantir às parturientes o direito à presença de acompanhante durante o trabalho de parto, parto e pós-parto imediato, no âmbito do Sistema Único de Saúde – SUS. Disponível em: http://www.stf.jus.br/portal/cms/verNoticiaDetalhe.asp?idConteudo=409885. Acesso em: 14 out. 2020.
8. Brasil. Ministério da Saúde, Agência Nacional de Vigilância Sanitária. Resolução n. 36, de 3 de junho de 2008: dispõe sobre regulamento técnico para funciona- mento dos serviços de atenção obstétrica e neonatal. Disponível em: http://bvsms.saude.gov.br/bvs/saudelegis/anvisa/2008/res0036_03_06_2008_ rep.html. Acesso em: 13 out. 2020.
9. Brasil. Ministério da Saúde, Agência Nacional de Vigilância Sanitária. Cartilha para a mulher trabalhadora. 2. ed. Brasília: Ministério da Saúde; 2015.
10. Mussi CM. Inovações trazidas pela Lei n. 12.873/2013 ao salário-maternidade. Set. 2014.
11. Brasil. Ministério da Educação e Cultura. Portaria 604, de 10 de maio de 2017. Brasília: Diário Oficial da União; 11 maio 2017.
12. Brasil. Estatuto da Criança e do Adolescente. Lei n. 8.069, de 13 julho de 1990.
13. Oliveira M, Vivas F, D'Agostino R. Fachin dá liminar que amplia licença-maternidade para todas as mães de prematuros. 12 março 2020. Disponível em: https://g1.globo.com/politica/noticia/2020/03/12/fachin-da-liminar-para-ampliar-licenca-maternidade-para-todas-as-maes-de-prematu-ros.ghtml. Acesso em: 12 out. 2020.
14. Brasil. Ministério da Saúde, Agência Nacional de Vigilância Sanitária. Guia para implantação de salas de apoio à amamentação para a mulher trabalhadora. Brasília: MS; jul. 2015.
15. Brasil. Presidência da República. Secretaria-Geral. Subchefia para Assuntos Jurídicos. Lei n. 14.151/2021. Dispõe sobre o afastamento da empregada gestante das atividades de trabalho presencial durante a emergência de saúde pública de importância nacional decorrente do novo coronavírus. Disponível em: http://www.planalto.gov.br/ccivil_03/_ato2019-2022/2021/lei/L14151.htm. Acesso em: 16 ago. 2021.

Capítulo 28

Amamentação na adolescência

**Marisa da Matta Aprile
Denise de Sousa Feliciano**

Dora tinha 15 anos quando foi a um baile e, junto com amigas, fez uso de droga e muito álcool. Não sabe ao certo o que ingeriu. Só se lembra por *flashes* de uma memória quase onírica, que fez muito "sexo em série", com vários rapazes. Uma prática que começa a ser comum em alguns grupos de jovens. Filha de pais em constante conflito e nenhum acolhimento nem mesmo nos assuntos cotidianos. Viu-se grávida e sozinha sem nenhuma ideia de quem poderia ser o pai da criança. Saiu de casa e morava de favor com amigas que se alternavam em recebê-la. Amamentar poderia ser bom para não ter que comprar leite, dizia, mas não sabia se conseguiria porque teria que ganhar para seu sustento e da criança.

Joana com 16 anos parecia ter uma sorte um pouco melhor. Sabia quem era o pai, um "ficante" (sic) que sumiu de cena quando ouviu falar que ela estava grávida. Seus pais pareciam "de boa" (sic) e ela morava com eles enquanto juntava dinheiro para "comprar um barraco". Sairia de casa assim que o bebê nascesse. Se sentia envergonhada e sozinha também. Sua mãe dizia entender e aceitar sua gravidez, mas com alguma frequência fazia comentários que soavam humilhantes e pejorativos. Ressentia-se da falta de acolhimento verdadeiro. Durante a gestação, decidira não amamentar, pela necessidade de sair para trabalhar, mas aceitou o convite das voluntárias da maternidade para que tentasse. Logo de início teve fissuras e sentia muita dor quando o bebê mamava. Apesar das orientações e dos esforços, disse que o seu filho só parava de chorar com a chupeta. Desmamou logo em seguida.

Julia com 17 anos era uma das mães mais felizes do grupo. Ela e várias outras faziam parte das meninas que queriam ser mães. Desde os 12 namorava Guilherme, um vizinho, filho de uma comadre de sua mãe, que ela conhecia desde sempre e por quem era apaixonada. Sonharam juntos em se casar, ter bebês e viver para cuidar deles e da casa. Sentia-se realizada com essa perspectiva sem muita ambição. Nunca haviam se interessado por seguir com estudos. Estavam satisfeitos em ter terminado o ensino médio. Seus pais também estavam felizes em ajudá-los com o bebê. A gestação tinha sido boa e seu bebê já estava bem gordinho mamando só em seu peito.

O caso mais comovente foi o de Marina, que tinha apenas 13 anos e quase nem entendeu quando seu corpo deu os primeiros sinais de gravidez. Foi sua mãe quem reconheceu os sintomas. Só então compreendeu que seu irmão, tio de Marina, a quem tinham sido delegados os cuidados com ela enquanto a mãe trabalhava, a abusava desde os 9 anos. Marina nem sequer havia chegado a menstruar. Seu tio foi expulso de casa, mas não foi denunciado. A religiosidade materna impediu que se cogitasse um aborto. A mãe "acalmou" a filha dizendo a ela que se ocuparia do bebê e ele seria como seu irmão. Marina amamentou somente 15 dias e chegou ao grupo de apoio 20 dias após o parto. Sentindo-se acolhida e respeitada em sua solidão e desamparo, a menina confessou que não queria a criança: "Cheguei a odiar, desejei que morresse... mas, quando olhei para seus olhinhos, quando senti sua mãozinha, meu coração bateu forte, dei meu peito e ele mamou". Era uma menina sofrida que se tornava mãe. Apesar do apego com o bebê, no acompanhamento de puericultura, o pediatra verificou que ele não ganhava peso. O médico prescreveu fórmula e ele logo deixou de pegar o peito.

Do seio que cresce ao peito que amamenta

A adolescência é o período compreendido entre 10 e 19 anos e 11 meses, quando vários eventos ocorrem ao mesmo tempo – mudanças físicas, sociais e psicológicas. As mudanças biológicas e físicas nem sempre correspondem à expectativa da jovem e podem comprometer sua autoestima e, dependendo do grupo com o qual convive, pode apresentar maior grau de vulnerabilidade e se expor a comportamentos de risco, como uso de drogas, doenças sexualmente transmissíveis, imunodeficiência adquirida e a gravidez não planejada.[1,2] A gravidez e o aleitamento materno na adolescência necessitam de um olhar especial, pois a menina que começa a passar pelas transformações da idade passará também pelas transformações da gravidez.

No Brasil, convivemos com a dura realidade de ter, por ano, 500 mil gestações de meninas com idade entre 10 e 19 anos.[1] Quando a gravidez ocorre entre os 2 anos seguintes da primeira menstruação, mãe e filho correm mais riscos, porque o organismo da adolescente está ainda em processo de mudança. Após esse período, o risco existente é o mesmo que para primíparas.

A amamentação pode ser afetada pela ansiedade, pelo medo, pela insegurança e pela vulnerabilidade própria da adolescente e da lactante.

O profissional da saúde terá pela frente vários desafios ao abordar uma lactante adolescente, precisando compreendê-la. Para entender a mãe adolescente, deverá conhecer sua trajetória de vida. Algumas planejaram a gravidez, engravidaram 2 anos após a menarca, outras, como demonstrado no relato do grupo, não planejaram ou até mesmo sofreram violência, outras podem fazer uso de drogas, enfim, as perspectivas de vida podem ser muito diferentes.

Nesse atendimento, é importante entender como elas se sentem, o acolhimento é fundamental para que se crie empatia, compreender seus sentimentos, como está lidando com a restrição social, o abandono da escola e, principalmente, como está sua autoestima.[3] Verificar se tem apoio familiar ou alguma outra estrutura de apoio. Como ela se sente diante da criança e como está sua responsabilização. Se sofre algum tipo de preconceito na família, na escola ou dentro do seu grupo de convívio.

O apoio durante a gestação é fundamental, pois todos esses fatores, se existentes, comprometem muito seu vínculo com a criança e sua autoconfiança.[4] O ideal seria que o pediatra participasse de várias consultas do pré-natal.

O parto algumas vezes é motivo de ansiedade, devido à possibilidade de sentir dor, além do fato de se sentirem inseguras; desse modo, é importante que tenham orientações sobre o nascimento e o aleitamento materno. As informações sobre o parto humanizado e a amamentação devem ser enfatizadas, e, nos retornos, é importante que o profissional se certifique se foram entendidas e se ainda restam dúvidas.

O nascimento deve ser o mais humanizado possível, seja ele vaginal ou cirúrgico. O contato pele a pele e o aleitamento na primeira hora, sempre que possível, deverão ser praticados, já que fortalecerão o vínculo e ajudarão no estabelecimento da amamentação. Nem sempre a adolescente está pronta para assumir o cuidado com o filho, o aleitamento, por promover o contato físico, pele a pele, olho no olho é um fator de proteção à maternidade e desenvolve a afetividade e, com frequência, a consciência da responsabilidade.

A primeira mamada deverá ser assistida por profissional habilitado, evitando, assim, dor, pegas incorretas, mau posicionamento e as suas consequências, como ingurgitamento mamário, dor, fissuras e mastite.

A orientação deve ser contínua durante a gravidez e, após o nascimento, dinâmica e interativa. Adolescentes, em geral, são avessos a ordens e imposições, tendo-se que construir um caminho em conjunto, levando em consideração cada realidade de vida.[5]

Estudos realizados em mães adolescentes revelam que a prevalência do aleitamento materno exclusivo até os 6 meses é menor do que entre as não adolescentes e que a idade materna é fator de risco para o desmame.[6]

Prevalência do aleitamento materno em adolescentes

Há poucos estudos que abordam especificamente a prevalência do aleitamento materno na adolescência no Brasil.

Segundo Maranhão,[7] 88,2% das adolescentes amamentam exclusivamente no 1º mês e 38,2% até o 3º mês. O autor considera que um dos fatores que colabora para que esse índice seja baixo é o retorno à escola, que se dá geralmente após o 3º mês.[7]

Podemos, entretanto, considerar que a decisão de voltar à escola com um bebê de 3 meses no lugar de adiar uma volta, que não está diretamente relacionada com a necessidade de sustento, estaria muito mais associada a questões psicoemocionais, como a ilusão de continuidade de sua antiga vida juvenil. Amamentar um bebê nessa idade desperta conflitos ainda mais intensos que em mulheres maduras, pois o seio que se desponta traz a marca da feminilidade, da erotididade que se inaugura em seu corpo. As colegas e as amigas experimentam esses registros mentais e o olhar de desejo dos meninos. Ao se ver com um peito que escorre leite, muitas vivem o luto e a vergonha derivada de suas próprias fantasias inconscientes que se impõem.

O recebimento de suporte e o apoio da família nos cuidados da mãe adolescente e de seu filho aumentam em três vezes as chances de manter o aleitamento materno. A maternidade na adolescência tem particularidades que devem ainda ser estudadas e não parece ser a causa da interrupção precoce da amamentação, necessita de maiores estudos devido à complexidade das interações dessa faixa etária.[6]

O leite da mãe adolescente

Ao nos depararmos com uma menina que se torna mãe, é muito comum questionarmos se aquele corpo, que nem chegou a amadurecer, terá condições de alimentar a outra criança que nasce. Estudos mostram que a adolescente, de modo geral, está fisiologicamente preparada para amamentar e que seu leite tem composição similar à do leite de mulheres adultas. Baixos níveis de lactose ou mais altos de proteína, quando comparados com o leite de mulheres adultas, não apresentam diferenças estatísticas.[8]

A concentração de gordura variou entre as adolescentes, mas foi relacionada com o nível socioeconômico. O resultado foi atribuído aos diferentes hábitos alimentares. Adolescentes de nível socioeconômico mais baixo tinham maior concentração de ácido láurico e mirístico e as de nível socioeconômico mais alto, maior concentração de ácido palmítico e linoleico. Melhorar a dieta de adolescentes representa outro desafio muito atual: neste caso, novamente a dupla adolescência e maternidade. A literatura é enfática ao recomendar cuidado especial com a dieta ingerida pela mãe adolescente, principalmente se sua menarca ocorreu em período inferior a 4 anos em relação à primeira gestação. O pediatra deve recomendar melhoria do hábito alimentar com olhar especial ao consumo de cálcio, ferro, aporte calórico e recomendar gorduras de boa qualidade, se possível peixe pelo menos três vezes por semana.[8]

Com relação ao volume do leite produzido por adolescentes, os estudos são contraditórios, demonstrando necessidade de maior comprovação científica.[9]

Amamentação: um ícone da maternidade

O leite materno tem um lugar fundamental no desenvolvimento saudável do bebê tanto do ponto de vista nutricional quanto imunológico. Mas é a possibilidade de se envolver com o ato de oferecer o peito ao bebê que pode trazer satisfação à dupla mãe-bebê e marcar significativamente a vida dessa criança, inaugurando a constituição de um bom percurso no desenvolvimento emocional. Esse envolvimento é chamado de vínculo afetivo entre mãe e filho, cuja experiência satisfatória pode representar um dos pilares da constituição da mente do bebê em termos de saúde mental. Porém, em termos psíquicos é um valor que não está contido apenas no ato de oferecer o peito ao bebê, mas também demanda da mulher um processo mental sofisticado, construído a partir de múltiplos fatores, desde a própria experiência dessa mãe como bebê com sua própria mãe, seu desenvolvimento psicoemocional até a história e as representações que o bebê ocupa em sua vida atual. Não é simples.

A complexidade da amamentação para o psiquismo feminino é objeto de estudo de muitos profissionais de saúde mental.[10] É um trabalho de delicada sensibilidade, sobretudo quando a bagagem representacional dessas experiências traz marcas traumáticas ou de carências muito precoces para a mulher que se torna mãe. Algumas vezes, essas feridas são tão dolorosas para a vida mental dessas mulheres que as impede de oferecer o peito ao bebê. Nesses casos, é importante que os profissionais de saúde possam acolher suas dificuldades sem exigências excessivas, valorizando suas conquistas na construção de um vínculo afetivo com seus filhos.

Produção de leite e amamentação satisfatória estão relacionadas com a confiança e a segurança das mães. Quando isso acontece, podem ajudar seus bebês a mamarem e se confortarem, mesmo quando são sonolentos ou agitados. A sintonia e o conhecimento mútuo mãe-bebê ajudam a mãe a encontrar um bom ritmo, seja na amamentação, seja nas demais demandas dos cuidados com os filhos.

As várias histórias citadas anteriormente nos levam a compreensões muitos distintas sobre o lugar do bebê na vida de cada uma das adolescentes. Consolidando o que nos informa a teoria, observamos que, ainda que possamos considerar imaturas e precoces as gestações das jovens que tinham planejado o bebê com seus parceiros, a possibilidade de amamentar teve melhor êxito que nos demais casos.

Do ponto de vista psíquico, pode ser compreendido como uma realização das fantasias originais infantis, na qual a menina sonha em ser como a mamãe e ter também um bebê.

Apesar de as demais jovens não terem êxito na amamentação em si, observou-se que, com o atendimento em grupo, puderam desenvolver a capacidade de "maternar" seus bebês, como no caso de Marina, que foi a que mais chamou a atenção pela violência e impotência de sua condição. Entretanto, foi capaz de expressar sua dor e se apaixonar pelo bebê, podendo construir um vínculo afetivo com ele.

Os profissionais de saúde precisam estar a par do que representa cada uma dessas vivências para a adolescente, para ajudá-la na elaboração de lutos pelas várias perdas que a situação coloca.

A construção da parentalidade

São muitos os desafios enfrentados na adolescência, como a prática sexual segura. Quando uma gravidez não planejada acontece, como se projetar no papel de mãe que cuida, alimenta e acolhe se ela ainda nem se deu conta desse processo, se nem adulta se tornou?

O bebê que está na mente dos pais durante a gestação não é vivenciado em sua plenitude em mães adolescentes ou em casos de prematuridade. Questões significativas, como a escolha do nome ou do espaço físico que vai sendo organizado para sua chegada, enxoval, entre outras, perdem seu momento e podem interferir na evolução da parentalidade.[11]

Quando confrontados com o bebê real, que ao nascer já traz consigo suas potencialidades e características, e que, nem sempre, correspondem às do bebê imaginário, que não teve seu tempo de maturação, os pais podem ter grandes desafios na sua aceitação. Para que a entrega seja plena e se viabilize a construção de um vínculo mentalmente saudável para bebê, pai e mãe, deve ocorrer um ajuste nas expectativas.[12]

Na adolescência, as circunstâncias que envolvem uma gravidez acidental comprometem todo esse processo e impõem marcas importantes que podem ser determinantes na capacidade de os pais, ou de um deles, cuidarem adequadamente dessa criança. Muitas vezes, são bebês concebidos sob o impacto de uma violência emocional significativa, que poderá marcar gravemente a vida dessa criança e a dos pais. As vivências podem se configurar em verdadeiros traumas e dificultar o exercício saudável da função materna e paterna, interferindo no desenvolvimento emocional do bebê e na capacidade da mãe-menina de se vincular e amamentar.[13]

O bebê, para ser mentalmente saudável, precisa de cuidadores amorosos e capazes de estabelecer com ele um vínculo de proximidade e cuidados, não apenas físicos, mas também emocionais. Os primeiros anos na vida de uma criança são determinantes para sua saúde mental ulterior e a amamentação pode auxiliar nesse processo.[14]

Esse conhecimento permite ao profissional entender a dificuldade que algumas adolescentes apresentam de "maternar" seus filhos e as razões para retornarem tão rapidamente à escola, às baladas ou ao trabalho. O desconhecimento abre brechas para que o profissional e a família a julguem como irresponsável, quando, na verdade, o que existe, é uma falha, algumas vezes irrecuperável, na formação da parentalidade.

Maternidade e adolescência: marcos na vida de uma mulher

A adolescente é uma menina vestindo um corpo de mulher. A infância que vai deixando já traz a dor de um luto, porém camuflada na curiosidade assustadora e excitante da vida nova na qual poderá ser "dona de si mesma". Deslumbrada pela liberdade de uma suposta autonomia, não consegue limitar a si mesma. Entrar em contato com álcool, drogas e sexo e, por vezes, cometer excessos são a tônica dessa idade. A arrogância e o sentimento de onipotência comprometem a percepção dos riscos e das consequências de seus atos.

O bebê pode surgir de repente, sem preparo em um corpo nem sempre pronto para gestar. O susto de se ver grávida desmorona a sensação de poder e autonomia, muitas vezes levando a estados de depressão e abandono do bebê. Mesmo com apoio parental, a desilusão algumas vezes aparece nos conflitos aparentemente banais. A imaturidade do jovem casal pode repercutir nos cuidados necessários ao bebê, sobretudo de ordem emocional.

A maternidade também representa um momento de abalo na identidade da mulher e traz de volta conflitos nem sempre elaborados. Esse processo demanda maturidade emocional da mulher e requer do ambiente uma estrutura emocional que possa ajudá-la na constituição desse novo papel sociocultural que repercute de forma intensa em sua vida psicoemocional. É uma etapa de riscos para a estrutura psíquica da mulher quando faltam recursos, podendo provocar a depressões ou mesmo psicoses puerperais que podem afetar o aleitamento materno.

Dos espinhos da individualidade ao "calor" do acolhimento

As histórias de Dora, Joana, Julia e Marina são diferentes, mas com muitas nuances em comum, sobretudo a solidão. Essas meninas foram acompanhadas durante 5 anos por uma equipe de voluntárias médicas, fisioterapeutas, psicólogas, assistentes sociais e advogadas em um projeto de acolhimento de gestação e puerpério na adolescência. Eram grupos formados de adolescentes grávidas e lactantes com idade entre 10 e 20 anos, com o intuito de oferecer suporte, orientação e apoio. Oferecer uma rede de apoio para uma mulher que se torna mãe representa metaforicamente fornecer um útero emocional para esse nascimento psíquico tão fundamental. Para uma mãe adolescente, pode ser vital.

A escolha de um trabalho em grupo nessas circunstâncias é uma opção favorável, porque permite que estejam entre seus pares com os quais se identificam. Em um momento em que tudo se torna estranho e desconhecido, poder contar com uma rede de "iguais" pode significar segurança e aprendizado compartilhado.

Os grupos, então, tornaram-se um espaço confortável no qual as jovens mães se sentiam à vontade para conversar livremente, rir e, principalmente, encontrar parceiras na mesma situação de vida, o que pareceu ser um facilitador para se fortalecerem na nova identidade e papel social.

Os profissionais de saúde envolvidos no atendimento da adolescente grávida incorporaram o desafio de unirem seus conhecimentos à sensibilidade de encontrar a melhor maneira de oferecê-los sem autoritarismo. Um exercício de empatia para se aproximar de cada uma dessas meninas com suas histórias diversas e muitas vezes cruéis, sem julgamento moral ou prepotência. Não é simples lidar com a tríade: adolescência, gravidez e amamentação.

O grupo citado foi organizado tendo meninas grávidas e outras já com os bebês, favorecendo às gestantes a aproximação com os recém-nascidos, que admiravam, demonstrando muito carinho por eles. Trocavam experiências sobre os cuidados com a criança e sobre o dia a dia com ela. Essas trocas ajudavam a se aproximar de sua própria vivência, favorecendo a interação com o bebê em seu ventre. Ao passarem a imaginar o filho em seus braços e cuidando deles, começavam a se interessar pela nova vida e pelo mundo dos bebês.

Com o passar do tempo, estabelecidas a empatia e a confiança entre o grupo e as profissionais, falavam de si com maior liberdade e franqueza. As gestações ocupavam lugares diferentes na vida de cada uma delas e isso talvez marcasse a natureza da relação que mantinham com o bebê e, consequentemente, com a amamentação. Entretanto, à medida que falavam de seus medos, as histórias e as frustrações pareciam cada vez mais próximas de seus filhos. Muitas delas puderam passar do descaso, e até mesmo raiva, à ternura. O grupo, então, foi adquirindo um caráter psicoterapêutico, ajudando as meninas-mulheres a mudar o sentido de muitas das marcas dolorosas de suas experiências emocionais.

Conclusão

A adolescência e a gravidez são etapas na vida da mulher de grandes mudanças físicas e psíquicas. Somem-se a essas duas situações tão peculiares, em que a mulher passa por períodos tão delicados, a "necessidade" de nutrir, educar, cuidar e amar uma criança. Com muita frequência, a adolescente não está pronta. Uma grande parcela dessas meninas, ao perceber a mudança física, se preocupa com a flacidez do corpo, incluindo as mamas, com o retorno às aulas ou ao mercado de trabalho. São fatores que diminuem a taxa de aleitamento, somados ainda à inexperiência e à falta de apoio do parceiro, da família, dos amigos e, ainda, da equipe de saúde.[15]

A mãe adolescente necessita de muito apoio para conseguir amamentar com sucesso, que inicia no momento do diagnóstico da gravidez, segue durante o pré-natal, o parto e o acompanhamento do bebê. Muitas adolescentes escondem a gestação, iniciam o pré-natal tardiamente ou nem buscam esse atendimento. Essas meninas chegam ao profissional muito vulneráveis. Resgatar a autoestima e a confiança dessa adolescente é importante para que ela acredite na sua capacidade de amamentar e sinta prazer em alimentar seu bebê.

Referências bibliográficas

1. Organização Pan-Americana da Saúde (OPAS). Ação Global Acelerada para a Saúde de Adolescentes (AA-HA!): Guia de orientação para apoiar a Implementação pelos países. Washington, DC: Organização Pan-Americana da Saúde; 2018.
2. Brasil. Ministério da Saúde. Proteger e cuidar da saúde de adolescentes na atenção básica. Brasília: Ministério da Saúde; 2017.
3. Sociedade Brasileira de Pediatria. Departamento Científico de Aleitamento Materno (2019-2021). A Adolescência e o Aleitamento Materno. São Paulo: Sociedade Brasileira de Pediatria; 2020.
4. Silva PS, Moraes MS. Caracterização de parturientes adolescentes e de seus conhecimentos sobre amamentação. Arq Ciênc Saúde. 2011. Disponível em: http://repositorioracs.famerp.br. Acesso em: 10 out. 2020.
5. Sehnem GD, Tamara LB, Lipinski JM, Tier CG. Vivência da amamentação por mães adolescentes: Experiências positivas, ambivalências e dificuldades. Rev Enferm UFSM. 2016; 6(4):578-88.
6. Silva Junior RF de, Pereira JA, Souza FP de, Pereira ACA, Ruas SJS, Barbosa HA. Aleitamento materno entre mães adolescentes. EFDeportes.com, Revista Digital. Buenos Aires. 2014; 19(197).
7. Maranhão TA, Gomes KRO, Nunes LB, de Moura LNB. Fatores associados ao aleitamento materno exclusivo entre mães adolescentes. Cad Saúde Col. 2015; 23(2):132-9.
8. Motil KJ, Kertz B, Thotathuchery M. Lactational performance of adolescent mothers shows preliminary differences from that of adult women. J Adolesc Health. 1997 Jun; 20(6):442-9.
9. Martin CR, Ling PR, Blackburn GL. Review of Infant Feeding: Key Features of Breast Milk and Infant Formula. Nutrients. 2016 May 11; 8(5):279.
10. Feliciano DS. Amamentação e vínculo. In: Barros VFR. A saúde mental na atenção à criança e ao adolescente. Os desafios da prática pediátrica. São Paulo: Atheneu; 2016.

11. Solis-Ponton L. A construção da parentalidade. In: Solis-Ponton L (org.). Ser pai, ser mãe: parentalidade – um desafio para o terceiro milênio. São Paulo: Casa do Psicólogo; 2004.
12. Lebovici SM, Barriguete A, Salinas J, Mazet P, Maldonado J. La consulta terapéutica en algunas alteraciones de alimentación del lactante. In: Becerra TL, Madonado-Durán JM, Rosas HA. La alimentación en la primera infancia y sus efectos en el desarrollo. México: Plaza y Valdes Editores; 1998. p. 392-405.
13. Silva MCP. A consulta terapêutica: um espaço potencial para a construção da parentalidade. Jornal de Psicanálise. 2010; 43:143-54.
14. Souza ASL. A importância das primeiras relações na constituição do psiquismo. In: Barros VFR. A saúde mental na atenção à criança e ao adolescente. Os desafios da prática pediátrica. São Paulo: Atheneu; 2016.
15. Wambach KA, Cohen SM. Breast feeding experiences of urban adolescent mothers. J Pediatr Nurs. 2009; 24(4):244-54.

Capítulo 29

Compartilhamento de cama, amamentação e morte súbita

Mônica Vilela Carceles Fráguas
Yechiel Moises Chencinski

> Não existe isso que chamam de bebê.
> O que quero dizer, naturalmente, é que sempre que vemos um bebê, vemos também um cuidado materno, e, sem o cuidado materno, não haveria bebê.
> (Winnicott, em *Da Pediatria à Psicanálise*, 1958)

Enquete realizada em um grupo do Facebook (08/02/2018)

Tema de hoje – CAMA COMPARTILHADA (trazer a criança para dormir ou deixar que ela durma na mesma cama que você). O que eu quero saber de vocês é simples.

Você já fez ou faz cama compartilhada com seus filhos abaixo de 1 ano de idade?

Anotem a alternativa e podem escrever comentários contando experiências, idade das crianças. SEM JULGAMENTOS OU RADICALISMOS, TÁ? rsrsrs

3, 2, 1... VALENDOOOOOO.

Resultados após 24 horas: Grupo com 16.593 membros – 1.982 respostas (12%).
- Fiz ou faço por minha opção ou de vez em quando sem uma rotina: 1.743 (88%).
- Nunca fiz: 239 (12%).

Introdução

Em 2018, Bovbjerg[1] publicou um levantamento que analisou a relação entre o compartilhamento da cama e a duração do aleitamento em mulheres do estado norte-americano de Oregon. Verificou que mães que compartilhavam a cama com maior frequência demoravam mais tempo para desmamar do que aquelas que compartilhavam pouco ou nunca. De acordo com seus dados, somente 15,7% das mulheres referiam nunca ter compartilhado a cama com seus bebês durante a noite e 64,5% referiam ter compartilhado pelo menos algumas vezes.

Entre as importantes recomendações para a saúde da criança, destacamos:
- Aleitamento materno exclusivo por 6 meses, complementado até 2 anos ou mais com alimentação saudável.
- Medidas para o sono seguro.

Se, por um lado, a amamentação é reconhecida como um fator de proteção contra a síndrome de morte súbita do lactente (SMSL ou SIDS – *sudden infant death syndrome*), a cama compartilhada é apontada, por muitos autores, como fator de risco importante para esse quadro.

A recomendação de aleitamento materno exclusivo até o 6º mês, continuado até 2 anos ou mais depois da introdução de outros alimentos,[2] encontra muitos desafios, entre eles a dificuldade que as mães enfrentam para amamentar durante a noite. Acordar e levantar da cama várias vezes, mesmo para aquelas que sempre quiseram aleitamento exclusivo, aumentam as chances de introdução de mamadeira com fórmula ou leite materno ordenhado por excesso de sono e exaustão, para ser oferecido por outra pessoa. O espaçamento noturno entre as mamadas, caso não seja espontaneamente desejado pelo lactente, pode provocar, aos poucos, diminuição da produção de leite (diferentemente da adequação) e abandono do aleitamento.

Bebês amamentados sofrem mais interrupções durante o sono noturno, precisam ser alimentados com mais frequência e têm mais mamadas noturnas. No levantamento de Ball em 2002,[3] muitas mães optavam por dormir com seus bebês na mesma cama para facilitar a amamentação, pois, mesmo tendo um maior número de mamadas noturnas, elas praticamente não precisavam acordar durante a mamada.

Bed-sharing x *cosleeping (room-sharing)*

Dois termos, em inglês, são muito usados em nosso dia a dia:
- *Cosleeping (room-sharing)*: para definir os casos em que a mãe e o bebê dormem no mesmo ambiente, mas em camas (superfícies) separadas. Pode ser em um berço ao lado, acoplado ou pequeno sobre a cama.
- *Bed-sharing*: significa compartilhar a mesma cama. A mãe dorme com o bebê na mesma cama (mesma superfície).[4]

McKenna *et al.*, em 1997,[5] apresentaram um estudo comparando o comportamento das mamadas durante a noite em pares de mães/bebês que dormiam juntos na mesma cama e outros que dormiam separados. Os autores observaram que os bebês que dormiram na mesma cama com suas mães mamaram duas vezes mais, por um tempo 3 vezes maior e que, apesar de as mães acordarem mais vezes durante a noite, voltavam a dormir mais rapidamente.

Segundo Blair,[6] a orientação sobre o compartilhamento da cama deve levar em consideração a importante relação com a amamentação. Um estudo de Santos *et al.*, em Pelotas-RS, em 2009,[7] concluiu que o compartilhamento da cama protege contra o desmame precoce.

Além disso, a amamentação está associada a um menor risco de SMSL.[8] Alguns estudos mostram que o efeito protetor da amamentação contra a morte súbita aumenta se ela for exclusiva. Thompson,[9] em metanálise de 2017, concluiu que a amamentação (exclusiva ou não) por 2 meses ou mais reduz o risco de SMSL pela metade.

Comportamento das mães em relação ao compartilhamento de cama e à amamentação

Em um estudo realizado em 2004, na Inglaterra, Blair e Ball[10] verificaram que quase metade dos recém-nascidos dormiu, em algum momento, na mesma cama com seus pais.

Resultado semelhante foi encontrado em um levantamento feito pelo Centers of Disease Control and Prevention (CDC) nos Estados Unidos, publicado em 2018,[11] que revelou que 61% das mães dormiam com seus bebês na mesma cama, apesar das recomendações contrárias de seus médicos.

O trabalho de Ball *et al.*[12] realizado na Inglaterra, em 2016, mostrou que mães com forte intenção de amamentar frequentemente realizavam compartilhamento e amamentavam na cama durante a noite. Além disso, dormir na mesma cama estava relacionado com um tempo maior de aleitamento exclusivo.

Verifica-se, portanto, que, mesmo quando orientadas a dormir no mesmo quarto, mas em camas separadas, a fim de reduzir o risco para SMSL, as mães dormem com seus bebês na mesma cama depois de terminar a mamada e, às vezes, desde o início da noite.

Esses dados são chamativos, considerando-se que a recomendação para a segurança dos lactentes, segundo várias associações, incluindo a American Academy of Pediatrics (AAP)[13] e a Sociedade Brasileira de Pediatria (SBP),[14] é de dormir no mesmo ambiente (mesmo quarto), mas em superfícies separadas, podendo ser em um berço ao lado da cama, ou acoplado à cama ou em um pequeno cesto ou berço sobre a cama.[4,15,16]

A divergência entre o que é recomendado em relação ao local para colocar o lactente para dormir e o que realmente acontece é grande, segundo os autores citados. Muitos pais estão dormindo na mesma cama com seus filhos apesar da recomendação de seus pediatras para dormirem em camas separadas, embora não revelem esse fato ao médico por receio de serem julgados e repreendidos. Por esse motivo, uma nova recomendação tem sido adotada em diversos países, principalmente na Europa.

Baddock *et al.*, em 2019,[15] em sua revisão sistemática, analisaram vários aspectos da interação entre amamentação e sono. Sugere que, devido ao grande número de famílias que compartilham a cama com seus bebês, apesar das recomendações contrárias, é importante entender as razões dessa escolha, para que as orientações sejam mais amplas, possibilitando a redução dos riscos.

Síndrome da morte súbita do lactente e morte súbita infantil inesperada

A SMSL é definida como uma morte súbita e inesperada de um lactente com menos de 1 ano de idade, não explicada, ou seja, que não tem sua causa elucidada por exame pós-morte, autópsia, investigação da cena do evento ou pelo histórico de saúde.[13]

Outra definição mais abrangente é a morte súbita infantil inesperada (MSII ou *sudden unexpected infant death* – SUID), que inclui qualquer evento de morte súbita e inesperada, explicada ou não, no 1º ano de vida.[14] Nesse grupo, estão incluídos, além dos casos de SMSL, os de sufocamento e estrangulamento acidental no berço. A maior parte dos casos acontece nos primeiros 6 meses de vida, com pico entre 2 e 3 meses.

A taxa de SMSL não é conhecida no Brasil, pois não há investigações completas e necessárias para o esclarecimento diagnóstico.

Nos Estados Unidos, essa é a maior causa de morte em lactentes. Em 2018, foram registradas 3.500 mortes de crianças com menos de 1 ano com diagnóstico de MSII.[13]

A SMSL tem sido amplamente estudada desde a década de 1990 e vários fatores foram associados a maior risco de ocorrência. A campanha "Dormir de barriga para cima" (*Back-to-Sleep*) reduziu em 85% a prevalência de SMSL na Inglaterra, mas, após esta queda inicial, a taxa tem se mantido estável.[17]

A recomendação das associações e sociedades médicas para reduzir o risco de morte no berço é, além de outras medidas, colocar o bebê para dormir de barriga para cima, no mesmo quarto, com a mãe, mas em camas separadas.[13,14]

Alguns antropologistas enfatizam, entretanto, que essa maneira de dormir está muito distante do comportamento e das necessidades biológicas do lactente humano, que precisaria estar sempre junto de sua mãe.

Pesquisadores, como McKenna,[5] demonstraram, usando polissonografia, que o contato durante o sono entre mãe e bebê promove uma interação, com estágios de sono mais superficiais e menos episódios de apneia. Desse modo, propuseram que dormir na mesma cama poderia proteger o bebê da SMSL. Outros pesquisadores,[18] ao contrário, estudando a morte súbita, observaram que dormir junto era um fator de risco para SMSL. Há várias décadas, a definição sobre o local mais seguro para colocar o bebê para dormir ainda está em discussão.

O trabalho de Blair, em 2014,[17] mostra que o risco de morte aumentado não se deve ao fator isolado de compartilhamento da cama durante a noite, mas sim à associação de cama compartilhada a outros fatores de risco.

As seguintes situações (fatores de risco) aumentam a chance de morte no leito, quando compartilham a mesma cama:
- Não estar em aleitamento materno.
- Dormir de lado ou de barriga para baixo.
- Tabagismo na gestação e mãe tabagista.
- Tabagismo da mãe ou de outra pessoa da família, no mesmo ambiente ou na mesma casa em que está o lactente.
- Uso de álcool ou drogas na hora de dormir.
- Prematuridade.
- Uso de colchão macio, travesseiro, mantas e cobertores soltos no berço.
- Dormir com o bebê no sofá.

Segundo Mitchell *et al.*,[19] o risco de morte de bebês que compartilham a cama com mães fumantes é mais de quatro vezes maior do que o de lactentes que dormem com mães que não fumam. Estudos recentes mostram que a exposição pré-natal ao cigarro diminui a recuperação em caso de hipóxia em recém-nascidos pré-termo e altera a programação normal dos reflexos cardiovasculares.[20] Outras pesquisas sugerem que anormalidades nos neurotransmissores serotonérgicos no tronco encefálico são muito frequentes nos casos de SMSL.[20]

Alguns episódios de MSII podem ter causa genética, como nos casos de deficiência de acetil-CoA desidrogenase de cadeia média. Estima-se que 5% a 10% dos casos de SMSL apresentem mutação nos genes dos canais de sódio e potássio do coração, resultando em um aumento do intervalo QT.[20]

A patogênese da SMSL inclui uma convergência de fatores exógenos que atuam como gatilhos: a) um período crítico do desenvolvimento da criança; b) vulnerabilidade (uma imaturidade ou disfunção do sistema cardiorrespiratório e dos sistemas que atuam no despertar); c) fatores externos (Figura 29.1). A ocorrência desses eventos pode promover asfixia, bradicardia, acidose metabólica, apneia e morte.[19]

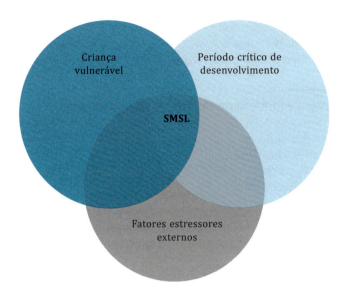

Figura 29.1 – *Patogênese da síndrome de morte súbita do lactente (SMSL).*
Fonte: Adaptada de https://www.basisonline.org.uk/hcp-the-triple-risk-model/.

A associação de fatores de risco aumenta a chance de morte inesperada do lactente e sua presença deve ser investigada durante a consulta. Com base nas respostas, é possível planejar e orientar a família sobre os riscos.[4]

As consultas de pré-natal e de puericultura trazem uma ótima oportunidade para discutir abertamente a rotina que será seguida no processo de adormecimento do bebê (local, técnicas, ambiente).[3] É preciso usar frases diretas, como:
- "Onde vocês estão pensando em colocar o bebê para dormir?" ou "Onde o bebê dorme?".
- "Como é o local onde ele dorme?".
- "Em algum momento o bebê dorme com você na mesma cama?".

As famílias (pais, avós, tios) e possíveis cuidadores do bebê (babás, amigos) devem ser orientados sobre as recomendações para o sono seguro.

O profissional de saúde deve orientar que o bebê seja colocado para dormir no quarto dos pais, em um berço ao lado ou acoplado à cama, por pelo menos 6 meses e, se possível, até 1 ano de idade.[13] A proximidade facilita a amamentação e o despertar da mãe, em resposta a movimentos do bebê. Reforçar que os bebês acordam e mamam com grande frequência de dia e à noite e que esse comportamento é normal.

Se o pediatra perceber ou se a mãe revelar que está praticando compartilhamento de cama, deve orientar sobre a síndrome da morte súbita do lactente e investigar a presença de fatores de risco.

O médico precisa estar apto a orientar a mãe nas situações em que há aumento do risco de morte e sugerir opções. Muitas vezes, a mãe, cansada e com medo de dormir enquanto amamenta, opta por não amamentar na cama, e sim em um sofá ou uma poltrona. Adormecer com o bebê em um sofá aumenta muito o risco de sufocamento. A criança pode escorregar para um dos lados e ficar presa entre o corpo da mãe e as almofadas macias, não conseguindo respirar.

Quando não há fatores de risco associados, alguns autores consideram que dormir na mesma cama não aumenta as chances de morte e, segundo Blair,[17] nesses casos, dormir na mesma cama pode proteger contra a morte inesperada em crianças com mais de 3 meses.

Como orientar em caso de intenção ou compartilhamento de cama

Se os pais referem que dormem na mesma cama com seu bebê, mesmo que não seja com frequência elevada, deve-se orientar a maneira mais segura de fazê-lo:[3]

- Nunca dormir com o bebê no sofá ou na poltrona.
- Não colocar o bebê para dormir com pessoas que tenham ingerido álcool ou usado drogas.
- O bebê deve dormir de barriga para cima.
- Não dormir com pessoa que fuma ou que convive com quem fuma.
- A cama deve estar afastada da parede ou de outros móveis para evitar que a cabeça ou o corpo fiquem presos em um vão.
- A superfície da cama deve ser firme, sem cobertores grossos, sem travesseiros ou outros objetos que possam causar sufocamento.
- Não deixar o bebê sozinho na cama.
- A mãe deve dormir em posição encurvada, como um C, em volta do bebê (Figura 29.2), e ele deve ser colocado de barriga para cima após a mamada, com a cabeça na direção do peito da mãe, sem travesseiro e sem nada que possa encobrir sua cabeça.

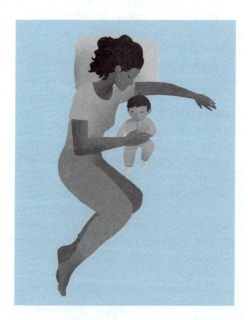

Figura 29.2 – *Na posição em "C", a mãe amamenta e, depois, protege o bebê que compartilha a sua cama. Para dormir, a mãe adota a posição em C e consegue um espaço seguro para o bebê, que, após a mamada, deve ficar de barriga para cima. O braço colocado acima da cabeça do lactente impede que ele se mova para cima onde está o travesseiro. Os joelhos, abaixo do bebê, impedem seu movimento para baixo.*

Fonte: *Acervo dos autores.*

- O lactente não deve compartilhar a cama com pessoa que esteja muito cansada e que possa ter dificuldade para despertar.[14]
- Não é recomendado colocar um bebê para dormir com dois adultos na mesma cama, pois não há evidências suficientes para apoiar esse procedimento.
- Não julgar os pais que optam por compartilhar a cama. A melhor solução é orientar como evitar as situações de risco e, se essa for a intenção, como fazê-lo com mais segurança.

A recomendação da SBP para dormir em camas separadas e no mesmo quarto deve ser mantida, mas é importante conhecer a realidade da família para fornecer uma orientação individualizada, mais segura, sem julgamentos e, assim, com maiores chances de ser aceita e seguida.

Outras recomendações importantes:[13,14]
- Não superaquecer o bebê.
- Não cobrir a cabeça.
- Amamentar – o aleitamento materno protege contra a morte súbita.
- Não colocar brinquedos ou outros objetos no berço.
- Seguir o calendário de imunização.
- Não usar posicionadores ou apoios para manter o bebê em uma posição desejada.
- Não está indicado o uso de monitores cardiorrespiratórios em casa.
- Lembrar-se de orientar a mudança de decúbito, quando o bebê estiver acordado, algumas vezes ao dia, para evitar a plagiocefalia postural, mas sempre sob supervisão.

Referências bibliográficas

1. Bovbjerg ML, Hill JA, Uphoff AE, Rosenberg KD. Women Who Bedshare More Frequently at 14 Weeks Postpartum Subsequently Report Longer Durations of Breastfeeding. J Midwifery Womens Health. 2018; 63(4):418-24.
2. Victora CG, Bahl R, Barros AJ, Franca GV, Horton S, Krasevec J, et al. Breastfeeding in the 21st century: epidemiology, mechanisms, and lifelong effect. Lancet. 2016; 387(10017):475-90.
3. Ball HL. Reasons to bed-share: Why parents sleep with their infants. Journal of Reproductive and Infant Psychology. 2002; 20(4):207-21.
4. Blair PS, Ball HL, McKenna JJ, Feldman-Winter L, Marinelli KA, Bartick MC, et al. Bedsharing and Breastfeeding: The Academy of Breastfeeding Medicine Protocol #6, Revision 2019. Breastfeed Med. 2020; 15(1):5-16.
5. McKenna JJ, Mosko SS, Richard CA. Bedsharing promotes breastfeeding. Pediatrics. 1997; 100(2 Pt 1):214-9.
6. Blair PS, Heron J, Fleming PJ. Relationship between bed sharing and breastfeeding: longitudinal, population-based analysis. Pediatrics. 2010; 126(5):e1119-26.
7. Santos I, Mota D, Matijasevich A, J D Barros A, Barros F. Bed-sharing at 3 months and breast-feeding at 1 year in Southern Brazil. The Journal of Pediatrics. 2009; 155:505-9.
8. McKenna JJ, Ball HL, Gettler LT. Mother-infant cosleeping, breastfeeding and sudden infant death syndrome: what biological anthropology has discovered about normal infant sleep and pediatric sleep medicine. Am J Phys Anthropol. 2007; (Suppl. 45):133-61.
9. Thompson JMD, Tanabe K, Moon RY, Mitchell EA, McGarvey C, Tappin D, et al. Duration of breastfeeding and risk of SIDS: an individual participant data meta-analysis. Pediatrics. 2017; 140(5).
10. Blair PS, Ball HL. The prevalence and characteristics associated with parent-infant bed-sharing in England. Arch Dis Child. 2004;89(12):1106-10.

11. Bombard JM, Kortsmit K, Warner L, Shapiro-Mendoza CK, Cox S, Kroelinger CD, et al. Vital Signs: Trends and disparities in infant safe sleep practices – United States, 2009-2015. MMWR Morb Mortal Wkly Rep. 2018; 67(1):39-46.
12. Ball HL, Howel D, Bryant A, Best E, Russell C, Ward-Platt M. Bed-sharing by breastfeeding mothers: who bed-shares and what is the relationship with breastfeeding duration? Acta Paediatr. 2016; 105(6):628-34.
13. Task Force On Sudden Infant Death S. SIDS and other sleep-related infant deaths: updated 2016 recommendations for a safe infant sleeping environment. Pediatrics. 2016; 138(5).
14. Sociedade Brasileira de Pediatria. Departamento Científico de Aleitamento Materno. Documento Científico [on-line]. Síndrome da Morte Súbita do Lactente. SBP; 2018. Disponível em: https://www.sbp.com.br/fileadmin/user_upload/20226d-DocCient_-_Sindrome_Morte_Subita_do_Lactente.pdf. Acesso em: 5 dez. 2020.
15. Baddock SA, Purnell MT, Blair PS, Pease AS, Elder DE, Galland BC. The influence of bed-sharing on infant physiology, breastfeeding and behaviour: A systematic review. Sleep Med Rev. 2019; 43:106-17.
16. Baddock SA, Tipene-Leach D, Williams SM, Tangiora A, Jones R, Iosua E, et al. Wahakura versus bassinet for safe infant sleep: a randomized trial. Pediatrics. 2017; 139(2).
17. Blair PS, Sidebotham P, Pease A, Fleming PJ. Bed-sharing in the absence of hazardous circumstances: is there a risk of sudden infant death syndrome? An analysis from two case-control studies conducted in the UK. PLoS One. 2014; 9(9):e107799.
18. Carpenter R, McGarvey C, Mitchell EA, Tappin DM, Vennemann MM, Smuk M, et al. Bed sharing when parents do not smoke: is there a risk of SIDS? An individual level analysis of five major case-control studies. BMJ Open. 2013; 3(5):e002299.
19. Mitchell EA, Thompson JM, Zuccollo J, MacFarlane M, Taylor B, Elder D, et al. The combination of bed sharing and maternal smoking leads to a greatly increased risk of sudden unexpected death in infancy: the New Zealand SUDI Nationwide Case Control Study. N Z Med J. 2017; 130(1456):52-64.
20. Moon RY, Task Force On Sudden Infant Death S. SIDS and other sleep-related infant deaths: Evidence base for 2016 Updated Recommendations for a safe infant sleeping environment. Pediatrics. 2016; 138(5).

Capítulo 30

Desmame oportuno

Yechiel Moises Chencinski
Roberto Mario Silveira Issler

A transformação de uma cultura da mamadeira e do desmame precoce em uma cultura do peito e do desmame natural começa em você e em mim. Pouco a pouco, peito a peito, tijolo a tijolo a gente vai mudando essa realidade. Amamente!

(Gabrielle Gimenez: Leite Fraco? Editora Matrescência, 2021)

— Boa noite, Doutor. Gostaria de ajuda para um desmame respeitoso. Meu filho faz 4 anos agora em fevereiro e não consigo desmamá-lo. Ele está cada vez mais apegado ao peito. Já tentei por diversas vezes falar com ele a respeito e falar que agora ele pode beber leite no copo e não precisa mais mamar. Adora dizer que já é rapaz, domingo quando ele me pediu pra mamar novamente pela 4ª vez de manhã, eu disse que ele não precisava mais mamar o peito, pois ele agora era um rapaz. Aí ele ficou bravo e disse que não era bebê, mas insistiu no peito, eu perguntei: filho, vc é bebê ou um rapazinho, ele disse que é um rapaz, eu disse, então filho, rapazes não mamam peito, bebem leite no copinho, ele fez cara de triste e disse, tá bom mamãe, eu sou bebê... (risos) E eu achando que ele ia dizer que não ia mamar mais.

Amamentar é um processo que acompanha a evolução da humanidade, com influências sociais, culturais, econômicas e políticas, sendo motivo, ainda hoje, de estudos e novas descobertas. O leite materno (LM) é o alimento natural da espécie, que se adapta às necessidades específicas de cada lactente, desde seu nascimento até o desmame – essa é uma das principais características comuns a todos os mamíferos.

O crescimento e o desenvolvimento infantis não são processos estáticos e dependem de diversos fatores (ambientais, sociais, nutricionais, entre outros) para que aconteçam de maneira adequada, contínua e saudável.

A importância da amamentação e do LM na saúde e no vínculo emocional estão descritas na literatura, desde textos antigos até mais recentes, não deixando dúvidas a respeito de sua influência na formação de todas as crianças, sendo poucas as situações nas quais seja contraindicado, de forma temporária ou definitiva (ver Capítulos 22, 23, 25 e 26).

Também é reforçada a recomendação da Organização Mundial da Saúde (OMS)[1] de amamentação desde a 1ª hora de vida até 2 anos ou mais, sendo a única fonte de nutrição e hidratação necessária até o 6º mês de vida (aleitamento materno exclusivo), em livre demanda. A partir de então, a introdução da alimentação complementar saudável e equilibrada completa as necessidades nutricionais da criança para seu crescimento e desenvolvimento adequados.

Cada vez mais se estuda e se comprova a importância da duração do aleitamento materno (AM), principalmente exclusivo até o 6º mês, na proteção contra infecções, especialmente as que requerem hospitalização no 1º ano de vida.[2]

Apesar do reconhecimento da importância da amamentação para a saúde infantil, a sua duração ainda está aquém da recomendada, não apenas no Brasil.

Mesmo que bem estabelecidos os impactos do desmame chamado precoce no aparecimento e na evolução das doenças crônicas não transmissíveis (DCNT), por exemplo, obesidade, dislipidemias, diabetes tipo 2 e hipertensão, a duração ideal do AM ainda é motivo de controvérsia.

O desmame é uma fase da amamentação

O desmame é um período que requer toda a atenção e o cuidado do pediatra, tanto quanto no início ou na amamentação já estabelecida.

Trata-se de um momento bastante especial, pois as mães, muitas vezes, têm sentimentos conflitantes entre manter o aleitamento por mais tempo, pela satisfação e prazer que ainda sentem com o ato de amamentar, e as sensações de incômodo ou desconforto em algumas mamadas, levando-as a considerar a interrupção gradual ou até mesmo abrupta da amamentação.

O pediatra atento em "escutar" o que a mãe sente pode esclarecer esses sentimentos ambivalentes, apoiando-a em suas decisões e ajudando-a a conduzir o desmame de maneira tranquila e sem culpas, proporcionando bem-estar tanto para ela quanto para a criança – essa pode ser uma luz sobre o assim chamado "desmame gentil".

A orientação da Sociedade Brasileira de Pediatria (SBP) é consonante com a da OMS: aleitamento materno exclusivo, em livre demanda, até os 6 meses de vida e, após a introdução da alimentação complementar saudável, continuado até os 2 anos ou mais.[3]

Estudo recente de inquéritos de base populacional no Brasil mostrou que a prevalência de AM aos 2 anos de idade aumentou no período de 2006 a 2013, intervalo de tempo avaliado pelo estudo, sendo de aproximadamente 32% no último ano documentado.[4] A prevalência de AM aos 2 anos foi o único indicador que aumentou no período estudado, mostrando que cerca de um terço das mães brasileiras amamentam por 2 anos ou mais. No Estudo Nacional de Alimentação e Nutrição Infantil (ENANI),[5] de 2019, essas taxas indicaram um pequeno aumento (4,6%), em comparação à Pesquisa Nacional por Amostra de Domicílio (PNAD) de 2006.

Segundo Melanie Klein:[6] "

> A primeira satisfação que a criança tem vem do mundo externo e consiste em ser alimentada. A análise mostrou que apenas parte da satisfação deriva de aliviar a fome; outra parte, não menos importante, vem do prazer que o bebê sente quando sua boca está estimulada pela sucção no seio da mãe.

E segue:
> Quanto ao processo de desmame, parece-me de grande importância que seja realizado de forma lenta e suave. Acredito que no inglês antigo a palavra *weaning* era usada não apenas no sentido de *weaning from* (desmamar de algo), mas também como *weaning to* (desmame para alguma coisa). Aplicando os dois sentidos, podemos dizer que, quando uma verdadeira adaptação à frustração foi realizada, o bebê não é apenas desmamado do seio de sua mãe, mas para outros substitutos, todas as fontes de gratificação e satisfação necessárias para levar uma vida plena e feliz.

Desmame - uma breve viagem pela história

Documentos e estudos demonstram que o AM era mais duradouro em tempos antigos.[7] Há descrições no Talmud e no Alcorão de amamentação por pelo menos 2 a 3 anos. Aristóteles defendia que ela deveria durar até que a mulher menstruasse após o parto (entre 12 e 18 meses). Textos de dois médicos romanos – *Soranus* (98-138 d.C.) e *Galeno* (130-200 d.C.) – sugeriam que os bebês deveriam mamar até o nascimento da dentição definitiva ou até pelo menos os 3 anos, respectivamente. Algumas teorias antropológicas sugerem que a amamentação deveria ser mantida até quando a criança mamífera adquirisse independência, estabelecendo alguns marcos temporais: atingir quatro vezes o seu peso de nascimento (2 a 4 anos); um terço do peso do adulto (4 a 7 anos); seis vezes a duração de sua gestação (54 meses ou 4 anos e meio); ou até o aparecimento do primeiro molar (entre 5 e 6 anos).

As civilizações ocidentais foram influenciadas pela introdução precoce da alimentação complementar, promovendo antecipação do desmame. Ao mesmo tempo que o médico britânico William Cadogan (1711-1797),[7,8] do Royal College of Physicians, censurava a introdução de alimentos sólidos precocemente e a prática de separação das mães de seus bebês pelo risco de falta de vínculo e dos benefícios do leite de suas mães. Smith, outro médico de Londres (1736-1789)[7], foi o primeiro a recomendar a amamentação apenas para os primeiros 6 meses.

Durante o século XIX, as técnicas inadequadas de alimentação estavam entre as principais causas de mortalidade infantil e foram uma das razões capitais para que a Pediatria surgisse como uma especialidade médica.[7]

E, desde há muito, publicações demonstram a atenção e a preocupação com o processo de desmame, por sua importância e relevância, inclusive com situações que mães e pediatras vivenciam até os dias de hoje.

> O processo de desmame é sempre um tanto problemático. De modo geral, o nono mês é a época mais adequada para o início do processo de desmame, que deve sempre, se possível, ser feito gradativamente.
> Se, entretanto, a criança está sofrendo de alguma doença aguda, a data do desmame deve ser adiada por um tempo. Também é aconselhável evitar o desmame durante o final do verão e primeiros meses do outono, pois o leite de vaca, nessas épocas, pode causar vômitos e diarreia. O processo de desmame deve ocupar pelo menos um mês.
> É claro que podem surgir dificuldades ao tentar desmamar a criança. Muito comumente ele recusará tudo, exceto o peito.
>
> (Burnet, 1886)[9]

Em 1950, havia recomendação pediátrica de introdução de vegetais na dieta aos 4 meses de idade, a partir de interesses comerciais, diminuindo, assim, as taxas de AM no século XX.

Em um salto na história, por sua vez, estudos de 2012[10] trazem referências a transformações nas taxas de amamentação e dados como:

Mãe permanecer em casa com a criança nos primeiros 6 meses de vida, não coabitar com companheiro, não oferecer chupeta e postergar a introdução de água e/ou chás e outros leites na alimentação das crianças são características e comportamentos associados à manutenção da amamentação por 2 anos ou mais.

(Martins e Giugliani, 2012)[10]

Definição de desmame

Em português, o verbo "desmamar" significa: interromper a amamentação (de criança ou animal); desaleitar, desamamentar, desleitar.[11] Essa definição é semelhante ao termo em espanhol (destetar).[12]

Em publicações na língua inglesa, o termo "*to wean*" é traduzido para o português como "desmame". Isso provoca certa confusão, pois o significado de "*to wean*" é "se acostumar (criança ou outro mamífero jovem) a outros alimentos que não o leite".[13] Essa interpretação é semelhante à do Dr. Carlos Gonzalez,[14] entendendo o "desmame" como um processo que dura certo tempo, e não simplesmente a interrupção abrupta da amamentação, como faz entender o termo em português e da maneira como é aplicado em nossa prática diária.

No presente capítulo, o "desmame" será abordado como um processo com certo tempo de duração, mesmo que eventualmente ocorra um "desmame abrupto" por situações inesperadas tanto da mãe quanto da criança.

O processo do desmame – um ritual de passagem

É importante ter em mente que qualquer função básica de um ser humano passa por fases e tem uma história que começa na sua concepção e termina, definitivamente, com uma despedida. O prefixo latino "des" traz sempre o sentido de uma negação ou uma ação oposta, contrária.

No inglês antigo,[13] a palavra *weaning* poderia ter dois sentidos:
- *Weaning to* (desmamar para): como um ritual de passagem, natural e bem-aceito no 6º mês de vida do lactente, com a mãe até ansiosa por ver seu filho começar a comer.
- *Weaning from* (desmamar de): como uma despedida, representando não apenas a mudança de forma alimentar (interrupção definitiva do LM), como também, no imaginário materno, uma transição para o desenvolvimento, para a independência, para a "cisão" de vínculo com tanta proximidade.

Aos 6 meses, desmame é considerado a introdução de qualquer tipo de alimento que não seja o LM, que é suficiente para o crescimento e o desenvolvimento do lactente até essa idade, fornecendo micro e macronutrientes, dispensando a necessidade até mesmo de água. A partir de então, a complementação de outras fontes de energia é fundamental para uma boa evolução, com nutrientes de alta qualidade, mas com a manutenção do AM.

A primeira refeição da criança é algo esperado, comemorado e até mesmo celebrado em algumas culturas. No *Ayurveda*, o *Annaprashan Samskara*[15] é um ritual hindu que marca a primeira refeição de uma criança com alimentos sólidos, como cereais, aos 6 meses de vida.

Ainda assim, o fato de a mãe já não se sentir mais como a única fonte de nutrição de seu bebê traz sentimentos conflitantes. Da mesma maneira que ela se sente feliz em vê-lo crescer apenas com o LM e passar agora para uma alimentação ainda conduzida por ela, a mãe começa a não ser necessariamente a única fonte de nutrientes e cuidados, compartilhando essa responsabilidade com outros cuidadores (pai, avós, babás). E o "tempo livre", tão desejado no período do aleitamento materno exclusivo (AME), se existir, nem sempre é dedicado aos seus cuidados, podendo resultar em um sentimento de culpa (por se sentir bem em descansar e cuidar de si), tristeza (por não ser a única e total provedora dos principais cuidados de seus filhos), mas também de realização, na preparação das próximas fases de desenvolvimento do bebê ("*weaning to*").

Já quando o desmame ocorre antes dos 6 meses ou até em momento oportuno (após os 2 anos), a "perda inconsciente" mais definitiva ("*weaning from*") também pode ter um peso significativo nas suas emoções. Rede de apoio e profissionais de saúde que acolham os sentimentos da mãe podem ser um diferencial importante nessas fases, com informações, sem julgamentos.

O desmame constitui um dos rituais de passagem mais significativos, implacáveis e impactantes na vida de lactantes e lactentes.

> Os ritos de passagem são precedidos da vivência de morte e sucedidos pelo novo tempo de Vida. Todos os ritos têm um caráter dramático, povoados sempre pelas vivências de vida, morte e renascimento e expressam a condição de que sem o morrer não há como o nascer para a totalidade plena.
>
> (de Alvarenga, 2020)[16]

Essa transição traz a possibilidade de novos padrões de relacionamento, saindo do "colo do seio" para o "colo do aconchego", da mãe, do pai, da companheira, dos cuidadores, com desafios muitas vezes únicos e uma próxima fase desconhecida.

Para o lactente, "o medo de estar sozinho, portanto, desamparado ou perdido de si mesmo, explode porque a natureza mais profunda nos diz que somente somos quando em relação. A vivência é que fora da relação não somos".[16] E, para a construção de sua identidade, é necessário sair do envolvimento, sem uma certeza ou a segurança do que vem pela frente.

O desmame propriamente dito

O desmame faz parte do processo de desenvolvimento da criança e da evolução da relação parental, especialmente materna. No decorrer das consultas de puericultura, com a evolução da criança acompanhada pelo pediatra e um bom vínculo estabelecido com a família, surge a intenção da mãe de parar a amamentação. Cabe apenas à mulher e à criança a decisão definitiva de manter a amamentação até que ocorra o desmame natural ou interrompê-la antes disso. Muitas vezes, o pediatra, imbuído pelo espírito de apoio ao aleitamento, insiste no estímulo e na tentativa de mudança da resolução da mãe. Os profissionais não podem "querer amamentar" mais do que a mãe e devem acatar seu desejo.

Em uma abordagem inicial, o pediatra avalia e conversa com a mãe a respeito de um plano de desmame que respeite o tempo de ambos (mãe e bebê). É importante que esteja explícito que a mãe está bem-informada a respeito do assunto e que esteja segura de que deseja (ou precisa) desmamar. Tanto o profissional quanto a família devem ter em mente que esse caminho precisa ter seu ciclo acolhido, sem pressa. Paciência, flexibilidade e compreensão são necessárias nessa fase.[17] É importante que não haja outros fatores estressores ocorrendo na mesma época (p. ex., fases do desenvolvimento como desfralde, mudança de berço para uma cama, troca de quartos, nascimento de irmãos, mudanças de casa, escola).

Desse modo, essa passagem pode causar menos ansiedade tanto para a mãe quanto para a criança, reforçar o vínculo e trazer mais segurança sobre a evolução para os próximos passos.

Sob o ponto de vista do lactente, algumas recomendações podem nortear o andamento atencioso do desmame. Alguns sinais são capazes de indicar um momento mais apropriado para iniciar o processo:[18]

- Idade da criança nunca inferior a 1 ano (preferencialmente aos 2 anos).
- Aceitação de outros alimentos.
- Menor interesse nas mamadas.
- Serenidade por outras formas de conforto, sem demonstrar ansiedade quando não amamentada.
- Relação segura com a mãe, concordando em não ser amamentada em algumas situações (locais, horários, frequência) e aceitando "uma troca" por brincadeiras, leituras ou até mesmo não sugar o peito para dormir.

São várias as técnicas sugeridas para o desmame (oportuno, natural e gentil), todas envolvendo acolhimento, tempo, empatia, presença e resiliência. A confiança da criança é condição *"si ne qua non"* para se atingir a meta proposta.

Uma das estratégias mais recomendadas por vários autores pode ser um bom começo: Não oferecer, não negar. Existem mamadas-chave (ao acordar ou na hora de dormir) que costumam criar uma maior demanda da criança. Em outras mamadas, é interessante que a mãe não ofereça, afastando-se do ambiente (mas sempre por perto, se for necessária). Caso seja solicitada, não recusar ou adiar a oferta, para não irritar ou até mesmo aumentar o interesse pela mama. A questão central não está em substituir o LM como nutriente, mas o amamentar como colo, proximidade e aconchego. A rede de apoio é fundamental nessa transição, com participação em brincadeiras, jogos, leitura, passeios, propiciando, nessa "troca", algo que mereça a atenção da criança e seja prazeroso. Estimular a participação do pai, da companheira ou do companheiro nesse processo.

É desejado um desmame gradual, sendo suficiente a retirada de uma mamada do dia a cada semana, mesmo com eventual regressão no processo. Algumas situações que relembrem a criança do desejo do seio materno podem ser evitadas, como o local ou o ambiente onde a mãe costuma amamentar e a livre demanda. Caso não seja possível, oferecer o seio, mas tentando reduzir o tempo dedicado à mamada.

Todo relacionamento do bebê com seus familiares, cuidadores, mas, especialmente, com sua mãe deve ser baseado em respeito e confiança. Assim, mentir ou enganar a criança são atitudes que devem sempre ser evitadas, como colocar um curativo ou tintura simulando uma lesão ou dor ou utilizar substâncias de gosto ruim ou desagradável (pimenta, babosa, borra de café, *"aborrecida"* – tintura de Aloe vera e ruibarbo).

Recomendações finais para o pediatra

Se o conhecimento da técnica do aconselhamento (escuta ativa e empatia, sem julgamentos) é importante quando o pediatra aborda a amamentação, o desmame talvez requeira mais acolhimento e aplicação mais sensível dessas habilidades, nas consultas da 32ª semana de gestação e nas de puericultura, se e quando surgir a oportunidade.

O pediatra é parte fundamental da rede de apoio das mães, buscando entender seus sentimentos, mesmo quando termina sua jornada de amamentação. Estar ao lado da família, percebendo as expectativas e as angústias das próximas fases de nutrição e cuidado do bebê, ajuda o profissional a estabelecer uma programação viável e possível.

Vale ressaltar que não existe uma "receita única" ou uma "fórmula mágica" para o desmame. É preciso lembrar que:
- Mamar não promove associação negativa de sono e desmamar não fará, necessariamente, a criança dormir a noite toda.

- Entre mamar o tempo todo e desmamar completamente, há muitos estágios e possibilidades a serem vivenciados e propostos.
- Algumas vezes, durante esse processo, mamar ainda uma a duas vezes ao dia pode acontecer até por alguns meses, se essa for a escolha da mãe.
- Aumentar o tempo de colo será uma forma de mudar e manter o vínculo. Esse pode ser um caminho viável para atingir a meta do desmame definitivo.
- Acolher a mãe e estimular o seu autocuidado fazem parte dessa transformação. Banhos mais demorados, passeios, contatos com outras mães em situação semelhante e outras atividades de lazer e prazer são possíveis com a ajuda da rede de apoio.
- Independentemente do tempo de amamentação, a mãe merece sempre ser elogiada por sua superação, pelo sucesso da jornada e pelo cuidado com seu filho (lembre-se de técnicas de aconselhamento). Amamentar por período inferior ao "recomendado pela OMS" não desqualifica nenhuma mãe, mas pode decepcioná-la, trazendo uma sensação de "falha", uma impressão de não ser "uma boa mãe". Todas as mães merecem o apoio e o reforço dos pediatras por sua trajetória, apesar de tudo e de todos.
- Cabe ao pediatra tentar identificar o que está por trás do pedido de ajuda para o desmame. A rotina desgastante, a privação de sono e a necessidade de mais tempo para o autocuidado podem pesar no julgamento da mãe e fazê-la acreditar que a suspensão da amamentação solucione esses desafios.
- Caso haja dúvida durante esse processo, a orientação profissional e a participação da rede de apoio podem ajudar a mãe a retomar a amamentação, de forma prazerosa, pelo tempo que desejar.
- Não há estudos robustos que comprovem que amamentar por 2 anos ou mais possa trazer qualquer malefício biopsicofísico-social à mãe ou à criança.
- Muitas vezes, por questões alheias ou não ao desejo da mãe, o desmame acontece antes do programado (volta ao trabalho, situação de saúde da mãe que impossibilite a manutenção da amamentação). Recomenda-se fortemente evitar a suspensão abrupta da amamentação pelas possíveis repercussões negativas para a criança (sentimento de rejeição, insegurança e rebeldia) e para a mãe (ingurgitamento mamário, mastite, além de tristeza ou depressão, culpa e luto pela perda da amamentação).

Conclusão

O desmame é uma fase da vida da mãe e da criança que merece cuidados próprios e uma abordagem muito carinhosa e gentil. Encerramos com um texto da pediatra Mariele Vilela Rios Neves (Divinópolis, Minas Gerais):

> Ser gentil no desmame não é corresponder ao que o adulto tem em seus conceitos como gentileza. É mesclar o respeito aos desejos, que a mãe merece e de que precisa, com o exercício contínuo de colocar-se no lugar do bebê. É não negar a ele o direito a mais saúde, mais afeto, mais paciência, mais complacência e nutrição. É entender que só consegue andar a criança que tem músculos, ossos firmes e uma complexidade de conexões nervosas. Só consegue respirar o bebê que nasce com pulmões bem formados e maduros. E, não seria diferente, que só consegue e pode desmamar a criança que está segura, nutrida, correspondida, conectada e que esboça desejo em avançar. Desmame é processo e maturidade. Desmame é marco natural de desenvolvimento físico e emocional. Gentileza, de adultos maduros e desenvolvidos, é acompanhar e não atropelar.

Referências bibliográficas

1. World Health Organization. Infant and young child feeding. Geneva: World Health Organization; 2009.
2. Christensen N, Bruun S, Søndergaard J, Christesen HT, Fisker N, Zachariassen G, et al. Breastfeeding and infections in early childhood: a cohort study. Pediatrics. 2020; 146(5):e20191892.
3. Ministério da Saúde. Guia alimentar para crianças brasileiras menores de 2 anos. Brasília: MS; 2019. Disponível em: http://189.28.128.100/dab/docs/portaldab/publicacoes/guia_da_crianca_2019.pdf. Acesso em: 8 jan. 2021.
4. Boccolini CS, Boccolini PMM, Monteiro FR, Venâncio SI, Giugliani ERJ. Tendência de indicadores do aleitamento materno no Brasil em três décadas. Rev Saude Publica. 2017; 51:108.
5. Universidade Federal do Rio de Janeiro (UFRJ). Estudo Nacional de Alimentação e Nutrição Infantil – ENANI-2019: Resultados preliminares – Indicadores de aleitamento materno no Brasil. UFRJ: Rio de Janeiro; 2020. 9p. Disponível em: https://enani.nutricao.ufrj.br/index.php/relatorios. Acesso em: 8 jan. 2021.
6. Klein M (1936). El destete. Obras completas, vol. I. Buenos Aires: Paidós, 2008. p. 296-310. Disponível em: https://aprendizaje.mec.edu.py/aprendizaje/system/content/0c59c97/content/Klein,%20Melanie%20(1882-1960)/Klein,%20Melanie%20-%20El%20destete.pdf. Acesso em: 5 jan. 2021.
7. Piovanetti Y. Breastfeeding beyond 12 months: an historical perspective. Pediatric Clinics of North America. 2001; 48(1):199-206. Disponível em: https://www.sciencedirect.com/science/article/abs/pii/S0031395505702947. Acesso em: 8 jan. 2021.
8. Cadogan W. An essay upon nursing and the management of children. London: Roberts; 1753.
9. Burnet J. Lectures on the Feeding of Infants: I. Breast Feeding and Weaning. Hospital (Lond 1886). 1904 Dec 24; 37(952):221-2.
10. Martins EJ, Giugliani ER. Which women breastfeed for 2 years or more? J Pediatr (Rio J). 2012 Jan-Feb; 88(1):67-73.
11. Dicionário da Língua Portuguesa. [Internet]. São Paulo: Melhoramentos. 2021. Disponível em: https://michaelis.uol.com.br/escolar-espanhol/busca/portugues-espanhol/desmamar. Acesso em: 4 jan. 2021.
12. Dicionário espanhol-português. Disponível em: https://michaelis.uol.com.br/escolar-espanhol/busca/portugues-espanhol/desmamar. Acesso em: 18 jan. 2021.
13. Sykes JB (ed). The Concise Oxford Dictionary. 7. ed. Oxford: Oxford University Press; 1982.
14. González C. Manual prático de aleitamento materno. São Paulo: Timo; 2014.
15. Jaisawal V. Annaprashana Samaskar: The Right way to Start. International Journal on Current Trends in Drug Development & Industrial Pharmacy [online]. 2020; 4(1). Disponível em: http://medical.eurekajournals.com/index.php/IJCTDDIP/article/view/69. Acesso em: 8 jan. 2021.
16. de Alvarenga MZ. Ritos de passagem e dinâmicas de consciência. Junguiana [online]. 2020; 38(1):183-96. Disponível em: http://pepsic.bvsalud.org/scielo.php?script=sci_arttext&pid=S0103-08252020000100008&lng=pt&nrm=iso. Acesso em: 10 jan. 2021.
17. Giugliani ERJ. Desmame: fatos e mitos. São Paulo: Sociedade Brasileira de Pediatria; 2012. Disponível em: https://www.sbp.com.br/fileadmin/user_upload/2012/12/Desmame-Fatos-e-Mitos.pdf. Acesso em: 10 jan. 2021.
18. Sociedade Brasileira de Pediatria. Departamento Científico de Aleitamento Materno (2019-2021). Documento Científico [on-line]. Guia Prático de Aleitamento Materno. São Paulo: SBP; 2019. Disponível em: https://www.sbp.com.br/fileadmin/user_upload/22800f-GUIAPRATICO-GuiaPratico_de_AM.pdf. Acesso em: 13 dez. 2020.

Seção 9

Controvérsias na amamentação

Coordenadora
Honorina de Almeida

Capítulo 31

Novas estruturas familiares

Honorina de Almeida
Yechiel Moises Chencinski

"Uma família que existe."

Talvez, a primeira questão a ser tratada seja: O que define uma família? Atualmente, não existe uma única definição aceita e pode-se considerar família qualquer grupo de pessoas que de alguma forma compartilham um sentimento de pertencimento, seja com duas ou com dezenas de pessoas. Assim, é possível encontrar famílias compostas por um casal com filhos, famílias *pachtwork* com irmãos de vários casamentos, famílias acolhedoras que cuidam de cinco crianças, famílias com filhos adotados, duas mães, dois pais com filhos, e assim por diante.

Com relação às famílias compostas pela população LGBT, nos últimos anos houve um grande avanço nos seus direitos legais. Casamentos foram legalizados, filhos foram registrados no nome de duas mães, com o nome de dois pais e até mesmo de duas mães e de um pai. Junto a isso, a adoção por casais homoafetivos vem sendo cada vez mais incentivada e amparada pela lei e as possibilidades de inseminação artificial ou de se utilizar a gestação solidária ampliou muito as possibilidades de se constituir uma família com crianças.

No entanto, na assistência pediátrica, quando nos vemos diante de um casal não convencional, muitas vezes não sabemos bem como encaminhar as demandas trazidas. O ponto central reside no fato de que essa é uma família que existe e um dos objetivos deste capítulo é informar para desmitificar, pois, sempre que houver um bebê, pode surgir a demanda para amamentá-lo, e, como pediatras, além de proteger, promover e apoiar a amamentação precisamos aceitar e acolher essas famílias.

Where's the mother? Stories from a transgender dad ("Onde está a mãe? Histórias de um pai transgênero").[1] Esse é o nome do livro escrito por Trevor McDonald, um homem transgênero grávido que vive no Canadá, com cirurgia de masculinização do tórax e consequente resseção parcial de glândula mamária. Em 2012, ele procurou um grupo de mães da La Leche Liga (organização de apoio ao aleitamento materno) a fim de receber ajuda para amamentar seu bebê. Após o nascimento de seu primeiro filho, foi apoiado pelo grupo e, com a utilização de um relactador adaptado, conseguiu amamentá-lo com sucesso.

No Brasil, Marcela Tiboni nos conta no livro *Mama*[2] a saga que viveu para conseguir apoio para amamentar os bebês gerados por sua mulher Mel. A história de Trevor e de Marcela e Mel nos permite uma reflexão sobre as várias modalidades de famílias que nos procuram e nos remete a uma questão: estamos preparados para acolher essas novas estruturas familiares?

Conhecendo e rompendo os preconceitos

Segundo o dicionário de língua portuguesa,[3] preconceito é um substantivo masculino que significa "juízo de valor preconcebido sobre algo ou alguém; prejulgamento, opinião ou pensamento acerca de algo ou de alguém, construída a partir de análises sem fundamento, conhecimento nem reflexão". O preconceito leva, invariavelmente, à discriminação. Uma pesquisa dos Estados Unidos de 2015[4] mostrou que, pelo temor de serem discriminados, 19% das pessoas transgêneros não buscaram ou adiaram a busca por ajuda médica quando estavam doentes e 24% adiaram tratamento médico de rotina.

Outro preconceito diz respeito aos filhos de famílias LGBT. Eles teriam alguma desvantagem em relação às crianças de famílias cisgêneras? A resposta é não. Os estudos mostram que o desenvolvimento psicoemocional, cognitivo e comportamental dessas crianças é adequado e, comparado ao de famílias heteronormativas, mostram que o bom desempenho global não está relacionado com a orientação sexual dos pais.[5-7]

Sobre quem mesmo estamos falando? Conhecendo as definições

No Brasil, a sigla LGBT (lésbicas, gays, bissexuais, travestis, transexuais e transgêneros) é a mais usada para se referir a qualquer um que não seja cisgênero. Segundo a Associação Brasileira de Lésbicas, Gays, Bissexuais, Travestis, Transexuais e Intersexos (ABGT) a sigla "LGBT" se destina a promover a diversidade das culturas baseadas em identidade sexual e de gênero. Em outros países, existem variações da sigla para ampliar a inclusão de todos os gêneros sexuais. A sigla LGBTQ (inclusão do Q-queer) e o sinal "+" colocado ao final também são frequentemente observados e têm a finalidade de representar a inclusão de qualquer outra pessoa que não tenha sido representada pelas outras iniciais.

Para melhor compreensão do tema, listamos a seguir algumas definições:
- Sexo biológico: leva em consideração a genitália e o tipo de cromossoma ao nascimento, feminino, masculino ou intersexo.
- Identidade de gênero: a definição acontece mais tarde, e não é uma escolha. A pessoa se identifica com um gênero, com os dois ou não se identifica com nenhum.
- Orientação sexual: refere-se ao sentimento de atração de um indivíduo por outras pessoas, podendo ser do mesmo sexo, do sexo oposto, de ambos os sexos. Não é uma escolha e não depende da identidade de gênero. Uma pessoa com sexo biológico masculino pode se identificar com o gênero feminino (mulher trans) e ter orientação sexual homossexual (afetiva por mulheres).
- Nome social: designação utilizada pela mulher ou pelo homem transgênero ou pela travesti para se identificar de acordo com sua identidade de gênero, enquanto a alteração no registro civil ainda não foi promovida.
- Cisgênero: homem ou mulher cuja identidade de gênero coincide com o sexo biológico.

- Transgênero (trans): expressão "guarda-chuva", pois é usada para designar várias situações de pessoas que se identificam com um gênero que não corresponde ao sexo biológico.
- Homem trans: pessoa do gênero masculino, mas que foi designada como pertencente ao sexo/gênero feminino ao nascer. Muitos fazem uso de hormonioterapia com testosterona, que promove o desenvolvimento de características sexuais masculinas. Os homens trans podem ou não passar por procedimentos cirúrgicos, para adequar a aparência à sua identidade de gênero.
- Mulher trans: pessoa do gênero feminino, mas que foi designada como pertencente ao sexo/gênero masculino ao nascer. Muitas fazem uso de hormonioterapias com estrogênio, que promove o desenvolvimento de características sexuais femininas secundárias. As mulheres trans podem ou não passar por procedimentos cirúrgicos, para adequar a aparência à sua identidade de gênero. Com relação à orientação sexual, os estudos mostram que a maioria dos homens e das mulheres trans se identifica como heterossexuais.
- Gay: homem que se identifica como homem (cisgênero ou transgênero) e tem preferência sexual por outros homens.
- Lésbica: mulher que se identifica como mulher (cisgênera ou transgênera) e tem preferência sexual por outras mulheres.
- Bissexual: pessoa com preferência sexual por pessoa que se identifica como homem ou como mulher.
- Travesti: denominação que se dá ao indivíduo do sexo masculino que usa roupas e adota formas de expressão de gênero feminina, mas que geralmente mantém suas características primárias.
- Transição de gênero: período no qual uma pessoa se submete a tratamentos hormonais e cirúrgicos para transformar suas características em direção ao sexo almejado. O objetivo da transição de gênero é adequar o sexo biológico ao mental. Vale a pena fazer a observação de que muitos homens trans que desejam ser pais mantêm o útero e os ovários.
- Heterossexual: pessoas que têm sentimentos afetivos e atração sexual por outras pessoas com identidades de gênero diferentes, ou seja, alguém de identidade de gênero feminina que se relacione com outra pessoa de identidade de gênero masculina, ou vice-versa.
- *Queer*: pessoa que não corresponde à heteronormatividade, seja pela identidade ou expressão de gênero, orientação sexual ou atração emocional.
- Intersexo: pessoa que está entre o feminino e o masculino. Suas combinações biológicas e desenvolvimento corporal (cromossomos, genitais, hormônios) não se enquadram na norma binária (masculino ou feminino).
- Assexual: pessoas que não sentem atração sexual por outras pessoas, independentemente do gênero, e que não sentem relações sexuais humanas como prioridade.
- Disforia de gênero: condição caracterizada pelo desconforto persistente com características sexuais ou marcas de gênero que remetam ao gênero atribuído ao nascer.
- Amamentação (no peito): termo utilizado para descrever a maneira de alimentar o bebê diretamente na mama.
- Amamentação no tórax: termo usado por homens transgêneros para descrever como eles amamentam seus bebês independentemente de terem ou não realizado cirurgia de masculinização do tórax.
- Colactação: situação em que mais de uma mãe ou um pai amamentam seu bebê.

Amamentação

As famílias não convencionais podem ter desejos bem convencionais, por exemplo, amamentar seus bebês, uma demanda que tem crescido bastante nos últimos anos, em virtude da maior divulgação de suas possibilidades. A seguir, serão descritas três situações em que a indução de lactação pode ser uma demanda.

Amamentação em família homoafetiva compostas por mulheres

Mães que não gestaram podem desejar amamentar seus filhos, devendo-se fornecer informação de qualidade sobre a indução da lactação, assim como as várias possibilidades de uso ou não de medicamentos.

Nesta parte do capítulo, vamos discutir a situação de famílias homoafetivas compostas por mulheres. A situação mais frequentemente encontrada é a gravidez de uma das mães e o desejo de amamentar daquela que não engravidou. As justificativas são facilitar o vínculo com o bebê, a experiência de amamentar e a possibilidade de revezamento na amamentação. É importante informar que a colactação provavelmente não reduzirá o trabalho da mulher que gestou.

A técnica utilizada para a indução da lactação baseia-se no protocolo de Newman e Goldfarb[8] para mães que não engravidaram (ver Capítulo 32). Apesar de a técnica ser a mesma, a situação de duas mães que desejam amamentar um ou dois bebês exige uma abordagem diferenciada. Alguns aspectos precisam ser considerados. A falta de informação sobre a possibilidade de induzir a lactação e as dificuldades do processo, além da falta de entendimento quanto ao desejo das duas mães de amamentarem e o pouco suporte técnico oferecido pelos profissionais de saúde, são as queixas mais frequentes.[9,10] Essas famílias necessitam ser acolhidas, e, mais que isso, precisam receber, sem pressão, informações adequadas que possam ajudá-las na decisão de induzir ou não a lactação.

Amamentação em família composta por pessoas transgêneras

Na introdução do Capítulo 32, descrevemos dois relatos sobre homens que amamentaram seus filhos. Eram pais que certamente nunca tiveram contato com nenhuma definição de gênero. Mas, em uma situação de ausência das mães, e diante da necessidade de alimentar os bebês, não titubearam, colocaram no peito, mostrando que essa possibilidade biológica existe e independe de qualquer avaliação moral, cultural ou religiosa.

Diante da demanda cada vez maior de pessoas transgêneras para amamentar seus bebês, a Academy of Breastfeeding Medicine publicou em 2020 um protocolo de amamentação específico para atender a essas famílias.[11]

Esse protocolo, além de apresentar as possibilidades técnicas para a indução da lactação, presta um serviço precioso de informação sobre o assunto, trazendo conhecimento sobre as variedades de identidade de gêneros e das possíveis composições familiares. Um resumo do protocolo está descrito no Quadro 31.1.

Quadro 31.1 – Protocolo para indução da lactação

1. Para conseguir um melhor resultado com a indução, a terapia hormonal com estrogênio e progesterona em altas doses e nas mulheres trans que não realizaram orquiectomia, o uso de um bloqueador androgênico e um galactagogo para estimular a prolactina devem ser considerados.

2. A redução do estrogênio e progesterona às doses de base deve ocorrer cerca de 1 mês antes da chegada prevista do bebê. Nessa fase, uma redução maior do estrogênio pode ser considerada.

3. Quando houver aumento das mamas, deve-se orientar o estímulo local com bombeamento.

4. Nessa fase, aumentar o bombeamento das mamas gradualmente de 5 para 10 minutos e para 6 a 8 vezes ao dia. Para reduzir o atrito, pode-se recomendar usar um lubrificante tipo lanolina nos adaptadores. O leite retirado pode ser armazenado.

(Continua)

Quadro 31.1 – Protocolo para indução da lactação *(Continuação)*

5. Com a chegada do bebê, ele deve ser colocado para mamar.
6. Converse sobre questões práticas, por exemplo, quem fará o contato pele a pele e quem alimentará o bebê ao nascimento. Quando possível, priorize a alimentação com o colostro de quem gestou o bebê.
7. Se a família deseja realizar a colactação, converse sobre os objetivos, as expectativas e ajude a organizar uma rotina.
8. Considere a realização de exames de pré-natal na pessoa que não gestou e amamentará.
9. Para dar apoio e ajuda prática, se possível, ofereça à família contatos de locais ou de consultores de amamentação que estejam familiarizados com essa situação.
10. Mantenha a privacidade durante o exame, a alimentação e a assistência na pega.
11. Para homens trans que se submeteram à cirurgia de masculinização do tórax ou mulheres trans que fizeram aumento dos seios, o tecido mamário, as aréolas e os mamilos podem ser menos flexíveis e dificultar a manutenção da pega. Se for necessário, considere o uso de um intermediário.
12. Procure uma posição que facilite a pega. Como as mamas podem ser mais rígidas ou a fixação da aréola e mamilo mais elevadas no tórax, o uso de almofadas para elevar o bebê pode se tornar necessário.
13. Para facilitar a pega em tórax com pouco tecido mamário, pode-se usar a técnica de sanduíche (segurar o peito com a mão em forma de C, fazendo uma compressão leve de maneira a projetar a aréola e o mamilo para facilitar a pega).
14. Quando necessário, a alimentação do bebê deve ser complementada com leite humano ordenhado ou fórmula láctea utilizando um relactador ou uma sonda fina (uma ponta fica dentro de um recipiente com o leite e a outra é fixada junto ao mamilo).

Fonte: Ferri et al., 2020.[11]

Amamentação em homens transgêneros

Muitos homens transgêneros que fizeram cirurgia de masculinização do tórax mantêm seus órgãos reprodutivos, geram seus filhos e podem querer amamentar, seja pelo desejo de passar por essa experiência e/ou seja pela proximidade que a amamentação permite em relação ao bebê. No entanto, podem se sentir desconfortáveis com a expressão "mamar no peito". Nesse caso, pode-se usar a expressão "mamar no tórax" da expressão em inglês *chestfeeding* (independentemente da realização ou não da cirurgia de masculinização do tórax). Se ele não realizou a cirurgia e somente usa bandagem para compressão das mamas, a produção de leite poderá ocorrer sem dificuldade.[12] No entanto, devido à compressão prolongada das mamas, deve-se prestar atenção na maior possibilidade de obstrução de ductos e de mastite.

No caso de uma cirurgia de masculinização do tórax, a capacidade de lactar dependerá da técnica empregada. Existem várias, desde a retirada total bilateral das mamas e o reposicionamento de mamilo até as mais conservadoras, com uso do tecido mamário para a modelagem do tórax e a manutenção do pedículo mamilo-areolar. Quanto mais tecido mamário permanecer e quanto menos interferência no complexo mamilo-areolar, maior é a chance de produção de leite.[13] Será possível a amamentação e, se necessário, eventualmente usa-se um sistema de relactação que permita ao bebê ser alimentado diretamente no tórax. Com relação a posições facilitadoras, a região do tórax onde está o mamilo pode ser apoiada com a mão usando a técnica do sanduíche ou mesmo utilizar um intermediário de silicone que permita ao bebê se manter acoplado à região mamilo-areolar. A posição reclinada não é muito propícia, pois o pouco tecido mamário pode se espalhar mais.

Com relação às experiências de amamentação em homens transgêneros, ainda existem poucos estudos, mas uma interessante pesquisa qualitativa realizada pela Universidade de Ottawa no Canadá com 22 homens trans que engravidaram[14] mostrou que 16 deles iniciaram a amamentação e 11 ainda amamentavam após 1 ano. Ainda, verificou que cerca de um terço dos participantes da pesquisa apresentou maior sensação de ansiedade por se sentirem pressionados para amamentar com sucesso pela equipe de profissionais. Quase metade referiu sentimentos de disforia de gênero no pós-parto e dois tentaram usar bandagem, mas desistiram por desconforto ou dor. Outro ponto levantado foi a necessidade que a maioria mostrou de amamentar com privacidade.

A questão da disforia de gênero, que pode acontecer, por exemplo, se as mamas crescerem muito, deve ser seriamente considerada, pois pode provocar mais ansiedade e angústia. O uso de bandagem pode ajudar a minimizar esse processo, mas deve acontecer por períodos curtos e esperar até que a produção de leite esteja estabelecida. Informar sobre o risco de redução na produção de leite, maior risco de mastite e de bloqueio de ducto. Outra informação importante refere-se ao risco de redução da produção de leite, se for decidido retomar o uso da testosterona,[15] interrompido durante a gestação. Quando os pais decidirem não amamentar, devem ser informados de que ocorrerá a apojadura independentemente da sucção do bebê. A extração de alívio do leite deve ser realizada com a finalidade de reduzir a dor e o processo inflamatório. A bandagem com pressão progressiva e compressas frias pós-extração pode ser utilizada. O uso de cabergolina ou outra medicação para bloquear a produção de leite também deve ser discutido.

Mulheres transgêneras

Geralmente, mulheres transgêneras fazem uso contínuo de hormônios à base de estrogênio e de bloqueadores andrógenos, caso não tenham se submetido à orquiectomia. O desenvolvimento da glândula mamária pode ser observado a partir de 3 a 6 meses da introdução da terapia hormonal. Inicialmente, notam-se um intumescimento da região subareolar e posterior aumento da glândula com desenvolvimento de ductos, lóbulos e alvéolos histologicamente idênticos a de mulheres cisgêneras.[16]

Para que a amamentação seja possível, pode-se usar o protocolo para induzir a lactação em mulheres que não gestaram,[8] com algumas modificações (ver Capítulo 32). As doses de estrogênio e progesterona devem ser maiores e, nas mulheres trans que não realizaram orquiectomia, deve-se também manter um bloqueador androgênico, além de um galactagogo para estimular a prolactina.

Em 2018, Reisman e Goldenstein[17] publicaram o caso de uma mulher transgênero de 30 anos que vinha recebendo terapia hormonal feminilizante nos últimos 6 anos. Depois de implementar um regime com domperidona, altas doses de estradiol e progesterona e bombeamento da mama, ela conseguiu produzir leite materno suficiente para ser a única fonte de nutrição para seu filho durante 6 semanas e, com 6 meses de vida, o bebê continuava amamentando.

Considerações gerais

As famílias LGBT devem ser cuidadas com a mesma consideração e respeito que as famílias cisgêneras:
- Inclua na identificação, no prontuário e nos arquivos o nome social da mulher e do homem trans, pois isso facilita um acolhimento de todos no consultório.

- Utilize sempre o nome social quando se direcionar a um homem ou a uma mulher trans.
- Utilize linguagem inclusiva que se refira ao gênero com o qual a pessoa se identifique. Pode-se começar a conversa se apresentando e perguntando: "De que maneira você gostaria que eu te chamasse?".
- Quando usar termos que não correspondem ao gênero da pessoa, reconheça o mal-entendido, peça desculpas e use os pronomes e nomes corretos.
- Não presuma que a pessoa que quer um bebê queira amamentar ou que a indução da lactação constitua uma opção. Use perguntas abertas para saber mais, como: "de que maneira você pensa em alimentar seu bebê?" "já ouviu falar sobre indução da lactação?".
- Converse sobre a indução da lactação e esclareça os pontos positivos e negativos.
- Esclareça com a pessoa os termos que ela gostaria de usar para falar da amamentação (amamentação no peito, amamentação no tórax).
- Sugira um acompanhamento da amamentação mais frequente nas primeiras semanas.

Referências bibliográficas

1. MacDonald T. Where's the mother? Stories from a transgender dad. Winnipeg: Trans Canada Press; 2016.
2. Tiboni M. Mama: um relato de maternidade homoafetiva. São Paulo: Dita Livros; 2019.
3. Dicio, Dicionário Online de Português [Internet]. Dicio. Disponível em: https://www.dicio.com.br/. Acesso em: 9 dez. 2020.
4. Reisner SL, Hughto JMW, Dunham EE, Heflin KJ, Begenyi JBG, Coffey-Esquivel J, et al. Legal protections in public accommodations settings: a critical public health issue for transgender and gender-nonconforming people. Milbank Q. 2015; 93(3):484-515.
5. Farr RH. Does parental sexual orientation matter? A longitudinal follow-up of adoptive families with school-age children. Dev Psychol. 2017; 53(2):252-64.
6. Farr RH, Vázquez CP. Stigma experiences, mental health, perceived parenting competence, and parent-child relationships among lesbian, gay, and heterosexual adoptive parents in the United States. Front Psychol [Internet]. 30 de março de 2020; 11. Disponível em: https://www.ncbi.nlm.nih.gov/pmc/articles/PMC7141157/. Acesso em: 1 dez. 2020.
7. Gates GJ. Marriage and family: LGBT individuals and same-sex couples. Future Child. 2015; 25(2):67-87.
8. Goldfarb L, Newman J. The Newman Goldfarb Protocols for Induced Lactation [Internet]. Disponível em: https://www.asklenore.info/breastfeeding/induced_lactation/protocols4print.shtml. Acesso em: 9 dez. 2020.
9. Appelgren Engström H, Häggström-Nordin E, Borneskog C, Almqvist A. Mothers in same-sex relationships – Striving for equal parenthood: A grounded theory study. J Clin Nurs. 2019; 28(19-20):3700-9.
10. Cazorla-Ortiz G, Galbany-Estragués P, Obregón-Gutiérrez N, Goberna-Tricas J. Understanding the challenges of induction of lactation and relactation for non-gestating Spanish mothers. J Hum Lact Off J Int Lact Consult Assoc. 2020; 36(3):528-36.
11. Ferri RL, Rosen-Carole CB, Jackson J, Carreno-Rijo E, Greenberg KB, Academy of Breastfeeding Medicine. ABM Clinical Protocol #33: Lactation Care for Lesbian, Gay, Bisexual, Transgender, Queer, Questioning, Plus Patients. Breastfeed Med Off J Acad Breastfeed Med. 2020; 15(5):284-93.
12. Hoffkling A, Obedin-Maliver J, Sevelius J. From erasure to opportunity: a qualitative study of the experiences of transgender men around pregnancy and recommendations for providers. BMC Pregnancy Childbirth. 2017; 17(2):332.

13. Kraut RY, Brown E, Korownyk C, Katz LS, Vandermeer B, Babenko O, et al. The impact of breast reduction surgery on breastfeeding: Systematic review of observational studies. PLOS ONE. 2017; 12(10):e0186591.
14. MacDonald T, Noel-Weiss J, West D, Walks M, Biener M, Kibbe A, et al. Transmasculine individuals' experiences with lactation, chestfeeding, and gender identity: a qualitative study. BMC Pregnancy Childbirth. 2016; 16(1):106.
15. Testosterone. In: Drugs and Lactation Database (LactMed) [Internet]. Bethesda (MD): National Library of Medicine (US); 2006. Disponível em: http://www.ncbi.nlm.nih.gov/books/NBK501721/. Acesso em: 10 dez. 2020.
16. Sonnenblick EB, Shah AD, Goldstein Z, Reisman T. Breast Imaging of transgender individuals: a review. Curr Radiol Rep [Internet]. 2018;6(1). Disponível em: https://www.ncbi.nlm.nih.gov/pmc/articles/PMC5773616/. Acesso em: 9 dez. 2020.
17. Reisman T, Goldstein Z. Case report: induced lactation in a transgender woman. Transgender Health. 2018; 3(1):24-6.

Capítulo 32

Lactação "adotiva"

Honorina de Almeida
Patricia Marañon Terrivel

> Meu sonho sempre foi ser mãe e amamentar, minha irmã ajudou com a gestação e a equipe do Hospital com a amamentação, mesmo que por pouco tempo e pouca quantidade me senti mãe e mulher ao ter eles no meu colo e podendo fornecer nutrientes e proteção nos primeiros dias de vida.
>
> (Josefa, mãe da Valentina e do Gabriel)

Paciente do sexo feminino, 33 anos, casada, residente em Angola, foi diagnosticada com dificuldade para engravidar e gestar um bebê. Pelo desejo da maternidade, veio ao Brasil realizar fertilização *in vitro* (FIV) homóloga de seus óvulos com os espermatozoides de seu esposo – já que em seu país natal, essa prática não é realizada. Conforme permitido pelo Conselho Federal de Medicina, sua irmã realizou cessão de útero e gestou dois embriões: uma menina e um menino, que nasceram saudáveis e sem comorbidades. No dia seguinte ao nascimento, no alojamento conjunto, foi introduzida domperidona para a mãe na dose de 20 mg de 8 em 8 horas.

No dia seguinte, os recém-nascidos receberam alta hospitalar com fórmula láctea e orientação de translactação, de modo a promover o estímulo mecânico de sucção das mamas, além de fortalecer o vínculo da mãe com os bebês. Foi agendado retorno ambulatorial após 4 dias para avaliação dos bebês e da mãe, que ainda não produzia colostro. Com 8 dias pós--nascimento, foi realizada translactação com fórmula, sendo observada produção de colostro. No 15º dia de vida, observou-se aumento do colostro. A domperidona foi mantida por 2 meses. Após esse período, perdemos o seguimento da paciente (Figura 32.1).

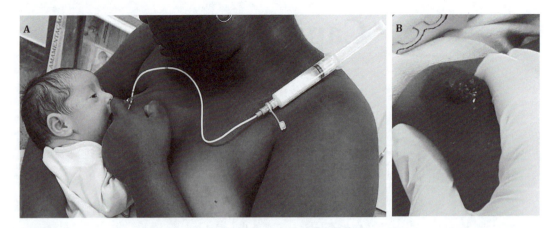

Figura 32.1 – *A. Demonstração da paciente do caso clínico amamentando um dos bebês por translactação. B. Aparecimento do colostro após 8 dias.*

Fonte: Arquivo pessoal da Dra. Patricia Marañon Terrivel.

Introdução

Sabe-se que o estímulo mamilo-areolar pode resultar na produção de leite. Na literatura, existem relatos de homens que produziram leite após a sucção do bebê ou de tratamento com medicação (domperidona ou digoxina). Em 1986, Gould e Pyle[1] relataram o caso de um missionário que, estando sua mulher doente, amamentou seus filhos. Em 2002, um homem de 38 anos no Sri Lanka amamentou suas filhas após a morte da mulher e, em um caso mais recente (2018), uma mulher transexual amamentou seu bebê exclusivamente por 6 semanas após receber tratamento para induzir a lactação.[2]

Podemos, então, definir lactação induzida como o processo de estímulo da glândula mamária para conseguir produzir leite em uma pessoa que não passou pelo processo da gestação.

A fisiologia da lactação

A produção de leite humano é um processo fisiológico complexo que envolve a interação de vários hormônios, fatores físicos e psicoemocionais. Identificada em 1970, a prolactina é um dos hormônios mais atuantes nesse processo e secretada na corrente sanguínea em resposta à sucção na região mamilo-areolar. Durante a gestação, a prolactina estimula o crescimento mamário, preparando a glândula para a lactação. Nesse processo, o estrogênio e a progesterona produzidos pela placenta também estão envolvidos. Após o nascimento, ocorre uma queda dos níveis sanguíneos desses hormônios e a sucção do bebê manterá o estímulo para a liberação da prolactina e a produção de leite (ver Capítulo 11).

Fundamentando-se na observação desse processo, foram desenvolvidos protocolos para induzir a lactação e maximizar a produção de leite. Os protocolos apresentados neste capítulo foram retirados do material do International Breastfeeding Centre[3] no Canadá, onde Dr. Jack Newman e sua equipe vêm realizando, desde 1984, um trabalho de grande sucesso na indução de lactação. Foram desenvolvidos vários protocolos para as diferentes situações e, no final do capítulo, apresentaremos, mais detalhadamente, os três mais utilizados.

Galactagogos

Galactagogos são medicamentos, alimentos, líquidos ou ervas que ajudam a aumentar a produção de leite. A maioria dos medicamentos conhecidos atua de duas maneiras: por estimulação direta da adeno-hipófise, bloqueando os receptores da dopamina (inibidor fisiológico da liberação da prolactina) ou bloqueando receptores dopaminérgicos periféricos.

Neste capítulo, serão abordados os mais utilizados para indução da lactação. Não recomendamos utilização de galactagogos de rotina, para aumento de produção em mães que estão amamentando. Lembrando que o principal estímulo para produção de leite é a sucção frequente realizada pelo bebê ou bomba e ingesta de líquidos adequada.

A sucção do bebê no peito estimula as terminações nervosas do mamilo e da aréola, enviando impulsos via neuronal reflexa aferente para o hipotálamo, que secreta o fator liberador da prolactina, possibilitando, assim, o controle autócrino da produção de leite.

As mamadas frequentes atuam de modo a manter a inibição da ação da dopamina (inibidor da produção de prolactina) na hipófise e, na sua ausência, há secreção de prolactina, levando a um aumento na produção de leite.

Domperidona

Antagonista da dopamina de ação periférica (bloqueia os receptores de dopamina no sistema nervoso periférico e no trato gastrintestinal), proporcionando um aumento da liberação da prolactina pela hipófise anterior. É o galactagogo com melhores evidências de eficácia e segurança. Uma revisão de 75 artigos realizada por Bazanno et al.[4], em 2016, mostrou que ela foi eficaz para aumentar a produção de leite, um resultado confirmado por outros estudos mais recentes[5,6] de 2019.

- Posologia: na maioria dos estudos, são usadas doses entre 30 e 60 mg/dia, divididas em três tomadas.[5-9] Em uma revisão de 2019, foi verificado que o uso da domperidona se mostrou seguro[6] com doses de 60 mg/dia.[10] No Canadá, doses de 80 mg/dia são usadas para indução da lactação.[3] No Brasil, tem seu uso aprovado como antiemético/procinético.
- Efeitos adversos: a domperidona tem sido associada a um aumento de risco de arritmia cardíaca em idosos, pessoas com histórico de arritmia cardíaca ou quando associada a medicamentos que aumentam o intervalo QT.[11] Somente um caso de arritmia ventricular foi relatado em uma mulher no pós-parto entre mais de 200 mil tratadas com domperidona.[9] Sonolência, déficit de sucção, irritabilidade, desconforto abdominal também foram relatados.
- Interações: aumento dos níveis sanguíneos, quando combinado com o uso de fluconazol, cetoconazol e macrolídeos.
- Contraindicação: mulheres com arritmia cardíaca.

Sulpirida

É um medicamento psicofármaco antagonista da dopamina usado como antipsicótico e antidepressivo, muito utilizado no início dos anos 2000. No entanto, não tem sido mais recomendado pelos seus efeitos adversos[12,13] e por não ter se mostrado mais eficaz que a domperidona.

- Efeitos adversos: aumento de peso, cefaleia, fadiga, alterações neurológicas. Concentração no leite de 1 mcg/L, mas sem relatos de efeitos colaterais no bebê.

Metoclopramida

Medicamento antiemético, utilizado durante muitos anos, mas atualmente pouco recomendado pelos efeitos adversos centrais.[14] Também não existem evidências de que seja mais eficaz que a domperidona.

- Efeitos adversos: fadiga, sonolência, confusão mental e reações distônicas (paralisias), cefaleia, hipertensão, hipotensão, diarreia, constipação e depressão.

Fitoterápicos

Historicamente, ervas são usadas para aumentar a produção de leite e os estudos mostram algumas evidências de sua eficácia.
- Feno-grego (*Trigonella arabica*): um dos mais usados galactagogos no mundo. Dois estudos recentes observaram um aumento da produção de leite no período pós-parto,[15] mas não após 14 dias.[16] É considerado de baixo risco se usado em doses moderadas e não foram observados efeitos adversos na mãe ou no bebê.[15,17] Em doses altas pode promover hipoglicemia do recém-nascido.[18]
- Galega (*Galega officinalis*): usada desde o início do século XX, após notarem o aumento na produção de leite de vacas que consumiram a erva.[19] Não existe uma dose recomendada, e a transferência pelo leite é desconhecida. Existem relatos de hipoglicemia, hipotonia, letargia, vômitos e dificuldade de sucção em bebês cujas mães tomaram uma mistura de alcaçuz, erva-doce, anis e galega.[19] Os sintomas desapareceram após a interrupção temporária do aleitamento.
- Silimarina (*Silybum marianum*): protetor hepático, desde há poucos anos usado como galactagogo após um estudo não randomizado realizado em Lima no Peru com 50 mulheres ter demonstrado um aumento da produção láctea nas que receberam 420 mg por dia, durante 60 dias, em comparação a um grupo que recebeu placebo.[20]
- Tintura da semente de algodoeiro (*Gossypium herbaceum*): no Brasil, o uso da tintura da semente de algodoeiro é bem disseminado, mas não existem estudos sobre seu efeito no aumento da produção de leite.
- Outros fitoterápicos usados: malva, café, rapadura, canjica, milho, funcho, cominho, manjericão, uva, verbena, chá-da-mamãe, alfafa, entre outros.

Protocolos para indução da lactação[3]
O protocolo regular

- Indicação: a mãe que deseja amamentar tem alguns meses de tempo antes da chegada do bebê, seja por uma gestação solidária, adoção programada ou com companheira grávida. Os resultados são promissores e a maioria das mulheres foi capaz de amamentar o bebê de maneira satisfatória.

a) Iniciar o mais precocemente possível com uma terapêutica, sem interrupção com anticoncepcional que contenha estrogênio e progesterona, e domperidona, inicialmente com uma dose baixa e aumentar após 1 semana. Nessa fase, a glândula mamária será estimulada, mas a secreção de leite se manterá suprimida.

b) Seis semanas antes do nascimento do bebê, o anticoncepcional deve ser retirado, mantendo o uso da domperidona. Espera-se que a mãe tenha um sangramento vaginal. Se o sangramento não ocorrer e a mulher estiver em idade fértil, deve-se considerar a possibilidade de gravidez.

c) Nas 2 semanas seguintes, iniciar o estímulo local das mamas, de preferência com bomba elétrica. O estímulo é feito em três tempos a cada 3 horas:
  - Usar a bomba por 5 a 7 minutos na configuração baixa ou média.
  - Fazer massagem com as mãos, balançar as mamas e fazer um estímulo em toda a mama com a ponta dos dedos do tipo "cócegas leves".
  - Usar novamente bomba por 5 a 7 minutos.

d) Um mês antes do nascimento do bebê, a mãe deve ser orientada a continuar o tratamento e, se ainda não tiver iniciado o estímulo das mamas na madrugada, iniciar o bombeamento, para potencializar a produção de prolactina. Além disso, pesquisas mostraram que a frequência do bombeamento das mamas tem mais influência no aumento da produção de leite do que a sua duração.
e) Assim que o bebê nascer, a mãe deve colocá-lo no peito, se possível já na sala de parto. A amamentação deve ser "sob livre demanda", mas com a maior frequência possível. Nessa fase, até que o suprimento de leite esteja estabelecido, e se for possível, ela deve bombear as mamas por 10 minutos após cada mamada.

Após o estabelecimento da produção de leite, a domperidona poderá ser reduzida lentamente.

Protocolo acelerado

- Indicação: mães que têm pouco tempo para se prepararem ou mães que farão uma relactação. Como o tempo para estímulo das mamas é menor e, às vezes, a decisão de amamentar acontece já com a presença do bebê, espera-se que a produção de leite seja mais baixa.

a) Iniciar o anticoncepcional por 30 a 60 dias sem interrupção com a domperidona. Quando as mamas apresentarem um aumento significativo, interromper o anticoncepcional, manter a domperidona e iniciar o estímulo das mamas (bomba de boa qualidade). Bombas manuais não são recomendadas.
b) O bebê deve ser alimentado por relactação enquanto a mãe faz o protocolo, já se iniciando, assim, o estímulo local da mama.

O protocolo da menopausa

- Indicação: mulher que entrou na menopausa precocemente, ou não, mas que gostaria de amamentar. Para isso, é necessário e suficiente ter uma glândula mamária e uma glândula hipofisária que funcionem.

a) Se ela estiver em terapia de reposição hormonal (TRH), deve-se suspendê-la e iniciar o anticoncepcional. O anticoncepcional contém estrogênio e progesterona suficientes para estimular a glândula mamária e controlar os sintomas da menopausa.
b) Iniciar domperidona inicialmente com dose mais baixa e aumentá-la após 1 semana.
c) Manter a combinação do anticoncepcional e domperidona por pelo menos 60 dias e observar as mudanças mamárias.
d) Após 60 dias de terapia combinada e com as alterações mamárias, o anticoncepcional pode ser suspenso e a domperidona mantida. Deve-se iniciar o bombeamento das mamas a cada 3 horas, inclusive à noite.
e) Após a suspensão do anticoncepcional, os sintomas da menopausa podem retornar, mas, se possível, deve-se evitar a retomada da TRH.

Orientações gerais para os protocolos

1. O uso de anticoncepcionais com estrogênio deve ser acompanhado por obstetra e o uso da domperidona ser avaliado, observando-se as contraindicações e os efeitos colaterais.
2. As doses de domperidona recomendadas mostraram-se seguras em vários estudos com mulheres saudáveis, no entanto é recomendada a realização de eletrocardiograma (ECG) antes de iniciar e após 48 horas de uso do medicamento.
3. Para melhor absorção, a domperidona deve ser ingerida 30 minutos antes das refeições.

4. O uso de fitoterápico pode ser considerado.
5. Mudanças significativas nas mamas consistem em aumento no tamanho, percepção de peitos cheios, pesados e doloridos.
6. É recomendado manter o anticoncepcional até a ocorrência de mudanças mamárias.
7. Paralelamente à realização do protocolo, se necessário, utilizar a relactação para complementar a alimentação do bebê com fórmula ou leite materno.
8. Recomenda-se manter uma boa ingestão de líquidos. A mãe deve observar os sinais de sede.
9. A produção de leite varia de mulher para mulher. O surgimento das primeiras gotas pode demorar até 2 semanas. Inicialmente saem gotas, seguidas de jatos pequenos até que se observa um fluxo mais constante de leite.
10. Orientar que a mulher relaxe no momento do bombeamento. Uma foto de uma ultrassonografia do bebê, roupinha ou um brinquedo ajudam nesse processo.
11. Providenciar um sistema de nutrição suplementar ou sondas orogástricas n. 4.
12. O mais importante para estimular a produção de leite é o bombeamento da mama e, preferencialmente, a sucção do bebê diretamente no peito.
13. Manter um canal de contato aberto.

Referências bibliográficas

1. Gould GM, Pyle WL. Anomalies and Curiosities of Medicine. Glasgow: Good Press; 2019.
2. The Newman Goldfarb Protocols for Induced Lactation [Internet]. Disponível em: https://www.asklenore.info/breastfeeding/induced_lactation/protocols4print.shtm. Acesso em 9 dez. 2020.
3. International BreastFeeding Centre – Inducing lactation, breastfeeding a baby when not having been pregnant [Internet]. Disponível em: https://ibconline.ca/induction/. Acesso em: 17 out. 2020.
4. Bazzano AN, Hofer R, Thibeau S, Gillispie V, Jacobs M, Theall KP. A review of herbal and pharmaceutical galactagogues for breast-feeding. Ochsner J. 2016;16(4):511-24.
5. Taylor A, Logan G, Twells L, Newhook LA. Human milk expression after domperidone treatment in postpartum women: a systematic review and meta-analysis of randomized controlled trials. J Hum Lact Off J Int Lact Consult Assoc. 2019; 35(3):501-9.
6. Grzeskowiak LE, Wlodek ME, Geddes DT. What evidence do we have for pharmaceutical galactagogues in the treatment of lactation insufficiency? A narrative review. Nutrients. 2019; 11(5).
7. Asztalos EV, Kiss A, daSilva OP, Campbell-Yeo M, Ito S, Knoppert D, et al. Evaluating the effect of a 14-day course of domperidone on breast milk production: a per-protocol analysis from the EMPOWER trial. Breastfeed Med Off J Acad Breastfeed Med. 2019; 14(2):102-7.
8. Brodribb W, the Academy of Breastfeeding Medicine. ABM Clinical Protocol #9: Use of Galactogogues in Initiating or Augmenting Maternal Milk Production, Second Revision 2018. Breastfeed Med. 2018; 13(5):307-14.
9. Grzeskowiak LE, Smithers LG, Amir LH, Grivell RM. Domperidone for increasing breast milk volume in mothers expressing breast milk for their preterm infants: a systematic review and meta-analysis. BJOG Int J Obstet Gynaecol. 2018; 125(11):1371-8.
10. Knoppert DC, Page A, Warren J, Seabrook JA, Carr M, Angelini M, et al. The Effect of Two Different Domperidone Doses on Maternal Milk Production. J Hum Lact. 2013; 29(1):38-44.
11. Smolina K, Mintzes B, Hanley GE, Oberlander TF, Morgan SG. The association between domperidone and ventricular arrhythmia in the postpartum period. Pharmacoepidemiol Drug Saf. 2016; 25(10):1210-4.

12. Shiraiwa N, Tamaoka A, Ohkoshi N. Clinical features of drug-induced Parkinsonism. Neurol Int. 5 de dezembro de 2018; 10(4):7877.
13. Desai D, Gupta K, Kumar R, Biswas A. Levosulpiride-induced neuroleptic malignant syndrome in rheumatoid arthritis. BMJ Case Rep. 2018.
14. Forinash AB, Yancey AM, Barnes KN, Myles TD. The use of galactogogues in the breastfeeding mother. Ann Pharmacother. outubro de 2012; 46(10):1392-404.
15. Bumrungpert A, Somboonpanyakul P, Pavadhgul P, Thaninthranon S. Effects of fenugreek, ginger, and turmeric supplementation on human milk volume and nutrient content in breastfeeding mothers: a randomized double-blind controlled trial. Breastfeed Med Off J Acad Breastfeed Med. 2018.
16. Khan TM, Wu DB-C, Dolzhenko AV. Effectiveness of fenugreek as a galactagogue: A network meta-analysis. Phytother Res PTR. 2018; 32(3):402-12.
17. Wagner CL, Boan AD, Marzolf A, Finch CW, Morella K, Guille C, et al. The safety of mother's Milk® Tea: results of a randomized double-blind, controlled study in fully breastfeeding mothers and their infants. J Hum Lact Off J Int Lact Consult Assoc. 2019; 35(2):248-60.
18. Gong J, Fang K, Dong H, Wang D, Hu M, Lu F. Effect of fenugreek on hyperglycaemia and hyperlipidemia in diabetes and prediabetes: A meta-analysis. J Ethnopharmacol. 2016; 194:260-8.
19. Zuppa AA, Sindico P, Orchi C, Carducci C, Cardiello V, Romagnoli C. Safety and efficacy of galactogogues: substances that induce, maintain and increase breast milk production. J Pharm Pharm Sci Publ Can Soc Pharm Sci Soc Can Sci Pharm. 2010; 13(2):162-74.
20. Di Pierro F, Callegari A, Carotenuto D, Tapia MM. Clinical efficacy, safety and tolerability of BIO-C (micronized Silymarin) as a galactagogue. Acta Bio-Medica Atenei Parm. 2008; 79(3):205-10.

Capítulo 33

Paternidade e paternagem

Denise de Sousa Feliciano
Marcus Renato de Carvalho

Berta chega para a consulta de 6 meses de sua filha, Carol, com a bem cuidada menina em seus braços, mostrando visivelmente o que logo se confirma no exame clínico: ela está ótima e se desenvolvendo muito bem! Amamentação exclusiva em livre demanda e nenhuma queixa por parte da mãe, exceto um comentário meio "brincalhão", porém irônico, que chamou a atenção do pediatra: "Ela está bem, doutor, quem não está é a mamãe, que está exausta!". O pediatra então observa que Berta não parecia apenas cansada, mas também entristecida. Ele termina o exame de Carol e tranquilamente pede que Berta conte como estavam sendo os dias em seu novo papel de mãe e pergunta sobre o pai. Ele se lembra de que só havia visto o pai uma única vez na primeira semana de vida de Carol, provavelmente em seu período de licença--paternidade. Com sua disponibilidade e interesse, Berta se sentiu confiante e confessou-lhe que se sentia aprisionada, sufocada e sozinha e que um dia estava na varanda de sua casa e se imaginou saltando. Assustou-se e se afastou rapidamente da grade, entrando e fechando a porta. Sentia-se sufocada com as demandas da filha que acordava para mamar a noite toda: "Ela não apenas mama, mas fica grudada em meu peito e não tenho liberdade para dormir e descansar. E o pai nem acorda! Como a bebê só dorme no peito ele diz que não tem como ajudar e que tem que trabalhar no dia seguinte. Com isso, eu fico 24 horas grudada com ela e nem tenho tempo para tomar um banho, porque se eu me afasto ela chora e ele não sabe como acalmá-la e distraí-la, mas não se esforça por aprender".

O pediatra pede que Berta volte com seu marido na semana seguinte com a intenção de conversar sobre sua participação na rotina da filha. Havia risco de desmame e, pior, depressão puerperal. Os puericultores estão mais conscientes dos novos paradigmas da vida privada, nos quais ambos os pais têm um papel ativo nos cuidados com os filhos. A autoridade conquistada pela confiança favorece o pediatra a ajudar os homens a encontrarem um lugar na nova rotina familiar triádica e os convoque a exercerem o papel de cuidadores dos filhos e apoiadores na amamentação.

A família de Berta representa boa parte dos lares brasileiros.[1] Casal amorosamente constituído, filhos planejados, mas com uma falsa noção do lugar do pai dividindo as funções parentais. Geração herdeira dos traços ainda fortes de uma sociedade fundamentada nos padrões de papéis bem distintos entre pai e mãe, em que o pai é provedor do sustento e a mãe o suporte afetivo dos filhos.

Alguns homens e mulheres que trazem esse modelo entendem que sua participação eventual na rotina dos filhos "ajudando" ocasionalmente a se ocupar de algumas de suas necessidades seria suficiente, mas isso está muito distante de uma verdadeira parceria.

Pediatras têm um papel fundamental

Estudos demonstram a importância do cuidado paterno no desenvolvimento de crianças e adolescentes. Sua ausência traz faltas importantes no campo emocional, expressas em gravidez precoce na adolescência, uso de drogas, abandono da escola e envolvimento dos filhos em situações de violência.[2] Os pais, por sua vez, se beneficiam do contato próximo com os filhos. Pesquisas mostram níveis mais elevados de prolactina e ocitocina (hormônios do amor e do prazer) e de testosterona (ligado ao aumento da libido e da agressividade) diminuído. O exercício da paternagem faz bem para as crianças, para as mulheres, para os próprios homens e para a sociedade.

Isso porque a paternagem e a maternagem são complementares no processo de parentalização dos filhos. Quando um dos dois não está, há uma carência dessa figura e suas funções no desenvolvimento psicoemocional da criança e a dinâmica familiar podem sofrer consequências que repercutem na vida mental de cada um de seus participantes.

O nascimento de um filho impõe mudanças significativas na identidade de cada um e, também, do casal, quando está constituído. Enquanto traz a necessidade de um novo repertório no *modus vivendi* de cada um, traz o luto da etapa de vida perdida, dos hábitos conhecidos. É um processo intenso. As fragilidades aparecem e é o pediatra quem está mais próximo para detectar os sinais de alerta e "intervir" ou encaminhar para um psicólogo ou psicanalista para compartilhar o acompanhamento.

O melhor modo de atuar é convidar os homens a estarem presentes em todo o processo de gestação, nascimento e desenvolvimento dos filhos. Sua participação nas consultas de pré-natal, no momento do parto e na puericultura permite que se informem sobre a rotina e o crescimento dos filhos, além de viverem, com a mãe, o impacto emocional desse percurso para que compreendam e se coloquem empaticamente no lugar feminino de gestar, parir e amamentar.

Ao perceber o distanciamento do pai, o pediatra precisa "trazê-lo de volta", compreendendo que certamente existe algo que faz com que ele se afaste. Muitas vezes, o homem não sabe como participar quando o bebê é pequeno, um período em que não ter o peito que amamenta parece impedi-lo de ter um lugar junto ao bebê. Esperam que o bebê cresça para interagir com eles. Entretanto, a falta de proximidade do começo cria uma distância muito maior, sem intimidade, dificultando a interação.

Ao trazer o pai para perto, o pediatra cria a possibilidade de trocas de confiança e conversas que podem ajudar o homem a encontrar seu lugar, que é diferente, mas tão fundamental quanto o da mulher. Alguns conflitos demandam encaminhamento a profissionais de saúde mental, por serem mais pessoais e inconscientes.

Os três primeiros anos de vida da criança são fundamentais à constituição psíquica. Os conflitos parentais podem trazer sérias consequências ao seu desenvolvimento global e competências. É essencial que o pediatra esteja atento e promova os encaminhamentos necessários para cada situação.

A multidisciplinaridade supre as muitas demandas do processo de tornar-se pai e mãe. No campo da saúde mental, os psicanalistas têm psicoterapias específicas dessas relações, nas quais participam pais e bebês, ou pais e crianças pequenas.

Em um passado recente, a sociedade não incluía os homens nessas etapas iniciais da vida dos filhos. A amamentação, por exemplo, era promovida com campanhas dirigidas unicamente à mulher, sem envolver os homens, o que foi um erro. O aleitamento não prescinde do apoio do pai.

Para Giugliani,[3] o homem interfere no estabelecimento e na duração do aleitamento. Os pais têm influência em quatro aspectos: na decisão de amamentar, no auxílio para a primeira mamada, no prolongamento da amamentação e como fator de risco para o uso de mamadeira, quando não recebe informações e orientações.

Porém, nos ambulatórios ou bancos de leite, muitas vezes os homens não são convidados a participar dos atendimentos. Sem lugar e ressentidos, deixam de acompanhar a mãe.

Entre o biológico e o psicológico

Ser pai e ser mãe são frutos de um processo. O biológico permite que a partir de certa idade o corpo gere um filho. Fertilizar o corpo de uma mulher com seu sêmen não significa ser pai. É necessário um percurso fundamentalmente psicológico entre o homem e a mulher responsáveis pelo material genético dessa criança para que eles se tornem pais. É o que em psicanálise chama-se "parentalidade".

É a história de cada um desses personagens, das memórias da criança que foram, os modelos que tiveram com seus próprios pais e as marcas psíquicas inconscientes que se constroem essa nova identidade. À bagagem singular de cada um dos pais, somam-se (ou não) a própria história desse casal e a história dessa criança em suas vidas. Um filho, antes de nascer, precisa existir na mente de seus pais, como um sonho que reúne seus desejos e projetos de vida.

É o que a psicanálise chamou de "bebê imaginário", que faz parte da construção gradativa da identidade parental e abre espaço para um filho no mundo interno dessas pessoas. Essa etapa é fundamental para que eles acolham a criança, estejam disponíveis para seu cuidado e para as transformações da chegada de um filho, seja em termos identitários, seja na própria rotina de vida.

O nascimento de um filho evoca nos pais suas mais antigas vivências infantis, em um resgate de suas "crianças internas", o que os ajudará na sua identificação, enxergando do ponto de vista de criança. Estamos, então, diante do bebê que o pai e a mãe foram, uma regressão emocional que os ajuda a compreender seu bebê. Mas têm também que ser capazes de filtrar todas essas vivências do passado e se abrir para a experiência presente e os novos códigos que se impõem na vida atual.

O fruto de todo esse processo psíquico favorece as condições emocionais para a paternagem e a maternagem, que os ajudam a suprir as demandas do bebê/criança, compreendendo suas necessidades por uma sensibilidade exacerbada que os ajuda, de um modo quase intuitivo, no cuidado com elas.

Essa capacidade é consequência do processo psíquico que começou quando os pais pensaram em ter um filho, na gestação e, posteriormente, pela convivência com a criança. Muitas vezes, é uma criança que chega de surpresa ou mesmo de forma indesejada, o que vai impor uma maior dificuldade inicial. O lugar que essa criança ocupa na vida mental dos pais é uma marca que precisa ser considerada para que a construção da paternagem e da maternagem aconteça de um modo favorável ao vínculo pai-mãe-filho.

Embora tanto a mãe quanto o pai vivam esse percurso, a mulher conta com as mudanças em seu corpo, o que lhe dá concretude à experiência e traz desde o início da gestação mudanças significativas que ajudam a superar o luto da identidade que deixam, em direção a uma nova. Para o homem, esse caminho é totalmente abstrato desde o início e só começa a se tornar "real" com a chegada do filho.

Ter consciência dessas variáveis favorece a maior proximidade do pai. As equipes de saúde que participam desse momento de suas vidas têm também essa função. O homem precisa ser incluído para que se diminua o hiato em relação à mulher e à sua corporeidade. A gestação masculina é totalmente imaginária. O modelo vivido com o próprio pai pode ajudar ou dificultar esse processo.

As gerações anteriores à atual eram prioritariamente estabelecidas em papéis do homem como provedor e a mulher maternal. Vêm daí as contínuas queixas de que os homens se afundam no trabalho após o nascimento de um filho. Tal atitude deriva da falta de repertório e de uma falsa ideia de não terem lugar na relação dual que se estabelece no início entre o bebê e a mãe, sobretudo pela amamentação.

A aproximação atenta e disponível do pediatra pode ajudar o pai a encontrar o "peito simbólico" que será responsável por nutrir a mãe de condições, para que ela possa se ocupar do bebê quase o tempo todo no primeiro trimestre.

A amamentação condensa fortes emoções também para o pai, porque concretiza o vínculo dual existente entre mãe e bebê, que "aparentemente" o exclui. Sentir-se "de fora" pode, frequentemente, levá-lo a se ocupar de seus próprios interesses ou até mesmo de outra parceira amorosa na tentativa de resgatar a vida de solteiro. São movimentos psíquicos de defesa que precisam ser reconhecidos para que as famílias sejam ajudadas e o pai possa aprender uma nova forma de estar a três sem ressentimentos.

O pediatra atento poderá observar esses sinais nas consultas de rotina e intervir convocando sua presença e ajudando-o a se sentir parte desse momento novo de sua vida emocional e social.

As próprias mulheres, sem perceberem, podem contribuir na exclusão do pai quando pedem que ele cuide do filho do mesmo modo como elas fazem, sem legitimar seu estilo pessoal e suas próprias descobertas. É frequente vermos chegar ao consultório um pai que timidamente se coloca em um lugar de coadjuvante, sentindo-se incapaz de se ocupar das rotinas do bebê.

As mães frequentemente se queixam da exaustão de estarem 24 horas com o bebê e da amamentação, mas muitas vezes, quando o bebê chora, durante a madrugada e o pai tenta acalmá-lo, a mulher não deixa espaço para que ele descubra seu próprio jeito de fazê-lo, colocando-se rapidamente na cena para "ensiná-lo" ou resolver o problema mais rapidamente.

Se essas armadilhas não forem observadas e cuidadas desde o início, há o risco de se consolidar uma relação na qual o homem "foge" para o trabalho e a mulher, consequentemente, se ressente ao mesmo tempo que se sente também diminuída por não estar exercendo suas funções profissionais, sentindo-se em débito em relação às despesas da casa. Apesar de sobrecarregadas, elas legitimam a posição do "pai-ajudante" por se sentirem em débito com quem temporariamente (ou não) traria o sustento do lar. Frases como "ele trabalha, eu estou de licença", "ele me ajuda, mas precisa dormir porque trabalha no dia seguinte, então eu deixo ele e vou dormir no quarto do bebê", "ele não consegue chegar cedo porque tem trabalhado muito", "as despesas são grandes e ele fica preocupado em perder o trabalho" revelam esses conflitos.

Elas próprias constroem um álibi para a ausência dos maridos e vivem um misto entre raiva e resignação por não poderem trabalhar nessa fase. Não trabalhar ou não ter renda, em uma sociedade capitalista, significa ócio, de modo pejorativo.

Paradoxalmente, as mulheres ficam enciumadas quando os homens conseguem estabelecer uma boa rotina de cuidados com o filho. Algumas confessam que se sentem deixadas de lado quando a criança pode se divertir com o pai e são elas que ficam "de fora".

A relação triangular é sempre uma experiência de sofrimento. Freud captou e legitimou esse sentimento como "edípico". Porém, nem sempre é traumático para a relação. Tudo depende dos recursos mentais desenvolvidos em cada um dos participantes dessa história. E é o enredo testemunhado pelo pediatra que o revelará.

Paternidades: a sociedade em transformação

O termo está propositalmente no plural, atentando-se para os vários tipos de atuação paterno-filial: pai solo (antigamente chamado erroneamente de pai solteiro); pai em casal separado; pais duplos nos casais homoafetivos; pai que é homem trans;[4] pai doador de sêmen; pai adotivo; pai ausente etc. O pediatra deve estar preparado para acolhê-los, sem julgamento moral e procurando se colocar como assessor de suas funções.

A paternidade pode representar uma revolução no campo dos afetos e do cuidado, um aprofundamento em direção à sensibilidade e à delicadeza, algo que, aos poucos, pode transbordar para as relações na sociedade como um todo, atingindo homens e comunidades. É com essa abertura para as emoções que um novo exercício de "ser pai" pode emergir, a chamada "paternidade ativa".

Paternidade ativa[5] não é incentivar o pai a "ajudar" a trocar fraldas, dar banho ou alimentar, e sim mudar a cultura do cuidado na perspectiva da equidade de gêneros com políticas públicas e, principalmente, ampliação da licença paternidade. Isso significa que os homens precisam compreender a importância de sua presença nas tarefas domésticas e de cuidado com os filhos, já que o trabalho reprodutivo (de gestar, parir e amamentar) é de exclusividade feminina, e as mulheres estão sobrecarregadas por também terem um papel de destaque no campo profissional, diferentemente da antiga estrutura social.

Participar do cuidado diário, da criação e do desenvolvimento infantil, ser corresponsável pela criança, compartilhando com a mãe ou cuidadora as tarefas domésticas e de cuidado, como alimentar, vestir, passear, colocar para dormir, brincar, dar banho e ensinar. Estimular o desenvolvimento da criança em cada etapa de sua vida. Ter com a criança uma relação afetuosa. Criar de maneira participativa e com liberdade, dando limites. Ser um pai presente, sabendo que isso envolve também compartilhar o provimento financeiro. Ter ciência dessas atitudes positivas da paternidade pode ajudar profissionais, gestores e operadores das políticas públicas a buscar o melhor caminho, em consonância com o desejo das mães/parceiras, para o envolvimento ativo dos pais na criação e no desenvolvimento dos filhos.

Segundo Badinter[6] (1980), o cuidado das crianças não é mais assunto exclusivo das mulheres e as diferenças entre maternidade e paternidade são mais individuais e culturais do que de gênero. A autora chama a atenção sobre o fato de que a sociedade vem mudando e os pais jovens são mais participativos nas rotinas dos filhos, dividindo os cuidados das crianças ao lado das mães, encontrando prazer e ternura nessas novas formas de se relacionarem com os filhos.

O pediatra deve ser um promotor de atitudes para o envolvimento dos homens nos cuidados cotidianos – estimulando a participação do pai desde a gestação; fomentando a presença dele em casa para que possa exercer os cuidados cotidianos, por exemplo, com 1 mês de férias após o nascimento do filho; participando das atividades escolares; brincando e incentivando o contato com a natureza; provendo possibilidades de lazer, esporte e cultura; garantindo sua presença mesmo tendo se separado e, claro, cuidando de si próprio.

Políticas públicas

Há iniciativas que promovem o cuidado paterno. O exercício da paternidade é um direito ainda timidamente garantido por leis, porém vem sendo ampliado nos últimos anos.

A Constituição Federal prevê licença de apenas 5 dias corridos (independentemente de serem dias úteis ou não), que se inicia no primeiro dia útil após o nascimento da criança. No entanto, se a empresa estiver cadastrada no programa da Receita Federal – Empresa Cidadã, o prazo será estendido para 20 dias (5 dias, prorrogáveis por mais 15 dias).

Algumas empresas e os funcionários públicos de muitas cidades, estados têm a licença ampliada para 20 ou 30 dias, e até mesmo mais.

E, de acordo com o *Marco Legal da Primeira Infância*,[7] o pai tem direito de até 2 dias para acompanhar consultas médicas e exames complementares durante o período de gravidez de sua esposa ou companheira e tem a licença prorrogada por mais 15 dias se fizer um curso (que pode *ser on-line*) sobre cuidado paterno – veja mais adiante.

A *Política Nacional de Atenção Integral à Saúde do Homem* (PNAISH),[8] do Ministério da Saúde, dispõe-se a qualificar a saúde da população masculina na perspectiva de linhas de cuidado que resguardem a integralidade da atenção. Um dos eixos da PNAISH é Paternidade e Cuidado, tema que está relacionado com o engajamento dos homens nas ações do planejamento reprodutivo; no acompanhamento do pré-natal, do parto e do pós-parto de suas parceiras; e nos cuidados no desenvolvimento da criança. Nesse contexto, encontra-se a *Estratégia Pré-Natal do Parceiro*,[9] que preconiza alcançar a paternidade ativa por meio de ações que visam a integrar os homens na lógica dos serviços de saúde ofertados, possibilitando a realização de exames preventivos de rotina e testes rápidos, a atualização do cartão de vacinação, a participação em atividades educativas desenvolvidas durante o pré-natal, o compartilhamento dos cuidados da criança com as parceiras e a fruição do direito à licença-paternidade.

A dissertação de mestrado de Silva[10] concluiu que é necessário se pensar a paternidade ativa como uma rede constituída de um conjunto de atores profissionais (aqui destacamos a atuação privilegiada do pediatra) e pessoas leigas, e de várias esferas (jurídica, empregatícia, redes afetivas e de apoio, educacional e sociocultural) envolvidos em construir ações sincronizadas que devem buscar potencializar, em primeiro lugar, o direito do homem à saúde integral como sujeito de direito, em que a paternidade representa uma etapa importante da sua vida, e sua vinculação a práticas de saúde preventivas e de promoção à saúde.

O Ambiente Virtual de Aprendizado do Sistema Único de Saúde (AVASUS), em parceria com a Coordenação Nacional de Saúde do Homem do Ministério da Saúde, disponibiliza o curso: "Pai Presente – cuidado e compromisso",[11] que busca incentivar a paternidade ativa e consciente e promover impactos positivos para o desenvolvimento das crianças e para a igualdade de gênero.

A formação dos médicos nesse tema – paternidades – foi praticamente nula, mas, felizmente, começam a surgir cursos, até mesmo gratuitos, voltados para os profissionais de saúde.[12] O Cuidado Paterno[13] é um dos eixos da recente PNAISH do Ministério da Saúde. O curso foi pensado para atender à crescente demanda de profissionais sobre como incluir os homens nos serviços de saúde e está dividido nas seguintes unidades: Gênero, Masculinidades, Paternidade e Direitos; Masculinidades, Paternidade e Saúde do Homem; e Violência baseada em Gênero.

A iniciativa da Prefeitura do Rio de Janeiro que originou a "Unidade de Saúde Parceira do Pai"[14] e a "Semana de Valorização da Paternidade", ampliada para todo o mês de agosto, é um bom exemplo implementado. O Comitê Vida criou o "Movimento pela Valorização da Paternidade" coordenado por uma pediatra – Viviane Manso Castello Branco. O grupo de trabalho foi instituído pela Prefeitura do Rio de Janeiro em 2002, congregando diferentes órgãos municipais, universidades, Ongs e voluntários. Foram elaborados critérios para que unidades, desde postos de saúde a maternidades, sejam consideradas "parceiras do pai" (Quadro 33.1).

Atualmente, é notável o ativismo paterno nas redes sociais, em que podemos aprender com esse crescente movimento de homens conscientes mobilizados com perfis, *blogs* e eventos.

As faculdades começam a incluir o tema em seu currículo. Na Faculdade de Medicina da Universidade Federal do Rio de Janeiro (UFRJ), os alunos de graduação no sétimo período são responsáveis pela realização de um Seminário "O Pediatra e as PaternidadeS", que pode colaborar para a mudança da compreensão dos médicos do futuro sobre a sua importância na promoção do cuidado paterno. Essa é a uma responsabilidade do pediatra: ser acolhedor com os pais e as novas famílias, propiciando o melhor ambiente possível para o desenvolvimento de crianças em um mundo mais inclusivo. A participação dos homens em uma paternidade plena certamente resultará em uma sociedade menos violenta, mais solidária e fraterna.

Quadro 33.1 – Dez passos para uma unidade ser considerada parceira do pai

1. Promover junto à equipe a reflexão sobre temas relacionados com as masculinidades, ao cuidado paterno e a metodologias para trabalho com homens
2. Incluir os homens e pais nas rotinas dos serviços e convidá-los para as consultas, exames e atividades de grupo relacionadas com o cuidado com seus filhos e parceiras, como contracepção, teste imunológico para gravidez (TIG) e acompanhamento pediátrico
3. Incentivar a participação dos pais no pré-natal, no parto e no pós-parto e dar a eles tarefas significativas, como cortar o cordão umbilical ou dar o primeiro banho. Divulgar o direito de eles acompanharem o parto
4. Facilitar a presença dos pais nas enfermarias, acompanhando seus filhos internados
5. Promover com os homens atividades educativas que discutam temas relacionados com o cuidado, em uma perspectiva de gênero
6. Acolher os homens, valorizando sua capacidade, escutando suas demandas e sugestões, oferecendo apoio nas situações difíceis e incentivá-los a cuidar da própria saúde
7. Propor adaptações no ambiente de modo a favorecer a presença dos homens, como cadeiras, camas, banheiros masculinos, divisórias, cartazes e revistas
8. Dar visibilidade ao tema do cuidado paterno, incluindo-o nas diferentes atividades educativas realizadas pela unidade, como: contracepção, pré-natal, aleitamento, grupos de adolescentes, pais e idosos
9. Oferecer horários alternativos, como sábados e terceiro turno, para consultas, atividades de grupo e visitas às enfermarias, a fim de facilitar a presença dos pais que trabalham
10. Estabelecer parcerias com a comunidade para fortalecer a rede de apoio social

Referências bibliográficas

1. Instituto Promundo. A Situação da Paternidade no Brasil 2019: Tempo de Agir. Rio de Janeiro, Brasil: Promundo; 2019. Disponível em: https://docs.google.com/viewerng/viewer?url=http://promundo.org.br/wp-content/uploads/sites/2/2019/08/relatorio_paternidade_promundo_06-3-1.pdf. Acesso em: 20 jan. 2021.
2. Yogman M, Garfield CF; Committee on Psychosocial Aspects Of Child And Family Health. Fathers' roles in the care and development of their children: the role of pediatricians. Pediatrics. 2016 Jul;138(1):e20161128. Epub 2016 Jun 13.
3. Giugliani ERJ, dos Santos EKA. Amamentação exclusiva. In: Carvalho PR, Gomes CF. Amamentação – bases científicas. 4. ed. Rio de Janeiro: GEN; 2017. p. 67-86.
4. REDE TRANS. Saúde do homem trans e pessoas transmasculinas. Rede Nacional de Pessoas Trans. Brasil; 2018. Disponível em: http://redetransbrasil.org.br/wp-content/uploads/2018/03/Cartilha-Homens-Trans.pdf. Acesso em: 20 jan. 2021.
5. Rede Nacional Primeira Infância. Guia para elaboração do plano municipal pela primeira infância. 4. ed. Rio de Janeiro: Centro de Criação de Imagem Popular – CECIP; 2020. p. 78-79. Disponível em: http://primeirainfancia.org.br/wp-content/uploads/2020/11/Guia-PMPI_2020.pdf. Acesso em: 20 jan. 2021.
6. Badinter E. Um amor conquistado: o mito do amor materno. São Paulo: Círculo do Livro; 1980.

7. Brasil. Lei n. 13.257, de 8 de março de 2016. Dispõe sobre as políticas públicas para a primeira infância e altera a Lei n. 8.069, de 13 de julho de 1990 (Estatuto da Criança e do Adolescente), o Decreto-Lei n. 3.689, de 3 de outubro de 1941 (Código de Processo Penal), a Consolidação das Leis do Trabalho (CLT), aprovada pelo Decreto-Lei n. 5.452, de 1º de maio de 1943, a Lei n. 11.770, de 9 de setembro de 2008, e a Lei n. 12.662, de 5 de junho de 2012. Brasília: Diário Oficial da União; 9 de março de 2016.
8. Brasil. Ministério da Saúde (MS). Secretaria de Atenção à Saúde. Departamento de Ações Programáticas Estratégicas. Política nacional de atenção integral à saúde do homem: princípios e diretrizes. Brasília: Editora do Ministério da Saúde; 2009.
9. Brasil. Ministério da Saúde. Secretaria de atenção à saúde. Departamento de Ações Programáticas Estratégicas. Coordenação Nacional de Saúde do Homem. Guia do Pré-Natal do Parceiro para Profissionais de Saúde. Brasília: MS; 2016.
10. da Silva ML. A paternidade em rede: subsídios para o exercício da paternidade ativa dos pais/parceiros com base na Pesquisa Nacional Saúde do Homem-Paternidade e Cuidado-Etapa III no Distrito Federal. 2019. 120 f. Dissertação (Mestrado Profissionalizante em Saúde Coletiva). Brasília: Universidade de Brasília; 2019.
11. Brasil. Ministério da Saúde. Ambiente virtual de aprendizagem do SUS – AVASUS. Módulo: Pai Presente: Cuidado e Compromisso. Disponível em: https://avasus.ufrn.br/local/avasplugin/cursos/curso.php?id=67. Acesso em: 20 jan. 2021.
12. Brasil. Ministério da Saúde. Ambiente virtual de aprendizagem do SUS – AVASUS. Módulo: Promoção do Envolvimento dos Homens na Paternidade e no Cuidado. Disponível em: https://avasus.ufrn.br/local/avasplugin/cursos/curso.php?id=77. Acesso em: 20 jan. 2021.
13. Aleitamento.com: 1º portal de aleitamento no mundo em português [Internet]. Rio de Janeiro. Cuidado Paterno. Disponível em: http://www.aleitamento.com/cuidado-paterno. Acesso em: 9 jan. 2021. Acesso em: 20 jan. 2021.
14. Rio de Janeiro. Unidade de Saúde Parceira do Pai. Rio de Janeiro: Secretaria Municipal de Saúde e Defesa Civil; ago. 2009. Disponível em: https://elosdasaude.wordpress.com/2011/01/18/unidade-de-saude-parceira-do-pai. Acesso em: 20 jan. 2021.

Capítulo 34

Redes sociais e grupos de mães

Patricia Marañon Terrivel
Yechiel Moises Chencinski

Redes sociais aproximam pessoas distantes e afastam pessoas próximas.

Há 40 anos, enquanto os principais meios de comunicação eram o telégrafo e o telefone, os computadores eram grandes máquinas que realizavam cálculos e armazenavam informações. De modo geral, seu uso tinha fins exclusivamente científicos e governamentais.

Então, como foi que chegamos à chamada "Era da Informação", na qual a tecnologia invade todos os aspectos de nossas vidas? Se quisermos encontrar uma resposta para essa pergunta, precisamos retroceder na história da internet para, então, compreendermos a razão de termos acesso tão fácil e farto a dados e conhecimentos que, anteriormente, ficavam nas mãos dos acadêmicos, das antigas enciclopédias ou mesmo das culturas regionais.

Destaca-se que a amamentação não é uma prática meramente instintiva, mas um ato fortemente influenciado pela vivência da mãe-nutriz em sociedade e na família, isto é, o contexto sociocultural muitas vezes se sobrepõe aos determinantes biológicos.

É inegável que a internet vem fazendo parte cada vez mais da vida de toda a população. No Brasil, já são mais de 150 milhões de usuários conectados à grande rede,[1] sobretudo no que tange a pesquisas sobre os mais diversos temas e necessidades – e, claro, as dúvidas das mães sobre aleitamento materno são bastante acessadas.

Ao observar mecanismos de busca, como o Google Trends,[2] percebe-se que palavras-chave como leite materno (13,9 milhões de citações), aleitamento materno (2,6 milhões), amamentação (13,8 milhões), *breastfeeding* (216 milhões) e grupos de mães (24,1 milhões) derivam de uma série de temas que permeiam as dúvidas recorrentes das atuais e futuras gestantes e lactantes.

Esses números chamam mais a atenção quando comparados, por exemplo, com outras pesquisas como vacinação (14,5 milhões), vacina (27,5 milhões) ou morte súbita (3,5 milhões).

A partir de então, surgem desafios na busca de informações adequadas, uma vez que as empresas e criadores de conteúdo utilizam estratégias para aumentar o alcance de suas postagens, como a otimização da pesquisa ou mesmo anúncios pagos, tanto para *sites* de busca quanto nas redes sociais, para ter seu conhecimento mais espalhado pela internet.

Com a democratização do conhecimento, é fundamental que o que for apresentado seja acessível em termos de linguagem. A informação precisa ser direta e objetiva, não somente nas palavras, mas também em sua didática e formato, uma vez que vídeos, áudios, infográficos, imagens, fotos etc. tornam a absorção mais fácil para quem busca esclarecimentos.

É papel de todo profissional de saúde fazer a "curadoria" (administração) daquilo que é passado à população, uma vez que a fácil obtenção de dados, sem filtro, pode dar voz a informações equivocadas que trazem incertezas às mães e aos pais. Aliás, esse é um temor que cresce consideravelmente, visto que cerca de 75% da população tem algum tipo de preocupação com a veiculação de notícias falsas, as tão faladas *fake news*, conforme dados do Gestão 4.0.[3]

O pediatra é o responsável por ser uma ponte de conexão entre as diversas especialidades correlatas da saúde da mãe e do bebê, como fonoaudiólogos, nutricionistas, ginecologistas e obstetras, enfermeiras(os), consultoras de amamentação, psicólogas(os), para que todos os conhecimentos sejam integrados de modo a garantir um melhor entendimento dos desafios e dúvidas dos atuais e futuros pais. Vale ressaltar que, embora a responsabilidade do médico seja oferecer toda a transparência sobre condutas, condições de saúde e melhores práticas para o cuidado da criança, a decisão por seguir a sugestão será sempre dos pais. Nesses casos, o pediatra apenas assegura a clareza das informações sem julgamentos sobre a decisão.

Outro fenômeno que veio para ajudar a disseminação de informação são as redes sociais. Elas são facilitadoras de conexões sociais entre pessoas, grupos ou organizações que interagem e compartilham dos mesmos valores ou interesses entre si. Reflita sobre seus grupos de amigos, sejam eles da faculdade, do trabalho ou mesmo sua família. Cada um deles é uma rede social. Parece pouco, perto de como as vemos atualmente, não é mesmo? No entanto, essa premissa continua viva dentro das mídias que utilizamos atualmente. Afinal, a principal função de uma rede social é conectar pessoas dentro do mundo virtual, seja para construir novas conexões ou apenas manter as já existentes.

As primeiras redes sociais apareceram no fim do século XX, com seu primeiro *boom* surgindo nos primeiros 5 anos do novo milênio.[4] Orkut, Facebook, YouTube e Twitter foram criados em um curto espaço de tempo, entre os anos de 2004 e 2006, permitindo que as pessoas se conectassem, quase instantaneamente, a familiares, amigos, além de possibilitar o encontro de pessoas que partilhavam interesses em comum através de comunidades e grupos. Já naquela época, o fluxo de informações se direcionava para esses grupos, em que os usuários começavam a partilhar suas vivências e experiências, de modo a criar uma cultura de autoajuda. Entre 2010 e 2011, um novo movimento trouxe novas redes sociais, como o Instagram e o Snapchat, que vieram a alterar a dinâmica e o mercado, por trazerem uma nova forma de conectar pessoas através de fotos e vídeos de 15 segundos. Nos anos seguintes, novas ferramentas foram criadas, e redes como o Snapchat e o Orkut caíram em desuso em detrimento da gigante Facebook, que já havia comprado o Instagram.

E qual o grande objetivo dessas grandes redes sociais? Manter o usuário conectado a elas pelo maior tempo possível. Para isso, outros mecanismos foram implementados de modo a mostrar aquilo que mais agrada ao seu gosto pessoal. Nisso, o tão falado "algoritmo" é cada vez mais aprimorado, analisando padrões de acesso, de preferências, juntamente com a venda de publicidade paga, também orientada pelos gostos e pelas preferências de cada um.

Com o surgimento dos *smartphones*, estar conectado às redes sociais é algo tão corriqueiro quanto atividades comuns e até mesmo concomitantes, como se alimentar, caminhar ou estudar. Já acordamos sabendo de tudo o que aconteceu no mundo e nas nossas famílias antes mesmo de nos levantarmos. No Brasil, já superamos a relação de um celular por pessoa, e praticamente 99% delas usam seus aparelhos para acessar suas redes sociais.[5]

Os últimos estudos do Digital In[6] indicam que um brasileiro passa cerca de 225 minutos por dia conectado às redes sociais, ou seja, um quarto das suas horas de atividade entre postagens, fotos, curtidas etc. Tal comportamento tem trazido à tona estudos que criam um alerta: estamos sendo cada vez mais sugados e sugestionados a dedicar mais tempo imersos nas redes, fato que tem desencadeado diversos distúrbios sociais. As redes sociais aproximam as pessoas distantes e distanciam as que estão próximas.

Como citado anteriormente, o grande propósito das redes sociais é conectar pessoas, com os mesmos interesses. É fato que elas contribuíram para que os grupos de apoio tomassem maiores proporções. São milhares de mães, médicos, outros profissionais de saúde e todo tipo de usuários prontos para dar suporte às fases de crescimento e desenvolvimento da criança. Esse fenômeno se intensificou ainda mais com o distanciamento físico causado pela pandemia do novo coronavírus, desde fevereiro de 2020, o que pode ser percebido pelo aumento do uso de programas de comunicação em massa, que facilitaram discussões em grupo, trocas de informação e conteúdo.

Com a internet 2.0,[4] também conhecida como "internet das coisas", a responsabilidade do pediatra consiste em fazer com que a rede de conhecimentos seja a mais precisa e de fácil consumo possível, mesmo com a participação de muitos outros influenciadores digitais, profissionais da área de saúde ou não. O excesso de opiniões pode promover insegurança para as mães na hora de sua busca pela internet. Aliás, esse é um ponto que merece atenção, pois as grandes indústrias fazem uso desses dados como forma de propagação de seus produtos e considerações manipuladas em prol de seus mercados e, muitas vezes, concorrendo com informações médicas. Uma vez que têm grande alcance, e orientados por profissionais de marketing, sabem usar canais de comunicação e linguagem apropriados às mães, tornando a sua disseminação mais efetiva (mensagens subliminares). As empresas fabricantes de compostos lácteos, por exemplo, empregam esse recurso a fim de promoverem seus produtos, prejudicando a prática do aleitamento materno, mesmo em época de pandemia.[7]

É importante que essas informações estejam alinhadas com as diretrizes estabelecidas da *Norma Brasileira de Comercialização de Alimentos para Lactentes* (NBCAL),[8] que visam a normatizar a promoção comercial e a rotulagem de alimentos e produtos destinados a recém-nascidos e crianças de até 3 anos de idade, como leites, papinhas, chupetas e mamadeiras. O objetivo da NBCAL é garantir o uso adequado desses produtos de modo que não haja barreiras na prática do aleitamento materno. As indústrias de substitutos de leite materno devem seguir as recomendações da lei e veicular seus produtos em TV, mídias escritas ou, ainda, fazer promoção em supermercados, sob risco de punições previstas na Lei n. 6.437, de 20 de agosto de 1977, que vão desde advertência e multa até suspensão da propaganda.

Outra mudança positiva causada pela COVID-19 foi a autorização dada pelo Conselho Regional de Medicina (CRM), através do ofício n. 1.756/2020, do dia 19 de março de 2020, do uso da telemedicina pelos médicos.[9] Ela rompe as barreiras do distanciamento não somente por permitir que pessoas de qualquer localização possam se consultar com o profissional de sua preferência, mas também torna o acesso às informações médicas muito mais imediato e próximo em comparação às próprias redes sociais.

A possibilidade de entrega de informação sem curadoria cria um alerta aos profissionais da saúde, que devem redobrar esforços para serem as referências no que tange aos cuidados com crianças desde a sua concepção. O Conselho Federal de Medicina, na Resolução n. 1.974,[10] de 14 de julho de 2011, entrega todas as diretrizes para que os profissionais da saúde possam promover seus conteúdos, de forma ética e responsável, como propaganda de produtos, vínculo de profissionais da saúde com empresas com conflito de interesses. Todo e qualquer anúncio requer algumas informações básicas para se enquadrar nessa resolução, como os dados do profissional, a especialidade e, sobretudo, não fazer nenhum tipo de promoção de forma enganosa (p. ex., autopromoção com fins de angariar clientes, produtos ou procedimentos médicos taxados como "o melhor" ou que assegure melhora garantida).

Grupos de mães

Em 2004, foi criado no Orkut um dos primeiros grupos de apoio à amamentação com orientações baseadas em recomendações do Ministério da Saúde, da Organização Mundial da Saúde e em pesquisas científicas sobre o tema – Grupo Virtual de Amamentação (GVA).[11] Em 2012, o grupo passou a funcionar em uma página no Facebook (com cerca de 256 mil membros), uma *fanpage* (cerca de 97 mil seguidores) e um *blog*.

Existem regras e conceitos predeterminados para a participação, como apoio à amamentação exclusiva por 6 meses e continuada até 2 anos de idade ou mais e aos princípios da criação com apego (*attachment parenting*), além da rejeição ao desmame abrupto e ao uso de bicos artificiais (mamadeiras, chupetas, bico de silicone), entre outros.

A Matrice[12] começou a atuar em 2005 em uma lista de discussão no Yahoo, derivada do grupo Materna SP (que discutia parto), apoiando e informando as mães por meio das trocas de e-mails. Desde o começo, o grupo promoveu reuniões semanais gratuitas e abertas a quem estivesse disposta a conversar sobre aleitamento. Em 2013, deu-se a migração para o Facebook (20 mil membros) e Instagram (10 mil seguidores), ampliando sua atuação. As reuniões presenciais semanais foram suspensas apenas em 2020, por conta da pandemia, mantendo o apoio no ambiente digital. O grupo se caracteriza pela defesa da autonomia das escolhas da mãe após informação isenta e livre de conflito de interesse, sendo liderado por mães ativistas e experientes.

Em dezembro de 2009, foi criado no Facebook (32 mil membros) o grupo Aleitamento Materno Solidário (AMS),[13] que tinha como objetivo a criação de uma rede de mães potencialmente doadoras de leite materno de todo o Brasil. Contudo, a comunidade acabou atraindo mães com dificuldades de amamentação e se tornou uma grande rede de apoio aos dilemas maternos no geral. Aos poucos, profissionais de saúde também passaram a participar da comunidade e, em 2012, a comunidade já contava com mais de 70 mil membros, com registro de mais de 1 milhão de pessoas pela *fanpage*. Os assuntos permeavam desde o nascimento do bebê até os 3 anos, trazendo a necessidade de subgrupos específicos para organização dos temas discutidos, como: falando de amamentação gemelar; falando de paternidade (exclusivo para pais que procuraram o grupo para ajudar suas companheiras); falando de introdução alimentar (um antes de 1 ano e outro depois de 1 ano); falando de volta ao trabalho; falando de desmame (recentemente criado).

Muitas ações em prol do aleitamento materno tiveram suas bases de criação e divulgação nas redes sociais. Em 2011, uma mãe foi impedida de amamentar seu filho dentro das dependências do Itaú Cultural, em uma exposição no local, por uma norma da instituição de não permitir que pessoas se alimentassem no espaço.

Essa discussão ganhou as redes sociais, e um grupo de 30 mães (com seus bebês) se mobilizou por meio da internet para uma ação de repúdio pacífica, no local onde a proibição havia ocorrido, inclusive com a anuência do diretor do espaço cultural, após um pedido de desculpas públicas. No dia 12 de maio de 2011, aconteceu o primeiro "Mamaço",[14] nome pelo qual se tornou conhecida e se propagou pelo Brasil essa forma de demonstração de apoio, com amamentação em público, geralmente no local onde o ato ocorreu (e ainda acontece até hoje).

Desde 2012, na Semana Mundial de Aleitamento Materno (1 a 7 de agosto), "A Hora do Mamaço",[15] evento Oficial da AMS Brasil, é organizada e celebrada com ações nas redes sociais (página específica no Facebook e perfil no Instagram), com participações de mães do Brasil e do exterior.

Por sua vez, as indústrias de substitutos de leite materno (SLM) também aproveitam o nicho aberto pelos grupos de mães, e por meio de ações de marketing com influenciadores digitais, promovem seus produtos. Assim, mães que estão em fase de maior sensibilização e em dificuldades na amamentação sentem sua capacidade questionada, muitas vezes sem uma rede de apoio adequada e acesso a profissionais atualizados e capacitados em relação ao aleitamento materno, passando por um desmame precoce, com riscos à saúde materno-infantil.

A pandemia da COVID-19, com um longo período de distanciamento social presencial, trouxe uma procura maior pelo contato virtual. Por meio de programas de comunicação (Skype, Facetime, WhatsApp, entre outros), as famílias buscam encontros, possibilitando "reuniões" mais frequentes, inclusive de parentes que vivem em cidades, países e até mesmo continentes distintos.

Um dos termos mais representativos desse período de "quarentena" é flexibilização. Assim, "regras" e recomendações deixam sua rigidez, adaptando-se à "nova realidade": crianças em casa, com aulas *on-line*, sob "responsabilidade" e acompanhamento dos pais que, ao mesmo tempo, trabalham em casa (*home office*). Nesse caminho, as telas ganham mais tempo na dinâmica familiar. Para as crianças menores de 2 anos, a orientação de zero tela (celular, tablet, TV) torna-se quase impraticável. Para as crianças maiores, além das atividades da escola em casa (*home schooling*), a possibilidade de comunicação com os seus familiares e um tempo mais liberado para o lazer possibilitam a ação do marketing das empresas.

Já os adultos, também afetados pela modificação de sua rotina, trabalhando de casa de uma forma que não havia sido testada ou presenciada em tempo algum, mantendo contato mais constante com as crianças, sem possibilidade de contar com uma rede de apoio satisfatória, tornam-se menos rígidos e, além do tempo de tela de suas crianças, se rendem ao seu uso mais constante e prolongado.

A necessidade de troca de informações gera um grande incremento de novas tecnologias e, no campo da saúde, a abordagem direta passa pela maior utilização de programas como o Zoom, o Skype, entre outros, com liberação, por meio dos órgãos competentes, das consultas *on-line*.[9] Além disso, os contatos que antes se davam principalmente através de postagens escritas, ou por meio de vídeos gravados no YouTube, passam a ser mais "*on time*", com a promoção de *lives*, *webinares* ou *web meetings*, e, desse modo, as mães passam a ser bombardeadas pelos materiais vindos de diversas fontes.

Para trazer conteúdo para profissionais de saúde e seguidores do Instagram, do Facebook e do YouTube, aumenta-se, de forma marcante, a quantidade de *lives* (transmissões ao vivo); assim, muitos influenciadores passam a abordar uma grande variedade de temas de saúde, educação, especialmente sobre a pandemia, e, entre eles, o aleitamento materno atrai os interesses das mães.

As indústrias também estão sujeitas a normas de publicidade, especialmente no que diz respeito à comercialização de alimentos para lactentes e crianças de primeira infância, bicos, chupetas e mamadeiras e a fiscalização dessas ações cabe à Agência Nacional de Vigilância Sanitária (Anvisa).[7] E o contraponto a essa atuação começa nos Departamentos Científicos de Aleitamento Materno da Sociedade Brasileira de Pediatria e de suas federadas, com a participação ativa de pediatras que protegem, promovem e apoiam o aleitamento materno em todas as instâncias.

Legislação

A partir de 15/02/2012, a publicidade médica passou a ser regida pela Resolução CFM n. 1.974/2011,[10] que "estabelece os critérios norteadores da propaganda em Medicina, conceituando os anúncios, a divulgação de assuntos médicos, o sensacionalismo, a autopromoção e as proibições referentes à matéria".

O Manual de Publicidade Médica do CFM, de 2011,[10] trata de critérios gerais de publicidade e propaganda, com abordagem sobre o profissional individual, empresas/estabelecimentos de serviços médicos particulares e de serviços médicos oferecidos pelo Sistema Único de Saúde (SUS). Em seus capítulos 4 e 5, o manual aborda publicidade e propaganda em TV, rádio e internet e apresenta critérios para a relação dos médicos com a imprensa (programas de TV e rádio, jornais, revistas), no uso das redes sociais e na participação em eventos (congressos, conferências, fóruns, seminários etc.).

O Código de Ética Médica de 2019[16] traz, em seu Capítulo XIII, recomendações extremamente relevantes a respeito de publicidade médica e da participação do médico nas redes sociais. Entre elas, vale citar:

> É vedado ao médico:
> Art. 111. Permitir que sua participação na divulgação de assuntos médicos, em qualquer meio de comunicação de massa, deixe de ter caráter exclusivamente de esclarecimento e educação da sociedade.
> Art. 112. Divulgar informação sobre assunto médico de forma sensacionalista, promocional ou de conteúdo inverídico.
> Art. 113. Divulgar, fora do meio científico, processo de tratamento ou descoberta cujo valor ainda não esteja expressamente reconhecido cientificamente por órgão competente.
> Art. 115. Participar de anúncios de empresas comerciais, qualquer que seja sua natureza, valendo-se de sua profissão.

Além disso, no Capítulo VIII, que trata de remuneração profissional, é necessário estar atento, especialmente em época de maior exposição nas redes sociais, a alguns critérios para que não incorra em infrações ao Código de Ética Médica.

> É vedado ao médico:
> Art. 68. Exercer a profissão com interação ou dependência de farmácia, indústria farmacêutica, óptica ou qualquer organização destinada à fabricação, manipulação, promoção ou comercialização de produtos de prescrição médica, qualquer que seja sua natureza.
> Art. 71. Oferecer seus serviços profissionais como prêmio, qualquer que seja sua natureza.

Essa mesma postura é recomendada pelo Departamento Científico de Bioética da Sociedade Brasileira de Pediatria (SBP), em documento científico recente.[17]

Considerações finais

A pandemia da COVID-19 não criou, mas trouxe à tona, grandes diferenças sociais e a heterogeneidade no acesso à saúde, à educação e aos cuidados básicos da nossa população.

A evolução cada dia mais acelerada da informática e das redes sociais, o acesso mais facilitado à internet e a diversos aplicativos, a dificuldade do acesso a serviços médicos de maneira ágil e eficiente, a necessidade de uma rede de apoio que dê segurança, informação atualizada e confiança estabelecem os grupos de mães como um lugar de fala e escuta importante.

Rede de apoio é fundamental para uma mãe que, desde se saber grávida até muito tempo após o parto, mais sensibilizada e vulnerável, sofre pressões e interferências das experiências de outras pessoas que não exercem a escuta ativa, a empatia e a julgam, trazendo consequências, nem sempre as mais favoráveis.

Assim, mesmo em distanciamento físico, os grupos de mães ocupam um espaço fundamental para a construção de uma maternidade mais real, não romantizada, com trajetórias respeitadas, dentro de seu local de fala, com sensação muito reconfortante de pertencimento.

Muitas vezes, esses grupos não são bem-vistos pelos profissionais de saúde, pois colocam em xeque não as informações transmitidas, e sim a aceitação inquestionável das orientações indicadas. Estudos mostram que informação sem acolhimento tem sempre menos chances de aceitação.[18] É importante que os profissionais compreendam e reconheçam suas limitações e, sem julgamentos, acolham as decisões informadas das mães, mesmo que elas não correspondam, necessariamente, aos seus anseios, sob uma nova óptica, mais adequada à real e à atual relação médico-paciente.

Referências bibliográficas

1. Datareportal. Digital in Brazil (homepage na internet). Disponível em: https://datareportal.com/digital-in-brazil. Acesso em: 11 nov. 2020.
2. Google Trends [homepage na internet]. Disponível em: https://trends.google.com.br/. Acesso em: 2 nov. 2020.
3. Gestão 4.0 [homepage na internet]. G4 Insights Social Media. Disponível em: https://gestaoquatropontozero.com/wp-content/uploads/2020/09/G4-Insights-Social-Media.pdf. Acesso em: 2 nov. 2020.
4. Rockcontent.com [homepage na internet]. Conheça a história da Internet, sua finalidade e qual o cenário atual. Disponível em: https://rockcontent.com/br/blog/historia-da-internet. Acesso em: 11 nov. 2020.
5. Hootsuite & We Are Social (2020), "Digital 2020 Global Digital Overview." Disponível em: https://datareportal.com/reports/digital-2020-global-digital-overview. Acesso em: 10 nov. 2020.
6. Slideshare [homepage na internet]. Digital 2020 July Global Statshot Report (July 2020), v. 1. Disponível em: https://www.slideshare.net/DataReportal/digital-2020-july-global-statshot-report-july-2020-v01. Acesso em: 29 out. 2020.
7. Marketing of breast-milk substitutes: national implementation of the international code, status report 2020. Geneva: World Health Organization; 2020. Disponível em: https://apps.who.int/iris/rest/bitstreams/1278635/retrieve. Acesso em: 11 nov. 2020.
8. Brasil. Lei n. 11.265, de 3 de janeiro de 2006. Regulamenta a comercialização de alimentos para lactentes e crianças de primeira infância e também a de produtos de puericultura correlatos. Diário Oficial da União. 4 jan. 2006; Seção 1:1-3.
9. Conselho Federal de Medicina. Ofício CFM n. 1.756/2020 – COJUR; Brasília: CFM; 2020. Disponível em: https://portal.cfm.org.br/images/PDF/2020_oficio_telemedicina.pdf. Acesso em: 29 out. 2020.
10. Conselho Federal de Medicina. Resolução CFM n. 1.974, de 14 de julho de 2011. Disponível em: https://portal.cfm.org.br/publicidademedica/arquivos/cfm1974_11.pdf. Acesso em: 6 nov. 2020.
11. Grupo Virtual de Amamentação [blog na internet]. 2004. Disponível em: http://grupovirtualdeamamentacao.blogspot.com/p/sobre-o-gva.html. Acesso em: 6 nov. 2020.
12. Matrice: Ação de Apoio à Amamentação [blog na internet]. Disponível em: https://www.matrice.com.br/. Acesso em: 6 nov. 2020.
13. Aleitamento Materno Solidário [blog na internet]. Disponível em: https://comunidadeams.wordpress.com/. Acesso em: 6 nov. 2020.
14. Rede Nacional Primeira Infância. Mães organizam pela internet "mamaço" coletivo (2011). Disponível em: http://primeirainfancia.org.br/maes-organizam-pela-internet-mamaco-coletivo/. Acesso em: 12 dez. 2020.
15. Hora do Mamaço. Evento Oficial da Comunidade AMS Brasil (2013). Disponível em: https://horadomamaco.wordpress.com/2013/07/. Acesso em: 10 dez. 2020.

16. Código de Ética Médica: Resolução CFM n. 2.217, de 27 de setembro de 2018, modificada pelas Resoluções CFM n. 2.222/2018 e 2.226/2019/Conselho Federal de Medicina. Brasília: Conselho Federal de Medicina; 2019. Disponível em: https://portal.cfm.org.br/images/PDF/cem2019.pdf.
17. Sociedade Brasileira de Pediatria. Departamento Científico de Bioética. Documento Científico [on-line]. Publicidade Médica. São Paulo: SBP; 2019. Disponível em: https://www.sbp.com.br/fileadmin/user_upload/_21561c-DC_-_Publicidade_Medica.pdf. Acesso em: 13 dez. 2020.
18. Broilo MC, Louzada MLC, Drachler ML, Stenzel LM, Vitolo MR. Percepção e atitudes maternas em relação às orientações de profissionais de saúde referentes a práticas alimentares no primeiro ano de vida. J Pediatr (Rio J). 2013; 89(5).

Seção 10
Apêndices

Coordenadores
Hamilton Henrique Robledo
Yechiel Moises Chencinski

Apêndice 1

FORMULÁRIO DE OBSERVAÇÃO DA MAMADA

Nome da mãe: _____
Data: _____
Nome do bebê: _____
Idade do bebê: _____

Sinais de que a amamentação vai bem	Sinais de possível dificuldade
SEÇÃO A – Observação geral	
Mãe	
☐ Mãe parece saudável	☐ Mãe parece doente ou deprimida
☐ Mãe relaxada e confortável	☐ Mãe parece tensa e desconfortável
☐ Mamas parecem saudáveis	☐ Mamas avermelhadas, inchadas/doloridas
☐ Mama bem apoiada, com dedos fora do mamilo	☐ Mama segurada com dedos na aréola
Bebê	
☐ Bebê parece saudável	☐ Bebê parece sonolento ou doente
☐ Bebê calmo e relaxado	☐ Bebê inquieto ou chorando
☐ Sinais de vínculo entre a mãe e o bebê	☐ Sem contato visual mãe/bebê, apoio frágil
☐ O bebê busca/alcança a mama se está com fome	☐ O bebê não busca, nem alcança
SEÇÃO B – Posição do bebê	
☐ A cabeça e o corpo do bebê estão alinhados	☐ Pescoço/cabeça do bebê girados ao mamar
☐ Bebê seguro próximo ao corpo da mãe	☐ Bebê não é seguro próximo
☐ Bebê de frente para a mama, nariz para o mamilo	☐ Queixo e lábio inferior opostos ao mamilo
☐ Bebê apoiado	☐ Bebê não apoiado
SEÇÃO C – Pega	
☐ Mais aréola é vista acima do lábio superior do bebê	☐ Mais aréola é vista abaixo do lábio inferior
☐ A boca do bebê está bem aberta	☐ A boca do bebê não está bem aberta
☐ O lábio inferior está virado para fora	☐ Lábios voltados para frente/virados para dentro
☐ O queixo do bebê toca a mama	☐ O queixo do bebê não toca a mama
SEÇÃO D – Sucção	
☐ Sucções lentas e profundas com pausas	☐ Sucções rápidas e superficiais
☐ Bebê solta a mama quando termina	☐ Mãe tira o bebê da mama
☐ Mãe percebe sinais do reflexo da oxitocina	☐ Sinais do reflexo da oxitocina não percebidos
☐ Mamas parecem mais leves após a mamada	☐ Mamas parecem duras e brilhantes

Fonte: Adaptado de Fundo das Nações Unidas para a Infância. Iniciativa Hospital Amigo da Criança: revista, atualizada e ampliada para o cuidado integrado: módulo 3: promovendo e incentivando a amamentação em um Hospital Amigo da Criança: curso de 20 horas para equipes de maternidade/Fundo das Nações Unidas para a Infância, Organização Mundial da Saúde. Brasília: Ministério da Saúde; 2009. 276 p.: il. (Série A. Normas e Manuais Técnicos).

Tradução de Baby Friendly Hospital Initiative, revised, updated and expanded for integrated care, Section 3, Breastfeeding Promotion and Support in a Baby-Friendly Hospital, a 20-hour course for maternity staf.

Apêndice 2

BRISTOL TONGUE ASSESSMENT TOOL (BTAT)

	0	1	2	Escore
Qual a aparência da ponta da língua?	Formato de coração	Ligeira fenda/entalhada	Arredondada	
Onde o frênulo da língua está fixado na gengiva/assoalho?	Fixado na parte superior da margem gengival (topo)	Fixado na face interna da gengiva (atrás)	Fixado no assoalho da boca (meio)	
O quanto a língua consegue se elevar (com a boca aberta/durante o choro)?	Elevação mínima da língua	Elevação apenas das bordas da língua em direção ao palato duro	Elevação completa da língua em direção ao palato duro	
Projeção da língua	Ponta da língua fica atrás da gengiva	Ponta da língua fica sobre a gengiva	Ponta da língua pode se estender sobre o lábio inferior	

Fonte: Tradução do inglês para o português autorizada pela equipe de Bristol – Drs. Jenny Ingram e Alan Edmond.

A tradução brasileira desse protocolo, na época da publicação da Nota técnica (2018), foi revisada e aprovada por seus autores Drs. Jenny Ingram e Alan Edmond, da Universidade de Bristol no Reino Unido, após contato direto.

Apêndice 3

Quadro 1 – Orientação para um processo de tomada de decisão compartilhada sobre a amamentação em mães infectadas pelo HIV com forte desejo de amamentar

Pré-requisitos para minimizar risco de transmissão vertical ("cenário ideal")

Carga viral suprimida (< 50 cópias de RNA/mL) durante toda a gravidez

O acompanhamento regular do tratamento (p. ex., a cada 2 a 3 meses, inicialmente no período pós-parto, todos os meses) é aceito pelas mulheres grávidas para garantir a supressão mantida da carga viral

Todos os profissionais de saúde envolvidos devem concordar com uma abordagem aberta, sem julgamento e imparcial em relação à amamentação

Informar à mulher que toda a equipe de assistência ao HIV aceita qualquer decisão e isso não afetará a qualidade do atendimento oferecido a ela

Tomada de decisão compartilhada

Processo interdisciplinar com o paciente e profissionais de saúde (incluindo especialista em HIV adulto, pediatra e obstetra/ginecologista)

Começar mais cedo possível durante a gravidez, mas uma retomada da discussão é necessária antes do parto

Discutir os argumentos prós e contras da amamentação (incluindo questões abertas) e admitir as limitações do conhecimento médico sobre o assunto

A decisão final deve ser documentada em prontuário e distribuída a todos os profissionais de saúde envolvidos

Acompanhamento mãe e filho

Mulheres que decidem amamentar devem ser acompanhadas mensalmente (especialmente no período pós-parto com risco elevado de adesão prejudicada), depois a cada 2 meses durante o período de amamentação plena

Mulheres que amamentam devem procurar seu obstetra em caso de sinais e sintomas de mastite. A decisão de continuar ou interromper a amamentação nessa situação será tomada individualmente com base na gravidade do quadro, na adesão materna à terapia antirretroviral, no tratamento com antibióticos e no desejo da mãe

Carga viral detectável (> 50 cópias de RNA/mL) – interrupção da amamentação

Todas as crianças expostas ao HIV terão o teste de HIV por reação em cadeia da polimerase (PCR) como padrão de atendimento (realizado no mês 1 e, a seguir, nos meses 4 a 6), bem como nos meses 18 a 24 por sorologia. Em bebês amamentados, recomenda-se realização do teste de HIV por PCR 3 meses após o desmame

Fonte: Adaptado de Federal Office of Public Health (FOPH), Swiss Federal Commission for Sexual Health (FCSH). Recommendations of the Swiss Federal Commission for Sexual Health (FCSH) for Medical Care of HIV-Infected Women and their Offspring [Internet]. 2018. Disponível em: https://www.bag.admin.ch/dam/bag/en/dokumente/mt/p-und-p/richtlinien-empfehlungen/fcsh-mtct-hiv.pdf.download.pdf/fcsh-mtct-hiv.pdf. Acesso em: 4 fev. 2021.

Quadro 2 – Resumo das infecções maternas e conduta na amamentação

Agente infeccioso	Modos de transmissão predominantes	Adequação da amamentação ou uso de LM	Comentários
CMV	Contato com fluidos corporais	RN termo: amamentar RNBP e RNMBP: avaliar individualmente	O LM CMV+ deve ser evitado em RNBP e RNMBP na ausência de CMV-IgG: maior risco de doenças relacionadas com CMV
Enterovírus (coxsackie, enterovírus não pólio)	Contato fecal-oral	Amamentar	
Hepatite A	Alimentos, água, contato com fluidos corporais	Amamentar	
Hepatite B	Sangue, sexual, contato com fluidos corporais	Prevenção no RN (vacina contra HBV nas primeiras 12 horas + imunoglobulina anti-HBV dentro das primeiras 24 horas). Então, amamentar	Suspender se houver fissura ou sangramento mamilar
Hepatite C	Sangue, contato com fluidos corporais	Amamentar	Aumento da transmissão na coinfecção com HIV
Sarampo	Aerossol, gotículas, contato com fluidos corporais	Amamentar	Utilizar máscaras ou similares durante a fase sintomática da doença
Caxumba	Contato, gotículas	Amamentar	
Rubéola	Gotículas	Amamentar	
Herpes simples	Contato, gotículas	Amamentar	Suspender temporariamente em caso de lesões ativas em mamas
Varicela-zóster	Contato, gotículas	Amamentar	Suspender temporariamente se infecção adquirida entre 5 dias antes e 2 dias após o parto e em caso de lesões ativas em mamas
Parvovírus B19	Contato, gotículas, fluidos corporais	Amamentar	
HTLV-I e II	Sangue, fluidos corporais	Não amamentar	
HIV-1 e 2	Sangue, sexual, fluidos corporais	Não amamentar	
Vírus sincicial respiratório (VSR)	Contato, gotículas	Amamentar	Utilizar máscaras ou similares

(Continua)

Quadro 2 – Resumo das infecções maternas e conduta na amamentação *(Continuação)*

Agente infeccioso	Modos de transmissão predominantes	Adequação da amamentação ou uso de LM	Comentários
Influenza	Contato, gotículas	Amamentar	Utilizar máscaras ou similares
COVID-19 (SARS-CoV-2)	Contato, gotículas, aerossol	Amamentar	Utilizar máscaras ou similares
Tuberculose pulmonar	Gotículas, aerossol	Amamentar	Utilizar máscaras ou similares durante as 2 a 3 primeiras semanas de tratamento
Malária	Vetor	Amamentar	
Chikungunya, Zika e dengue	Vetor	Amamentar	
Doença de Chagas	Vetor	Não amamentar se estiver em fase aguda. Na fase crônica, apenas se houver sangramento mamilar evidente	

CMV: citomegalovírus; HTLV: vírus T-linfotrópico humano; LM: leite materno; RN: recém-nascido; RNBP: RN de baixo peso; RNMBP: RN de muito baixo peso.

Fontes: Adaptado de 1 – American Academy of Pediatrics, Kimberlin DW, Brady MT, Jackson MA, Long SS (eds.). Red Book: 2018-2021 Report of the Committee on Infectious Diseases. 31. ed. v. 1. Elk Grove Village, IL: American Academy of Pediatrics; 2018. 2 – Lawrence RM, Lawrence RA. Breast milk and infection. Clin Perinatol. 2004; 31(3):501-28. 3 – Lamounier JA, Moulin ZS, Xavier CC. Recommendations for breastfeeding during maternal infections. J Pediatr (Rio J) [Internet]. 2004; 80(5):s181-8. Disponível em: http://www.scielo.br/scielo.php?script=sci_abstract&pid=S0021-75572004000700010&lng=en&nrm=iso&tlng=en. Acesso em: 1 fev. 2021.

Apêndice 4

CALENDÁRIO VACINAL DA LACTANTE		
Vacinas	*Esquemas e recomendações*	*Comentários*
Tríplice bacteriana acelular tipo adulto	1 dose	Se a lactante não recebeu na gestação, vacinar no puerpério imediato
Hepatite B	3 doses, no esquema 0-1-6 meses	Para lactantes não previamente vacinadas; completar esquemas iniciados
Gripe	Dose única anual	Se a lactante não recebeu na gestação, vacinar no puerpério imediato
Hepatite A	Duas doses no esquema 0-6 meses	Para lactantes não previamente vacinadas; completar esquemas iniciados
Febre amarela	Dose única. Conforme o risco epidemiológico considerar uma segunda dose (intervalo mínimo de 1 mês entre elas)	Contraindicada para lactantes até que o bebê complete 6 meses; se a vacinação não puder ser evitada, suspender o aleitamento materno por 10 dias
Tríplice viral (SCR)	Duas doses no esquema 0-1 mês	Para lactantes não previamente vacinadas; completar esquemas iniciados
Varicela	Duas doses no esquema 0-2 meses	Para lactantes suscetíveis; completar esquemas iniciados
Meningocócica C/ACWY	Dose única	Em casos de risco epidemiológico ou presença de comorbidades
Meningocócica B	Duas doses no esquema 0-2 meses	Em casos de risco epidemiológico ou presença de comorbidades
Pneumocócica	Esquema sequencial de VPC13 e 2 meses após VPP23	Em casos de risco epidemiológico ou presença de comorbidades
HPV	Três doses no esquema 0-1 a 2-6 meses	Para lactantes não previamente vacinadas; completar esquemas iniciados
Dengue	Três doses no esquema 0-6-12 meses	Contraindicada para lactantes

Observação: O calendário vacinal da lactante deve sempre levar em conta o histórico vacinal prévio da mulher.

CALENDÁRIO VACINAL DA GESTANTE

Vacinas	Esquemas e recomendações		Comentários
	Histórico vacinal	Conduta na gestação	

RECOMENDADAS

Vacinas	Histórico vacinal	Conduta na gestação	Comentários
Tríplice bacteriana acelular do tipo adulto (difteria, tétano e coqueluche) – dTpa ou dTpa-VIP	Previamente vacinada, com pelo menos três doses de vacina contendo o componente tetânico	Uma dose de dTpa a partir da 20ª semana de gestação	A dTpa está recomendada em todas as gestações, pois, além de proteger a gestante e evitar que ela transmita a *Bordetella pertussis* ao recém-nascido, permite a transferência de anticorpos ao feto protegendo-o nos primeiros meses de vida até que possa ser imunizado
	Em gestantes com vacinação incompleta tendo recebido uma dose de vacina contendo o componente tetânico	Uma dose de dT e uma dose de dTpa, sendo que a dTpa deve ser aplicada a partir da 20ª semana de gestação. Respeitar intervalo mínimo de 1 mês entre elas	Mulheres não vacinadas na gestação devem ser vacinadas no puerpério, o mais precocemente possível
Dupla adulto (difteria e tétano) – dT	Em gestantes com vacinação incompleta tendo recebido duas doses de vacina contendo o componente tetânico	Uma dose de dTpa a partir da 20ª semana de gestação	Na indisponibilidade de dTpa, pode-se substituí-la pela dTpa-VIP, ficando a critério médico o uso *off-label* em gestantes
	Em gestantes não vacinadas e/ou histórico vacinal desconhecido	Duas doses de dT e uma dose de dTpa, sendo que a dTpa deve ser aplicada a partir da 20ª semana de gestação. Respeitar intervalo mínimo de 1 mês entre elas	
Hepatite B	Três doses, no esquema 0-1-6 meses		A vacina hepatite B deve ser aplicada em gestantes não anteriormente vacinadas e suscetíveis à infecção
Influenza (gripe)	Dose única anual		A gestante é grupo de risco para as complicações da infecção pelo vírus influenza. A vacina está recomendada nos meses da sazonalidade do vírus, mesmo no primeiro trimestre de gestação. Desde que disponível, a vacina influenza 4V é preferível à vacina influenza 3V, por conferir maior cobertura das cepas circulantes. Na impossibilidade de uso da vacina 4V, utilizar a vacina 3V

(Continua)

Seção 10 – Apêndices 297

CALENDÁRIO VACINAL DA GESTANTE (Continuação)

Vacinas	Esquemas e recomendações	Comentários
RECOMENDADAS EM SITUAÇÕES ESPECIAIS		
Hepatite A	Duas doses, no esquema 0-6 meses	É vacina inativada, portanto sem risco teórico para a gestante e o feto. Já que no Brasil as situações de risco de exposição ao VHA são frequentes, a vacinação deve ser considerada
Hepatite A e B	Para menores de 16 anos: duas doses, aos 0-6 meses. A partir de 16 anos: três doses, aos 0-1-6 meses	A vacina combinada é uma opção e pode substituir a vacinação isolada das hepatites A e B
Pneumocócicas	Esquema sequencial de VPC13 e VPP23 pode ser feito em gestantes de risco para doença pneumocócica invasiva (DPI) (consulte os Calendários de vacinação SBIm pacientes especiais)	VPC13 e VPP23 são vacinas inativadas; portanto, sem riscos teóricos para a gestante e o feto
Meningocócicas conjugadas ACWY/C	Uma dose. Considerar seu uso avaliando a situação epidemiológica e/ou a presença de comorbidades consideradas de risco para a doença meningocócica (consulte os Calendários de vacinação SBIm pacientes especiais)	As vacinas meningocócicas conjugadas são inativadas, portanto sem risco teórico para a gestante e o feto. Na indisponibilidade da vacina meningocócica conjugada ACWY, substituir pela vacina meningocócica C conjugada
Meningocócica B	Duas doses com intervalo de 1 a 2 meses. Considerar seu uso avaliando a situação epidemiológica e/ou a presença de comorbidades consideradas de risco para a doença meningocócica (consulte os Calendários de vacinação SBIm pacientes especiais)	A vacina meningocócica B é inativada, portanto sem risco teórico para a gestante e o feto
Febre amarela	Normalmente contraindicada em gestantes. Porém, em situações em que o risco da infecção supera os riscos potenciais da vacinação, pode ser feita durante a gravidez. Dose única. Não há consenso sobre a duração da proteção conferida pela vacina. De acordo com o risco epidemiológico, uma segunda dose pode ser considerada pela possibilidade de falha vacinal	Gestantes que viajam para países que exigem o Certificado Internacional de Vacinação e Profilaxia (CIVP) devem ser isentadas da vacinação pelo médico assistente, se não houver risco de contrair a infecção. É contraindicada em nutrizes até que o bebê complete 6 meses; se a vacinação não puder ser evitada, suspender o aleitamento materno por 10 dias
CONTRAINDICADAS		
Tríplice viral (sarampo, caxumba e rubéola)	Não vacinar na gestação	Pode ser aplicada no puerpério e durante a amamentação
HPV	Não vacinar na gestação. Se a mulher tiver iniciado esquema antes da gestação, suspendê-lo até puerpério	Pode ser aplicada no puerpério e durante a amamentação
Varicela (catapora)	Não vacinar na gestação	Pode ser aplicada no puerpério e durante a amamentação
Dengue	Não vacinar na gestação	A vacina é contraindicada em mulheres soronegativas; que estejam amamentando e imunodeprimidas

Os comentários devem ser consultados. Sempre que possível, preferir vacinas combinadas. Sempre que possível, considerar aplicações simultâneas na mesma visita. Qualquer dose não administrada na idade recomendada deve ser aplicada na visita subsequente. Eventos adversos significativos devem ser notificados às autoridades competentes.
Fonte: Sociedade Brasileira de Imunizações. Calendário de vacinação SBIm – Gestante (2021-2022). Disponível em: https://sbim.org.br/images/calendarios/calend-sbim-gestante.pdf. Acesso em: 18 maio 2021.

Apêndice 5

CLASSIFICAÇÃO DE RISCO PARA USO DE FÁRMACOS DURANTE A LACTAÇÃO

Classes farmacológicas	Compatíveis	Possivelmente compatíveis	Possivelmente perigosos	Perigosos
Fármacos que atuam no sistema nervoso central				
Antidepressivos	Amitriptilina Amoxapina Brexanolona Citalopram Clomipramina Desipramina Estacilopram Fluoxetina Fluvoxamina Imipramina Nortriptilina Paroxetina Sertralina Trazodona Venlafaxina	Bupropiona Desvenlafaxina Duloxetina Esquetamina Levomilnacipram Maprotilina Milnacipran Mirtazapina Sulpiride Vilazodona Vortioxetina	Moclobenida Nefazodona	Doxepin
Antiepiléticos	Carbamazepina Fenitoína Fosfenitoína Gabapentina Lamotrigina Levetiracetam	Canabidiol Clonazepam Brivaracetam Etotoína Lacosamina Oxcarbazepina Pregabalina Tiagabina Topiramato Vigabatrina	Ácido valproico Etossuximida Felbamato Fenobarbital Primidona Trimetadiona Zonizanida	
Hipnóticos e ansiolíticos	Lormetazepam Midazolam Nitrazepam Oxazepam Propofol Quazepam Zaleplon Zopiclone	Alprazolam Brexpiprazol Buspirona Butalbital Butabarbital Clobazam Clonazepam Clorazepato Clordiazepóxido Diazepam Estazolam Eszoplicone Halazepam Lorazepam Meprobamato Hidrato de cloral Pentobarbital Ramelteon Suveroxant Temazepam Triazolam Zolpidem	Cariprazina Flunitrazepam Flurazepam Oxibato de sódio Secobarbital	Ácido gama-aminobutírico

(Continua)

CLASSIFICAÇÃO DE RISCO PARA USO DE FÁRMACOS DURANTE A LACTAÇÃO *(Continuação)*

Classes farmacológicas	Compatíveis	Possivelmente compatíveis	Possivelmente perigosos	Perigosos
Neurolépticos	Olanzapina Quetiapina Risperidona Ziprasidona	Asenapina Aripiprazol Clorpromazina Clozapina Flufenazina Flupentixol Haloperidol Iloperidona Lurasidona Paliperidona Perfenazina Zuclopentixol	Carbonato de lítio Loxapina Mesoridazina Pimozide Tioridazina Tiotixeno Trifluoperazina	
Analgésicos e anti-inflamatórios				
Analgésicos e/ou antipiréticos	Ácido acetilsalicílico Paracetamol	Nefopam	Dipirona	
Analgésicos opioides	Alfentanil Buprenorfina Butorfanol Fentanil Metadona Nalbufina Propoxifeno	Codeína Hidromorfona Hidroxicodona Morfina Oxicodona Oximorfona Pentazocina Remifentanil Tapentadol Tramadol Trolamina	Meperidina	
Anti-inflamatórios não esteroides (AINE)	Celecoxib Cetoprofeno Cetorolaco Diclofenaco Fenoprofeno Flurbiprofeno Ibuprofeno Piroxicam	Diflusal Etodolaco Indometacina Meclofenamato Meloxicam Mesalamina Nabumetona Naproxeno Nepafenac Olsadazina Oxaprozin Parecoxib Salicilamida Sulfasalazina Tolmetin	Salsalato	Leflunomida
Corticosteroides	Beclometasona Budesonida Hidrocortisona Metilprednisolona Prednisona Prednisolona	Betametasona Ciclesonida Clobetasol Dexametasona Difluprednato Fludocortisona Fluocinolona Flunisolina Fluticasona Loteprednol Mometasona Prednicarbato Triancinolona		

(Continua)

CLASSIFICAÇÃO DE RISCO PARA USO DE FÁRMACOS DURANTE A LACTAÇÃO *(Continuação)*

Classes farmacológicas	Compatíveis	Possivelmente compatíveis	Possivelmente perigosos	Perigosos
Fármacos usados na enxaqueca		Almotriptano Eletriptano Frovatriptano Isometepteno Naratriptano Rizatriptano Sumatriptano Ubrogepant Zolmitriptano	Ergotamina Flunarizina	
Anestésicos e indutores anestésicos	Benzocaína Bupivacaína Halotano Lidocaína Propofol Ropivacaína	Articaína Benoxinato Dibucaína Diclonina Etomidato Quetamina Mentol Mepivacaína Metoexital Óxido nitroso Pramoxina Procaína Sevoflurano Tiopental	Fenol	
Relaxantes musculares	Baclofeno	Carisoprodol Ciclobenzaprina Cisatracúrio Metaxalona Metocarbamol Mivacúrio Orfenadrina	Clorzoxazona Dantrolene Tizanidina	
Anti-histamínicos	Carbinoxamina Cetirizina Desloratadina Dimenidrinato Difenidramina Fexofenadina Hidroxizina Levocetirizina Loratadina Olopatadina Triprolidina	Alcaftadina Azelastina Bronfeniramina Cetotifeno Clorfeniramina Ciproeptadina Dexbronfeniramina Dexclorfeniramina Doxilamina Epinastina Levocabastina Fenilamina Feniltoloxamina Prometazina Pirilamina	Clemastina Trimeprazina Tripelenamina	

Anti-infecciosos

Anti-helmínticos	Albendazol Praziquantel	Ivermectina Mebendazol Nitaxozanida Pirantel Tiabendazol		
Antiprotozoários	Metronidazol	Atovaquona Nitaxozanida Pentamidina	Secnidazol	

(Continua)

CLASSIFICAÇÃO DE RISCO PARA USO DE FÁRMACOS DURANTE A LACTAÇÃO (Continuação)

Classes farmacológicas	Compatíveis	Possivelmente compatíveis	Possivelmente perigosos	Perigosos
Antibióticos	Amicacina Amoxicilina Amoxicilina + clavulanato de potássio Ampicilina Ampicilina + sulbactam Azitromicina Aztreonam Bacitracina Carbenicilina Cefadroxil Cefazolina Cefdinir Cefditoren Cefepima Cefixime Cefoperazona Cefotaxima Cefotetan Cefoxitina Cefpodoxima Cefprozil Ceftazidima Ceftizoxima Ceftriaxona Cefalexina Cefalotina Cefapirina Ceftibuten Cefuroxima Cilastatina Claritromicina Clindamicina Cloxacilina Daptomicina Dicloxacilina Gentamicina Imipenem Levofloxacin Metronidazol Mupirocina Nitrofurantoína Nafcilina Ofloxacin Oxacilina Penicilina G Pipercacilina Polimixina B Sulfisoxazol Tazobactam Ticarcilina Tobramicina Trimetoprim Vancomicina	Cefaclor Ceftarolina Cilastatin Ciprofloxacin, Cloreto de benzalcônio Dalbavancina Dalfoprostin + quinupristin Doripenem Doxiciclina Enoxacin Eritromicina Estreptomicina Fidaxomicina Fosfomicina Gatifloxacin Gemifloxacin Gramicidina Hidroxiquinolina Imipenem Lefamulina Linezolida Lomefloxacin Meropenem Metenamina Meticilina Minociclina Moxifloxacin Neomicina Netilmicina Norfloxacin Omadaciclina Retapamulina Rifaximina Sefiderocol Sulfadiazina de prata Sulfametoxazol Tedizolida Telavancina Telitromicina Tetraciclina Tinidazol	Cloranfenicol Clorexedina Dapsona Omadaciclina Sareciclina Tigeciclina Trovafloxacin	

(Continua)

CLASSIFICAÇÃO DE RISCO PARA USO DE FÁRMACOS DURANTE A LACTAÇÃO *(Continuação)*

Classes farmacológicas	Compatíveis	Possivelmente compatíveis	Possivelmente perigosos	Perigosos
Antifúngicos	Cetoconazol Clotrimazol Fluconazol Miconazol Nistatina Violeta genciana	Ácido undecilênico Anfotericina B Anidulafungin Butenafina Butoconazol Capsofungin Ciclopirox olamina Econazol Epinaconazol Griseofulvina Itraconazol Micafungin Naftifina Posaconazol Sulconazol Tavaborole Terbinafina Terconazol Tioconazol Tolnaftato Voriconazol	Flucitosina	
Antivirais	Aciclovir Oseltamivir Valaciclovir Zanamivir	Alvimopan Amantadina Baloxavir Docosanol Dolutegravir Elbasvir Famciclovir Ganciclovir Grazoprevir Ledipasvir Penciclovir Remdesivir Rimantadina Simeprivir Sofosbuvir Telbivunida Valganciclovir	Adefovir Boceprevir Entecavir Interferon alfa-2B Ribavirina	Abacavir* Delavirdina* Didanosina* Efavirenz* Emtricitabina* Estavudina* Etravirina* Foscarnet Indinavir* Lamivudina* Lopinavir* Nevirapina* Raltegravir* Ritonavir* Saquinavir* Tenofovir* Zidovudina*
Tuberculostáticos	Rifampicina	Ácido aminosalicílico Etambutol Isoniazida Pirazinamida	Cicloserina Etionamida	
Antimaláricos	Cloroquina Hidroxicloroquina Mefloquina Primaquina Quinina	Artesunate Proguanil + atovacoque	Pirimetamina	
Fármacos cardiovasculares				
Antiarrítmicos	Adenosina Disopiramida Mexiletina Propafenona	Dronedarona Flecainida Isoproterenol Procainamida Quinidina	Encainida Tocainida	Amiodarona

(Continua)

CLASSIFICAÇÃO DE RISCO PARA USO DE FÁRMACOS DURANTE A LACTAÇÃO *(Continuação)*					
Classes farmacológicas	**Compatíveis**	**Possivelmente compatíveis**	**Possivelmente perigosos**	**Perigosos**
Antilipêmicos**	Colesevelam Colestipol	Atorvastatina Ezetimiba Fenofibrato Fluvastatina Genfibrozil Lovastatina Pravastatina Rosuvastatina Sinvastatina		
Anti-hipertensivos	Benazepril Captopril Enalapril Hidralazina Labetalol Mepindolol Metildopa Metoprolol Nicardipina Nifedipina Nimodipina Quinapril Propranolol	Acebutolol Aliskiren Amlodipina Atenolol Betaxolol Bisoprolol Candesartan Carteolol Carvedilol Clonidina Diltiazem Doxazosin Eprosartan Esmolol Felodipina Fenoldopam Fosinopril Iloprost Guanfacina Irbesartan Isradipina Lisinopril Losartan Minoxidil Nebivolol Nisoldipina Nitrendipina Olmesartan Perindopril Pindolol Prazosin Ramipril Tandolapril Valsartan	Ambrisentan Bosentan Macitentan Nadolol Reserpina Sotalol Telmisartan Terasozin	
Cardiotônicos	Digoxina	Digitoxina		
Adrenérgicos e vasopressores	Adrenalina (epinefrina) Desmopressina Dobutamina Dopamina Metilergonovina	Dextroanfetamina Fenilefrina Midodrina Mirabegron Ritodrina Vasopressina	Atomoxetina Dexmedetomidina Efedrina	

(Continua)

CLASSIFICAÇÃO DE RISCO PARA USO DE FÁRMACOS DURANTE A LACTAÇÃO *(Continuação)*

Classes farmacológicas	Compatíveis	Possivelmente compatíveis	Possivelmente perigosos	Perigosos
Diuréticos	Acetazolamida Hidroclorotiazida Espirolonactona	Ácido etacrínico Amilorida Bumetamida Clorotiazida Eplerenona Furosemida Indapamida Manitol Torsemida Triantereno	Bendroflumetazida Clortalidona Pamabron	
Vasodilatadores		Dinitrato de isossorbida Mononitrato de isossorbida Sildenafil Treprostinil	Milrinona Nitroglicerina Nitroprussiato	

Fármacos hematológicos

Anticoagulantes	Dalteparina Enoxaparina Heparina Warfarin	Ácido tranexâmico Fondaparinux Lepirudina Rivaroxaban Tinzaparina	Apixaban Argatroban Ticagrelor	
Antiagregantes plaquetários	Ácido acetilsalicílico	Clopidrogrel Dabigratana Dipiridamol Eptifibatide	Pasugrel Ticlodipina	

Fármacos para o aparelho respiratório

Antiasmáticos	Brometo de ipatrópio Cromoglicato de sódio Isoproterenol Levalbuterol Neodocromil Salbutamol Salmeterol Terbutalina	Arformoterol Benralizumab Difilina Formoterol Pirbuterol Teofilina Zafirlucaste Zileuton	Montelucaste	
Antitussígenos, mucolíticos e expectorantes		Alfadornase Dextrometorfano Guaifenesina Pectina	Benzonatato Iodeto de potássio	Carbetapentane
Descongestionantes nasais		Eucalipto (extrato) Fenilefrina Nafazolina Oxitemazolina Pseudoefedrina Tetrahydrozoline		Propilexedrina

(Continua)

CLASSIFICAÇÃO DE RISCO PARA USO DE FÁRMACOS DURANTE A LACTAÇÃO *(Continuação)*

Classes farmacológicas	Compatíveis	Possivelmente compatíveis	Possivelmente perigosos	Perigosos
Fármacos para o trato digestório				
Antiácidos e antissecretores ácidos	Cimetidina Deslanzoprazol Esomeprazol Famotidina Hidróxido de alumínio Hidróxido de magnésio Lansoprazol Nizaditina Omeprazol Pantoprazol Ranitidina Sucralfato	Clidinio Hiosciamina Rabeprazol Sais de cálcio		Acorus Calamus
Antieméticos e gastrocinéticos	Metoclopramida Ondasetrona	Aprepitanta Cinarizina Ciclizina Dolasetrona Domperidona Droperidol Granisetrona Meclizina Nabilona Palonosetrona Proclorperazina Prometazina Trimetobenzamida Tropisetrona	Dronabinol Cisaprida	
Antiespasmódicos		Benzitropina Escopolamina Glicopirrolata Hioscina Metaescopolamina	Diciclomina	
Laxantes	Bisacodil Docusato Psilium Laxantes osmóticos Hidróxido de magnésio Meticelulose Policarbófilo de cálcio Sulfato de magnésio	Dextrina de trigo Glicerina Lactulose Laxantes salinos Óleo de castor Óleo mineral Polietilenoglicol Prucaloprida Sena		
Hormônios e antagonistas				
Antidiabéticos orais e insulina	Colestipol Insulinas Glipizida Gliburida Metformina Miglitol	Acarbose Clorpropamida Exenatida Linagliptina Liraglutida Nateglinida Pioglitazona Pramlintide Repaglinida Rosiglitazona Sitagliptina Tolbutamida Vildagliptina	Canaglifozina Dulaglutida Glimepirida	

(Continua)

CLASSIFICAÇÃO DE RISCO PARA USO DE FÁRMACOS DURANTE A LACTAÇÃO *(Continuação)*

Classes farmacológicas	Compatíveis	Possivelmente compatíveis	Possivelmente perigosos	Perigosos
Imunossupressores e antineoplásicos	Dimetil Fumarato	Azatioprina Ciclosporina Glatiramer Ifosfamida Interferon-alfa-2b Mercaptopurina Ofatumumab Toremifeno Tacrolimus	Aldescleucin Alentuzumab Altretamina Asparginase Bleomicina Cetuximab Fluorouracil Flutamida Gencitabina Hidroxiureia Imatinib Ioflupana I-123 Lapatinib Metotrexate Imatinib Nilotinib Ofatumumab Sirolimus Sorafenib Sunitinib Talidomida Teniposida Toremifena	Aminopterin Anastrozol Asparaginase Busulfan Cactinomicina Capecitabina Carboplatina Carmustina Ciclofosfamida Cisplatina Citarabina Cladribina Clorambucil Dacarbazina Dactinomicina Daunorubicina Docetaxel Doxorrubicina Epirubicina Erlotinib Estrôncio-89 Etoposida Everolimus Exemestane I-123,125 e 131 Ixabepilona Mefalan Micofenolato Mitomicina Mitoxantrona Oxalipatina Paclitaxel Pazopanib Pentostatin Temozolomida Tiotepa Vimblastina Vincristina/ Vinorelbina
Contraceptivos	Levonorgestrel	Desogestrel Dienogest Dinoprostona Drospirenona Etinilestradiol Etonogestrel (implante) Levonorgestrel Medroxiprogesterona Mestranol Nonoxinol 9 (espermicida) Norelgestromina Noretindrona Noretinodrel Norgestimato Progesterona Ulipristal		

(Continua)

CLASSIFICAÇÃO DE RISCO PARA USO DE FÁRMACOS DURANTE A LACTAÇÃO *(Continuação)*

Classes farmacológicas	Compatíveis	Possivelmente compatíveis	Possivelmente perigosos	Perigosos
Hormônios tireoidianos e antagonistas	Levotiroxina Liotironina Metimazol Propiltiouracil Tirotropina	Carbimazol	Sais de iodo	

Fármacos para pele e mucosa

Classes farmacológicas	Compatíveis	Possivelmente compatíveis	Possivelmente perigosos	Perigosos
Escabicidas e pediculicidas	Benzoato de benzila Deltametrina Enxofre Permetrina	Extrato de piretrum Ivermectina Malationa Piperonil Spinosad	Lindano	
Antiacneicos	Peróxido de benzoíla	Ácido azelaico Adapaleno Resorcinol Tretinoína	Ciproterona	Isotretinoína (oral)
Anti-inflamatórios	Pimecrolimus Tacrolimus			
Antisseborreicos		Piritionato de zinco Sulfato de selênio		
Antipruriginosos	Calamina Óxido férrico	Cânfora	Doxepin creme	
Antipsoriáticos	Coal Tar	Alefacept Antralin Calcipotriena Tazarotena		Acitretina
Clareadores		Hidroquinona		
Fármacos para uso oftalmológico	Olopatadina Sulfacetamina sódica	Ciclopentolato Fluoresceína Hidroxianfetamina Trifluridina Tropicamida Verteporfina		
Antiglaucoma	Dipivefrin Timolol	Bimatoprost Brimonidina Brinzolamida Dorzolamida Lapatinib Latanoprost Levobunolol Pilocarpina		
Vitaminas e análogos	Ácido ascórbico (C) Ácido fólico (B9) Ácido pantotênico (B5) Cianocobalamina (B12) Fitonadiona (K) Piridoxina (B6) Riboflavina (B2) Tiamina (B1) Vitamina D Vitamina E	Betacaroteno Biotina (B7) Calcitriol (D) Coenzima Q10 DHA Doxercalciferol (D) Leucovorin L-metilfolato Multivitamínicos Niacina (B3) Paricalcitol (D) Vitamina A		

(Continua)

CLASSIFICAÇÃO DE RISCO PARA USO DE FÁRMACOS DURANTE A LACTAÇÃO (Continuação)

Classes farmacológicas	Compatíveis	Possivelmente compatíveis	Possivelmente perigosos	Perigosos
Agentes diagnósticos	11C-WAY 100635 11C-Raclopride Ácido iopanoico Carmine índigo Diatrizoato Gadopentato Diatrizoato Dimeglumina Gadopentetato Iohexol Metirapona Metrizamida Metrizoato PPD (teste tuberculínico) Scan Hida Sulfato de bário Xenon	Ácido ioxitalâmico Gadobenato Gadobutrol Gadodiamida Gadoterato Gadoteridol Gadoversetamida Gadoxetato Gadoterato Dissódico Histamina Indocianina verde Inulina Iodamida Iodipamida Iodipamida Iodixanol Iopamidol Iopentol Iopromida Iotalamato Ioversol Ioxaglato Ioxilan Ipodato Mangafodipir Metacolina Proteína perflutren tipo A Tecnécio 99M Tiopanoato Trissodio de mangafodipir Xenônio 133	Azul de metileno Cobalto 57 Fludeoxiglicose-F18 Índio 110 Índio 111 Índio 11 Octreotida Isosulfan azul Metileno azul Octreotide Ragadenoson Tálio-201	Gálio 67 Scan de tireoide

* Fármacos antirretrovirais: a amamentação deve ser suspensa em caso de mãe com HIV.

** Colesterol é essencial para o desenvolvimento do lactente; não está claro se os fármacos antilipêmicos podem reduzir os níveis séricos de colesterol no lactente. Recomenda-se cautela para o seu uso pela nutriz.

Fontes: 1 – Hale TW. Medication's and Mothers Milk 2020. New York: Springer Publishing Company [online]. Disponível em: https://www.halesmeds.com/. Acesso em: 10 out. 2020. 2 – LactMed: A Toxnet Database. Drugs and Lactation Database (LactMed). Bethesda (MD): National Library of Medicine (US); 2006. Disponível em: https://www.ncbi.nlm.nih.gov/books/NBK501922/. Acesso em: 10 out. 2020.

Índice remissivo

A
Abscesso mamário, 82
Acessórios de amamentação, 96
Acolhimento, 232
Aconselhamento em amamentação, 166
　em um bebê com choro excessivo, 162
Aditivação do leite humano, 126
Adolescência, 228
　amamentação na, 227
　maternidade e, 231
Álcool, 212
　na gestação, 166
Aleitamento materno
　benefícios para a saúde oral, 70
　depressão pós-parto e, 150
　dificuldades para o, 77
　em adolescentes, prevalência do, 229
　em recém-nascidos pré-termo internados nas unidades neonatais, 127
　exclusivo em gemelares, 131
　ganho de peso insatisfatório no lactente em, 154
　histórico, 38
　leis trabalhistas relacionadas, 220
　medicações no, 203
　na adolescência, 228
　no recém-nascido pré-termo, 123
　　moderados, muito pré-termo e pré-termo extremos, 124
　　tardios, 123
Alergia à proteína do leite de vaca, 165
Alfalactalbumina, 22
Alimentação
　de transição, 73
　do recém-nascido pré-termo com leite humano de doadora pasteurizado, 123
Alojamento conjunto, 49
Amamentação, 3, 198, 255
　acessórios de, 96
　ao longo da história, 11
　compartilhamento de cama e, 237
　condições clínicas, 4
　contraindicações
　　absolutas/permanentes, 136
　　relativas/temporárias, 136
　decisão de amamentar, 88
　desmame, 244
　dor e, 80
　em família
　　composta por pessoas transgêneras, 256
　　homoafetiva compostas por mulheres, 256
　em homens transgêneros, 257
　em mulheres transgêneras, 258
　em *tandem*, 169, 172
　em usuárias de drogas, 209
　ícone da maternidade, 230
　início precoce da, 40
　legislação, 219
　　e política, 6
　medicamentos permitidos e contraindicados para uso durante a, 206
　na adolescência, 227
　no peito, 255
　no tórax, 255
　nos tempos modernos, 217
　posicionamento do bebê durante a, 91
　suspensão temporária da, 5
　uso de medicamentos na, 149
　volta ao trabalho, 219
Anfetaminas, 214
Anquiloglossia, 72, 103
　aspectos clínicos e avaliação da mamada, 105
　tratamento, 108
Apoio
　às mães, 8
　às puérperas e às nutrizes em relação ao manejo da lactação, 62
Armazenamento de leite humano, 64
Assexual, 255
Assistência pré-natal, 29
Atendimento
　ambulatorial, 157
　odontológico
　　ao lactente e à criança, 72
　　ao recém-nascido, 71
Atividade, 39
Atresias intestinais, 116
Avaliação
　do freio da língua, 106
　funcional orofacial, 71

B

Bactérias piogênicas, 184
Baixo ganho ponderal em lactentes, causas orgânicas de, 159
Bancos de leite humano, 61
    armazenamento, 64
    coleta
        domiciliar, 64
        e transporte, 64
    conservação, 65
    controles de qualidade físico-químicos, 65
    doação, 64
    doadoras, 64
    extração
        manual, 64
        mecânica, 64
    histórico no Brasil, 62
    tecnologia de alimentos, 65
    transporte do leite, 65
    utilização, 65
Banho, 57
Bebê(s)
    que choram muito, 161
    que não ganha peso, 153
Bed-sharing, 236
Bicos de silicone, 99
Bissexual, 255
Blues puerperal, 148
Bristol Tongue Assessment Tool (BTAT), 107
Brucelose, 136, 185

C

Calendário vacinal
    da gestante, 296
    da lactante, 295
Câncer de mama, 4
Candidíase, 84
Carboidratos, 21
Cardiopatias congênitas, 115, 159
Cárie dentária, prevenção da, 73
Células no leite humano, 24
Choro, 57
    com patologia, 165
    do parto, 39
    excessivo, 162
    sem patologia, 164
Chupetas, 96
Cigarro eletrônico, 214
Cisgênero, 254
Citocinas não inflamatórias, 24
Citomegalovírus, 126, 182
Classificação de risco para uso de fármacos durante a lactação, 299
Cocaína, 210
Colactação, 255
Coleta de leite humano
    domiciliar, 64
    e transporte, 64

Cólicas, 57, 164
Colostro, 20
Colostroterapia, 124
Compartilhamento da cama, 236, 237
    como orientar, 240
Conchas, 99
Conservação de leite humano, 65
Consulta
    com odontopediatra, 69
    da 32ª semana de gestação, 29
    pediátrica, 55
        de rotina, 53
        no pré-natal, 31, 154
        observações, 55
            relativas à mãe, 56
            relativas ao bebê, 56
Contato pele a pele/*golden hour*, 39, 198
    bebês prematuros, 41
    componentes do posicionamento seguro para o RN no, 42
    nove estágios do, 39
    passo a passo do, 41
    vantagens do, 40
Controle(s)
    de qualidade físico-químicos do leite humano, 65
    do consumo de açúcar, 73
Cosleeping (*room-sharing*), 236
Coto umbilical, 57
COVID-19, 183, 196, 282
Crack, 210
Criptococose, 186
Crise transitória da lactação, 158
Cultura, 7
Curativos de gel de glicerina, 99

D

Defeitos de fechamento do tubo neural, 116
Defensinas, 23
Dentes natais e/ou neonatais, 72
Depressão pós-parto, 145, 148
    aspectos
        pediátricos, 150
        psiquiátricos, 147
    consequências na prole, 149
    diagnóstico diferencial, 148
    e aleitamento materno, 150
    fatores de risco, 148
    prevalência, 148
    sintomas, 147
    tratamento, 149
    uso de medicamentos na amamentação, 149
Descanso, 39
Desenvolvimento orofacial, 70
Desmame, 243, 244
    definição de, 246
    histórico, 245
    processo do, 246
    propriamente dito, 247
    uso de medicamentos como fator de risco, 204

Despertar, 39
Diarreia do viajante, 184
Dificuldades na mamada, sinais e sintomas de, 106
Direito(s)
 a afastamento remunerado, 221
 a consultas e exames, 221
 à creche, 223
 a mudar de função ou de setor no trabalho, 221
 à privacidade, 220
 da(s) mãe(s)
  e pais após o parto, 222
  estudante, 224
  privada de liberdade, 224
 das gestantes, 220
 de acompanhante durante o parto, 221
 do recém-nascido a acompanhante em tempo integral, 224
Disforia de gênero, 255
Distúrbios neurológicos, 159
Doação de leite humano, 64
Doadoras de leite humano, 64
Doença(s)
 de Chagas, 136, 185
 do refluxo gastresofágico, 159
 infectocontagiosas, 136
 transmitidas por alimentos e pela água, 184
Domperidona, 263
Dor
 e amamentação, 80
 em lactentes e vacinação, 196

E
Educação, 7
Erros inatos do metabolismo, 118
Estabilidade provisória, 221
Exame orofacial neonatal, 71
Extração do leite materno, 63, 105
 manual, 64
 mecânica, 64

F
Faltering growth, 154
Familiarização, 39
Fator(es)
 bioativos do leite humano, 22
 de crescimento epidérmico, 23
Fenilcetonúria, 136
Feno-grego (*Trigonella arabica*), 264
Fenômeno
 de Raynaud, 85
 do rastreamento da mama (*breast crawl*), 40
Fissura(s)
 labiopalatinas, 114
 mamilar, 81
Fitoterápicos, 264
Flavivírus, 183
Fórmula infantil, 137
 características gerais, 139
 definições, 138
 iniciando uma, 139
Frenotomia, 108
Frênulo lingual, 104, 106

G
Galactagogos, 263
Galactocele, 83
Galactopoiese, 90
Galega (*Galega officinalis*), 264
Ganho de peso insatisfatório no lactente em aleitamento materno, 154
Gastrosquise, 116
Gay, 255
Gemelaridade, 129
Gravidez na adolescência, 228
Grupos de mães, 277, 280

H
Hanseníase, 185
Haptocorrina, 23
Hazelbaker Assessment Tool for Lingual Frenulum (HATLFF), 107
Hepatites B e C, 182
Hérnia diafragmática, 116
Herpes simples (HSV-1 e 2), 183
Heterossexual, 255
Higiene oral, 73
Hipogalactia, 85
Hipoglicemia, 50
Hipotonia, 117
HIV (vírus da imunodeficiência humana), 4, 180
Homens transgêneros, 255, 257
Hormônios reguladores do apetite, 24
HTLV (vírus T-linfotrópico humano), 4, 181

I
Identidade de gênero, 254
IgA secretória, 22
Imunização, 196
Indução da lactação, 256, 264
Infecção(ões)
 aguda pelo citomegalovírus, 182
 bacterianas, 184
 flavivírus, 183
 fúngicas, 185
 hepatites B e C, 182
 herpes simples (HSV-1 e 2), 183
 HIV, 180
 HTLV, 181
 influenza, 183
 parasitárias, 185
 SARS-CoV-2, 183
 virais, 180
Influenza, 183
Ingurgitamento mamário, 81
Início precoce da amamentação, 40

Insuficiência congênita de lactase, 165
Intersexo, 255
Intervalos para amamentação, 222
Intolerância secundária à lactose, 165
Irrupção dental prematura, 72

L

Lactação
  "adotiva", 261
  fisiologia da, 262
  indução da, 256, 264
Lactaderina, 22
Lactoferrina, 22
Lactogênese
  fase I, 89
  fase II, 89
  fase III, 90
Lactogestação, 169, 170
Lactoperoxidase, 22
Lactose, 21
Lanolina, 99
Legislação, 281
Leis trabalhistas relacionadas com a maternidade e com o aleitamento materno, 220
  Direito(s)
    a afastamento remunerado, 221
    a consultas e exames, 221
    à creche, 223
    a mudar de função ou de setor no trabalho, 221
    à privacidade, 220
    de mãe(s)
      e pais após o parto, 222
      estudante, 224
      privada de liberdade, 224
    das gestantes, 220
    de acompanhante durante o parto, 221
    do recém-nascido a acompanhante em tempo integral, 224
  estabilidade provisória, 221
  intervalos para amamentação, 222
  lei para proteção das gestantes no período de COVID-19, 225
  licença em caso de aborto espontâneo, 221
  licença-maternidade, 222
    para mães de recém-nascidos pré-termo e/ou em unidade de terapia intensiva neonatal, 225
  licença-paternidade, 222
    para funcionários públicos federais, 223
  Programa de prorrogação da licença-maternidade às servidoras públicas federais, 223
  Programa Empresa Cidadã (Lei n. 11.770/2008), 223
  prorrogação
    da licença-maternidade às servidoras públicas estaduais e municipais, 223
    dos períodos de repouso antes e depois do parto, 222
  salas de apoio à amamentação, 225
Leite de vaca integral, 138

Leite humano/leite materno
  aditivação do, 126
  antes e durante a vacinação, 198
  bancos de, 61
  carboidratos, 21
  comparação com a fórmula infantil, 137
  componentes nutricionais do, 20
  da mãe adolescente, 229
  de doadora pasteurizado na alimentação do recém-nascido pré-termo, 123
  de transição, 20
  e citomegalovírus, 126
  lipídeos, 21
  macronutrientes, 20
  maduro, 20
  microbioma do, 24
  micronutrientes, 21
  minerais, 22
  para o recém-nascido pré-termo, 122
  pasteurizado
    escolha do leite, 66
    prescrição do, 66
  produzido por mães de recém-nascido pré-termo, 122
  proteínas, 20
  transmissão de doenças infecciosas, 180
  utilização, 65
  vitaminas, 21
Lésbica, 255
Lesões mamilares, 80
Licença em caso de aborto espontâneo, 221
Licença-maternidade, 8, 222
  para mães de recém-nascidos pré-termo e/ou em unidade de terapia intensiva neonatal, 225
Licença-paternidade, 222
  para funcionários públicos federais, 223
Língua, 104
Lipídeos, 21
Lisozima, 22

M

Maconha, 212
Macronutrientes, 20
Malária, 185
Malformações
  congênitas, 116, 159
  craniofaciais, 159
  orofaciais, 114
Mamadeiras, 96
Mamanalgesia, 192, 195
Mama(s), 79, 89
  desenvolvimento na gravidez, 89
Mamilos, classificação dos, 80
Manutenção da lactação das puérperas separadas dos seus filhos, 63
Marketing, 8
  de substitutos do leite materno, 8
Mastigação, 73

Mastite, 81
    pós-parto, 184
Maternidade, 32
Maternidade e adolescência, 231
Medicamentos no aleitamento materno, 203
    compatíveis, 206
    perigosos, 207
    permitidos e contraindicados, 206
    possivelmente perigosos, 206
    provavelmente compatíveis, 206
Medidas antropométricas, 59
Metanfetamina, 214
Metoclopramida, 263
Método canguru, 48
Microbioma do leite humano, 24
Microbiota intestinal e contato pele a pele, 41
Micronutrientes, 21
Minerais, 22
Morte súbita infantil inesperada, 237
Mulheres transgêneras, 255, 258
Mycobacterium tuberculosis, 184

N

Narguilé, 214
Nome social, 254
Novas estruturas familiares, 253
Nutrição
    enteral, 67
    na gestante, 155
    trófica precoce, 66

O

Obstrução de ductos lactíferos, 84
Ocitocina, 90, 170
Odontopediatra, 69
    primeira consulta com, 71
Oligossacarídeos do leite humano, 23, 137
Onfalocele, 116
Orientação(ões)
    em relação ao parto, 31
    sexual, 254
Osteopontina, 22

P

Pandemia da COVID-19, 7
Paracoccidioidomicose, 185
Parentalidade, 271
    construção da, 231
Parto, 31
Paternagem, 269, 270
    processo biológico, 271
    processo psicológico, 271
Paternidade(s), 32, 269, 273
    ativa, 273
Pega, 91, 105
Perda de peso do recém-nascido, 156

Plagiocefalias posicionais, 72
Políticas públicas e paternidade, 273
Posição para dormir, 58
Posicionamento do bebê durante a amamentação, 91
Pré-natal odontológico, 69
Preconceito, 254
Prematuridade, 121
    e amamentação, 6
    impacto no desenvolvimento orofacial, 70
Prescrição do leite humano pasteurizado, 66
Primeiras vacinas, 54
Problemas digestivos, 166
Produção láctea
    início da, 89
    manutenção da, 90
Programa
    de prorrogação da licença-maternidade às servidoras públicas federais, 223
    Empresa Cidadã (Lei n. 11.770/2008), 223
Prorrogação da licença-maternidade às servidoras públicas estaduais e municipais, 223
Prorrogação dos períodos de repouso antes e depois do parto, 222
Proteína(s), 20
    CD14, 23
Protetores
    absorventes, 99
    mamilares, 99
Protocolo(s)
    Bristol de avaliação da língua, 107
    de avaliação do frênulo da língua em bebês, 107, 108
    para indução da lactação, 256, 264
Publicidade, 8
    médica, 281
Puericultura, objetivos da, 54

Q

Queer, 255

R

Rastejo, 39
Recém-nascido(s)
    em situações especiais, 113
    muito pré-termo, 122
    pré-termo, 122
        extremo, 122
        moderado, 122
        tardio, 122
Redes sociais, 277, 278
Reflexo
    da deglutição, 92
    de busca e apreensão, 92
    de sucção, 92
Refluxo gastresofágico, 165
Relaxamento, 39
Restrição de crescimento fetal, 155
Rotina hospitalar e lactação bem-sucedida, 156

S

Sala(s)
  de apoio à amamentação, 225
  de parto, 37
SARS-CoV-2, 183
Saúde oral, 69
  benefícios do aleitamento materno, 70
Segurança do fármaco para uso na lactação, 205
Sexo biológico, 254
Silimarina (*Silybum marianum*), 264
Síndrome(s)
  de morte súbita do lactente, 236, 237
  de Pierre Robin, 91
  genéticas, 159
  hipotônica, 117
Sistemas de saúde, 8
Sono, 40, 58
Sucção, 40
  eficiente, 91
Sulpirida, 263
Suspensão temporária da amamentação, 5

T

Tabaco, 213
Tecnologia de alimentos e leite humano, 65
Tintura da semente de algodoeiro (*Gossypium herbaceum*), 264
Torcicolos congênitos, 72
Transgênero (trans), 255
Transição de gênero, 255
Transição sonda-seio materno, 125
Transmissão de doenças infecciosas pelo leite materno na vigência de infecção materna, 180
Transporte do leite de leite humano, 65
Tratamento medicamentoso e amamentação, 5
Travesti, 255
Troca de fraldas, 57
Trypanossoma cruzi, 185
Tuberculose, 184

U

Unidade
  de cuidados intermediários, 47
    canguru, 47
    convencional, 47
  de terapia intensiva neonatal, 46
  neonatal, 45
Uso
  de drogas, 209
  de medicamentos
    fator de risco para desmame, 204
    na amamentação, 149

V

Vacinação
  da gestante, 189, 190
  da puérpera e da lactante, 191
  estratégias para prevenção e redução da dor, 197
Vacina(s)
  contra a COVID-19 durante a gestação e a amamentação, 192
  contraindicadas durante a gestação, 191
  febre amarela, 136
  hepatite B, 191
  indicadas na gestação, 190
  influenza, 190
  que podem ser consideradas durante a gestação, 191
  tríplice bacteriana acelular (dTpa), 191
Válvula de uretra posterior, 116
Varicela, 136, 182
Via de administração do medicamento, 204
Vírus herpes simples, 136
Visita(s), 58
  pediátrica pré-natal, 30
Vitaminas, 21
Volta ao trabalho, 219

Z

Zóster, 182